JN225365

プラクティス
耳鼻咽喉科の臨床　**6**

Clinical Practice of the Ear, Nose and Throat

耳鼻咽喉科医のための 診療ガイドライン 活用マニュアル

総 編 集 ● **大森孝一** 京都大学
専門編集 ● **丹生健一** 神戸大学
　　　　　柿木章伸 神戸大学

中山書店

●総編集

大森孝一　京都大学大学院医学研究科耳鼻咽喉科・頭頸部外科学

●専門編集委員 (五十音順)

佐藤宏昭　岩手医科大学耳鼻咽喉科学

武田憲昭　徳島大学大学院医歯薬学研究部耳鼻咽喉科学

中川尚志　九州大学大学院医学研究院耳鼻咽喉科学

丹生健一　神戸大学大学院医学研究科耳鼻咽喉科頭頸部外科学

春名眞一　獨協医科大学耳鼻咽喉・頭頸部外科

藤枝重治　福井大学学術研究院医学系部門耳鼻咽喉科・頭頸部外科学

シリーズ刊行にあたって

　医療の進歩とともに，耳鼻咽喉科・頭頸部外科の診療範囲は拡大し，かつ専門分化してきています．実臨床に携わっている医師にとっては，標準的かつ最新の情報を得て診療にあたっていく必要があります．そこで，このたび，多忙をきわめ充分な時間がとれない最前線の医師に向けて，新シリーズ《プラクティス耳鼻咽喉科の臨床》を企画しました．本シリーズは，耳鼻咽喉科領域における近年の病態解明や新しい疾患概念，検査・診断技術，薬物治療，治療手技などの進歩を取り込み，最新ガイドラインのアップデートを踏まえるとともに，耳鼻咽喉科診療と関わる社会的状況を反映した"エビデンスとサイエンスに基づく臨床基準書"の刊行を意図しています．

　このシリーズは耳鼻咽喉科の診療現場において特に必要度の高い7つのテーマで構成されています．検査，外来処置・外来手術，薬物治療，めまい，難聴・耳鳴，診療ガイドライン，新時代の耳鼻咽喉科診療です．スタンダードでありながらも新機軸を盛り込んだコンテンツとなっています．編集には耳鼻咽喉科学の発展を支え牽引されているエキスパートにご担当いただき，執筆には各領域の第一線で活躍されている臨床家にお願いしており，プラクティカルでありながら耳鼻咽喉科臨床の未来につながる書籍シリーズを目指しています．

　内容は臨床に直ぐに役立つような実践的なものとし，最新の診療技術や最近の疾患研究などの話題もコラムやトピックスの形で盛り込みました．記載にあたっては視覚的に理解しやすいように，臨床写真，検査所見，イラストやフローチャートを多用するとともに，病診連携も視野に入れ，適宜，実地診療に役立つ資料を加えています．

　新型コロナウイルス感染症のパンデミックにより耳鼻咽喉科も様々な影響を受けていますが，耳鼻咽喉科医療の本質は変わりません．本シリーズが，耳鼻咽喉科の日常臨床を支える知識と技術を提供することで，最前線で活躍する耳鼻咽喉科専門医や，専門医を目指す若い医師の診療を具体的に支援できれば，この上ない喜びです．シリーズ編集者を代表して執筆者にお礼を申し上げるとともに，皆様に本書をご活用いただければ幸いです．

2022年4月

京都大学耳鼻咽喉科・頭頸部外科学
総編集　大森孝一

序文

　日本医療機能評価機構 EBM 医療情報部（Minds）によれば，診療ガイドラインは「個々の患者に対して最適な医療を実践するために参考とされる資料」であり，「診療上，重要度の高い医療行為について，エビデンスのシステマティックレビューとその評価，益と害のバランスなどを考慮して，患者と医療者との意思決定を支援するために最適と考えられる推奨を提示する文書」と定義されている．

　本邦においても，厚生労働省の研究班や各学術団体によって，診療内容のばらつきの是正や治療法の均てん化，患者の生活の質や予後の改善，限りある医療資源の有効活用などを目的として，さまざまな診療ガイドライン・指針が作成されている．もちろん「すべての症例でガイドラインを遵守しなければならない」というわけではなく，個々の患者の治療方針は，患者の状態や患者・家族の意向などを考慮して検討すべきである．しかし，近年では，司法の場でも診療ガイドラインが引用されることが増えており，日常診療にあたり，関連するガイドラインを熟知し，ガイドラインから外れた治療を提案・実践する場合には，患者や家族にその理由を説明し，同意を得ておくことが求められる．一方，十分なエビデンスの蓄積がない新たな治療法については，まず臨床研究として実施することが求められるようになり，計画・実践するにあたって関連する倫理指針をしっかりと理解しておく必要がある．

　しかし，耳鼻咽喉科・頭頸部外科には，耳科，鼻科，口腔・咽頭科，喉頭科，頭頸部外科とさまざまなサブスペシャルティーがあり，専門医であってもすべての領域の最新のガイドラインや指針を把握しておくことは到底できない．人を対象とした倫理指針も 2021 年に一本化されたとはいえ，膨大な規則の中から必要な情報を取り出すことも難しい．そこで，本書では，まず 1 章で，作り手を指導される立場から「診療ガイドラインの作成方法」を，続いて，臨床支援の立場から最新の医学系研究について解説していただいた．2 章から 6 章では，聴覚・平衡覚，鼻副鼻腔，口腔・咽頭，喉頭，頭頸部外科の各領域の代表的な疾患・病態・治療法を取り上げ，エキスパートの皆様に，各テーマのかかわる診療ガイドラインの概要とポイントをお示しいただき，具体例をあげて診療ガイドラインの使い方をご解説いただいた．最後に，7 章では外来診療や周術期において必須の関連領域のガイドラインについて，第一線の専門家にご紹介いただいている．

　本書が，皆様の明日からの診療における診療ガイドライン活用の道標となることを願っている．

2024 年 7 月

神戸大学耳鼻咽喉科頭頸部外科学
専門編集　丹生健一

目次

3章　鼻副鼻腔疾患

4章　口腔・咽頭疾患

5章　喉頭疾患

6章　頭頸部疾患

A. 唾液腺疾患

B. 甲状腺疾患

C. 頭頸部がん

D. 悪性リンパ腫

7章　関連領域

執筆者一覧 _(執筆順)

吉田雅博	国際医療福祉大学医学部消化器外科教室
片山　宏	国立がん研究センター中央病院臨床研究支援部門研究企画推進部多施設研究支援室
林　達哉	旭川医科大学耳鼻咽喉科・頭頸部外科
伊藤真人	自治医科大学耳鼻咽喉科・小児耳鼻咽喉科
小森　学	聖マリアンナ医科大学耳鼻咽喉科学教室
山本　裕	東京慈恵会医科大学耳鼻咽喉科学教室
佐藤えみり	東京女子医科大学耳鼻咽喉科・頭頸部外科学分野
瀬尾友佳子	東京女子医科大学耳鼻咽喉科・頭頸部外科学分野
野中　学	東京女子医科大学耳鼻咽喉科・頭頸部外科学分野
森田由香	富山大学医学部耳鼻咽喉科頭頸部外科
日下伊織	岩手医科大学耳鼻咽喉科頭頸部外科学講座
池田怜吉	岩手医科大学耳鼻咽喉科頭頸部外科学講座
神崎　晶	国立病院機構東京医療センター感覚器センター聴覚障害室
伊藤　健	帝京大学医学部耳鼻咽喉科
池園哲郎	埼玉医科大学病院耳鼻咽喉科・神経耳科
野口佳裕	国際医療福祉大学医学部耳鼻咽喉科学
大津雅秀	兵庫県立こども病院耳鼻咽喉科
上原奈津美	神戸大学大学院医学研究科耳鼻咽喉科頭頸部外科学分野
石川浩太郎	国立障害者リハビリテーションセンター病院耳鼻咽喉科
岩崎　聡	国際医療福祉大学三田病院耳鼻咽喉科
岡　晋一郎	国際医療福祉大学三田病院耳鼻咽喉科
山田啓之	愛媛大学大学院医学系研究科耳鼻咽喉科・頭頸部外科学
羽藤直人	愛媛大学大学院医学系研究科耳鼻咽喉科・頭頸部外科学
柿木章伸	神戸大学大学院医学研究科耳鼻咽喉科頭頸部外科学分野
山本典生	神戸市立医療センター中央市民病院耳鼻咽喉科
今井貴夫	ベルランド総合病院耳手術・めまい難聴センター
將積日出夫	富山大学医学部医療機器イノベーション共同研究講座
堀井　新	新潟大学大学院医歯学総合研究科耳鼻咽喉科・頭頸部外科学分野
大石直樹	慶應義塾大学医学部耳鼻咽喉科・頭頸部外科学教室
萩森伸一	大阪医科薬科大学耳鼻咽喉科・頭頸部外科
近藤健二	東京大学大学院医学系研究科耳鼻咽喉科・頭頸部外科学分野
岡野光博	国際医療福祉大学医学部耳鼻咽喉科学
小町太郎	日本医科大学千葉北総病院耳鼻咽喉科
後藤　穣	日本医科大学多摩永山病院耳鼻咽喉科
吉川　衛	東邦大学医療センター大橋病院耳鼻咽喉科
春名眞一	獨協医科大学耳鼻咽喉・頭頸部外科
清水猛史	日野記念病院耳鼻咽喉科
坂下雅文	福井大学医学部耳鼻咽喉科・頭頸部外科学
伏見勝哉	兵庫医科大学耳鼻咽喉科・頭頸部外科学教室
都築建三	兵庫医科大学耳鼻咽喉科・頭頸部外科学教室
任　智美	兵庫医科大学耳鼻咽喉科・頭頸部外科学教室
宇野芳史	宇野耳鼻咽喉科クリニック
高原　幹	旭川医科大学耳鼻咽喉科・頭頸部外科
吉岡哲志	藤田医科大学耳鼻咽喉科・頭頸部外科
大澤陽子	福井赤十字病院耳鼻咽喉科
明石昌也	神戸大学大学院医学研究科口腔外科学分野
本間あや	北海道大学大学院医学研究院耳鼻咽喉科・頭頸部外科学教室
千葉伸太郎	太田総合病院睡眠科学センター
梅野博仁	久留米大学医学部耳鼻咽喉科・頭頸部外科学講座
讃岐徹治	名古屋市立大学医学部附属東部医療センター耳鼻咽喉科・声と鼻のセンター
竹本直樹	名古屋市立大学大学院医学研究科耳鼻咽喉・頭頸部外科学講座
森　浩一	国立障害者リハビリテーションセンター

上羽瑠美	東京大学医学部附属病院摂食嚥下センター	丹生健一	神戸大学大学院医学研究科耳鼻咽喉科頭頸部外科学分野
松永崇志	大分大学医学部耳鼻咽喉科学講座	古川竜也	神戸大学大学院医学研究科耳鼻咽喉科頭頸部外科学分野
鈴木正志	大分大学医学部耳鼻咽喉科学講座	家根旦有	近畿大学奈良病院耳鼻咽喉・頭頸部外科
多田紘恵	群馬大学大学院医学研究科耳鼻咽喉科・頭頸部外科学	大月直樹	兵庫県立はりま姫路総合医療センター耳鼻咽喉科頭頸部外科
近松一朗	群馬大学大学院医学研究科耳鼻咽喉科・頭頸部外科学	大路 剛	神戸大学大学院医学研究科微生物感染症学講座
兵頭政光	高知大学医学部耳鼻咽喉科・頭頸部外科	増田佐和子	国立病院機構三重病院耳鼻いんこう科
東野正明	大阪医科薬科大学耳鼻咽喉科・頭頸部外科	木村百合香	昭和大学江東豊洲病院耳鼻咽喉科
高野賢一	札幌医科大学耳鼻咽喉科・頭頸部外科学講座	齋藤康一郎	杏林大学医学部耳鼻咽喉科学教室
多田雄一郎	国際医療福祉大学三田病院頭頸部腫瘍センター	森 健太	公立豊岡病院総合診療科／神戸大学医学部附属病院総合内科
伊藤 充	隈病院内科	高木妙子	神戸大学医学部附属病院薬剤部
赤水尚史	隈病院	木村丈司	神戸大学医学部附属病院薬剤部
手島直則	神戸大学大学院医学研究科耳鼻咽喉科頭頸部外科学分野	矢野育子	神戸大学医学部附属病院薬剤部
西原永潤	隈病院内科	神田知紀	神戸大学大学院医学研究科放射線医学分野
花井信広	愛知県がんセンター頭頸部外科	島田覚生	京都大学医学部附属病院麻酔科
安藤瑞生	岡山大学大学院医歯薬学総合研究科耳鼻咽喉・頭頸部外科	江木盛時	京都大学医学部附属病院麻酔科
篠﨑 剛	国立がん研究センター東病院頭頸部外科	秋下雅弘	地方独立行政法人東京都健康長寿医療センター
小川武則	岐阜大学大学院医学系研究科耳鼻咽喉科・頭頸部外科学分野	神田昌子	東京大学医学部附属病院女性診療科・産科
渡邉 嶺	国立がん研究センター中央病院頭頸部・食道内科	熊澤恵一	東京大学大学院医学系研究科生殖・発達・加齢医学専攻産婦人科学講座
本間義崇	国立がん研究センター中央病院頭頸部・食道内科	大須賀穣	東京大学大学院医学系研究科生殖・発達・加齢医学専攻産婦人科学講座
四宮弘隆	神戸大学大学院医学研究科耳鼻咽喉科頭頸部外科学分野		

1章

ガイドラインと
倫理指針

診療ガイドラインの作成方法

診療ガイドラインとは何か？

診療ガイドラインの目的は，臨床医療で患者医療者双方に参考とされ，患者に対して最適な医療を実践するための資料であると考えられている．

公益財団法人 日本医療機能評価機構 EBM 医療情報部が運営する Minds（Medical Information Network Distribution Service）（**図1**）事業発行の「Minds 診療ガイドライン作成マニュアル 2020 ver.3.0」[1] では，「健康に関する重要な課題について，医療利用者と提供者の意思決定を支援するために，システマティックレビューによりエビデンス総体を評価し，益と害のバランスを勘案して，最適と考えられる推奨を提示する文書」と定義されている．重要な点は，エビデンスのみが推奨診療を決定するのではなく，患者・市民の希望・意見・希望を取り入れること，さらに，益と害のバランスも勘案して決定されるべきとしている点である．

信頼できる診療ガイドラインの作成方法のまとめを**表1**に示した．偏りのない作成委員によって，偏りのない作成方法を用いて，文献の網羅的検索と評価統合と，公平な推奨決定が行われ，内容の恒常的な評価改訂更新が行われることが重要である．

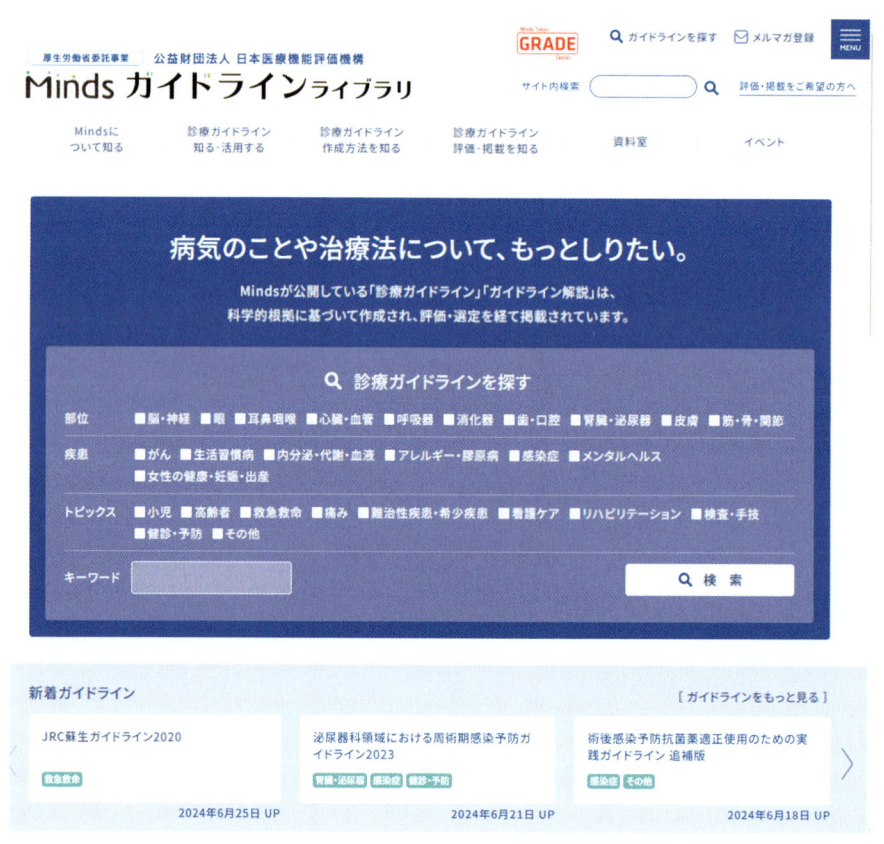

図1　Minds ガイドラインライブラリのホームページ
（https://minds.jcqhc.or.jp より）

表1　信頼できる診療ガイドラインとは

1. 作成基本方針
   ① 患者と医療者の意思決定を支援する資料として作成する
   ② 患者の意向を組み入れる努力をする
2. 作成方法，記載内容
   ① システマティックレビュー（SR）が行われている（エビデンスを系統的に収集して，レビューする）
   ② エビデンスの確実性と推奨の強さを提示する
   　益と害バランス（有効性と安全性）を明示する
   　資源の利用（コストに見合った効果）を考慮する
   ③ 適宜更新（改訂）する
3. 作成組織
   ① 利益相反（COI）が申告管理され，COIに十分対応する
   　（作成過程が明示的で透明性が高い）
   ② 作成委員会は，各領域の専門家で組織される
   　作成団体は，当該領域において日本で中心的に活動している学会・研究会・患者会等が協働して作成する
4. 出版形式と構成
   ① Webを用いた出版が推奨され，書籍出版も有用である
   ② 構成として，重要臨床課題から臨床質問が抽出され，SRに基づく推奨が提示されることが重要である．これに加え，病態や疫学等に関する情報をまとめることも有用である．この場合も，系統的検索に基づくレビューを行うことが望ましい．

「エビデンスに基づいた」から GRADE アプローチ[2,3] へ

世界的にも，診療ガイドラインの推奨決定方法として，①エビデンスのシステマティックレビューとその総体評価，②益と害のバランス，③患者の価値観，④コストに見合った効果（医療経済評価，資源の利用・臨床適応性）が認識されるようになった．「エビデンスに基づいている」ことは重要だが，それだけでは不十分であり，上記4項目を十分検討することが世界の潮流となった．ここで大きく脚光を浴びたのが，GRADE アプローチである．

GRADE アプローチとは

1970年代以来世界中の多くの組織が多様なエビデンス分類・推奨度評価方法を用いてきた．特に，RCT（ランダム化比較試験）すべてが万能であるといった迷信や，臨床状況をまったく反映せず，RCT があれば高いエビデンスレベルであり，そのまま強い推奨度と決めてしまうガイドラインも少なくなかった．これに対し，The Grading of Recommendations Assessment, Development and Evaluation（GRADE）working group は，2004年，BMJ にエビデンスの質評価と推奨の強さを決定する方法を「GRADE アプローチ」として報告した[2]．

GRADE working group は，その後もガイドライン作成方法論について研究を継続し，数回/年の国際会議の開催と，2008年の BMJ，2011年からの J Clinical Epidemiology シリーズの論文形式の報告を続けている[3]．さらに，GRADE アプローチを用いるためのシステム（GRADE pro）や，より詳細な推奨作成を行うためのシステムである DECIDE プロジェクト，Evidence to Decision（EtD）Framework など，現在も研究が継続されている．GRADE アプローチは，WHO などの世界の医療の質向上を目指す組織のガイドライン作成方法論として採用されている．前述の Minds も GRADE アプローチを取り入れ，Minds Tokyo GRADE Center として活動中であり，筆者も GRADE working group member の一人である．

ガイドライン作成作業の概要

作成方法の基本骨格は**表2**のとおりである．

1. 臨床質問（Clinical Question：CQ）作成

CQ は，各領域の「今現在の日本」での重要な臨床課題を核として，構成要素を PICO 形式に具体的に記載していく．

P：Patients（介入を受ける対象），I：Interven-

表2 診療ガイドライン作成の基本的な流れ

1) 作成目的（テーマ）の明確化
2) 作成主体の決定
3) 作成計画の立案
4) 事務局・ガイドライン作成グループの編成
5) スコープ作成・クリニカルクエスチョンの作成
6) 系統的な文献検索と評価・統合
7) アブストラクトテーブルの作成
8) エビデンスの強さの評価
9) 推奨文の作成と推奨の強さの決定
10) 外部評価と試行
11) 公開
12) 有効性の評価
13) 改訂

tions（検討する介入，治療），C：Comparisons（I と比較したい介入），O：Outcomes（アウトカム）と呼ばれる形式で抽出した．

次に，上記介入（治療等）によって，もたらされる "患者にとって重大または重要なアウトカム（結果）" をすべて提示する．この PIC を文章として作成したものが CQ である．

2. エビデンス（根拠）の検索，評価，統合（システマティックレビュー）

CQ に対して系統的網羅的に検索収集した治療介入の研究結果をアウトカムごとにまとめ質評価を行う．各論文内容を吟味して，①バイアスの程度，②非直接性，③非一貫性，④不精確性，⑤出版バイアスを評価蓄積し，アウトカムごとにエビデンスの総体として評価することが GRADE アプローチの特徴である．

エビデンスの強さは，「その推奨診療を支えるのにどれほど確かか」を表している．具体的なエビデンスの質評価表示は，A "高い"，B "中等"，C "低い"，D "非常に低い" に分類される．RCT は初期判定「高」として評価が始まるが，質評価によって中以下に評価される可能性がある．一方，観察的な研究，非ランダム化，コホート研究，ケースコントロール研究は初期判定「低」として評価が始まるが，効果が大きい（large effect）場合，用量-反応勾配がある（dose-dependent

gradient）場合，または，すべての交絡因子が提示された効果を減弱させている場合は，中以上に上昇評価される可能性がある．この「検索収集」「評価」「統合」の一連の作業を，GRADE では，システマティックレビューと呼ぶ．

3. 推奨の作成

推奨の強さは，①エビデンスの強さ，②益と害のバランス，③患者の価値観，④コストに見合った効果，を参考にして，委員会によるコンセンサス会議と投票によって決定する．可能な限りのエビデンスを提示したうえで日本の実臨床を勘案して推奨度を決定する．推奨作成において，特に研究者は，治療の効果や自分の専門家としての主張を優先した解説にならないように注意を払うべきである．診療ガイドラインは，治療介入の有効性（益）に対して，患者が負うことになる有害性や負担（害）について十分配慮する必要があり，「患者にとって安全であること」が推奨決定の大きなポイントとなる．

推奨の強さを1「強く推奨する」，2「弱く（限定的に）推奨する」の2段階に分類する．また，「行うこと」を推奨する場合と「行わないこと」を推奨する場合の2方向性となる．

このような方法により，前述のエビデンス質評価と合わせて，1A（強い推奨，エビデンスレベル高）〜2D（弱い推奨，エビデンスレベル非常に低）までが，各推奨文に記載される．

診療ガイドライン作成時に直面する壁

エビデンスが乏しい場合が少なくない

診療ガイドライン作成時に，患者数が少ない，臨床研究が少ない，病態が不明な領域があるなどの「エビデンス不足」が問題になる場合が多い．作成委員会は，この状況に直面して，「診療ガイドラインは無理だ」「この CQ は削除しよう」と判断しがちであるが，これは大きな思い違いである．

そもそも，上記の診療ガイドラインの定義には

エビデンスの多寡の影響は記載されていない．その疾患領域において「今の日本における重要な臨床課題」として抽出されたテーマは，エビデンスの多寡にかかわらず，CQ として提示することは臨床側から求められている．網羅的な検索結果，RCT やコホート研究などの比較研究はほとんど見当たらず，数件の症例報告のみであったとしても，その検索式，検索結果を明記してシステマティックレビューを行うことが必要である．さらに，可能な範囲で臨床研究や登録研究を先行・並行して実施する必要がある．

a.（対応 1）将来に向けた臨床研究を推奨する（future research recommendation）[1]

上記の状況の場合，今回の診療ガイドライン本文には，下記の 4 要素を記載し，future research question を提示することが勧められている．

①「future research（未来に向けた研究）」が推奨される臨床疑問（future research question）を記載し，②今回行われたシステマティックレビューの方法と結果を示し，③なぜ必要か（背景），④今後どのような研究が必要か（可能な研究計画の概略）．

b.（対応 2）診療ガイドライン作成に先行して，あるいは並行して，調査研究や登録研究を行う必要がある

事前に「エビデンス不足」が明白な場合は，診療ガイドライン作成に先行して，あるいは並行して，調査研究や登録研究を行う必要がある．患者数が少ない場合は登録事業によるデータ収集事業，臨床研究が少ない場合や，病態が不明な領域がある場合には自ら臨床研究を実施し論文報告することも推奨される．このような場合には，将来診療ガイドラインのエビデンスとして採用され，推奨内容の資料になる旨の記載を加えたうえで，公的な研究資金を獲得することをお勧めしたい．

出版後のガイドライン評価・改訂

臨床医療が日々進歩していく一方，診療ガイドラインは，ひとたび出版された瞬間から時間に取り残されていく宿命をもつ[4]．このため，ガイドラインは利用，評価されて，定期的に改訂されなければ，臨床適応性が低下することになる．たとえば，保険適用が追加された場合や，診断基準や判定基準，取り扱い規約が変わればガイドラインの内容も更新される必要がある．改訂に向けた作業として，新しいエビデンスを加えるのみで淡々と作り直すのみでは十分ではない．作成提示された推奨は，実際に患者の予後を改善したか，という「推奨診療に対する臨床側からの検証研究」を企画し実行することが勧められる．さらに，エビデンスが乏しいと判断し，提案された，「future research（未来に向けた研究）」の実施が期待される．さらに，改訂版作成開始時点の日本における実臨床において何が「新たな」重要な臨床課題かを探し出す努力も同時に行う必要がある．

おわりに：診療ガイドラインは患者のためにある

診療ガイドラインは，一度出版したら完了ではなく，スタートラインと考えられる．出版後，患者に対して推奨診療を普及させると同時に，不足していたエビデンスを補充するための調査研究を実施し，臨床医療への効果や妥当性を確認するための臨床検証を行うことで，次の改訂でさらに進化することが期待されている．

（吉田雅博）

引用文献

1) Minds 診療ガイドライン作成マニュアル編集委員会編. Minds 診療ガイドライン作成マニュアル 2020 ver.3.0. 公益財団法人 日本医療機能評価機構；2021. https://minds.jcqhc.or.jp/methods/cpg-development/minds-manual/

2) Atkins D, et al；GRADE Working Group. Grading quality of evidence and strength of recommendations. BMJ 2004；328：1490-4.

3) Guyatt G, et al. GRADE guidelines：1. Introduction-GRADE evidence profiles and summary of findings tables. J Clin Epidemiol 2011；64：383-94.

4) 吉田雅博. 日本における診療ガイドライン作成の現況と課題. 化学療法研究所紀要 2008；39：39-45.

臨床研究に関する倫理指針

2021年6月30日に「人を対象とする生命科学・医学系研究に関する倫理指針」[1]（以下，「生命・医学系指針」）が施行された．本邦では，医学研究を適正に実施するため，2001年から2003年にかけていくつかの研究に関する倫理指針が制定され，その後それらの倫理指針が改正・統合され現在の「生命・医学系指針」となった経緯がある．

その背景には，「個人情報の保護に関する法律」（以下，「個人情報保護法」）の制定・改正が大きな影響を及ぼしてきた．特に，2015年9月の個人情報保護法の改正により，医療・医学における個人情報保護に関連する指針等の一斉改正が進められ，2017年5月30日にすべて施行された（**図1**）．大きな議論となったのは，診療情報を研究利用する際に同意取得を要するかどうかであった．

臨床研究にかかわりが少ない臨床医には，研究に関する倫理指針や個人情報保護法・個人情報保護法に関連するガイドラインを正確に理解することは容易ではない．しかし，昨今では学会に演題応募するにあたっても倫理的手続きに関する指針が示されており，一般臨床医においても最低限押さえておかなければならないことはある．本項では，研究に関する倫理指針の変遷，個人情報保護法の制定・改正の影響をふまえて，臨床医が現在の「生命・医学系指針」で実運用上押さえておくべきポイントを説明する．なお，文部科学省・厚生労働省・経済産業省からも「生命・医学系指針」に関する説明資料が公開されており，詳細についてはそちらも参照されたい[2]．

医学研究に関する規制の変遷と「生命・医学系指針」の主なポイント

本邦では，医学系研究を適正に実施するため，2001年から2003年にかけていくつかの研究倫理指針が制定された．2001年に「ヒトゲノム・遺伝子解析研究に関する倫理指針」[3]（以下，「ゲノム指針」），2002年に「疫学研究に関する倫理指針」[4]（以下，「疫学指針」），2003年に「臨床研究に関する倫理指針」[5]（以下，「臨床研究指針」）が制定され，2014年に「疫学指針」と「臨床研究指針」が統合され「人を対象とする医学系研究に関する倫理指針」[6]（以下，「医学系指針」）が制定された．2021年には，「医学系指針」と「ゲ

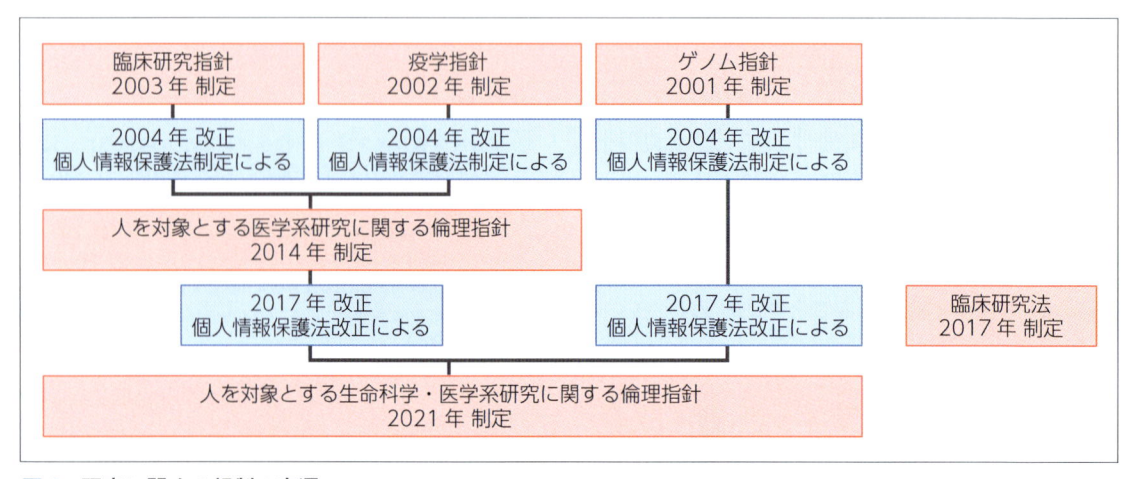

図1　研究に関する規制の変遷
「制定」は各文書の表紙ページに記載されている年号で施行とは別の年号．

ノム指針」が統合され，「生命・医学系指針」[1]）となり，同年6月30日の施行後に開始された研究は「生命・医学系指針」に従って実施されることとなった（図1）.

これらの指針が統合されてきた背景には，研究が多様化し研究の目的や方法について共通するものが多くなり，それぞれの指針の適用範囲がわかりにくくなってきたことがあった.「臨床研究指針」と「疫学指針」が統合され2014年に「医学系指針」が制定された背景には，2012年に発覚したバルサルタン（ディオバン®）大規模比較臨床試験における研究不正の影響があり，利益相反の管理，研究に関する試料・情報等の保管，軽微を超える侵襲を伴いかつ介入を伴う研究ではモニタリングと必要に応じた監査の実施が新たに盛り込まれることとなった[7].本項では説明していないが，同時期に臨床研究の不適正事案が相次いだことをふまえ，2017年に臨床研究法が制定されたことも医学研究に関する規制の変遷を理解するうえでは重要な出来事である.「医学系指針」と「ゲノム指針」が統合されることとなった背景としては，「ゲノム指針」が時代にそぐわなくなったという点があげられる.「ゲノム指針」が制定された当初は基礎研究を念頭において作成されていたと思われるが，近年ゲノム医療が日常診療に導入されるようになると，医学系研究のなかでゲノム解析が行われる研究が実施されることもあり，その場合，「医学系指針」と「ゲノム指針」の両方が適用されることとなる.両指針で共通し

て規定される項目の内容に若干の差異があることで，研究実施の手続きに混乱を生じる可能性があることから，文部科学省，厚生労働省および経済産業省による「医学研究等に係る倫理指針の見直しに関する合同会議」[8]（2018年8月9日第1回〜2020年9月7日第7回）で議論され，医学系指針の規定内容を基本として両指針を統合することが可能と結論された.「医学系指針」と「ゲノム指針」が統合された「生命・医学系指針」は，「医学系指針」をベースとして遺伝カウンセリングや遺伝子解析などの「ゲノム指針」特有の規定を追加する形となり，指針の構成についても，臨床研究を行う際の基本方針や責務に関する記載と実務上の手続きに関する記載を別立てにするなど章構成の見直しが行われた.新設された主な項目としては，①中央一括審査の原則義務化，②研究協力機関，③電磁的方法によるインフォームド・コンセント（IC）（電磁的IC）があげられる.

1. 中央一括審査の原則義務化（第6の2「倫理審査委員会への付議」）

「生命・医学系指針」では，多施設共同研究を実施する場合に中央一括審査が原則義務化された.中央一括審査とは，研究代表者が直接倫理審査委員会へ一括して意見を聴き，出された審査結果に基づき各施設の研究責任者が各研究機関の長から実施許可を得るという手順，つまり，臨床研究法と同様の手順となった.これは，研究責任者と研究機関の長の責務と研究実施にかかわる手続

表1　研究責任者と研究機関の長の責務と必要な手続き

研究責任者*	研究機関の長
研究の進捗状況の管理・監督，有害事象の把握・報告（第11の2）	研究実施における総括的な監督（第5の1）
研究計画書の作成・変更（第6の1） 倫理審査委員会への付議（第6の2） 研究概要の登録（第6の4） 研究終了後の対応（第6の6）	研究実施の許可（第6の3）
重篤な有害事象発生時の大臣報告（第15の2の（5））	重大な不適合の大臣報告（第11の3）

＊多施設共同研究の場合，研究責任医師を研究代表者と読み替える.
（文部科学省 研究振興局ライフサイエンス課生命倫理・安全対策室，厚生労働省 大臣官房厚生科学課，医政局研究開発振興課，経済産業省 商務・サービスグループ生物化学産業課．人を対象とする生命科学・医学系研究に関する倫理指針について〈策定経緯及び医学系指針及びゲノム指針からの主な変更点〉．https://www.mhlw.go.jp/content/000769921.pdf をもとに作成）

きを，研究責任者主体で行われるように変更されたことによるものである（**表1**）．この変更に伴い，重篤な有害事象が発生した場合の厚生労働大臣報告と公表は研究責任者の責務となったことも注意が必要である．

2. 研究協力機関（第2の（12）「研究協力機関」）

侵襲なしあるいは軽微な侵襲の範囲であれば，新たに試料・情報を取得し提供するだけの施設は，「研究機関」ではなく「研究協力機関」と位置づけられ，研究機関に対して課される研究実施にかかわる手続き（倫理審査委員会での審査や教育・研修の履修）の義務は課されることはなくなった．ただし，研究協力機関では研究対象者へのICは行えない，重大な有害事象が発生した場合にはすみやかに研究責任者への報告する，研究協力機関の長が状況を把握するための試料・情報の提供に関する記録を保管するという点については，研究協力機関に所属するものにも責務があることは注意しておかなければならない．

3. 電磁的IC（第8の2「電磁的方法によるインフォームド・コンセント」）

電磁的ICとは，動画を用いて説明を行いタブレットへの電子署名により同意を受ける方法，説明サイトのリンクを研究対象者に送付し説明コンテンツを用いて説明をしたうえで同意ボタンを押すことにより同意を受ける方法などがガイダンス[9]に示されており，説明か同意のいずれか一方のみを電磁的方法で行うことも可能である．電磁的ICを導入する際の要件として，研究対象者の本人確認を適切に行うこと，説明内容に関する質問の機会を確保し質問に答えること，IC後も説明内容や同意内容が容易に閲覧できるようにすること（希望があれば文書の交付をすること）の3点が規定されていることは押さえておくべきである．

「個人情報保護法」の制定・改正もこれらの指針に大きく影響を及ぼしてきており，特に診療情報をオプトアウト（研究計画ごとに利用目的等を本人に通知または公開し，拒否の機会を担保すること．明示の同意には該当しない．）で利用することについて大きな議論がされてきた（詳細は後述）．

個人情報保護法改正の影響

医学研究の領域で大きな議論となったのは，2015年の個人情報保護法改正に伴う2017年の「医学系指針」改正時と2020年・2021年の個人情報保護法の改正に伴う2022年の「生命・医学系指針」の改正時である．医学研究は多くの場合，詳細な病歴や画像など診療情報を用いて，自機関のみではなく他機関と共有して多施設共同研究として行われる．2015年の個人情報保護法の改正前は，氏名・住所等の個人を特定する識別子を削除（「匿名化」）することにより，提供先で特定の個人を識別できなければ「個人情報の提供には該当しない」という考えのもと，オプトアウトにより明示の同意を得ることなく診療情報を用いて研究が行われてきた．

2015年の個人情報保護法の改正で，「要配慮個人情報」という概念が導入され，そこに「病歴」が含まれることになり（「病歴」は政令で定められる），各種検査に基づく診断・治療の経緯が広く「要配慮個人情報」と判断され（**表2**），臨床研究で扱うデータはほぼ個人情報に該当することとなった．さらに，他機関へ診療情報を提供する場合も個人情報の該当性は提供元にあるとされ，従来の医療・医学研究領域の考え方は否定されることとなった（「提供先基準」ではなく「提供元基準」の考え方）[10]．そのため，2017年の「医学系指針」改正の当初案では，診療情報の研究利用に関してはすべて個別に同意を得るというルールが提案されたが，パブリックコメントで多くの修正要望が寄せられた[11]．研究現場への現実的な対応として，最終的には一定の条件（①学術研究例外，②公衆衛生例外）を満たしている場合には，従前の指針どおりオプトアウトでの利用が認

表2　要配慮個人情報「病歴」に準ずるもの

〈政令で定める事項〉
- 身体障害，知的障害，精神障害（発達障害を含む．）その他の個人情報保護委員会規則で定める心身の機能の障害があること．
- 本人に対して医師その他医療に関連する職務に従事する者（次号において「医師等」という．）により行われた疾病の予防及び早期発見のための健康診断その他の検査（同号において「健康診断等」という．）の結果
- 健康診断等の結果に基づき，又は疾病，負傷その他の心身の変化を理由として，本人に対して医師等により心身の状態の改善のための指導又は診療若しくは調剤が行われたこと．

（個人情報保護法施行令　第2条第1〜3項）

診療情報，調剤情報	個人の健康状態が明らかとなる情報で，病気を推知または特定させる可能性がある
健康診断の結果，保健指導の内容	個人の健康状態が明らかとなる情報で，病気を推知または特定させる可能性がある
障害 （身体障害，知的障害，精神障害（発達障害を含む．）その他の心身の機能の障害を含む．）	ほかの法令においても，障害を理由とした差別や権利利益の侵害を禁止している
ゲノム情報	遺伝子検査により判明する情報のうち差別，偏見につながりうるものは，個人の現在の健康状態だけでなく将来発症する可能性や，子孫へ遺伝子変異を伝える可能性がある

（第10回個人情報保護委員会〈平成28年6月3日〉．資料1「要配慮個人情報に関する政令の方向性について」．https://www.ppc.go.jp/files/pdf/280603_siryou1.pdf をもとに作成）

められることとなった．

しかし，この問題は個人情報保護法の2020年・2021年の改正を受けた2022年の「生命・医学系指針」の改正で再燃することとなった．個人情報保護法の2021年改正において，学術研究はすべて適用除外とされていた個人情報取扱事業者の義務について見直しがされ，義務規定ごとに学術研究は適用除外となる義務（利用目的による制限，要配慮個人情報の取得制限，第三者提供の制限），学術研究も適用となる義務（安全管理措置，保有個人データの開示）が定められた（学術研究例外の精緻化）[12]．当初，学術研究例外はどの医療機関が実施する研究であっても適用できると考えられていたが，個人情報保護法上の「学術研究機関等」の定義（第16条第8項）や「個人情報の保護に関する法律についてのQ&A（行政機関等編）」[13]（Q1-1）の解釈により，多くの一般病院は学術研究機関とは位置づけられず，学術研究例外が適用されない，つまり多くの医療機関で診療情報を用いた臨床研究をオプトアウトで実施することは不可と考えられた．この状況を受け，個人情報保護委員会に多くの意見が寄せられた結果，2022年5月26日に「個人情報の保護に関する法律についてのガイドライン」に関するQ&A[14]が更新された[15]．そこには，医療機関等が行う観察研究も公衆衛生の向上に資すること，同意取得のための時間的余裕や費用等に照らし本人同意によって研究の遂行に支障を及ぼすおそれがある場合も同意取得困難に該当することなどが示されており，公衆衛生例外や同意取得困難の解釈がこれまでより緩和されたこととなる．この考え方が反映された「生命・医学系指針」のガイダンスが2022年6月6日に公表され[16]，一般病院は学術研究機関にはあたらないものの，実質的にこれまでどおり診療情報を臨床研究にオプトアウト利用できることとなった．これは多施設共同で行う観察研究でも変わらない．ただし，公衆衛生の向上に資するか，同意取得困難か，という点については倫理審査委員会で丁寧に説明する必要があり，研究者にはその説明責任があることは強調しておきたい．

加えて，2020年の個人情報保護法の改正によ

り，「外国にある第三者」に試料・診療情報を提供する場合，移転先事業者における個人情報の取り扱いについて本人への情報提供を充実することが求められることとなった．具体的な対応としては，説明同意文書や情報公開文書に記載する内容を充実させることであり，作成時点で提供先の外国が決まっているか決まっていないかにより記載内容が変わる．提供先の外国が決まっている場合には，①当該外国の名称，②適切かつ合理的な方法により得られた当該外国における個人情報の保護に関する制度に関する情報，③当該者が講ずる個人情報の保護のための措置に関する情報を記載する．提供先の外国が決まっていない場合は，将来の二次利用について国内だけでなく海外でも行われる可能性があることを説明しておき，提供先の外国が決まった段階で①〜③について研究対象者に説明（同意取得困難な状況にある場合は情報公開文書に記載）することとなる．「外国にある第三者」の定義や外国における個人情報の保護に関する制度の情報については，個人情報保護委員会のウェブサイトで確認が可能であり，参照されたい[17,18]．

学術集会に演題応募する際の注意点

「個人情報保護法」を含め研究に関する規制の変遷は，学術集会の演題応募の際の手続きについても影響を及ぼすこととなった．筆者が所属する日本外科学会を例にあげると，筆者の経験と現在の当該学会のウェブサイトで確認できる範囲ではあるが，2000 年代前半は患者のプライバシー保護に関する指針が示されているのみであった[19]．「日本外科学会学術集会への演題応募における倫理的手続きに関する指針」[20] が 2019 年に作成され，会員・非会員が学術集会へ演題を応募する際にはこの指針を遵守する義務が求められている．この指針では，応募演題を 6 つのカテゴリー（A：症例報告，B1：既存試料・情報を用いた観察研究，B2：新たに試料・情報を取得する観察研究，C：侵襲ありまたは介入ありの研究，ヒト

ゲノム・遺伝子解析研究，D：ヒト ES 細胞・ヒト iPS 細胞・ヒト組織幹細胞を利用した基礎研究または再生医療に関連した研究，ヒトの遺伝子治療に関する研究，E：ヒトを対象としない研究）に分類し，必要な倫理手続きが示されている．演題を応募する際には，同指針の関連資料であるフローチャート[21]，Q&A[22]，チェックリスト[23]もあわせて分類されるカテゴリーを判断し，必要な対応を講じることとなる．これらは，研究者の自由な研究活動を制限するものではなく，あくまで研究者が研究対象者の福利を最優先に考え，法令・指針等を逸脱することなく幅広い研究活動を行うための規範であると記されている．

つまり，研究に関する規制については研究に携わる研究者のみが理解していればよいものではなく，少なくとも学術集会に演題応募をしようとするすべての医師が知っておかなければならないものといえよう．

まとめ

2000 年初期に制定された医学研究に関する各種倫理指針が，2021 年 6 月 30 日に施行された「生命・医学系指針」により倫理指針としては一本化された．特に，人を対象として研究をする際に研究者が押さえておくべき基本方針が共通化されたことは大きく，新設された，①中央一括審査の原則義務化，②研究協力機関，③電磁的 IC についても，実運用上の課題はあるもののうまく活用すれば研究を実施しやすくなる可能性はある．一方，指針の実運用が示されているガイダンスのボリュームも 171 ページと医学系指針のガイダンスの約 1.5 倍となり，一般臨床医が十分に理解することは容易ではないと思われる．不明点がある場合，ガイダンスのほかに公開されているスライド形式の説明資料を参照したり，倫理審査委員会（IRB）事務局や臨床研究支援スタッフに問い合わせを行うことで法令・指針等を逸脱することなく研究活動を行っていただきたい．

（片山　宏）

引用文献

1) 文部科学省，厚生労働省，経済産業省．告示第一号　人を対象とする生命科学・医学系研究に関する倫理指針．令和3年3月23日．
https://www.mhlw.go.jp/content/000757566.pdf

2) 厚生労働省．研究に関する指針について　人を対象とする生命科学・医学系研究に関する倫理指針．
https://www.mhlw.go.jp/stf/seisakunitsuite/bunya/hoka bunya/kenkyujigyou/i-kenkyu/index.html

3) 文部科学省，厚生労働省，経済産業省．ヒトゲノム・遺伝子解析研究に関する倫理指針．平成13年3月29日（平成25年2月8日全部改正）．
https://www.mhlw.go.jp/content/10600000/000757287.pdf

4) 文部科学省，厚生労働省．疫学研究に関する倫理指針．平成14年6月17日（平成25年4月1日一部改正）．
https://www.mhlw.go.jp/content/10600000/000757357.pdf

5) 厚生労働省．臨床研究に関する倫理指針．平成15年7月30日（平成20年7月31日全部改正）．
https://www.mhlw.go.jp/content/10600000/000757382.pdf

6) 文部科学省，厚生労働省．人を対象とする医学系研究に関する倫理指針．平成26年12月22日（平成29年2月28日一部改正）．
https://www.mhlw.go.jp/content/10600000/000757206.pdf

7) 文部科学省，厚生労働省．「人を対象とする医学系研究に関する倫理指針」の公布について（通知）．平成26年12月22日．
https://www.mhlw.go.jp/content/10600000/000757247.pdf

8) 文部科学省，厚生労働省，経済産業省．厚生科学審議会（科学技術部会ヒトゲノム・遺伝子解析研究倫理指針に関する専門委員会）．医学研究等に係る倫理指針の見直しに関する合同会議．
https://www.mhlw.go.jp/stf/shingi/shingi-kousei_127740_00001.html

9) 人を対象とする生命科学・医学系研究に関する倫理指針　ガイダンス．令和3年4月16日．
https://www.mhlw.go.jp/content/000769923.pdf

10) 田代志門，藤原康弘．個人情報保護法改正と研究倫理指針―「学術研究の用に供する」とは．日本小児血液・がん学会雑誌　2017；54（5）：279-86.

11) 厚生科学審議会「第7回 医学研究等における個人情報の取扱い等に関する合同会議」．会議資料2-1「人を対象とする医学系研究に関する倫理指針」等の改正案に対するパブリックコメントの結果について（概要）．平成28年11月16日．
https://www.mhlw.go.jp/file/05-Shingikai-10601000-Dai jinkanboukouseikagakuka-Kouseikagakuka/0000143795.pdf

12) 文部科学省，厚生労働省，経済産業省．令和2年・3年個人情報保護法の改正に伴う生命・医学系指針の改正について．令和4年3月．
https://www.mhlw.go.jp/content/000921727.pdf

13) 個人情報保護委員会事務局．個人情報の保護に関する法律についてのQ&A（行政機関等編）．令和4年2月．
https://www.ppc.go.jp/files/pdf/koutekibumon_qa.pdf

14) 個人情報保護委員会．「個人情報の保護に関する法律についてのガイドライン」に関するQ&A．平成29年2月16日（令和5年12月25日更新）．
https://www.ppc.go.jp/files/pdf/2312_APPI_QA.pdf

15) 個人情報保護委員会．「個人情報の保護に関する法律についてのガイドライン」に関するQ&Aの更新．令和4年5月26日．
https://www.ppc.go.jp/files/pdf/2205_APPI_QA_tsuika koushin.pdf

16) 人を対象とする生命科学・医学系研究に関する倫理指針　ガイダンス．令和3年4月16日（令和4年6月6日一部改正）．
https://www.mhlw.go.jp/content/000946358.pdf

17) 個人情報保護委員会．個人情報の保護に関する法律についてのガイドライン（外国にある第三者への提供編）．平成28年11月（令和5年12月一部改正）．
https://www.ppc.go.jp/personalinfo/legal/guidelines_off shore/

18) 個人情報保護委員会．外国における個人情報の保護に関する制度等の調査．令和2年6月12日（令和4年2月10日更新）．
https://www.ppc.go.jp/personalinfo/legal/kaiseihogohou/#gaikoku

19) 日本外科学会．各種指針などINDEX．
https://jp.jssoc.or.jp/modules/aboutus/index.php?content_id=25

20) 日本外科学会．日本外科学会学術集会への演題応募における倫理的手続きに関する指針【令和元年7月9日改訂版】令和2年5月26日更新．
https://jp.jssoc.or.jp/uploads/files/aboutus/guidelines/rinri20200612-01.pdf

21) 日本外科学会．日本外科学会学術集会への応募演題のカテゴリー分類【令和元年7月9日改訂版】．
https://jp.jssoc.or.jp/uploads/files/aboutus/guidelines/rinri20200612-02.pdf

22) 日本外科学会．日本外科学会学術集会への演題応募における倫理的手続きに関するQ&A【令和元年7月9日改訂版】令和2年5月26日更新．
https://jp.jssoc.or.jp/uploads/files/aboutus/guidelines/rinri20200612-03.pdf

23) 日本外科学会．日本外科学会定期学術集会 倫理手続きチェックリスト【令和元年7月9日改訂版】．
https://jp.jssoc.or.jp/uploads/files/aboutus/guidelines/rinri20200612-04.pdf

2 章

聴覚・平衡機能障害

急性中耳炎

ガイドラインの概要

「小児急性中耳炎診療ガイドライン」は耳鼻咽喉科領域初のエビデンスに基づいた診療ガイドラインとして 2006 年に初版が発表された. 1990 年代後半から顕著となった小児急性中耳炎（acute otitis media：AOM）の難治化が作成の原動力であった点は重要である. このガイドラインが掲げた「抗菌薬の適正使用」の基本方針は，その後「薬剤耐性（AMR）対策」の異名を獲得し，小児AOM 診療を正しい方向に導いていく文字通り指針となった. ガイドラインはその後，中耳炎を取り巻く環境の変化に合わせて改定を繰り返し，2024 年版は 5 代目にあたる[1].

ガイドラインは CQ と推奨で構成される. 診断に関する推奨が 5 個，予防に関する CQ が 11 個，治療に関する CQ が 1 個あり，それぞれに対応した推奨と推奨の強さ，エビデンスの質が CQ ごとに示されている. 実臨床に推奨を容易に落とし込む手段として，年齢，症状，鼓膜所見をスコアリ

ングし（**表 1**），スコアに応じた重症度ごとに治療アルゴリズムを提示したのが，本ガイドラインの特徴といえる.

1. 基本方針

抗菌薬の濫用が薬剤耐性菌の蔓延を招き，小児 AOM の難治化に至ったとの反省から，以下の基本方針の下にガイドラインは作成された.
①年齢，症状，鼓膜所見により抗菌薬投与の必要性を判断する.
②抗菌薬投与のベネフィットがリスクを上回らない限り抗菌薬を投与しない.
③第一選択抗菌薬はアモキシシリン（amoxicillin：AMPC）とする.
④アモキシシリン治療不成功例には第二選択，第三選択抗菌薬を用意する.
⑤鼓膜切開を抗菌薬に頼らない治療として推奨する.

2. 実臨床への適用

上記基本方針を実臨床に適用するために，①年

表 1　小児急性中耳炎診療スコアシート

項目	スコア		
年齢（24 か月未満）	3		
耳痛	0 （なし）	1 （痛みあり）	2 （持続性の高度疼痛）
体温	0 （37.5℃未満）	1 （37.5℃～38.5℃）	2 （38.5℃以上）
啼泣・不機嫌	0 （なし）	1 （あり）	
鼓膜発赤	0 （なし）	2 （鼓膜の一部）	4 （鼓膜全体）
鼓膜膨隆	0 （なし）	4 （部分的）	8 （鼓膜全体）
耳漏	0 （なし）	4 （鼓膜観察可）	8 （鼓膜観察不可）

軽症：5 点以下，中等症：6～11 点，重症：12 点以上.
（日本耳科学会ほか編. 小児急性中耳炎診療ガイドライン 2024 年版　第 5 版. 金原出版；2024[1] より）

齢，臨床症状，鼓膜所見をスコア化し，その合計点にて軽症，中等症，重症に分類する（**表1**），②重症度に応じた治療アルゴリズムに基づいて治療選択する[1]，との方法を採用した．

3. 基本方針の理論的背景

　2歳未満は免疫学的な未成熟状態であるため，AOM が細菌感染にて容易に重症化しやすい．2歳未満は抗菌薬投与の治療ベネフィットが最も大きい年齢帯であることが明らかとされており，スコア表で3点が与えられる．鼓膜所見のなかでも鼓膜膨隆と AOM 由来の耳漏は抗菌薬治療のベネフィットが大きい細菌性 AOM である可能性が高いことが明らかとされている．このため，この2つのスコアは比較的高く設定されている．耳痛は患者と保護者の QOL に直結する最も重要な症状だが，AOM に特有の症状とはいえない．耳痛のみで抗菌薬投与を判断すると，不要な抗菌薬投与に直結することが明らかとされており，<u>抗菌薬投与の判断には鼓膜所見の観察が必須</u>である．

　軽症例は2歳以上で鼓膜膨隆に乏しい症例であることが多い．このような症例はウイルス性 AOM もしくは細菌性 AOM であっても患児の免疫力による自然治癒が期待できる程度の AOM と判断できる．したがって軽症例では，最初の3日間は抗菌薬を投与することなく鎮痛薬の投与のみで経過を追うことが推奨される．3日後に悪化する症例は抗菌薬投与のベネフィットが大きい細菌性 AOM であると考えることができる．このような症例に適切な抗菌薬治療の機会を提供するため，3日後に鼓膜所見の悪化がみられるような場合には抗菌薬を使用する．

　AOM の3大原因菌，肺炎球菌（*Streptococcus pneumoniae*），インフルエンザ菌（*Haemophilus influenzae*），モラクセラ・カタラーリス菌（*Moraxella catarrhalis*）のなかで，最も病原性が強く，強い炎症を惹起することで知られるのは肺炎球菌である．この肺炎球菌に対して最も良好な抗菌作用を示すペニシリン系抗菌薬であるアモキシシリンを第一選択とする．アモキシシリンは組織移行性に優れ，増量により比較的容易に組織内濃度が上昇することでも知られる．これは骨に囲まれ抗菌薬の移行が不良な中耳腔に適した性質といえる．かつての難治化の大きな原因となった薬剤耐性肺炎球菌（PRSP：penicillin resistant *S. pneumoniae*，PISP：penicillin intermediately resistant *S. pneumoniae*）はペニシリン耐性の名を冠するが，薬剤耐性の主因はセファロスポリン系の濫用だったと考えられている．これらの事実から，アモキシシリンは AMR 対策としてきわめて妥当な第一選択とされ，その後の肺炎球菌耐性株の減少に大きく貢献する結果となった．

　一方，日本ではインフルエンザ菌の耐性株である BLNAR（β-lactamase non-producing ampicillin resistant *Haemophilus influenzae*）は，いまだに半数以上を占める状況が続いている．残念ながら BLNAR に対するアモキシシリンの抗菌力は十分とはいえず，制御することが難しい状況をたびたび経験する．このためガイドラインでは第二，第三選択抗菌薬としてセフジトレンピボキシル（CDTR-PI：cefditoren pivoxil），トスフロキサシントシル酸塩水和物（TFLX：tosufloxacin tosilate hydrate）が必要な抗菌薬として記載されている．

　鼓膜切開は耳痛や発熱をすみやかに改善し，重症例を中心に早期治癒が期待される．質の高いエビデンスに乏しいものの，日本における耳鼻咽喉科診療へのアプローチの容易さを考慮すると，患児と保護者にとって必要で有用な選択肢といえる．耳鼻咽喉科医以外の診療科の医師は鼓膜切開を実施することが難しいため，耳鼻咽喉科医との連携が重要となる．

2024年版のポイント

　この最新版では，①難治化時代を知らない利用者にも理解しやすいよう，軽症〜重症の3つのアルゴリズムを一つにまとめたアルゴリズム，「アルゴリズムのまとめ」を提示したこと，②ガイドライン内の鼓膜写真を一新したこと，③ガイドライン購入者がアクセスできる「クラウド鼓膜ライ

ブラリ」を多彩な鼓膜所見を学ぶ場として提供したこと，④肺炎球菌ワクチンに関するエビデンス，原因菌の変遷などに関する情報を更新したこと，これらが前バージョンとの主な違いであり，利用する価値が大きい重要なポイントである．

基本的症例と応用例

1. 基本的症例（軽症例）

症例：5歳，男児

主訴：左耳痛

現病歴：3日ほど前から咳嗽と鼻漏が出現した．未明から続く左耳痛を訴え受診した．受診時に左耳痛は軽度残存する．

身体所見：体温36.6℃，右鼓膜に病的所見を認めない．左鼓膜の後上方に発赤を認めるが，鼓膜は全体に透明感があり，膨隆を認めない．気密式耳鏡により鼓膜の可動性が確認できる．

治療・経過：軽症と診断し，抗菌薬は処方せず，アセトアミノフェンのみ頓用で処方．3日後の再来時は耳痛はなく，左鼓膜の発赤は消失していた．

2. 難治例（反復性中耳炎）

症例：10か月，女児

主訴：繰り返す耳漏と発熱

現病歴：生後6か月から両側の急性中耳炎をほとんど途切れることなく繰り返し，近医耳鼻咽喉科クリニックに通院していた．耳漏の細菌検査でペニシリン耐性肺炎球菌（PRSP）が分離され，紹介時点で両側とも5回目の急性中耳炎であった．双子（二卵性）の妹とともに生後5か月から保育所に通園し，肺炎球菌ワクチンは接種していない．前医の処方はセフェム系2種．

家族歴・背景：生後2か月から集団保育，母乳栄養は生後2か月まで，双子の妹も急性中耳炎を繰り返している．

身体所見：体重10kg，発熱36.7℃，右鼓膜全体が発赤し膨隆が著明．左外耳道に膿性の耳漏が充満していた．これを除去すると，左鼓膜は右と同様に全体が発赤膨隆していた．

治療・経過：排膿が不十分と判断し，受診同日，局所麻酔下に両鼓膜換気チューブ留置術を実施後，入院のうえ，アンピシリン150mg/kg/日を4日間静注投与した．

3. 2症例の考察

症例1では鼓膜所見と年齢から軽症例とわかる．スコアの合計は3〜4点．耳痛のみで抗菌薬を投与してはならない．

症例2は反復性中耳炎症例．「過去6か月以内に3回以上，12か月以内に4回以上の急性中耳炎に罹患」の定義をはるかに上回る．このような難治例は近年では比較的まれになったが，ワクチンがカバーしない血清型の肺炎球菌耐性株による難治例の今後の動向には注意を払う必要がある．2歳未満，集団保育，同胞の存在，短い母乳期間，ワクチン未接種など多数の難治化因子が重複する教訓とすべき症例である．実は，双子の妹も反復性中耳炎であった．ガイドラインは本症例で実施した鼓膜換気チューブ留置など反復性中耳炎に対する治療にも言及している．

ガイドラインの今後の課題

ガイドラインによる抗菌薬使用の適正化，肺炎球菌結合型ワクチンの定期接種化により，ミレニアム期に経験したような難治化は過去のものとなった．急性中耳炎を実臨床で学ぶ機会が減少した若手医療者のために，クラウド空間に「クラウド鼓膜ライブラリ」を用意したが，これだけでは不十分かもしれない．今後，この拡張可能な空間を利用し，急性中耳炎診療に必要な鼓膜切開術等の実際を学ぶことができるマルチメディア的要素を充実させたガイドラインの可能性が期待される．

（林　達哉）

引用文献

1) 日本耳科学会，日本小児耳鼻咽喉科学会，日本耳鼻咽喉科免疫アレルギー感染症学会編．小児急性中耳炎診療ガイドライン2024年版　第5版．金原出版；2024．

滲出性中耳炎

「小児滲出性中耳炎診療ガイドライン 2022 年版」の概要と変更点[1]

わが国では，2015 年に「小児滲出性中耳炎診療ガイドライン 2015 年版（初版）」が発刊され，2022 年に改訂第 2 版が発刊された．初版から変わらないガイドラインのコンセプトは，初期の 3 か月間は周辺器官の感染・炎症に対する適切な治療を行うことである．しかし，言語発達遅滞や学業面での遅れなどを認める場合は，3 か月を待たずに治療開始してもよいと改訂された．さらに，アデノイド切除術の適応と，一側性の滲出性中耳炎の取り扱いにおいて，より明確な治療適応が示された．

小児滲出性中耳炎（otitis media with effusion：OME）の定義は，「鼓膜に穿孔がなく，中耳腔に貯留液をもたらし難聴の原因となるが，急性炎症症状すなわち耳痛や発熱のない中耳炎」であり，発熱，夜泣き，むずかるなど急性炎症を示唆する急性症状を伴わない病態である．さらに，中耳腔に貯留液がなくとも，鼓膜の強い内陥や接着・癒着がみられる場合も含まれる．乳幼児では鼓膜所見だけでは急性中耳炎（acute otitis media：AOM）との鑑別が困難な場合がある．

小児 OME は，就学前に 90% が一度は罹患する中耳疾患であり[2]，小児に難聴を引き起こす最大の原因であり適切な管理が必要である．小児 OME の病態は，AOM と同様に感染であると考えられている．一般診療所においては，幼少児では正確な聴力検査が施行困難なことも多いが，診察時の聴覚印象や言語発達の観察，気密耳鏡検査，ティンパノメトリー検査，画像検査による側頭骨乳突蜂巣の発育程度の確認などによって，聴力閾値を推定することは重要である[3]．難聴の程度が強いときや鼓膜の所見がはっきりと診断できない場合には，すみやかに高次医療機関へ紹介すべきである．

ガイドラインの診療アルゴリズム（**図1**）で示されているのは，主に手術治療の積極的適応についてである．治療方針の原則は，発症から 3 か月間は外科的治療（鼓膜換気チューブ留置術，アデノイド切除術）を行わずに，経過観察と周辺器官の病変（鼻副鼻腔炎やアレルギー性鼻炎）に対する保存的治療を行うことであるが，鼓膜のアテレクタシスや癒着などの病的所見がみられる場合や難聴の程度が強いとき，難聴に起因する可能性のある言語発達遅滞や学業面での遅れなどを認める場合には，3 か月以内でもより積極的な手術加療が必要となる場合もある．鼓膜の病的所見がみられる症例では自然治癒が得られにくく，難聴の程度が強い場合には難聴が OME 以外の要因（先天性真珠腫や，耳小骨・内耳奇形，感音難聴）の関与がある可能性があるからである．言語発達遅滞や学業面での遅れは，OME による難聴が長期に遷延していた可能性を考慮して積極的な治療が求められる．

さらに 2022 年版では，片側の小児 OME 症例では，鼓膜の病的変化があれば両側性と同様に鼓膜チューブ留置を含めた対応を検討することを推奨している．病的変化がなければ，原則的には対側を含めた聴力フォローでよい．ただし，言語発達に影響するリスクをもつ小児（at risk children）では，より積極的な対処が必要である．

薬物治療として，中耳貯留液に対して効果が期待できるのは，経口カルボシステインとアレルギー性鼻炎合併例における鼻噴霧用ステロイド薬であり，それ以外の薬剤（特に抗菌薬や副腎皮質ステロイド，第一世代抗ヒスタミン薬）は使用すべきではない．ただし，周辺器官の感染・炎症（鼻副鼻腔炎，アレルギー性鼻炎など）に対しては，それぞれのガイドラインに示される適切な治療を行う．アレルギー性鼻炎を合併している症例では，

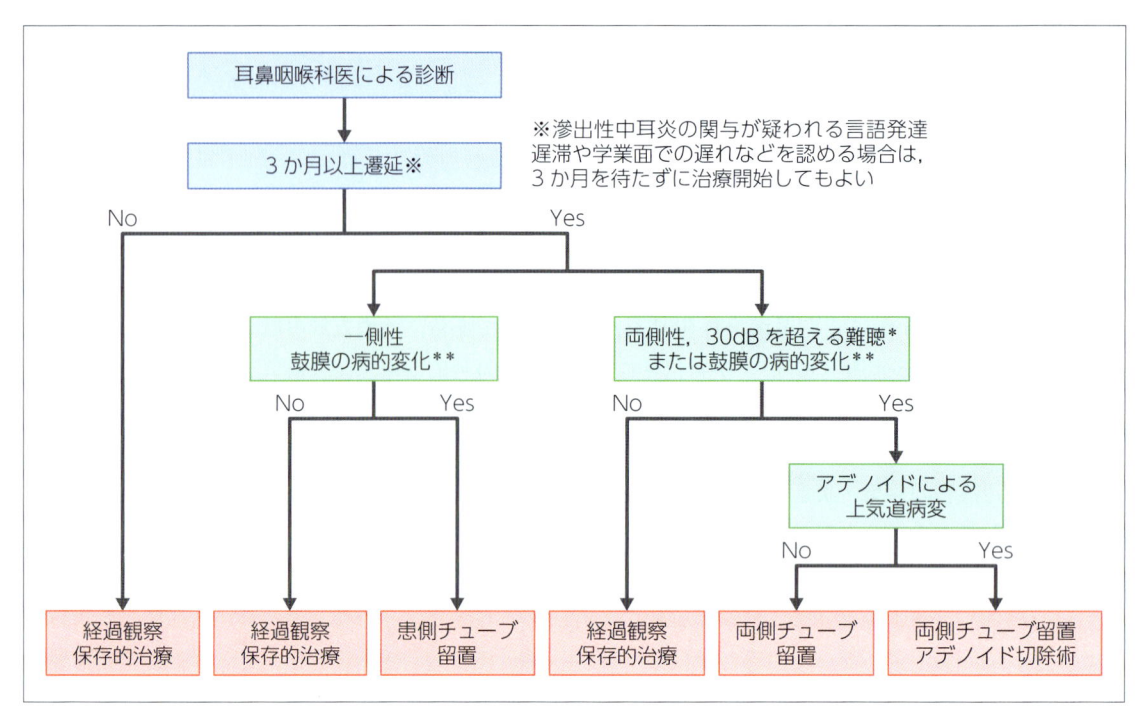

図1　小児滲出性中耳炎の診療アルゴリズム
＊：25〜30 dB では，チューブ留置を行ってもよいが，適応をより慎重に検討すべきである．
＊＊：チューブ留置が必要な鼓膜の病的変化とは，鼓膜緊張部もしくは弛緩部の高度な内陥，耳小骨の破壊，癒着性の鼓膜内陥を指す．
（日本耳科学会，日本小児耳鼻咽喉科学会編．小児滲出性中耳炎診療ガイドライン 2022 年版．金原出版；2022[1] より）

鼻噴霧用ステロイドの使用を提案すべきである．

外科的治療には，鼓膜切開術，鼓膜換気チューブ留置術とアデノイド切除術がある．

本邦において OME の治療として行われてきた鼓膜切開術は，長期予後の改善目的には適さないが短期的には有効であり，診断・治療方針の決定に有用であるから，2022 年版ガイドラインでは，即効性に聴力改善が期待できる治療法として，症例を選択して実施することを推奨している．

鼓膜換気チューブ留置術の適応は，①3 か月以上改善しない両側の小児 OME 症例で，30 dB 以上の聴力障害を示す場合と，②片側もしくは両側鼓膜のアテレクタシスや癒着などの病的変化が出現した場合である．チューブ留置に際しては，難治化リスクを伴わない症例の初回チューブ留置では短期留置型チューブを第一選択とすべきである．ただし難治性で長期留置の必要性が考えられる場合やチューブ術後の再発症例では長期留置型

チューブを考慮する．

アデノイド切除術については，4 歳未満の症例では，上気道病変に対する明らかなアデノイド切除術の適応がない場合は，小児 OME に対する初回手術としてアデノイド切除術は推奨されない．しかし，4 歳以上の症例では，初回の手術時から，アデノイド切除術とチューブ留置術の併用を検討してもよいと変更がなされた．

症例提示

症例　4歳，男児

いびきと夜間の無呼吸を主訴に受診した．夜間の咳き込みに対して，近医小児科から対症的に鎮咳去痰薬を処方されたが改善に乏しい．

現症：膿性鼻漏，後鼻漏を認め，口呼吸である．両鼓膜の軽度膨隆と中耳貯留液を認め，特に右鼓膜は軽度の充血がみられた（**図2**）．

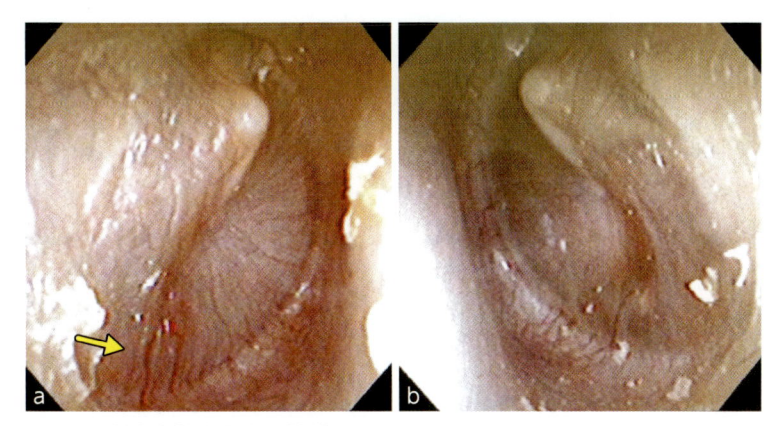

図2　両側滲出性中耳炎の鼓膜所見
a：右鼓膜．軽度の充血（矢印），膨隆を認める．
b：左鼓膜．軽度の膨隆を認める．

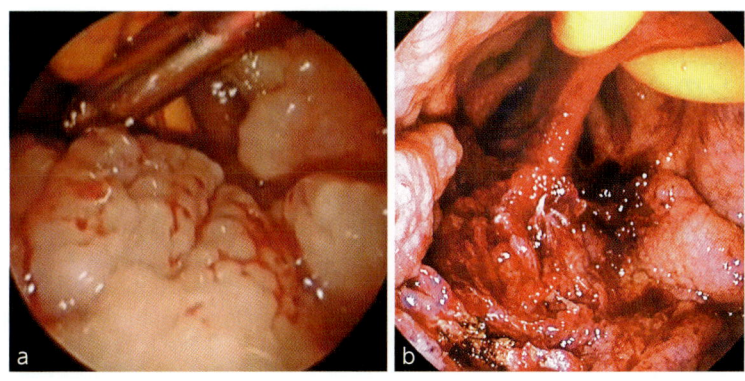

図3　手術時所見
硬性内視鏡を用いて明視下に，マイクロデブリッダーやコブレーターなどのパワーデバイスを使用する endoscopic powered adenoidectomy（EPA）は，良好な視野のもと，従来法では切除の難しかった鼻腔内のアデノイド組織や耳管扁桃周囲まで確実な切除が可能である．
a：パワーデバイスを用いたアデノイド切除術．
b：アデノイド切除後．

検査所見：35 dB の軽度難聴を認め，ティンパノメトリー検査で両側 C 型を示した．単純 X 線検査では，アデノイドが後鼻孔を閉塞しており，右上顎洞陰影をはじめとした鼻副鼻腔炎の所見であった．

診断：①両側 OME，②小児鼻副鼻腔炎（急性増悪），③アデノイド肥大（睡眠時無呼吸症の疑い）

治療経過：OME については3か月間の経過観察として，合併する鼻副鼻腔炎の治療を開始した．「急性鼻副鼻腔炎診療ガイドライン」に準じて，アモキシシリン高用量（常用量は 20〜40 mg/kg であるが，今回は 60 mg/kg）とカルボシステイン 30 mg/kg を投与開始したところ，後鼻漏は消失して咳嗽も改善した．しかし右鼓膜の充血は消失したものの，両側の中耳貯留液は消退せず，また鼻呼吸障害・夜間の無呼吸も続いていた．そこでカルボシステインは継続投与しつつ経過観察したが，その後も夜間無呼吸と小児 OME の改善はみられなかったため，鼓膜チューブ留置術と内視鏡下パワード・アデノイド切除術（endoscopic powered adenoidectomy：EPA）を施行した（**図3**）．

解説

　鼻副鼻腔炎・睡眠時無呼吸症の経過中に見つかった両側小児 OME 症例である．AOM 後にみられる無症候性中耳貯留液（ASMEE）との鑑別は，鼓膜所見のみからは難しく（**図 2**），鑑別は急性炎症症状（耳痛，耳をよく触る，発熱など）の有無で判定することになる．小児 OME の約半数は，AOM を契機に発症，もしくは以前からあったものが発見されることが知られており，このような治癒期の AOM に対しては抗菌薬の投与は必要ではなく，鼓膜が少し赤いからといって，抗菌薬を漫然と処方することは避けるべきである．

■ ガイドラインの今後の課題

①よりユーザーフレンドリーな，日常診療で使えるガイドラインであること

　ガイドラインは，実際の臨床で使われなければその存在価値がない．AI 技術やスマートフォンなどを利用して，よりユーザーフレンドリーで日常診療で使えるガイドライン作成が望まれる．ガイドラインに準拠した診断や標準治療を AI が示すなどの診療補助システムの構築が望まれる．

②移行する病態である AOM と OME の全体像を扱うことのできるガイドラインであること

　AOM と OME とは相互に移行する関係にあり，その境界を厳密に分けることが難しいばかりではなく，鼓膜チューブ留置術などの治療選択においても，どちらか片方の疾患だけを念頭に決定できるものではない．「慢性中耳炎以外の小児中耳炎」として，AOM と OME という，移行する疾患群の全体像を俯瞰する必要がある．これまでは，これら 2 つの診療ガイドラインは独立して作成されてきたため，臨床現場においては目の前の患者がどちらの疾患（状態）と判断するかによって，参考とすべきガイドラインが異なることになる．これらを統一した「慢性中耳炎以外の小児中耳炎診療ガイドライン」の作成が望ましい．

（伊藤真人）

引用文献

1) 日本耳科学会，日本小児耳鼻咽喉科学会編．小児滲出性中耳炎診療ガイドライン 2022 年版．金原出版；2022.
2) Rosenfeld RM, et al. Clinical practice guideline：Otitis media with effusion（Update）. Otolaryngol Head Neck Surg 2016；154（1 Suppl）：S1–S41.
3) 伊藤真人．特集いまさら聞けない聴覚検査の ABC．乳幼児聴力検査．耳鼻咽喉科・頭頸部外科 2016；88：386–91.

中耳真珠腫

中耳真珠腫（以下，真珠腫）は歴史的にも膨大な報告があるが，その定義について明確に定めたものはなく，混沌としてきた歴史がある．そのため施設間での治療成績の比較検討ができないという問題を生じていた．また真珠腫の定義を「鼓膜陥凹の debris 堆積の有無」としたものもあったが，顕微鏡と内視鏡での見え方の違いや保存的加療で debris 堆積が改善した場合などにおいて曖昧になるため，真珠腫か否かは進展の程度により定めることが臨床的に妥当であるとされてきた．

中耳真珠腫進展度分類の概要

日本耳科学会（Japan Otological Society：JOS）用語委員会が中心となり真珠腫に対する用語整理が 2004 年から着手され 2008 年，2010 年と中耳真珠腫進展度分類が提唱され，現在は「中耳真珠腫進展度分類 2015 改訂案」[1] と変遷してきた．

病態に関しては最初に最も頻度の高い弛緩部型真珠腫を 2008 年に提言した後，2010 年に緊張部型真珠腫を加えた．さらに 2015 年には二次性真珠腫と先天性真珠腫を加え，現在の病態分類となった（これら 4 分類に該当しないものは複合型・分類不能型としている）．基本的な 4 病態と複合型・分類不能型の鼓膜写真を図1に示す．

進展度の基本コンセプトはシンプルに，①中耳腔を 4 つの領域に区分し（P：前鼓室，T：鼓室，A：上鼓室，M：乳突腔），②真珠腫進展度を Stage として分類を行う（I：初発区分に限局，II：隣接区分に進展，III：側頭骨合併症・随伴病態を伴う，IV：頭蓋内合併症を伴う）という 2 点に集約された．なお，当初は Stage を I から III としていたが，国外では頭蓋内合併症が無視できず，側頭骨合併症と頭蓋内合併症は区別するべきであるとの意見により Stage IV が追加された．さらに術式選択や術後経過にかかわる因子として重視されてきた乳突部の蜂巣発育程度やアブミ骨病変の程度についても副分類として追加されてきた．

その後，本進展度分類を用いて 2015 年の 1 年間に施行された真珠腫初回手術症例を対象に国内初の大規模疫学調査が 2016 年に行われた．全国 74 施設から 1,787 例が登録され，2018 年には予後調査も行われた[2,3]．病態および Stage ごとの採用術式と再発率，聴力成績の調査を行い，進展度が術式選択や予後との相関を認めることが明らかになった．さらにその結果をもとに 2017 年に JOS と欧州耳科学会との Joint Consensus が提唱された[4]．これはほぼ JOS 分類を踏襲したものとなったが，PTAM 区分に関しては S1：耳管上陥凹，S2：鼓室洞と分類した STAM 区分とされた．なお S1 は PTAM 区分の P とほぼ同義である．S2 は PTAM 区分に加えるべきかの議論を症例集積し検討を行ったが，PTAM 区分と大きな差がなかったため，細分化することなく現在に至っている．その後，内視鏡手術の普及に伴い，術式選択のために M 進展を細分化する気運が高まってきた．そのため 2022 年には M 区分を乳突洞（M1），乳突蜂巣（M2）とした[5]．現在の中耳腔の解剖学的区分（PTAM system）と中耳真珠腫進展度基本分類を図2に示す．

このように「中耳真珠腫進展度分類 2015 改訂案」[1] は，真珠腫の病態と進展度をシンプルかつ的確に定義するものとされ，治療計画に重要な役割を果たすものとなった．

中耳真珠腫進展度分類のポイント：各病態における進展範囲と特徴

治療の主体は鼓室形成術であり，これはさまざまな手技を組み合わせたものである（次項「鼓室形成術」〈p.26〉参照）．そのためバリエーショ

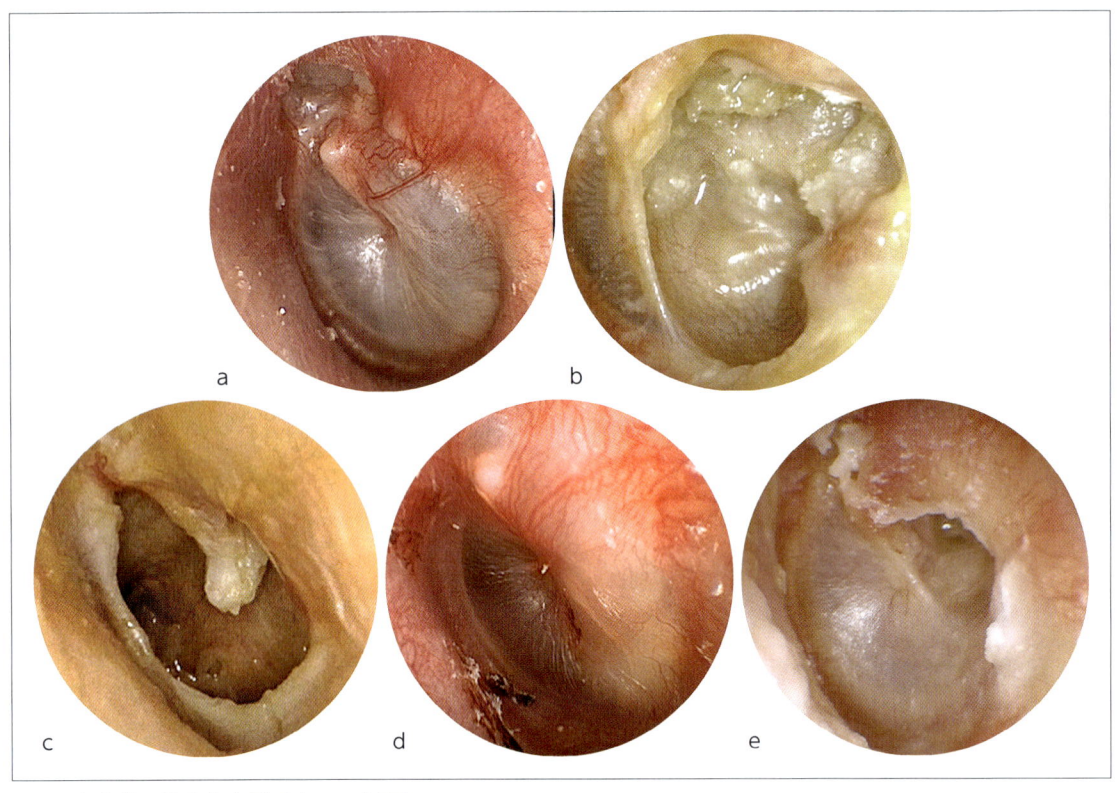

図1　各病態の代表的な例（すべて左耳）
a：弛緩部型真珠腫．比較的大きな陥凹を認める．Stage I b.
b：緊張部型真珠腫．鼓膜後半部癒着と debris を認める．Stage III TAM.
c：二次性真珠腫．鼓膜全穿孔とツチ骨柄裏面の debris を認める．Stage I b.
d：先天性真珠腫．鼓膜後半部の白色病変を認める．Stage II TAM.
e：複合型真珠腫．鼓膜後半部の癒着，陥凹を認める．鼓膜弛緩部にも小さな陥凹と debris を認める．弛緩部型 Stage I b,
　　緊張部型 Stage I b の複合型真珠腫.

ンが多くなる Stage II において各病態がどのような進展度をたどることが多いのかを知っておくことが重要となる．Stage II における各病態での進展度の比率を**図3**に示す．

1. 弛緩部型真珠腫

上鼓室から次に進展する部位としては乳突腔へ進展するケース（AM）が最も多い．一方，上鼓室から鼓室へ進展するケース（TA）と上鼓室から前鼓室へ進展するケース（PA）もあるがどちらも AM の半分以下となる．すなわち弛緩部型真珠腫を認めた際に鼓膜を透見して鼓室内に真珠腫を認める場合には比較的進展度が進んでいることが多い（**図4**）．

M 進展に関しては術式選択にもかかわるため，術前にある程度の診断が必要である．MRI を行うことが望ましいが，CT のみでも乳突洞口が広がり，3.6 mm を超える場合および健側と比較して 0.6 mm 以上広がっている場合には有意に乳突腔進展を認めるという報告がある[6].

2. 緊張部型真珠腫

鼓室から上鼓室へ進展しているケース（TA）が最も多く，その次にそのまま乳突腔に進展するケース（TAM）が多く，この2つでほぼ8割を占めている．それ以外の進展度は比較的まれである．また，初発区分が鼓室であることからアブミ骨上部構造の破壊を認めることが多い．その影響

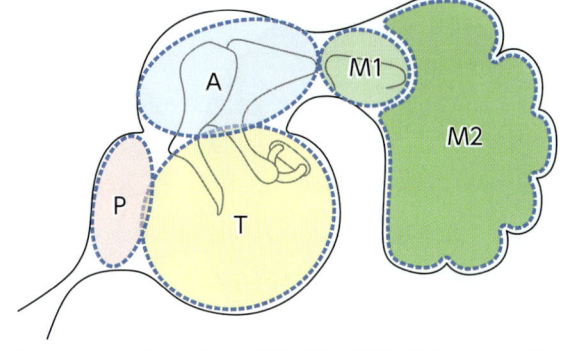

P (protympanum)：前鼓室
T (tympanic cavity)：中・後鼓室
A (attic)：上鼓室＊
M (mastoid)：乳突洞 (M1)・乳突蜂巣 (M2)＊＊

＊後方境界：キヌタ骨短脚後端または fossa incudis；下方境界：サジ状突起・鼓膜張筋腱〜顔面神経管；前方境界：
サジ状突起・鼓膜張筋腱〜上鼓室前骨板.
＊＊乳突蜂巣の発育程度，含気状態には副分類を用いて併記する.

Stage I: 真珠腫が「初発区分」に限局する.
Stage II: 真珠腫が「初発区分」を超えて隣接区分に進展する.
Stage III: 側頭骨内合併症・随伴病態を伴う.
Stage IV: 頭蓋内合併症を伴う.

図 2　中耳腔の解剖学的区分（PTAM system）と中耳真珠腫進展度基本分類
（日本耳科学会用語委員会. Otol Jpn 2023；(1)：51[5] より）

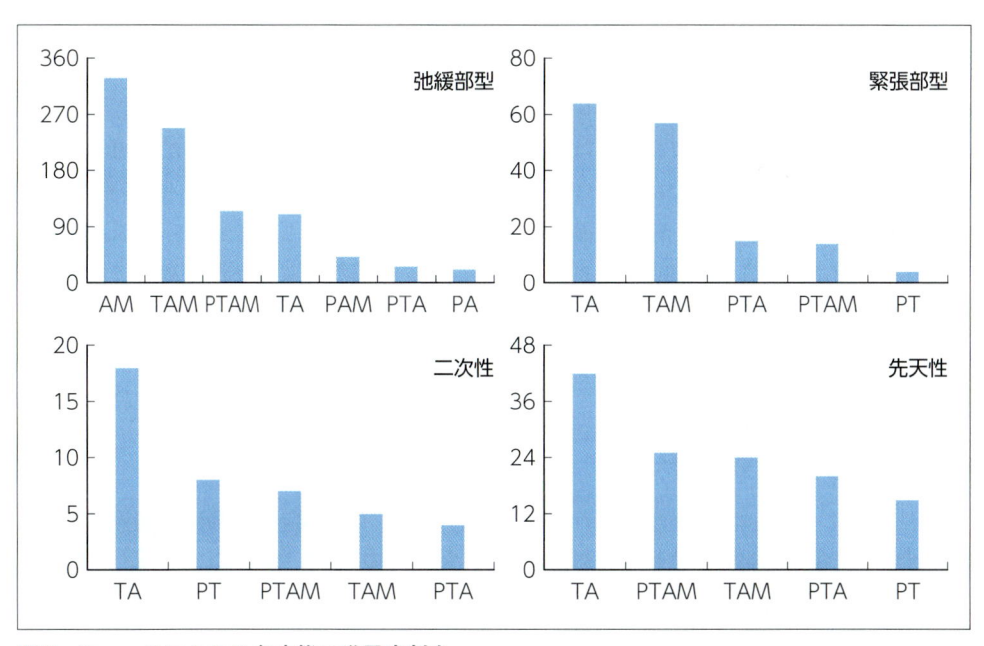

図 3　Stage II における各病態の進展度割合
（2016 年の全国調査から作成）

からか段階手術の選択率が弛緩部型よりも高く
Stage II では 40％の採択率となっている.

3. 二次性真珠腫

　鼓室から上鼓室へ進展するケースが最も多く約
4 割である. 一方，緊張部型と異なり前鼓室へ進

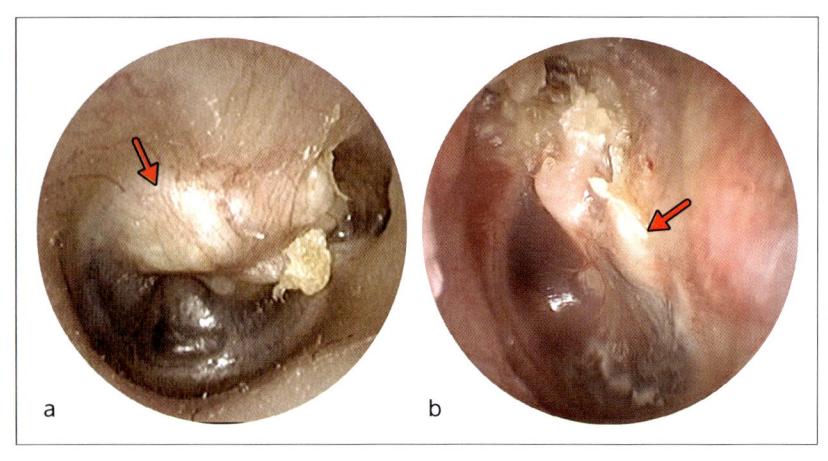

**図4　T進展を認める弛緩部
　　　型真珠腫**
矢印は鼓室内進展の所見.
aはPTAM，bはTAM進展を
認めた.

展するケース（PT）が多く，TAMやPTAは比
較的少ない．これは他病態と異なり真珠腫上皮が
鼓膜穿孔縁から進展するためと思われる．

4. 先天性真珠腫

　鼓室から上鼓室に進展するケース（TA）が多
く，次に4領域へ進展しているケース（PTAM）
や3領域に進展したケース（PTA，TAM）が多
い．これは初期に耳漏などを認めることが少なく
無症状であり，難聴などで発見された際にはかな
り進展しているケースが多いからではないかと考
える．またStage I a以外はアブミ骨上部構造の
破壊を認めることが多く，乳突蜂巣発育が良いこ
とからも特に遺残性再発は他の病態に比べるとや
や高い傾向を認める．

進展度に応じた術式選択

　どの病態においてもStageが進むにつれ，乳
突非削開型鼓室形成術から外耳道後壁保存型鼓室
形成術，そして外耳道後壁削除・乳突非開放型鼓
室形成術，外耳道後壁削除・乳突開放型鼓室形成
術へ採択率が変化する傾向を認めた．また，段階
手術の採択率に関しては緊張部型真珠腫と先天
性真珠腫では他の病態に比べて採択率が高く，
Stage IIにおいては緊張部型真珠腫で40%，先
天性で60%の採択率であった．
　付帯手技に関しては，弛緩部型真珠腫よりも緊

張部型真珠腫と先天性真珠腫で外耳道後壁拡大を
選択している割合が多く，後鼓室開放は約7割で
施行されていた．前鼓室開放は一定の傾向を認め
なかった[7]．

症例提示

　中耳真珠腫において4つの病型に含まれないも
のとして複合型・分類不能型があるが大きく分け
ると，①骨破壊などが進んだ状態のため初期病態
が不明であるもの（**図5**），②各病型が組み合わ
さったもの（**図6**）に分けられる．統計的には複
合型・分類不能型のなかで初期病態不明が4割，
複合型が6割程度を占めている．複合型は弛緩部
型真珠腫に緊張部型真珠腫の合併例が多いが，先
天性真珠腫に弛緩部型真珠腫の合併例も認めるこ
とがある．

症例1　初期病態不明の弛緩部型真珠腫と思われる症例（84歳，女性）

所見：CW＋AOの状態．CTでの骨破壊（耳小
骨外側の侵食像，外耳道後壁破壊）から，おそら
く弛緩部型真珠腫と思われる（**図5**）が，初期病
態不明である．
治療：年齢を考慮したうえで外耳道後壁削除・乳
突開放型鼓室形成術を行い，外耳道入口部形成を
行った．

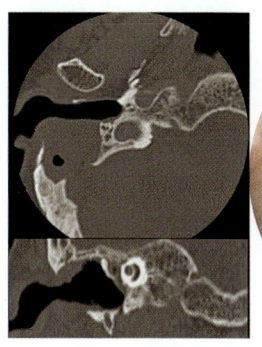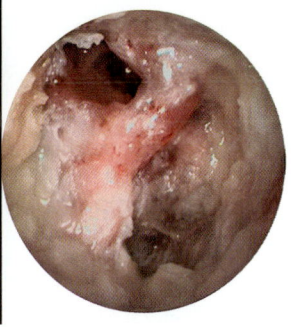

図5 初期病態不明の弛緩部型真珠腫と思われる症例

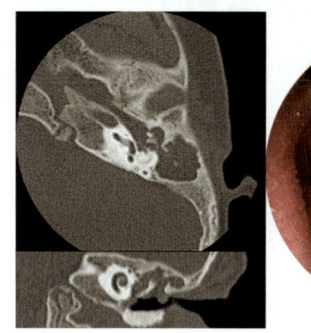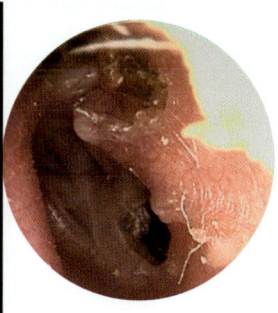

図6 先天性真珠腫に弛緩部型真珠腫が加わった症例

症例2 先天性真珠腫に弛緩部型真珠腫が加わった症例（5歳，男児）

所見：先天性真珠腫に伴う換気不全が生じたことから弛緩部陥凹が生じて複合型になったと考える（図6）．外耳道後壁保存型鼓室形成術で弛緩部型真珠腫とは別に先天性真珠腫を認めた．

治療：アブミ骨周囲の炎症が強かったため，段階的手術を行った．

中耳真珠腫進展度分類の今後の課題

真珠腫は病態，進展度に対しての治療としてはどの手技の組み合わせが最適な術式かは，いまだ議論の段階である．そのため今後は進展度に応じた標準的な術式の確立に向けた議論や取り組みがなされていくものと考えている．

（小森　学）

引用文献

1) 日本耳科学会用語委員会；東野哲也ほか．中耳真珠腫進展度分類 2015 改訂案．Otol Jpn 2015；25（5）：845-50.
2) Komori M, et al. Nationwide survey of middle ear cholesteatoma surgery cases in Japan：Results from the Japan Otological society registry using the JOS staging and classification system. Auris Nasus Larynx 2021；48（4）：555-64.
3) 小森　学ほか．中耳真珠腫進展度分類 2015 を用いた全国真珠腫手術症例登録結果報告．Otology Japan 2017；27：83-9.
4) Yung M, et al. EAONO/JOS Joint Consensus Statements on the Definitions, Classification and Staging of Middle Ear Cholesteatoma. J Int Adv Otol 2017；13（1）：1-8.
5) 日本耳科学会用語委員会；山本　裕ほか．中耳真珠腫進展度分類の小改訂について．Otol Jpn 2023；33（1）：51.
6) Baba A, et al. Preoperative predictive criteria for mastoid extension in pars flaccida cholesteatoma in assessments using temporal bone high-resolution computed tomography. Auris Nasus Larynx 2021；48（4）：609-14.
7) 小森　学．全国調査からみえてくる治療戦略．Otology Japan 2022；32：185-8.

鼓室形成術

鼓室形成術は，中耳腔の病変を制御し伝音再建を行う種々の手術操作の総称として用いられる．そこには術野の確保，病変の除去，再発防止処置，耳小骨連鎖再建，鼓膜形成，外耳道形成などさまざまな手技が包括される．

術前の手術適応の妥当性や術後の治療成績を議論する際には，術式の分類と成績評価についての普遍的な基準が必須となる．本邦の耳科手術では日本耳科学会が古くからこれらの基準作りに着手し，時代に応じた改定を行い普及に努めてきた．本項ではそれらのなかから病巣制御と再発予防についての術式分類，伝音再建法についての分類，伝音再建後の術後聴力成績判定基準を紹介し，その活用法について解説する．また鼓室形成術にかかわる術式の国際分類についても言及する．

「上鼓室・乳突腔病巣処理を伴う鼓室形成術の術式名称について（2020）」[1]

中耳腔の病変の制御を目的に，どのように術野を展開し，どのように再建するかという観点で鼓室形成術を分類したものである．現在広く用いられているものは2020年に日本耳科学会の用語委員会報告として提唱されたものである．以下に分類の要点を述べる（**表1**）．

1．大分類

まず鼓室形成術を，乳突洞を開放しないもの「乳突非削開鼓室形成術（tympanoplasty without mastoidectomy）」と開放するもの「乳突削開鼓室形成術（tympanoplasty with mastoidectomy）」に大きく分類する．次に乳突削開鼓室形成術を，外耳道後壁骨を保存するもの「外耳道後壁保存型鼓室形成術」と後壁骨を削開するもの「外耳道後壁削除型鼓室形成術」に分類，さらに外耳道後壁

表1 「上鼓室・乳突腔病巣処理を伴う鼓室形成術の術式名称について（2020）」の要点

1. 乳突非削開鼓室形成術
   （tympanoplasty without mastoidectomy）
2. 乳突削開鼓室形成術
   （tympanoplasty with mastoidectomy）
   A）外耳道後壁保存型鼓室形成術
   B）外耳道後壁削除・乳突非開放型鼓室形成術
   C）外耳道後壁削除・乳突開放型鼓室形成術

付帯事項
   1）経外耳道的上鼓室開放
      （transcanal atticotomy）
   2）骨部外耳道後方拡大
   3）後鼓室開放（posterior tympanotomy）
   4）前鼓室開放（anterior tympanotomy）
   5）上鼓室側壁再建（scutumplasty）
   6）外耳道後壁再建（canal wall reconstruction）
   7）乳突腔充填（mastoid obliteration）
   8）外耳道入口部拡大（meatoplasty）

複数回手術
   「初回手術」，「計画的再手術」，「計画外再手術」

（山本　裕ほか．Otol Jpn 2020；30：347-8[1] より）

削除型鼓室形成術を，乳突腔を外耳道に開放しない形で手術を終えるもの「外耳道後壁削除・乳突非開放型鼓室形成術」と乳突腔を外耳道に開放する形で手術を終えるもの「外耳道後壁削除・乳突開放型鼓室形成術」に分類するものである．

これらの分類で注意すべき点は，経外耳道的に上鼓室を開放する術式である経外耳道的上鼓室開放術は乳突非削開鼓室形成術に分類されること，その削開範囲が乳突洞まで進んだ場合の術式である経外耳道的上鼓室・乳突洞開放術は外耳道後壁削除型鼓室形成術に分類されることである．その際，削開範囲が上鼓室にとどまるか，乳突洞に及ぶかの境界が重要となるが，キヌタ骨短脚，もしくはキヌタ骨窩後端を超えるか否かで判断することとなっている．

2. 付帯事項

前述したように鼓室形成術では基本術式に付加されるさまざまな手技が存在する．それらは本分類では8つの「付帯事項」として定義されている．以下にそれぞれを使用する際のポイントを付記する．

a. 経外耳道的上鼓室開放（transcanal atticotomy）

乳突非削開鼓室形成術，もしくは外耳道後壁保存型鼓室形成術で広く上鼓室を開放するときに用いる．

b. 骨部外耳道後方拡大

アブミ骨周辺や鼓室洞の視野を確保するために骨部外耳道後方を削開するときに用いる．上鼓室側壁（scutum）とは削開部位により区別される．

c. 後鼓室開放（posterior tympanotomy）

外耳道後壁保存型鼓室形成術において，経乳突的に顔面神経窩を開放する手技に用いられる．経外耳道的に鼓室後方を開放する手技には用いない．

d. 前鼓室開放（anterior tympanotomy）

上鼓室前方の骨性および膜性隔壁を削除し，上鼓室と耳管上陥凹や耳管との解剖学的疎通性を確保する手技である．

e. 上鼓室側壁再建（scutumplasty）

手術もしくは病変により欠損した上鼓室側壁を再建する手技である．乳突非削開鼓室形成術，外耳道後壁保存型鼓室形成術で用いられる．

f. 外耳道後壁再建（canal wall reconstruction）

手術もしくは病変により欠損した外耳道後壁を再建する手技である．

g. 乳突腔充填（mastoid obliteration）

削開した（されている）乳突腔を充填する手技である．一部を充填するものは乳突腔部分充填とする．

h. 外耳道入口部拡大（meatoplasty）

外耳道後壁削除・乳突開放型鼓室形成術などで，外耳道から乳突腔への良好なアクセスを確保するために軟骨部外耳道を拡大する手技である．

3. 複数回手術の分類

以前の分類では，「段階的鼓室形成術」，「再手術」，「修正手術」，「点検手術」などの分類が用いられていたが，概念が重複する部分もあり混乱が生じていた．そこで現在改定案として以下の分類が提唱されている．

a. 「初回手術」

計画的段階手術も含まれる．その際は「初回手術（段階手術）」と表現する．

b. 「計画的再手術」

初回手術時に計画された再手術．その目的により，「計画的再手術（段階手術）」，「計画的再手術（点検手術）」などの表現で補足をする．

c. 「計画外再手術」

術後再発例などに対して初回手術とは独立して行われる計画されていない再手術である．

「伝音再建法の分類と名称について（2010）」[2]

伝音再建の方法による鼓室形成術の分類である．本邦では以前より，鼓膜が残存耳小骨のどの部位に接して形成されるかにより再建法をI型からV型までに分類するWullstein分類をもとに伝音再建の分類が構築されてきた．現在広く用いられているものは，2010年日本耳科学会から提唱されたものである（図1）．

分類の基本的な考え方を以下に示す．

・Wullstein分類をもとに再建形式をI型からIV型に大別する．

・残存耳小骨の上に再建材料を設置し鼓膜から直接伝音するc（columella），残存耳小骨の間に再建材料を挿入し連鎖を再建するi（interposition），いったん摘出したキヌタ骨を復帰させるr（reposition）に分類する．

・IIIiとIViを，材料をツチ骨に連結する-Mとキヌタ骨に連結する-Iに細分する．

・III型，IV型でWullsteinの原法が用いられた場合は，o（original）を付記しIIIo，IVoと表記する．

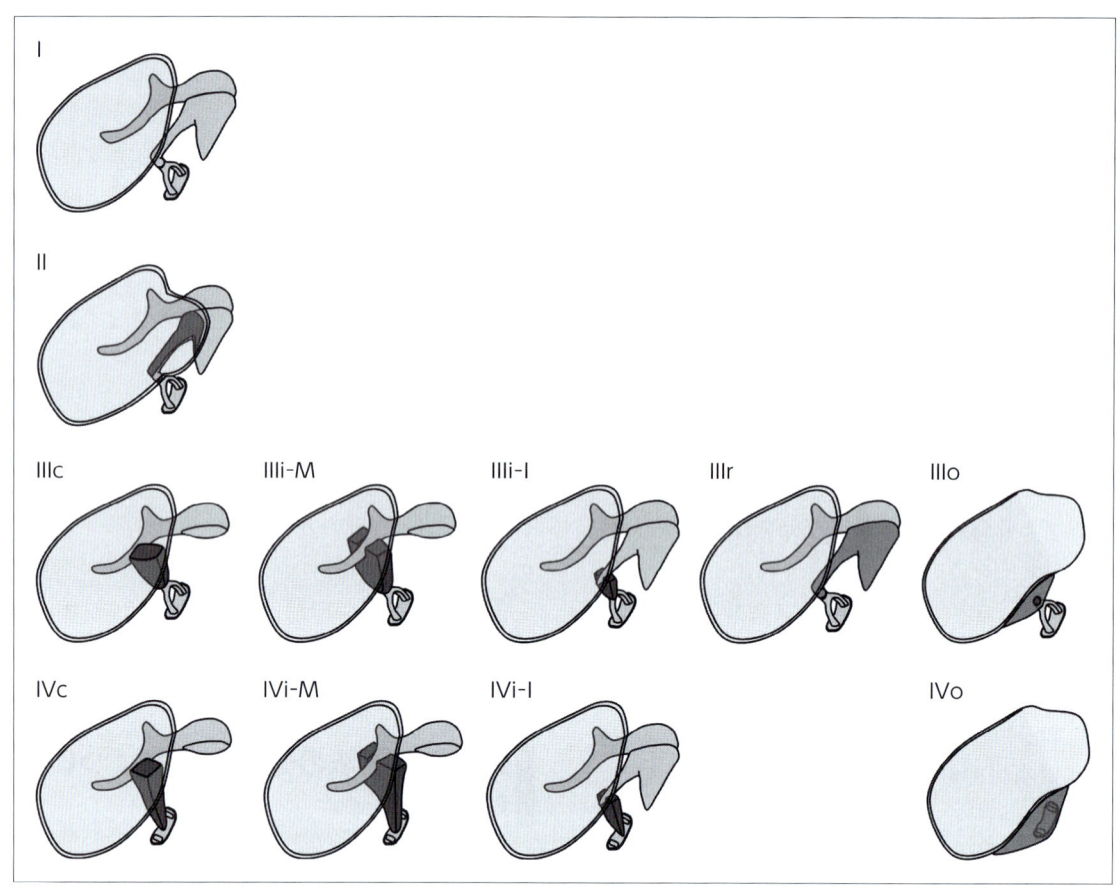

図1 「伝音再建法の分類と名称について（2010）」による再建法分類の要点
(東野哲也ほか. Otol Jpn 2010；20：746-8[2]) より)

• 意図的に伝音再建を行わない場合は wo（without ossiculoplasty）と表記する.

本邦の鼓室形成術の分類と国際分類[3]

前述したとおり，本邦では鼓室形成術は早くから共通の基準のもとに分類されてきた．しかし国際的には統一された分類基準はなく，術式について学問的に議論することの妨げとなっていた．ようやく 2017 年に日本を含む 8 か国が中心となり International Otology Outcome Group（IOOG）が発足し，20 か国の同意が形成され，2018 年に Categorization of Tympanomastoid Surgery が耳科手術国際分類[3]としてリリースされた．詳細は

原著に譲るが，本分類には本邦で培われた分類のコンセプトが大きく反映されており，両者間での互換性がおおむね担保されている[4]．なお，日本耳科学会のホームページ（https://www.otology.gr.jp/）に公開されている「耳手術記録テンプレート（2023）」はそれらの互換性を理解するうえで有用である.

術式記載例

例 1：外耳道非削開鼓室形成術 III i-M・経外耳道的上鼓室開放・骨部外耳道後方拡大・上鼓室側壁再建（軟骨）（図2）

ツチ・キヌタ関節周囲の硬化組織が高度な鼓室硬化症症例に対して，骨部外耳道後方を一部削開

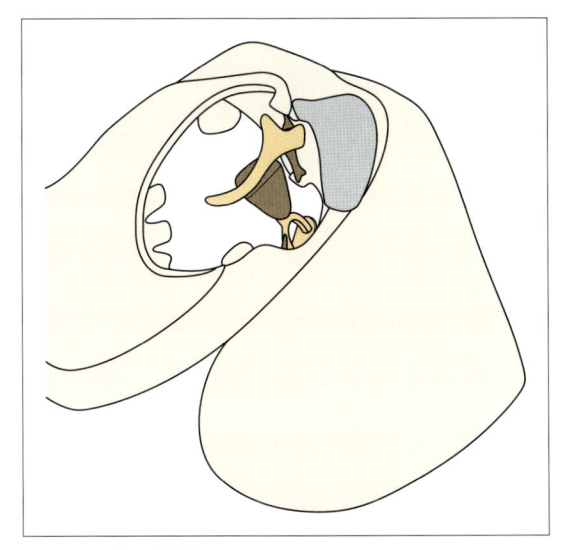

図2　術式記載例 1
外耳道非削開鼓室形成術 III i-M・経外耳道的上鼓室開放・
骨部外耳道後方拡大・上鼓室側壁再建（軟骨）

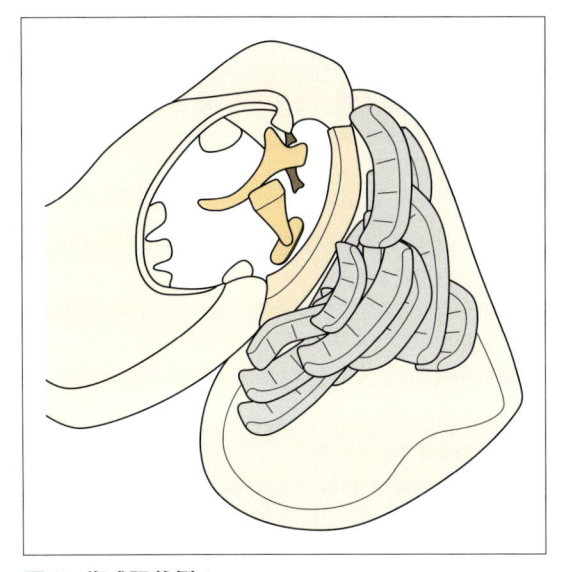

図3　術式記載例 2
外耳道後壁削除・乳突非開放型鼓室形成術 IV c・外耳道
後壁再建（軟骨）・乳突腔部分充填（骨片）

しキヌタ・アブミ関節を離断させた後，上鼓室を
経外耳道的に開放してツチ・キヌタ関節周囲の視
野を得た．硬化組織が高度であったため，ツチ骨
骨頭とキヌタ骨を摘出し硬化組織を除去した．摘
出したツチ骨骨頭をトリミングして，アブミ骨と
ツチ骨柄の間に挿入，耳介軟骨を用いて上鼓室側
壁を再建した．

例2：外耳道後壁削除・乳突非開放型鼓室形成術 IV c・外耳道後壁再建（軟骨）・乳突腔部分充填（骨片）（図3）

弛緩部型真珠腫症例に対して，経外耳道的に上
鼓室を開放し真珠腫上皮の摘出を予定したが，真
珠腫はさらに末梢まで進展していることが判明し
たため，そのまま削開を広げ乳突腔を開放して真
珠腫を摘出した．耳介軟骨を採取して外耳道後壁
を再建した．開放された乳突腔の中枢側に骨片を
充填した．キヌタ骨，アブミ骨の骨破壊がみられ
たため，軟骨をアブミ骨底板と鼓膜の間に配置し
た．

「伝音再建後の術後聴力成績判定基準（2010）」[5]

鼓室形成術の術後聴力の成績判定についても本
邦では日本耳科学会により古くから基準が提唱さ
れ，時代に即した改変が重ねられてきた．現在用
いられているものは，「伝音再建後の術後聴力成
績判定基準（2010）」[5] である．基準の要点を以
下に示す（表2）．
- 気骨導差 15 dB 以内，聴力改善 15 dB 以上，
聴力レベル 30 dB 以内のいずれか一つ以上を満
たすものを成功例とする．
- 平均聴力レベルの算出法には 0.5，1，2 kHz
の3分法を採用し，気骨導差の算定には術後気導
閾値と術前骨導閾値の差を用いる．
- 判定時期については1年以上経過観察したもの
が望ましい．

この基準は本邦では長年広く使用されている優
れたものであるが，海外の基準のもととなってい
る AAO-HNS のガイドラインとの相違があり，
英文誌への投稿などでの障害となっていた．それ
に対処するために「伝音再建後の術後聴力成績判
定基準（2010）」[5] では，上記の判定基準に加え

表2 「伝音再建後の術後聴力成績判定基準（2010）」の要点

以下のいずれか一つ以上を満たすものを成功例とする
- 気骨導差 15 dB 以内
- 聴力改善 15 dB 以上
- 聴力レベル 30 dB 以内

　※平均聴力レベルの算定法には 0.5, 1, 2 kHz の 3 分法を採用する.
　※気骨導差の算定には術後気導閾値と術前骨導閾値の差を用いる.
　※判定時期は術後 1 年以上経過観察したのもが望ましい.

英文誌投稿等での推奨点
- 術後の骨導閾値を用いた気骨導差を 0〜10 dB, 11〜20 dB, 21〜30 dB, 31 dB〜に分けて, 頻度分布を併記すること.
- 0.5, 1, 2 kHz に加えて 3 kHz の聴力閾値も加味した 4 分法平均（3 kHz の測定がない場合は 2 kHz と 4 kHz の平均値で代用）で算出すること.

（東野哲也ほか. Otol Jpn 2010；20：751-3[5] より）

て, 術後の骨導閾値を用いた気骨導差を 0〜10 dB, 11〜20 dB, 21〜30 dB, 31 dB〜に分けて, 頻度分布を併記することが推奨された. また平均聴力レベルの算出では, 0.5, 1, 2 kHz に加えて 3 kHz の聴力閾値も加味した 4 分法平均（3 kHz の測定がない場合は 2 kHz と 4 kHz の平均値で代用）での算出が勧められている.

今後の課題

　鼓室形成術の目的は非常に多様で, 包括される手技もきわめて多彩であるため, 国際的には定義や分類が混沌を極めてきた. そのため術式別の治療成績を科学的に議論することが長い間困難であった. 前述したように本邦では先駆けて統一した定義や分類の作成を重ねてきており, それをベースにようやく国際的な術式分類が確立しつつあるといっても過言ではない. 耳科内視鏡手術のめまぐるしい進歩を目の当たりにしているように, 手術のコンセプトや術式は間違いなく変遷していく. 今後も時代に即した鼓室形成術の定義や分類の改訂とそれらを術者が適切に使用することが望まれる.

（山本　裕）

引用文献

1) 山本　裕ほか. 上鼓室・乳突腔病巣処理を伴う鼓室形成術の術式名称について（2020）. Otol Jpn 2020；30：347-8.
2) 東野哲也ほか. 伝音再建法の分類と名称について（2010）. Otol Jpn 2010；20：746-8.
3) Yung M, et al. International Otology Outcome Group and the International Consensus on the Categorization of Tympanomastoid Surgery. J Int Adv Otol 2018；14：216-26.
4) 山本　裕. 耳科手術の国際術式分類. 日耳鼻 2020；123：517-9.
5) 東野哲也ほか. 伝音再建後の術後聴力成績判定基準（2010）. Otol Jpn 2010；20：751-3.

好酸球性中耳炎

概要：診断と病態

好酸球性中耳炎（eosinophilic otitis media：EOM）の歴史は，1993 年に Tomioka らが喘息患者に発症する難治性の滲出性中耳炎（otitis media with effusion：OME）や慢性中耳炎（chronic otitis media：COM）において，多くの好酸球浸潤を認める粘稠度の高い中耳貯留液や耳漏がみられたという報告に始まる．その後，Tomioka らはこの中耳炎が I 型アレルギーとは関係なく発症することから，"eosinophilic otitis media" と命名し，2011 年に Iino ら[1] により作成された診断基準が日本から世界へと発信された．

EOM の診断基準は EOM study group により，138 症例の解析をもとに作成された（**表 1**）．大項目には，好酸球優位の中耳貯留液を有する OME または COM とあり，中耳貯留液のスメアによる細胞診や中耳粘膜の生検による組織診にて好酸球を同定する必要がある．さらに，臨床像より，小項目 4 つ（①ニカワ状の中耳貯留液，②中耳炎の一般的治療に抵抗性，③喘息の合併，④鼻茸の合併）のうち，2 つ以上を満たすことで確定診断となる[1]．

EOM の発症機序は，自然免疫反応と獲得免疫反応の両者により誘導される 2 型炎症が主体と考えられている．中耳に侵入した病原体が中耳粘膜を刺激することで，上皮由来サイトカイン（thymic stromal lymphopoietin：TSLP など）が放出され，自然免疫をつかさどる 2 型自然リンパ球（ILC2）を誘導し，好酸球の遊走・活性化因子である IL-5，IL-4，IL-13 の産生を促す．また，獲得免疫としては，上皮由来サイトカインにより刺激を受けた樹状細胞が Th2 細胞の分化を誘導し，さらに IL-4 や IL-13 の産生を亢進させる．IL-13 は中耳腔における耳管鼓室口付近や耳管粘膜に存在する杯細胞化性を誘導し，好酸球性ムチンとも

表 1　好酸球性中耳炎（EOM）の診断基準

大項目	好酸球優位な中耳貯留液 滲出性中耳炎または慢性中耳炎
小項目	1) ニカワ状の中耳貯留液 2) 抗菌薬や鼓膜切開など，ステロイド投与以外の治療に抵抗性 3) 気管支喘息の合併 4) 鼻茸の合併
確実例	大項目＋小項目の 2 つ以上
除外例	好酸球性多発血管炎性肉芽腫症（EGPA） 好酸球増多症候群（HES）

(Iino Y, et al. Auris Nasus Larynx 2011；38：456-61[1] より)

呼ばれる本症に特徴的なニカワ状中耳貯留液の産生に関与する．EOM では中耳貯留液中へも IL-5 や eotaxin，periostin が産生され，これら因子による好酸球の分化・遊走により活発な好酸球性炎症が生じていることがうかがえる．

解学的に中耳は耳管によって上咽頭とつながり，同様の多列線毛上皮細胞で構成されている．前述のとおり，EOM 発症の上流には上皮由来サイトカイン（TSLP など）の関与があり，喘息や好酸球性鼻副鼻腔炎と同じく上皮細胞が起点となり 2 型炎症が生じていると考えられている．2 型炎症性疾患は互いに合併することが多く，EOM 患者では成人発症型喘息の合併率は 90％，好酸球性鼻副鼻腔炎の合併率は 60％と報告されている．上気道・下気道疾患の病勢は互いに密接に干渉し合うことから one airway, one disease の関係にあると考えられ，互いの適切な管理が求められる．喘息の重症度は，軽症間欠型，軽症持続型，中等症持続型，重症持続型の 4 つに分類されるが，Seo らは喘息が重症（中等症持続型や重症持続型）であると軽症（軽症間欠型や軽症持続型）と比較して有意に EOM の発症率が高いと報告をしている．また，喘息の吸入治療を適切に強化すると EOM が改善することが報告され[2]，喘息の

治療が適切に行われていることが，EOM の発症や重症化に影響を与えるといえる．

■ ポイント：重症度と治療

EOM は OME 型と COM 型に分けられ，後者はさらに単純な穿孔型と肉芽形成型とに分けられる．Esu らが提案した中耳粘膜肥厚度による重症度は，Grade 1（G1）：正常中耳粘膜，Grade 2（G2）：中耳内に収まる部分的中耳粘膜肥厚，Grade 3（G3）：肉芽形成を伴うびまん性の粘膜肥厚/浮腫に分類される（**表2**）[3]．EOM は従来の中耳炎治療に対して抵抗性を示し，経過中に高度感音難聴をきたす場合があるが，中耳粘膜への肉芽形成は骨導閾値上昇の危険因子とされている[6]．骨導閾値上昇をきたす正確な機序は不明であるが，EOM を早期に診断し，粘膜病変をコントロールするための適切な治療を施すことが重要である．

Esu らは，前述の EOM の中耳粘膜の重症度別に，G1 はトリアムシノロンアセトニド（TA）鼓室内注入療法が有効で，G2 は TA 鼓室内注入療法 and/or ステロイド全身投与が有効，肉芽を伴う G3 はいずれも無効で，肉芽を外科的切除後，TA を浸したゼラチンスポンジを鼓室内に充填すると有効であったと報告している[3]．

当施設で行っている EOM 治療フローを**図1**に示す．中耳貯留液中の好酸球数を確認し，EOM と確定診断した症例のうち，鼓膜穿孔のない G1，G2 症例に対しては TA 鼓室内注入を行い，鼓膜穿孔のある症例に対してはベタメタゾン（BMZ）点耳を行い，感染により膿性耳漏を認めるものに対しては抗菌薬の点耳や内服投与を行っている．また，EOM と喘息が one airway, one disease の関係にあることから，呼吸器内科専門医の介入により喘息に対するステロイド吸入治療を適切に強化することが，合併する EOM の耳症状，耳所見スコア，気導聴力，側頭骨 CT での中耳腔陰影の改善を導いている[3]．G3 症例に対しては，ステロイドの全身投与や重症喘息に対する生物学的分子標的薬も肉芽形成に対する有効性はこれまで証明されていなかった．しかし，2020 年 3 月より重症喘息のみならず，鼻茸を伴う好酸球性鼻副鼻腔炎に対して治療適応が承認された抗 IL-4Rα 抗体（デュピルマブ）においては肉芽型の重症 EOM3 症例に対して重症度スコア，気導聴力レベル，CT スコアいずれも改善を認められたとの報告があり，G3 症例に対して有効である可能性が示唆される[4]．

表2　好酸球性中耳炎の中耳粘膜肥厚度による重症度分類

Grade 1（G1）	正常中耳粘膜
Grade 2（G2）	中耳内に収まる部分的中耳粘膜肥厚
Grade 3（G3）	肉芽形成を伴うびまん性の粘膜肥厚/浮腫

(Esu Y, et al. Otol Neurotol 2018；39：e671-8[3] より)

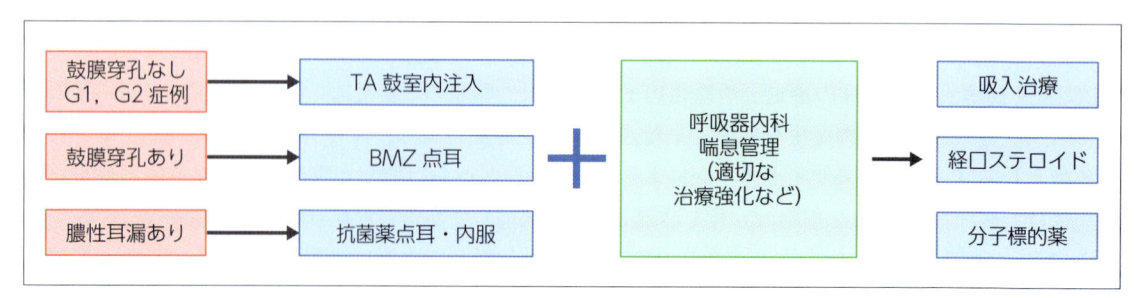

図1　当施設での EOM 治療フロー
TA：トリアムシノロンアセトニド，BMZ：ベタメタゾン．

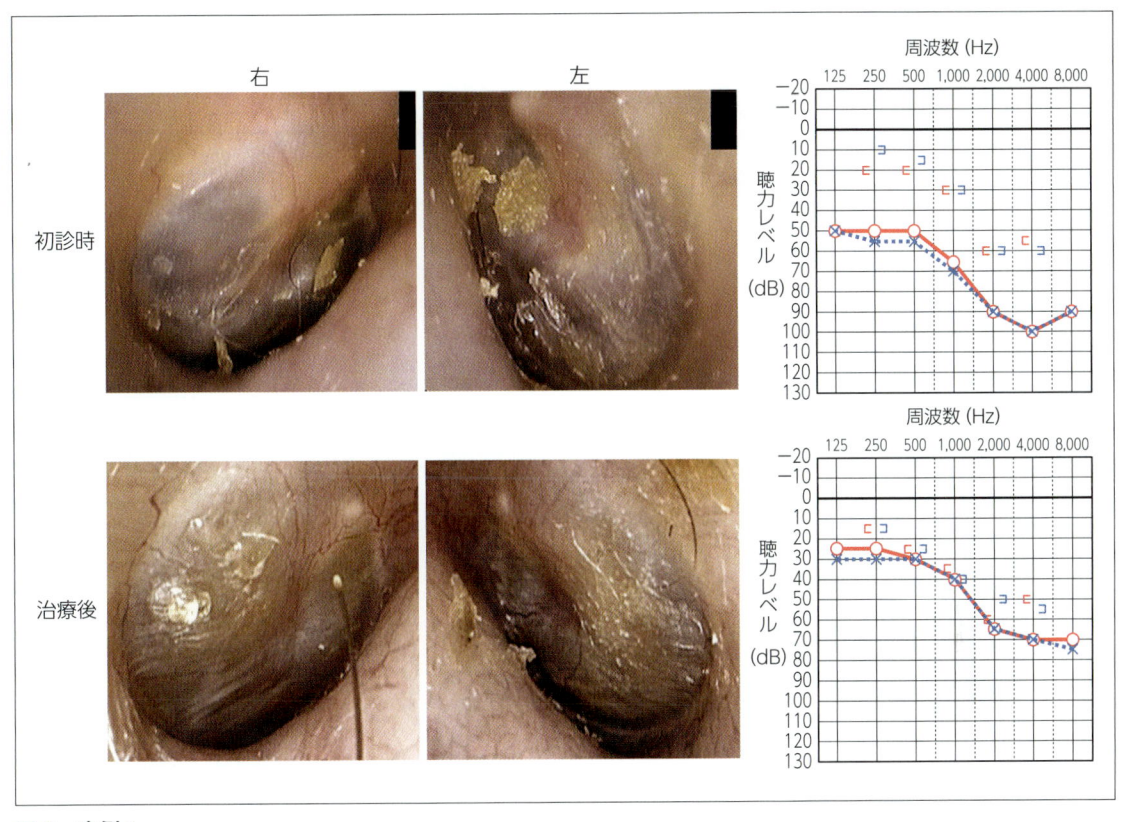

図2 症例1

症例提示

症例1 55歳，男性（図2）

既往歴：喘息（35歳発症，軽症間欠型）

主訴：両側難聴

現病歴：47歳時より中耳炎を反復．他院で鼓膜切開などを施行されるも難治性であり，当院を紹介受診した．

治療経過：EOMはG1と診断．両側鼓室内にトリアムシノロンアセトニド0.2 mL局注した．治療開始後より気導聴力の改善を認めた．

症例2 50歳，女性（図3）

既往歴：喘息（28歳発症，重症持続型）

主訴：めまい

現病歴：44歳時に他院でEOMと診断され，点耳薬などを処方されていたが改善せず，通院中断となっていた．49歳ごろから耳鳴が出現．その後，めまいも出現したため当院を紹介受診した．

治療経過：EOMはG3と診断．喘息に対し呼吸器内科でデュピルマブを開始したところ，FeNO低下，呼吸機能の改善に加え，耳漏の消退，肉芽の縮小を認めた．さらに聴力は気導・骨導閾値ともに改善し，めまい症状は消失した．

今後の課題

　喘息がType 2-highの好酸球性炎症とType 2-lowの非好酸球性炎症とに大別されたように，EOMにも多様なフェノタイプが存在する可能性がある．実際，喘息を喘息群（単純な喘息）とACO群（COPDをオーバーラップする喘息）に分けて検討すると，ACO群では，EOMの発症率と重症度（肉芽形成率）が上がり，中耳への好中球浸潤が高くなる[5]．好中球性炎症を誘導する病態はステロイド抵抗性の要因となりうるため，

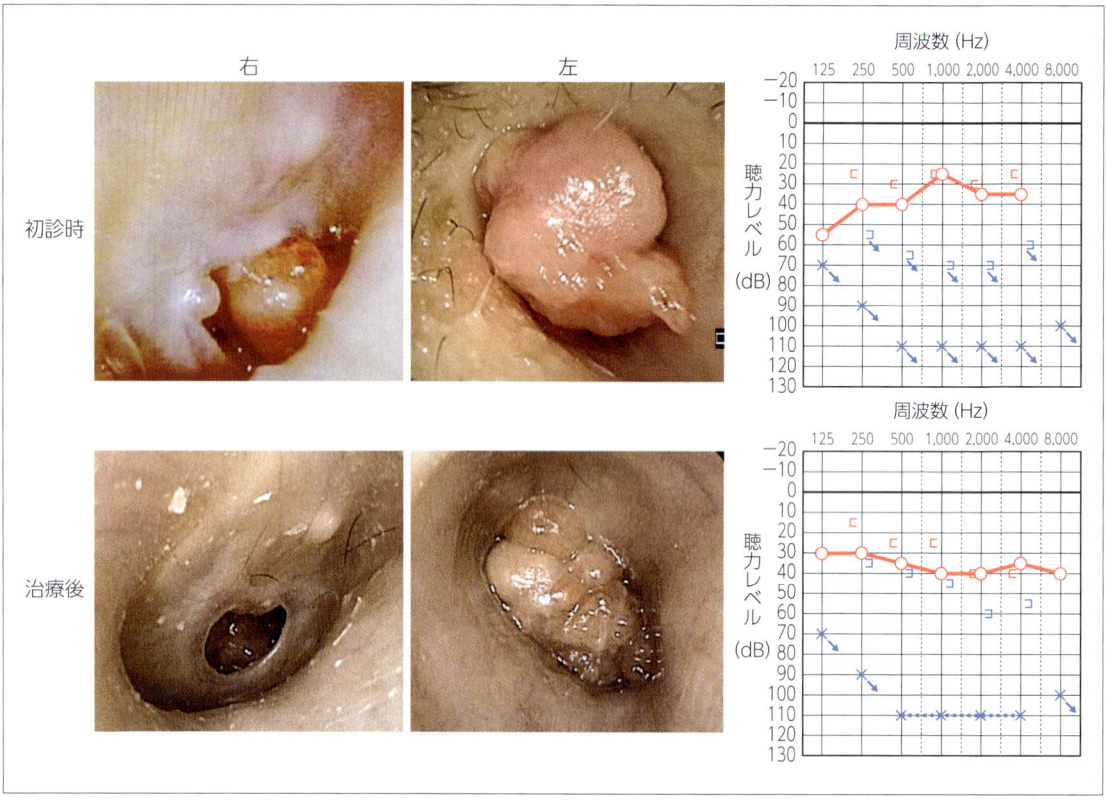

図 3　症例 2

治療成績向上のためにもさらなる知見の集積が必要である．

（佐藤えみり，瀬尾友佳子，野中　学）

引用文献

1）Iino Y, et al. Diagnostic criteria of eosinophilic otitis media, a newly recognized middle ear disease. Auris Nasus Larynx 2011；38：456-61.

2）Seo Y, et al. Optimal control of asthma improved eosinophilic otitis media. Asia Pac Allergy 2018；8：e5.

3）Esu Y, et al. Proposal of a Treatment Strategy for Eosinophilic Otitis Media Based on Middle Ear Condition. Otol Neurotol 2018；39：e671-8.

4）Iino Y, et al. Dupulimab therapy for patients with refractory eosinophilic otitis media associated with bronchial asthma. Auris Nasus Larynx 2021；48：353-60.

5）Sato E, et al. Higher Prevalence and Severity of Eosinophilic Otitis Media in Patients with Asthma-COPD Overlap Compared with Asthma Alone. Int Arch Allergy Immunol 2023；184：1116-25.

ANCA 関連血管炎性中耳炎

診療ガイドラインの概要

ANCA 関連血管炎性中耳炎（otitis media with ANCA associated vasculitis；以下，OMAAV）は ANCA 関連血管炎に伴う中耳炎として提唱された疾患概念である．2013 年に実施された OMAAV 全国調査で集積された 235 例の解析結果から，ANCA 関連血管炎性中耳炎診断基準 2015 が提案され，2016 年に「ANCA 関連血管炎性中耳炎（OMAAV）診療の手引き 2016 年版」[1] が発刊された．診断基準では，A）臨床経過すなわち 1. 抗菌薬または鼓膜換気チューブが奏効しない中耳炎または 2. 進行する骨導聴力閾値の上昇，B）所見（血清 ANCA，病理組織，参考となる合併症・続発症），C）鑑別疾患の除外からなり，A），B），C）のすべてが該当する場合，OMAAV と診断される．

一方，「ANCA 関連血管炎診療ガイドライン 2023」[2] は 2017 年度版の改訂版として発刊され，診療ガイドラインのほか，ANCA 関連血管炎の基礎と臨床についても詳細に記載されている．ANCA 関連血管炎の治療の基本はグルココルチコイドであるが，その副作用を軽減するため，グルココルチコイド総投与量の減量可能な治療方法を模索していることがわかる．各種免疫抑制薬などの併用が重要であり，近年開発された生物学的製剤や補体受容体拮抗薬などについても紹介されている．そのなかで OMAAV に対する治療に関しても掲載されている．

「ANCA 関連血管炎性中耳炎（OMAAV）診療の手引き 2016年版」と「ANCA 関連血管炎診療ガイドライン 2023」のポイント

1. 診断のポイント

難治性中耳炎もしくは骨導聴力閾値の上昇を伴う難聴という臨床経過で OMAAV を疑うことから始まる．抗菌薬が効かず，鼓膜換気チューブでも改善しない場合は難治性中耳炎として OMAAV を想起しやすいが，中耳炎所見が目立たず，聴力所見の悪化，変動がある場合は，注意が必要である．鼓膜緊張部の肥厚や血管拡張など鼓膜所見の詳細な観察によって，OMAAV と診断できる場合もあり，頭痛，肺・腎障害や眼症状の有無など，起こりうる全身症状を確認し，膠原病内科での診察も依頼して診断する．急性期の病勢は BVAS（Birmingham Vasculitis Activity Score）も参考にするが，耳症状のみの場合は，病勢を把握しにくいので注意する．

2. 治療のポイント

聾に至ると聴力改善が見込めないため，感音難聴が高度にならないうちに，ステロイド治療（PSL 0.3〜1 mg/日）を開始する．初期から高度感音難聴，高度顔面神経麻痺を認める場合は，PSL 大量投与を行う．OMAAV 全国調査の結果からは，免疫抑制薬の使用が聴力予後を改善するとされ[3]，「診療ガイドライン 2023」では，経口シクロホスファミドまたはシクロホスファミド大量静注療法が推奨されている．再燃が多いが，発症した臓器症状で再燃するとは限らないため，治療開始後は，聴力，鼓膜所見のみならず，めまい，頭痛，嗄声などの症状にも留意して経過観察する必要がある．聾に至った場合は，人工内耳手術の適応となるが，蝸牛内腔が石灰化，肉芽などで閉塞してしまうこともあり，適応となったら，早めに手術を施行することが望ましい．

症例提示

症例 1 典型例（69 歳，女性）

主訴：両難聴

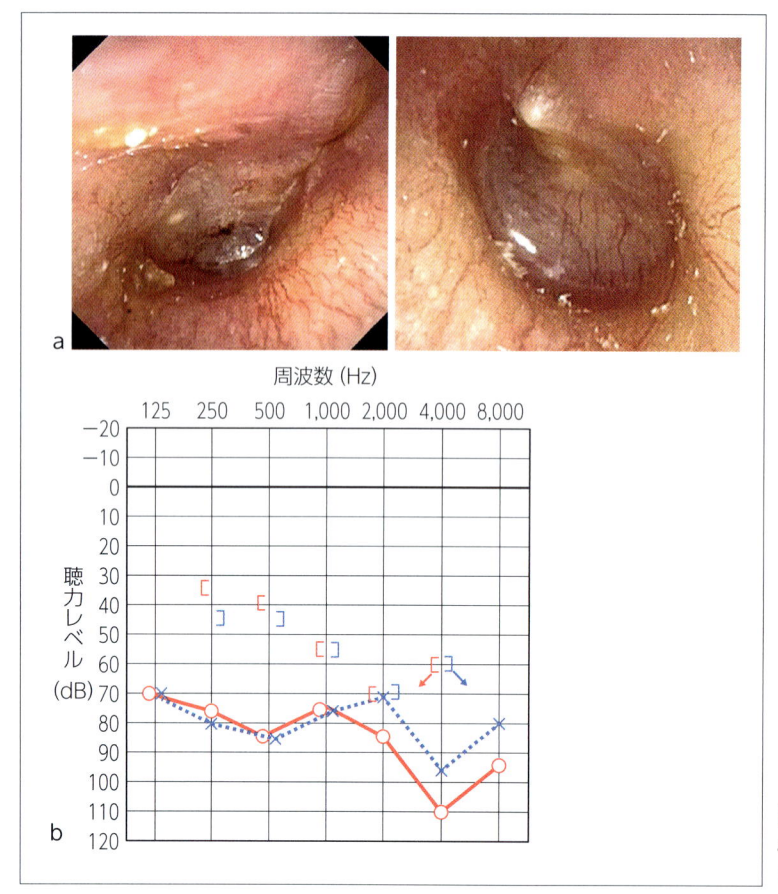

図1　症例1
a：鼓膜所見.
b：聴力所見.

既往歴：特記事項なし

現病歴：4か月前から誘因なく両側難聴を自覚，近医耳鼻科で滲出性中耳炎の診断で保存的治療を行うも，改善なく，骨導聴力閾値の上昇を認め，当科紹介．鼓膜の充血・肥厚を認め（**図1a**），骨導聴力低下を伴う混合性難聴で（**図1b**），OMAAVが疑われた．MPO-ANCA陽性，肺・腎病変はなくOMAAVと診断．プレドニゾロン0.5 mg/kgで治療開始，聴力は改善した．

臨床のポイント1

滲出性中耳炎であっても，進行性難聴，鼓膜の充血，肥厚などを認める場合はOMAAVを考慮して血清ANCAの測定，肺・腎病変の有無を精査する[4]．

症例2　難治例：応用例（68歳，女性）

主訴：右難聴

既往歴：特記事項なし

現病歴：3か月前，誘因なく右難聴が出現し，近医で右滲出性中耳炎として鼓膜切開を施行されたが，聴力は改善しなかった．2か月前，右顔面神経麻痺が出現し，ステロイドを含む保存的治療で軽快した．2週間前より，右難聴の増悪あり，めまいが出現したため当科紹介となった．

所見：右高音漸傾の感音難聴（**図2a**）と左向き自発眼振を認めたが，鼓膜には明らかな異常はなかった．MPO-ANCA，PR3-ANCAは陰性であり，肺・腎病変はなかった．頭部造影MRIで肥厚性硬膜炎を認め（**図2b**），OMAAVの診断となった．

臨床のポイント2

当科初診時は，鼓膜所見は正常であり，内耳障害（蝸牛，前庭）のみであったが，鼓膜切開でも改善しない滲出性中耳炎の既往，顔面神経麻痺の

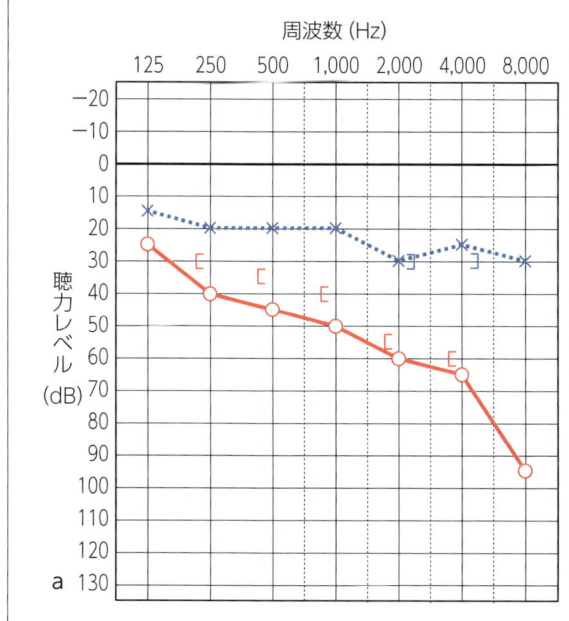
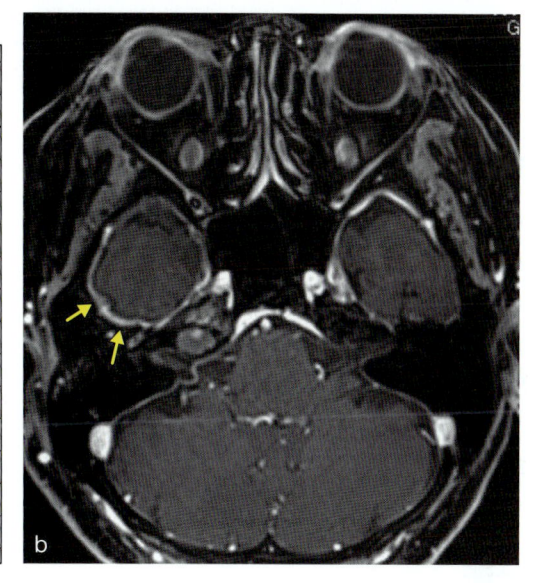

図 2　症例 2
a：聴力所見．b：造影 MRI 所見．

合併から OMAAV を疑った．血清 ANCA は陰性ではあったが，造影 MRI を施行し，肥厚性硬膜炎の存在から OMAAV と診断した．耳症状単独の OMAAV 例は，肥厚性硬膜炎の合併が多く，頭痛症状がなくとも造影 MRI を実施すべきである[5]．

今後の課題

OMAAV において，聴力予後のために免疫抑制薬の使用が推奨されているが，その期間，種類，投与量，投与期間など，明確な治療法はまだ定まっていない．ANCA 関連血管炎の全治療過程において，ステロイドをできるだけ減らす方向での治療が検討されており，OMAAV においても，病勢に応じた適切な治療方法の提唱が求めら

れると考えられる．

（森田由香）

引用文献

1) 日本耳科学会編．ANCA 関連血管炎性中耳炎（OMAAV）診療の手引き 2016 年版．金原出版；2016．
2) 針谷正祥ほか編．ANCA 関連血管炎診療ガイドライン 2023．診断と治療社；2023．
3) Harabuchi Y, et al. Clinical features and treatment outcomes of otitis media with antineutrophil cytoplasmic antibody（ANCA）-associated vasculitis （OMAAV）：A retorospective analysis of 235 patients from a nationwide survey in Japan. Mod Rheumatol 2017；27：87-94.
4) Morita Y, et al. Tympanic membrane findings of otitis media with anti-neutrophil cytoplasmic antibody（ANCA）-associated vasculitis（OMAAV）. Auris Nasus Larynx 2020；47：740-6.
5) Morita Y, et al. Locations and Predictive Factors of Hypertrophic Pachymeningitis in Otitis Media With Anti-neutrophil Cytoplasmic Antigen-Associated Vasculitis. Otol Neurotol 2022；43：e835-40.

耳管開放症

疾患の概要

耳管開放症とは体重減少，妊娠，運動などを誘因とした，持続的あるいは長時間の耳管の開放に伴い，耳閉感，自声強聴，呼吸音聴取などの不快な耳症状が生じる疾患である．診断に関しては，「耳管開放症診断基準案 2016」[1,2]，治療に関しては，「耳管ピン使用指針 2021」[3] がいずれも日本耳科学会より提唱されている．

診断

日本耳科学会から提唱された「耳管開放症診断基準案 2016」（**表 1**）にのっとって診断することが望ましい．耳管開放症は診察時に必ずしも開放症状を呈しているとは限らないため，確実例と疑い例が存在する．

本診断基準案は，耳管機能検査装置を有していない施設においても耳管開放症の診断を行うことができるように工夫されているが，耳管機能検査装置の使用により，さらに診断精度は向上する[4]．

ポイント

• 数回の診察後に初めて診断が確定できることもある．

例：初診時は疑い例（1＋2），再診時に 3 が追加されて確実例（1＋2＋3）

• 受診時に症状がないことも多いため診断が容易でない．しかし，耳症状があるときに耳管を閉塞することで耳症状が消失するはずである．この所見がなければ耳管開放症は否定される．

• 仰臥位または前屈位への体位変化（2A）も耳管閉塞処置の一つといえる．ただし，一部の開放耳管では，仰臥位でも耳管が閉鎖しない（2A 陰性）症例がある（数％）．この場合，2B を確認す

表 1 「耳管開放症診断基準案 2016」

確実例：1＋2＋3
疑い例：1＋（2 or 3）

1. 自覚症状がある
   自声強聴，耳閉感，呼吸音聴取の 1 つ以上

2. 耳管閉塞処置（A または B）で症状が明らかに改善する
   A. 臥位・前屈位などへの体位変化
   B. 耳管咽頭口閉塞処置（綿棒，ジェルなど）

3. 開放耳管の他覚的所見がある（以下の 1 つ以上）
   A. 鼓膜の呼吸性動揺
   B. 鼻咽腔圧に同期した外耳道圧変動
   C. 音響法にて①提示音圧 100 dB 未満または②開放プラトー型

（日本耳科学会．耳管開放症診断基準案 2016. https://www.otology.gr.jp/common/pdf/guideline_jikan2016.pdf[1] より）

ることができれば 2 陽性と診断できる．

• 2A は問診で行えるため，受診時に症状がない患者でも，問診から判定可能である．耳症状が明らかに軽減すると患者が述べた場合は 2A 陽性とし，答えがあいまいな場合は不明とするが，耳症状が受診時にみられる患者では，診察椅子を実際に倒して確認するとよい．

• 3 については鼓膜の呼吸性動揺（3A）の観察が最も容易な方法である．鼓膜の呼吸性動揺の確認は座位で行い，内視鏡または顕微鏡を用いる．検側の鼻孔での深呼吸を指示し，その間，口を閉じ，他側の鼻孔は指で閉鎖する．

• 鼓膜が内陥している場合や，鼻すすりによる耳管ロックがある場合には，自己通気（耳抜き）や低圧での耳管通気を行い，鼓膜内陥を解除してから検査すると陽性所見が得られやすい．

• 3B は耳管機能検査装置の TTAG モードやインピーダンスオージオメータの SR モードを利用して検査できる．

• 臥位や前屈位での耳症状の軽減は，上半規管裂

隙症候群，外リンパ瘻，脳脊髄液減少症などでも起こりうるため，疑い例と診断した場合にはそれらの疾患を除外することが望ましい．

治療

耳管開放症治療全般に関するガイドラインは存在しないが，第一選択は生活指導ならびに保存的治療であり，保存的治療で症状がコントロールしえない難治症例に対して手術治療が選択される．

1．保存的治療

まずは，水分摂取や，頸部圧迫などの生活指導を行う．生理食塩水点鼻療法は，耳管咽頭口から耳管内腔への生理食塩水流入による湿潤，内腔狭小により効果がみられる．長所としては，使用回数，量に制限がなく，副作用もないため，合併症のある患者でも使用可能であることがあげられる．背景疾患の治療として，加味帰脾湯や補中益気湯などの漢方薬を併用することもある．これらの治療で改善しない場合，保湿ジェル等による耳管咽頭口処置を行う．生理食塩水と比較し，局所滞留時間が長く，起炎効果も期待できるが，定期的に通院する必要がある．また，耳管ピンなどの手術的治療を行う前には，耳管閉塞試験で効果が得られるかを確認する目的で使用できる．鼓膜パッチ療法も特に耳閉感の強い症例に効果がある．

2．手術的治療

上記の保存的治療にて症状がコントロールしえない難治症例は，耳管ピン等の手術的治療の対象となる．適応基準にも記載されているとおり，手術治療には少なからず侵襲を伴うため，最低6か月以上の保存的治療が望まれる．2020年12月に保険適用となった．日本耳科学会による耳管ピン手術実施医が施行することが厚生労働省により定められているため，手術の施行にあたっては，学会の認定を受ける必要がある．耳管ピン手術の適応基準，適応に関する注意点を**表2**に示す．特に，高齢者で感音難聴を合併している症例では，

表2　耳管ピン手術の適応基準と適応に関する注意点

耳管ピン手術の適応基準：
以下①②③をすべて満たす
①耳管開放症診断基準案2016による確実例である
②耳管閉塞試験で症状が明瞭に改善する
③6カ月以上（前医期間を含め）の保存治療が無効である

適応に関する注意点（次の患者には慎重に適用すること）
1) 妊娠もしくは妊娠の可能性がある患者［出産により耳管開放症の症状が改善する可能性があるため］
2) 小児の患者［成長による耳管形状の変化によって症状が改善する可能性があるため］
3) 唯一聴耳及び良聴耳の患者［鼓膜穿孔などに起因する軽度な聴力低下によっても，QOL低下が起こりうるため］
4) 高度の感音難聴がある患者［自声強聴・音響過敏が耳管開放症によらないことがあるため耳管閉塞試験で慎重に適応を判断すること］
5) 訴えが耳閉感のみの患者［耳管閉塞試験で慎重に適応を判断すること］

（日本耳科学会．耳管ピン使用指針．https://www.otology. gr.jp/common/pdf/jikanpin.pdf[2] より）

不快な耳症状が耳管開放に伴うものなのか，感音難聴に伴う聴覚異常感なのかを，前述の耳管閉塞処置にて術前に評価をしておくことが重要である．

耳管ピンは全長が23mmで，先端が耳管峡部を閉鎖する．耳管の完全閉塞を行うものではなく，過剰なスペースを埋めておくものであり，耳管ピン挿入後も正常耳と同様に嚥下によって耳管開大は起こりうる症例も少なくない．合併症の主なものは，鼓膜穿孔の残存や滲出性中耳炎である[5]．

症例提示

症例：70歳代，女性

現病歴：30年以上前より右優位の両側自声強聴，耳閉感，自己呼吸音聴取，鼻声があり，前医にて漢方薬を試すも効果なく当科紹介．6号ピンを挿入し，開放症状は改善した（**図1**）．

検査所見：TTAG法で深呼吸に同期した外耳道圧変動（**図2**），音響法の提示音圧低下（87dB）（**図3**），大田法の音圧上昇（22dB）を認めた（**図4**）．

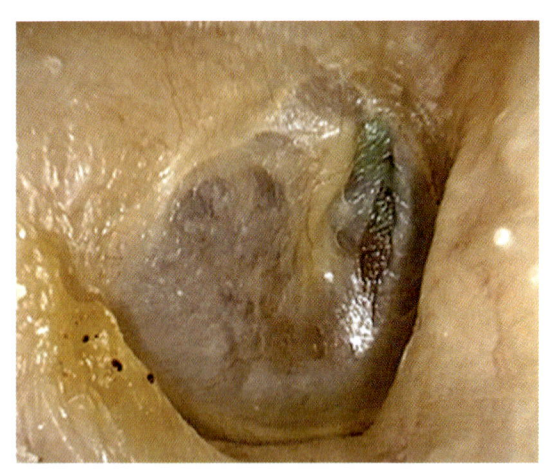

図1 耳管ピン挿入後の鼓膜所見

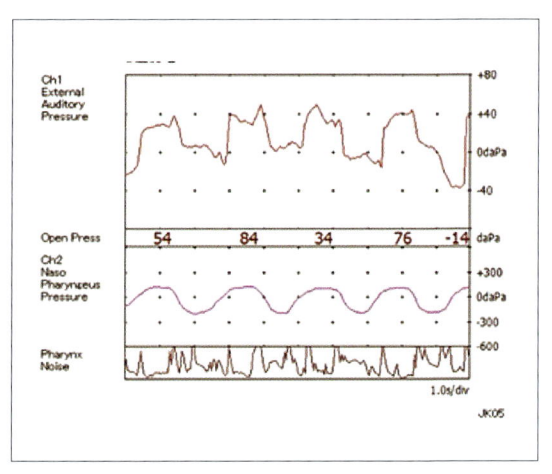

図2 TTAG法

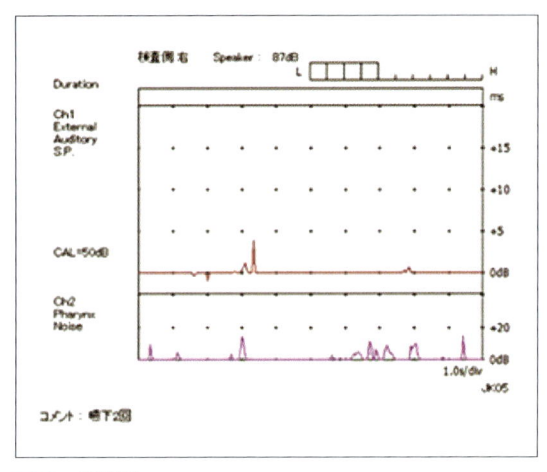

図3 音響法

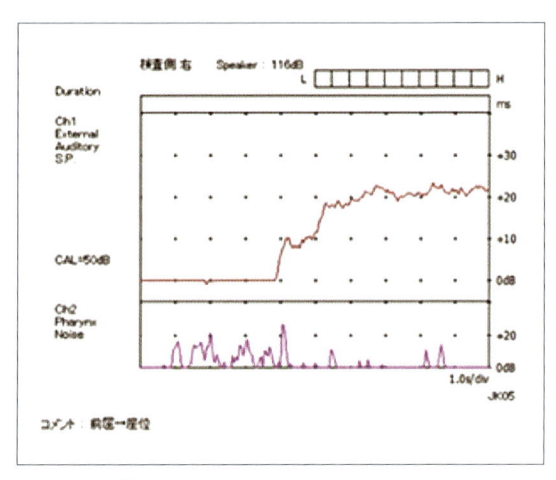

図4 大田法

今後の課題

　耳管開放症の診断は耳管機能検査装置の使用により，さらに精度が向上する．耳管機能検査装置の普及率はまだ十分でないため，今後さらなる普及が望まれる．

　治療に関しては，保存的治療に関するガイドラインや指針が存在しないため，今後の作成が望まれる．

（日下伊織，池田怜吉）

引用文献

1) 日本耳科学会. 耳管開放症診断基準案 2016. https://www.otology.gr.jp/common/pdf/guideline_jikan2016.pdf
2) Kobayashi T, et al. Diagnostic criteria for Patulous Eustachian Tube：A proposal by the Japan Otological Society. Auris Naris Larynx 2018；45：1-5.
3) 日本耳科学会. 耳管ピン使用指針 2021. https://www.otology.gr.jp/common/pdf/jikanpin.pdf
4) Ikeda R, et al. A manual of Eustachian tube function tests-illustration of representative test results obtained from healthy subjects and typical disorders with suggestion of the appropriate test method of choice. Auris Nasus Larynx 2024；51（1）：206-13.
5) 小林俊光ほか. よくわかる耳管開放症―診断から耳管ピン手術まで―. 全日本病院出版会；2022.

耳鳴

概要

耳鳴は第三者が聞こえるものもあるが，多くは患者本人にしか聞こえない音である．耳鳴の病態は不明であるが，おおむね難聴に伴うものである[1,2]．

耳鳴の有症率は 10～15% であり，臨床的に問題となるのは人口の 2～3% である[1,2]．高齢化に伴い増加傾向にある．

「耳鳴診療ガイドライン 2019 年版」では 3 か月以上継続する非拍動性耳鳴を対象にしている[1,2]．耳鳴の背景には難聴があるため，原因疾患の治療がまずは優先される．難聴が改善すれば，耳鳴が改善する可能性もある．

耳鳴の検査法として，Tinnitus Handicap Inventory（THI）など自覚的表現による耳鳴検査と純音聴力検査，耳鳴検査が推奨されている．

耳鳴の治療について，認知行動療法，中等度難聴以上の難聴を伴う場合において補聴器による音響療法を行うこととなっており，推奨度 1A である．難聴がない場合や軽度例では，環境音や，音を発するサウンドジェネレーターを耳に装着して治療を行う．一方，汎用されている薬物療法は，効果のエビデンスレベルが低い．ただし，睡眠障害やうつ，不安が強い症例に対して睡眠薬や精神科的薬物療法を行うことが，耳鳴の改善に寄与することを示した．

本項は「耳鳴診療ガイドライン 2019 年版」に基づいており，発行からすでに 5 年以上経過しているが，現状では耳鳴に対する治療は同じであり，現在でも通用する内容である．また，ガイドラインの内容を患者向けに記載した書籍[3]もあり，本ガイドラインをふまえて，複数の医師の検査・診断・治療に対する説明の具体例も示されており，患者のみならず医師にもご参考にしていただきたい．

「耳鳴診療ガイドライン 2019 年版」のポイント

1. 診断のポイント

a. 問診，鼓膜所見

問診では拍動性か非拍動性であるかを確認する．耳内所見として，外耳道に耳垢や，鼓膜穿孔などないか確認する．

b. 質問票

治療評価のために，耳鳴の苦痛度を問う質問票 THI，Tinnitus Rating Scale（TRS），Tinnitus Severity Index（TSS）が推奨される．特に THI は汎用されており，スコアが大きいほど重症度が高く（58 点以上は重症），うつや不安傾向が強いため，治療に難渋する．THI で 20 点以上の減少を認めた例を改善とする．THI 重症例の評価には心理検査を要する．また，精神神経科などへのコンサルトも要する例が多い．

c. 聴覚検査

純音聴力検査などを行い，難聴の有無を確認する．原因疾患を特定することもできる．補聴器を要する場合は語音聴力検査も実施する．

d. 耳鳴検査（ピッチ・マッチ検査，ラウドネス・バランス検査）

耳鳴の周波数と大きさを検査する．

e. 画像診断

拍動性耳鳴があれば，頭蓋内疾患を確認するため，頭部 MRI 画像検査を行う．動脈瘤や動静脈瘻などの血管異常，グロムス腫瘍などを疑う．感音難聴を伴う耳鳴があれば，前述のとおり，聴神経腫瘍を除外する必要がある．各疾患の臨床像を理解し鑑別診断を行うことが肝要である．

2. 耳鳴の治療のポイント

耳鳴と関連して生じる不安，うつ，不眠，集中力低下などの諸症状が，患者の QOL に著しい影

響を与えることがあるため，その治療は大変重要である．

耳鳴に対する治療として，耳鳴が気になっている患者には，まず教育的カウンセリング（耳鳴の機序と治療のコンセプト）を行う．耳鳴音に集中しないように，患者の好きな音楽，自然の音（川の流れなど）を耳鳴よりも小さい音量で音を長時間聴くように説明する．

また，カウンセリングのみでは効果が出にくい患者には，なるべく耳鳴の音を気にしないようにする治療，Tinnitus Retraining Therapy（TRT；音響療法とも呼ばれる）と心理治療が効果的である．目安としては，THI が 58 点以上を示す重症例が対象となる．TRT として，サウンドジェネレーター（耳鳴治療器）を使用する．難聴が重症である場合にはサウンドジェネレーターの音が聞こえないため，補聴器を勧める．

認知行動療法はエビデンスが高いが，専門家による治療が必要である．従来から行われている薬物療法は汎用性があるが，エビデンスが低く，副作用を伴うものもある．睡眠障害，うつ，不安などを伴う耳鳴に限り，睡眠薬，抗不安薬，抗うつ薬を投与することには意義がある．

手術治療は通常行われないが，高度難聴者に伴う耳鳴に対しては（特に海外では一側ろうに伴う耳鳴に対して）人工内耳埋め込み術で効果があることが知られている．それぞれの治療の特徴を**表 1～3**[1,2] に示す．

症例提示

症例 1 耳鳴（50 歳，男性）

症状経過：数年続く耳鳴があり，少しずつ大きくなり気になってきたので，来院された．純音聴力検査にて 4 分法で難聴を認めなかった．THI は 32 点であり，耳鳴は気になっている程度である．

治療経過：カウンセリングを実施し，静寂をさけて他の音を聴くようにして，なるべく耳鳴音を気にしないようにお話した．他の音を聴くようにして 6～12 か月ほど継続していただき，不十分なら

表 1 音響療法

長所	短所
• （補聴器では）難聴への有効性 • デバイス装用による耳鳴知覚の即時的軽減 • 副作用少ない	• 使用するデバイスのコスト • デバイスによる皮膚刺激症状

表 2 認知行動療法

長所	短所
• 従来の治療と比較してコスト効率がよい • エビデンスが高い • 副作用がない	• 専門家による治療が必要（現状，本邦では実施可能な施設が限られる） • 治療に要する時間

表 3 手術

長所	短所
• 難聴への有効性（人工内耳）	• 耳鳴に対する効果の不確実性 • 侵襲 • 副作用の可能性（埋め込み式迷走神経刺激など）

ば再来いただくよう説明したところ，患者さんより「まずはやってみます」とお話しされ，初回の診療で終了となった．

症例 2 耳鳴，難聴（83 歳，女性）

症状経過：5 年前より耳鳴があり，どんどん気になってきたこともあり，夜はほとんど眠れなくなった．入眠しても何度も覚醒している．苦しくてここまで 4 か所ほど耳鼻咽喉科医を訪ねたが，いずれも「治らない」と説明され，絶望的な気持ちになっている．純音聴力検査でも両側とも中等度難聴（4 分法で 45 dB，かつ高音域も加齢性難聴で低下している）を認め，THI は 86 点であり重症例である．

治療経過：少し時間を要するが経緯を拝聴する．治療のポイントとして，まずは，睡眠がとれていないことから，睡眠がとれることを確認する．うつ状態もあるかもしれないので，メンタルヘルス

の専門医を勧める．まずは睡眠をとれるようにしないと以下の治療の効果が出ないことを説明する．そのうえで，耳鳴の機序なども含めてカウンセリングを実施した．難聴もあることから補聴器装用をお勧めする．補聴器を装用することで，外部から音が入り，耳鳴音が気になりにくい環境を作り出すことが重要である．時間はかかるが最も効果的である旨を説明した．

うつ状態の可能性がある患者は，何度も同じ質問を反復する傾向にあり，要旨を紙に記載して渡して理解をいただくように努める．

今後の課題

耳鳴の客観的な評価は難しく，耳鳴音を患者に聴かせて測定する検査や，質問票で苦痛度を評価しており，いずれも主観的な評価となっている．今後は客観的な評価法の開発が望まれる．

耳鳴の治療については，海外ではすでに実施されていて，エビデンスレベルの高い治療としては認知行動療法があるが，国内では保険適応になっていない．また，迷走神経領域への電気刺激も今後期待される治療法ではあるが，国内ではエビデンスが報告されていない．

耳鳴を気にしないように注意を向けないように促すことを主眼としているが，難聴の根治的治療とともに耳鳴の根治的治療の開発が課題である．

（神崎　晶）

引用文献

1）日本聴覚医学会編．耳鳴診療ガイドライン 2019 年版．金原出版；2019.
2）Ogawa K, et al. Clinical practice guidelines for diagnosis and treatment of chronic tinnitus in Japan. Auris Nasus Larynx 2020；47（1）：1-6.
3）日本聴覚医学会編．患者さん向け耳鳴診療 Q & A．金原出版；2021.

突発性難聴・急性低音障害型感音難聴

■ 診療ガイドライン (CPG) の概要

日本聴覚医学会編「急性感音難聴診療の手引き2018年版」[1] を対象とする.

1. 診断基準の要点
a. 突発性難聴

突然発症した高度感音難聴で，かつ原因不明のもの. 突然の基準は「72時間以内に生じた」もの，純音聴力の基準は「隣り合う3つの周波数において各30 dB以上」である. ただし，下記の急性低音障害型感音難聴に相当する場合にはそちらに分類し，突発性難聴からは除外する.

b. 急性低音障害型感音難聴

急性に発症した低音障害型感音難聴で，めまいを伴わず，かつ原因不明のもの. 純音聴力の基準は，「低音域の3周波数 (125 Hz, 250 Hz, 500 Hz) の聴力レベル合計が70 dB以上」でありかつ「高音域の3周波数 (2,000 Hz, 4,000 Hz, 8,000 Hz) の聴力レベルの合計が60 dB以下」であるもの. めまいを除外するのはメニエール病と異なる疾患概念とするためである.

2. 推奨グレード

A：強い科学的根拠があり，行うよう強く勧められる

B：科学的根拠があり，行うよう勧められる

C1：科学的根拠はないが，行うよう勧められる

C2：科学的根拠がなく，行わないよう勧められる

D：無効性あるいは害を示す科学的根拠があり，行わないよう勧められる

診断基準には「原因不明」が必須項目であるが，実際には診断と治療を並行して行う必要があるため，「診断が確定していない急性感音難聴一般」に対して適用してよい.

1. 突発性難聴

- 初期治療に関連して

  副腎皮質ステロイド全身投与：推奨グレードC1

  副腎皮質ステロイド局所投与：推奨グレードC1

  注意：鼓室内投与は添付文書にない使用法となるので，医療機関によっては特別な許可が必要である（特定機能病院など）.

  プロスタグランジン E_1 投与：推奨グレードC1

  高気圧酸素療法：推奨グレードC1

  星状神経節ブロック：推奨グレードC2

  抗ウイルス薬投与：推奨グレードD

  入院・安静：推奨グレードC1

  早期治療：推奨グレードA

- 重症例の初期治療に関連して

  副腎皮質ステロイド全身投与とプロスタグランジン E_1 の併用：推奨グレードC1

- 二次（サルベージ）治療に関連して：初期治療の効果が不十分な場合

  副腎皮質ステロイド局所投与：推奨グレードB（発症20日以内を推奨）

2. 急性低音障害型感音難聴

- 治療に関連して

  副腎皮質ステロイド全身投与：推奨グレードC1

  浸透圧利尿薬投与：推奨グレードC1

  妊婦に対する投薬：推奨グレードC2

■ CPGのポイント

実用面で最も重要な治療に関する点について紹介する. 突発性難聴・急性低音障害型感音難聴の

■ CPGの症例への応用

症例ごとに，CPGに準拠した治療法選択について考える.

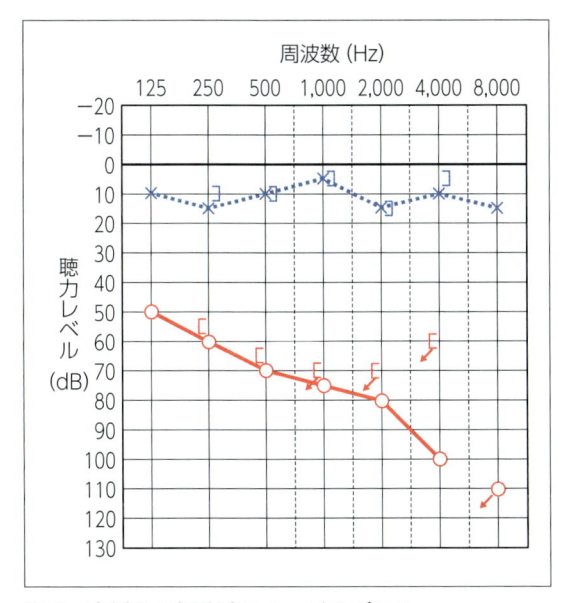

図1　症例1の初診時のオージオグラム

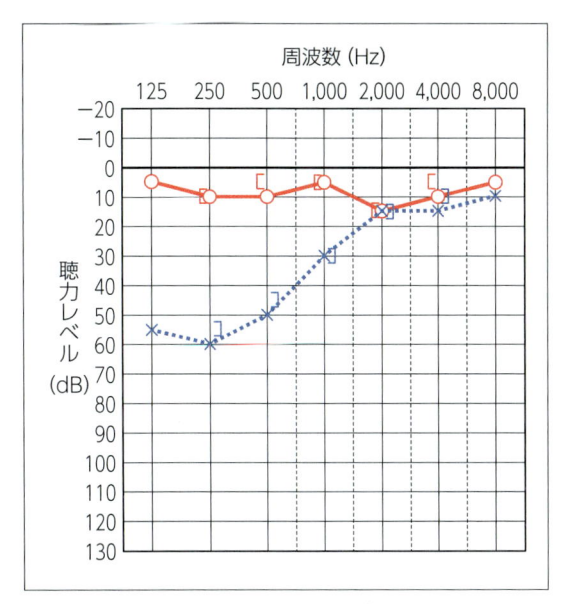

図2　症例2の初診時のオージオグラム

症例1

　40歳代，女性．今朝起きた時に右耳鳴（ザー）と難聴を自覚した．めまいはない．既往に特記事項なし．オージオグラムを**図1**に示す．

CPGを応用した治療法選択

　診断基準では，「突然の発症」「高度感音難聴（急性低音障害型の除外を含む）」に合致し，原因検索と同時に治療を開始する必要があるため，「突発性難聴」として対応する．以下，カッコ内に推奨グレードを示す．

・早期治療（A）が適切であるので，経過を観察することなくすぐに治療を開始する．

・経験的に本邦で施行されている治療としては，副腎皮質ステロイドの全身投与：内服・点滴（C1），副腎皮質ステロイドの局所投与：鼓室内（C1），ビタミン B_{12} 投与（なし），代謝賦活薬（ATP等）投与（なし），プロスタグランジン E_1 投与（C1），星状神経節ブロック（C2），高気圧酸素療法（C1）などがある．したがって，以上から推奨グレードC1のものを選択する．もちろん患者と十分相談して希望に沿う必要がある．入院・安静（C1）についても同様である．

・CPG医療に限ったことではないが，治療にあたっては合併症を明記した説明書を作成し，同意承諾を得る．特に副腎皮質ステロイド全身投与においては，日本耳鼻咽喉科学会「突発性難聴，顔面神経麻痺等のステロイド治療におけるB型肝炎ウイルス再活性化防止に関する指針（第2版）」に沿った対応を要する．指針のフローチャートで該当した場合には，肝臓専門医をコンサルトして，「B型肝炎治療ガイドライン（第4版）」[2] に沿った対応をしてもらう．

症例2

　30歳代，女性．昨日より左耳鳴（ジー）を自覚した．めまいはない．既往に特記事項なし．妊娠・授乳なし．オージオグラムを**図2**に示す．

CPGを応用した治療法選択

　診断基準では「急性発症」「低音障害型感音難聴」「めまいの除外」に合致し，原因検索と同時に治療を開始する必要があるため，「急性低音障害型感音難聴」として対応する．

・経験的に本邦で施行されている治療としては，副腎皮質ステロイド全身投与（C1），浸透圧利尿薬投与（C1），ビタミン B_{12} 投与（なし），代謝賦活薬（ATP等）投与（なし）などがある．し

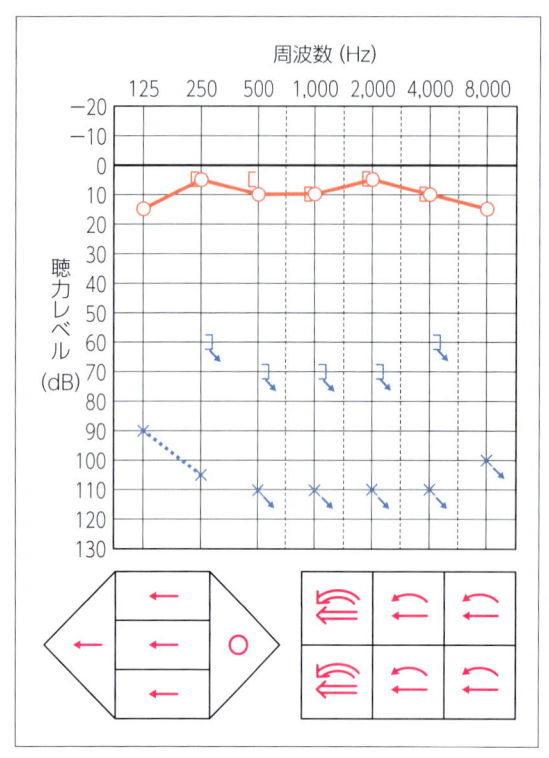

図3　症例3の初診時のオージオグラムと眼振所見

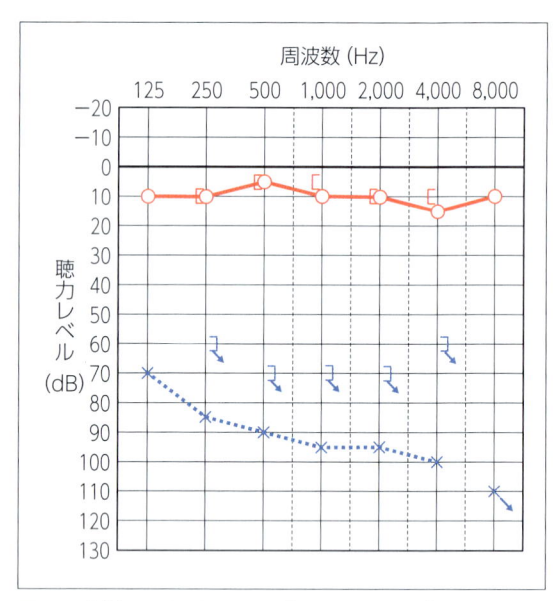

図4　症例3の発症2週間後のオージオグラム

たがって，以上から推奨グレードC1のものを選択する．

・本症例では該当しないが，妊婦の場合には投薬を行わずに経過を観察する．

症例3

　70歳代，男性．昨日の午後に特に誘因なく左耳鳴（サー）と難聴を自覚した．徐々に増悪し，回転性めまいと嘔吐も起こった．脳梗塞・心筋梗塞の既往があり，抗凝固薬を常用している．オージオグラムと眼振所見を**図3**に示す．

CPGを応用した治療法選択

　基本は症例1に準ずるが，重症例なので副腎皮質ステロイド全身投与とプロスタグランジンE_1の併用（C1）も選択肢として上がってくる．合併症があるため，薬剤投与の可否等については該当診療科（場合により複数）にコンサルトを行うことが必須となる．入院・安静（C1）については，重症例であるので望ましいと考える．

　入院のうえ，内科をコンサルトし，インフォームドコンセントを得たうえでステロイドの漸減全身投与を行った．発症2週後のオージオグラムを**図4**に示す．めまいは改善している．合併症は起きていない．聴力改善が不十分であるため，患者はさらなる治療を希望している．

CPGを応用した治療法選択

　発症20日以内であり，副腎皮質ステロイド局所投与（B）を施行できる．

CPGの今後の課題

　特に突発性難聴に対してはいまだ決定的な治療法がなく，治療法選択のフローチャートを作れるような網羅的なガイドラインにはなっていない．また「米国耳鼻咽喉科頭頸部外科アカデミーの突発性難聴診療ガイドライン」[3]と多少グレードが異なる項がある．たとえば米国版においてプロスタグランジンE_1は非推奨（Recommendation Against）とされる．今後の臨床研究データ蓄積によって克服する必要があるが，経験的な標準治療がある以上，大胆なrandomized control studyの企画も難しいかもしれない．しかしながら実際

にはしっかりとしたエビデンスがある疾患は多くない。本疾患においても，経験的な治療を盲目的に行うのではなく，治療のデメリット（副作用など）と天秤にかけながら施行していくためのガイドとしては十分な効用が期待できるだろう。

（伊藤　健）

引用文献

1) 日本聴覚医学会編. 急性感音難聴診療の手引き 2018 年版. 金原出版；2018.
2) 日本肝臓学会 肝炎診療ガイドライン作成委員会編. B 型肝炎治療ガイドライン（第 4 版）. 2022.
3) Stachler RJ, et al. Clinical Practice Guideline：Sudden Hearing Loss. Otolaryngol Head Neck Surg 2012；146：S1–S35.

外リンパ瘻

外リンパ瘻診療の手引きの概要

2018 年に日本聴覚医学会は「急性感音難聴診療の手引き」を発表した[1]．この手引きには，①突発性難聴，②急性低音障害型感音難聴，③ムンプス難聴，④音響外傷，⑤外リンパ瘻が収められている．外リンパ瘻は多種多様の臨床症状を呈し，急性感音難聴のみならず，変動性・進行性難聴，そして急性・慢性めまい，平衡障害の原因となる．確定診断は従来，目視による漏出所見の確認であったが，CTP（cochlin-tomoprotein）検査の登場により「外リンパ特異的蛋白の検出」が確定診断項目となった．保険収載と同時に日本耳科学会から検査運用指針[2]が発表された．症状が不安定で，特徴的な徴候が認められ，経過観察症状が改善されない場合には CTP 検査を実施するとされている．

注）海外では用語の混乱がみられるためここに付記しておく．内耳リンパ腔を形成する骨迷路の「瘻」の一種である「裂隙症候群」は，「第 3 の窓症候群」とも呼ばれ，骨迷路の小さな欠損によって内耳が音刺激や圧刺激に対して過敏に反応するものである．この疾患はアジア人には少なく，ヨーロッパ人では頻度が高いため，海外での認知度は高い．このため近年，海外で外リンパ瘻といえば「裂隙症候群」を示すことが多い．日本でよく知られている「外リンパ漏出によりさまざまな症状がでる外リンパ瘻」とは根本的に病態が異なるが，たびたび同じものとして扱われている．

外リンパ瘻診療の手引き最新版のポイント

1. どういう疾患・病態か

外リンパ瘻は内耳リンパ腔と周囲臓器の間に瘻孔が生じ，外リンパが漏出し，めまい，難聴，耳

表1 外リンパ瘻のカテゴリー分類

	外傷，疾患，手術など	
1	1)	a. 迷路損傷（アブミ骨直達外傷，骨迷路骨折など）
		b. 他の外傷（頭部外傷，全身打撲，交通事故など）
	2)	a. 疾患（中耳および内耳疾患．真珠腫，腫瘍，奇形など）
		b. 医原性（中耳または内耳手術．処置など医療行為）
2	外因性の圧外傷（爆風，ダイビング，飛行機搭乗など）	
3	内因性の圧外傷（はなかみ，くしゃみ，重量物運搬，力みなど）	
4	明らかな原因，誘因がないもの（idiopathic）	

（日本聴覚医学会編．急性感音難聴診療の手引き 2018 年版．金原出版；2018[1]）より）

鳴，耳閉感，自律神経症状をきたす疾患である．漏出量とそのスピードにより内耳機能障害の重症度が決まると考えられている．集中力が低下するなどの認知機能低下もみられる[1]．

病因学的診断である外リンパ瘻では，従来の症候診断名とは異なり，多彩な症状を呈することが知られている．全国調査で明らかになった外リンパ瘻の症候診断名を列記すると，突発性難聴，めまいを伴う突発性難聴，進行性・変動性・再発性難聴，良性発作性頭位めまい症，急性めまい症，慢性平衡機能障害，慢性めまい症，メニエール病など非常に多岐にわたる．

2. 外リンパ瘻のカテゴリー分類

発症の誘因により，4 つに分類される（**表1**）．世界的にカテゴリー 1 には異論がない．2～4 の存在は医学トレーニングを受けた国によって認識が大きく異なる．日本の長年にわたる外リンパ瘻の研究活動は海外でも認知されるようになり，最近は外リンパ瘻否定論者が多いアメリカでもこの

分類が活用され，カテゴリー2, 3, 4の認知度が上がっている[2]．一般的には中耳・内耳疾患，外傷，外因性および内因性の圧外傷に伴って発症するカテゴリー2, 3が想起されるが，実際には誘因のないカテゴリー4症例は無視できないほど多い．

3. 診断に必要な検査

頭部外傷や圧外傷を契機に難聴，めまいを生じた場合，外リンパ瘻疑い例となる．さらに以下の基準を満たせば確実例と診断される[1]．

診断確定項目

(1) 顕微鏡検査・内視鏡検査：顕微鏡，内視鏡などにより中耳と内耳の間に瘻孔を確認できたもの．瘻孔は蝸牛窓，前庭窓，骨折部，microfissure，奇形，炎症などによる骨迷路破壊部などに生じる．

(2) 生化学的検査：中耳から外リンパ特異的蛋白が検出できたもの．

カテゴリー4症例でどのように外リンパ瘻を疑うか，明らかなエビデンスはないが，当科の疑い基準を**表2**に示す．

a. 蝸牛症状とその検査

純音聴力検査，語音明瞭度検査を行う．難聴の経過は，突発性，進行性，再発性とさまざまである．また聴力型は，水平型，高音漸傾型，聾などさまざまで，これなら外リンパ瘻といった型はない．流水耳鳴や発症時のポップ音は特徴的な症状であり，外リンパ瘻との関連性が指摘されている．

b. 前庭症状

注視眼振検査，赤外線（Frenzel眼鏡）眼振検査，頭位眼振検査，ヘッドインパルス検査，前庭誘発筋電位（vestibular evoked myogenic potential：VEMP）を行う．受傷から発症までの期間やその後の経過や，内耳障害の程度を検討することは診断の一助となる．急性期の場合は，一般的な急性の内耳障害と同様，回転性のめまいを自覚することが多い．発症後2週間以上経過すると浮動感，浮遊感，歩行時のバランス障害が主になる．瘻孔症状も外リンパ瘻を疑う所見として重要

表2　外リンパ瘻疑い例の基準

1. 突発性難聴の臨床像に加えて，
(ア) 内因性または外因性の圧外傷の既往があるもの．
(イ) 過去に頭部外傷や耳の手術などの病歴があるもの．
2. 思いあたる誘因がないidiopathic例であっても下記いずれかに該当するもの
(ア) 進行性・変動性・再発性難聴
(イ) 急性の難聴があり，その後徐々に進行するいわゆるslow typeの突発性難聴
(ウ) 高齢者の突発性難聴
3. 頭部外傷や交通外傷・圧外傷を契機に発症し，下記いずれかに該当するもの
(ア) 難聴が進行・変動する
(イ) めまい症状が立位や歩行，加速度刺激で悪化する（仰臥位，安静時に改善する傾向がある）
4. 手術前にCTP検査が陽性であったもの
5. 画像診断で迷路気腫を認めたもの

である．

c. 画像検査

外リンパの漏出そのものを画像検査で描出できたとする報告はあるが，総量$150\,\mu L$の外リンパの漏出を画像で的確に捉えることは容易ではない[1]．外傷性の場合は，アブミ骨陥入や迷路骨包の骨折を描出できることがある．また迷路気腫は，空気の迷入と外リンパ漏出，そして瘻孔の存在を示唆する所見である．はなかみ後に難聴，めまいが出現し，迷路気腫を認めた症例の報告もある．この症例はアブミ骨底板に軽微な先天奇形と思われる骨欠損を認めた．

4. CTP検査

a. CTP検査の開発から保険収載まで

本検査は2022年7月に保険収載され日常臨床で検査が可能となった．同時に日本耳科学会から「外リンパ瘻の診断におけるCochlin-tomoprotein（CTP）検査の運用指針」[2]が発表され，検査の実施に必要な条件が示されている．まず，発症の誘因の有無を問診する．過去の圧外傷などは忘れていることも多く，どれだけ過去の誘因が発症に関与するのかなどまだ不明な点も多いため慎重に問診を行う．そして原因既知の疾患，診断基準が定められている疾患に該当しないことを確認

表3　CTP 測定値のカットオフ値

モノクローナル ELISA（ng/mL）	30	≦CTP<	60
判定	陰性	中間値	陽性

表4　CTP 検査の結果の解釈

- CTP 検査が陽性
  瘻孔および外リンパ漏出がある
- CTP 検査が陰性
  ①外リンパ瘻以外の疾患
  ②瘻孔からの漏出があったが自然停止した
  ③漏出が間欠的もしくは微量漏出であった，などの可能性がある
  注）CTP が陽性だからといって外リンパ瘻を否定しない

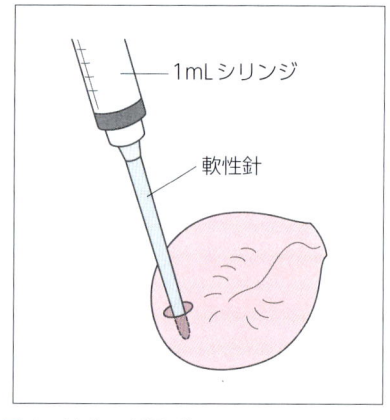

図1　検体の採取法
動画で採取法の詳細が公開されている.
（株式会社コスミックコーポレーションより）

する．症状が不安定であること，つまり急速に悪化する難聴，変動・進行性難聴，遷延する平衡障害などに該当する例を選択する．急性発症の場合は数日～2週間程度，慢性の場合は2週間～2か月程度経過を観察する．問診の際には流水耳鳴，ポップ音，瘻孔症状に留意する．

b. CTP 検査の結果の解釈について

CTP 測定値のカットオフ値を**表3**に示す．30～60 ng/mL を中間値，60 ng/mL 以上を陽性と定義した．中耳洗浄液（後述）は新規の生体材料であり，CTP も新規診断マーカーである．このためどのような偽陽性因子・偽陰性因子が関与するのか，すべては解明されておらず，今後，臨床知見の蓄積により，判定基準値は変更されうる．

CTP 検査が陽性の場合，瘻孔および外リンパ漏出が存在することを示している．一方，CTP が陰性の場合は，①外リンパ瘻以外の疾患，②瘻孔からの漏出があったが自然停止した，③漏出が間欠的もしくは微量漏出であった，などの可能性がある．このため，CTP が陰性だからといって外リンパ瘻を否定できないことを念頭において診療する（**表4**）．

c. 検体採取と保存法

本検査では新たな検体"中耳洗浄液"を用いる．中耳腔に生理食塩水を注入し，通常はきわめ

て少量しか漏出しない外リンパを洗浄液に捕捉して検査に供するが，この検体を中耳洗浄液と呼称する（**図1**）．血球や組織デブリなどの除去のために，シリンジを2時間直立させる，もしくは遠心分離した後，上清を採取する．幸いなことに CTP は安定性の高い蛋白であり，凍結保存が可能である．

d. カテゴリー分類と CTP 検査結果

多施設共同研究の最新データでは，誘因があるカテゴリー1～3症例で，カテゴリー4症例と比較して CTP 陽性率が高い傾向があった．カテゴリー4症例でも CTP 陽性例があり，誘因がなくても外リンパ漏出が生じることが示されている．難聴の進行，変動を認める症例で CTP 陽性例が多い傾向がある．低音障害型感音難聴症例の CTP 陽性例は少ない．圧外傷，頭部外傷などの直後ではなく，外傷後数か月から数年経過してから外リンパ瘻の症状が出現する症例もある．

5. 治療の実際

a. 保存的加療

瘻孔は自然治癒する場合もあり，急性の症状が生じてから1週間程度は安静を保ち自然治癒を待つ．この間頭部を 30° 挙上しての床上安静，はなかみ・いきみ等の禁止，副腎皮質ステロイド投与

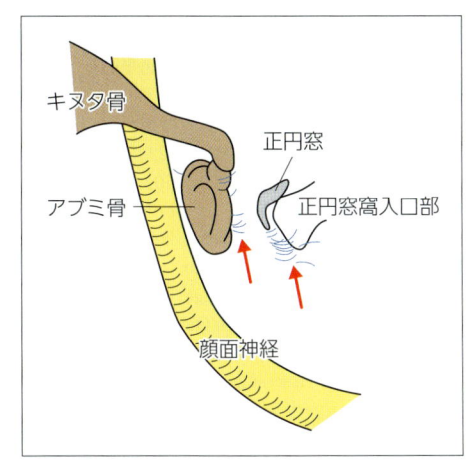

図2 microfissure が術野に現れる場所

等を行う．めまい症状が1週間以上改善しない場合や，高度難聴や難聴が進行・変動する場合には手術治療も選択される．慢性にめまいが持続している症例や聴力変動が持続している症例では，瘻孔や外リンパ漏出が自然閉鎖する可能性は低く，手術治療が選択されうる．

b. 手術

一般的にめまいに対する手術の効果は高いという報告が多い．しかしながら再発例もあり，再手術時に結合組織や筋膜が移動，消失している症例も報告されている．microfissure が術野に現れる場所が報告されており，術者にとって大いに参考になる（**図2**）．手術中には瘻孔が確認できない場合にも，閉鎖により症状が改善するとされており，術中の瘻孔・漏出の有無にかかわらず両内耳窓を閉鎖することが多い．

6. 外リンパ瘻疑い例の特徴について

日頃から疑い例に検査を行って臨床所見から適切に外リンパ瘻の可能性が高い症例を診断する能力を高めておくことが必要である．CTP 検査は現在 ELISA 法を中央検査体制（SRL）で行っているので，結果が出るまでに1〜4週間程度を要する欠点がある．参考までに埼玉医科大学で用いている「外リンパ瘻疑い例の基準」を示す（**表2**）．

外リンパ瘻診療の手引き：課題と改善点

① CTP 検査の偽陽性因子，偽陰性因子に関しての記載が十分ではない．

②現在の診断基準ではカテゴリー4症例は疑い例にも入らない記載となっている．誘因が明らかでない例においてどのように外リンパ瘻を疑うべきか，十分な検討が必要である．

③外リンパ瘻が原因となる難聴についての疫学と治療効果に関する研究がまだまだ不十分である．これに関して最近，興味深い結果が報告されている[3]．突発性難聴74例の前向き研究では，CTP は16人（22%）の患者で陽性であった．重回帰分析により，年齢と治療前の聴力レベルが CTP 値に有意に寄与することが示された．CTP 値，年齢，および治療前の純音聴力検査平均との間に正の相関がみられた．特に，60歳以上の急性感音難聴症例では，60歳未満の症例に比べて CTP 値が有意に高かった．つまり高齢者の急性高度難聴では，特に外リンパ瘻を念頭におく必要があることを示している．さらに CTP 陽性の患者は，ステロイド鼓室内投与治療後の回復率が有意に低かった．外リンパ瘻の場合にはステロイド治療がその治癒過程にも影響する可能性を示唆している．外リンパ瘻を念頭においた場合には，内耳窓閉鎖術が考慮されるが，もともと，この手術は難聴に対する効果が限定的だといわれており，今後の臨床的検討が必要である．

④外リンパ瘻が原因となるめまいについて，expert opinion として従来から以下のことが語られてきた．①内耳窓閉鎖術による治療効果が高い．②手術後早期に回復する症例が多い．最近，これらの点を説明しうる外リンパ瘻の病態に関する新たな仮説「hyperactive utricular movement」が提唱された．この研究では，急性から慢性までめまいを訴える外リンパ瘻22例を対象とした後ろ向き研究で，めまい治療の有効性を評価した[4]．術後の回復は非常に迅速であり，82%の症例で1週間以内に著しい改善がみられ，Dizziness

Handicap Inventory スコアは有意に減少した. 治療前後のめまい症状の解析によれば, この劇的な治療効果は手術介入によるものであると推察される. このような経過を示す平衡機能障害は, 従来からいわれているような外リンパ瘻に伴って生じるとされる「二次性内リンパ水腫」では説明することができない. 外リンパ瘻による内耳圧平衡の乱れにより卵形嚢の運動性が増加したとする「hyperactive utricular movement」説によって説明可能である.

（池園哲郎）

引用文献

1) 日本聴覚医学会編. 急性感音難聴診療の手引き 2018 年版. 金原出版；2018.
2) 日本耳科学会. 外リンパ瘻の診断における Cochlin-tomoprotein（CTP）検査の運用指針. 2022. https://www.otology.gr.jp/common/pdf/CTP20220701.pdf
3) Sasaki A, et al. Prevalence of perilymphatic fistula in patients with sudden-onset sensorineural hearing loss as diagnosed by Cochlin-tomoprotein（CTP）biomarker detection：its association with age, hearing severity, and treatment outcomes. Eur Arch Otorhinolaryngol 2024；281（5）：2373-81.
4) Matsuda H, et al. Assessing the efficacy of perilymphatic fistula repair surgery in alleviating vestibular symptoms and associated auditory impairments. Front Neurol 2023；14：1269298.

若年発症型両側性感音難聴

疾患の概要

従来,「原因不明」「進行性」「両側性」の感音難聴は特発性両側性感音難聴と診断されてきた. このなかで,「40 歳未満の発症」と「原因遺伝子の同定」という 2 つの要件を満たすものが若年発症型両側性感音難聴であり, 2015 年 7 月から指定難病として制定されている[1].

診断のポイント

1. 聴力検査所見

診断基準を表 1 に示した.「遅発性」については, 新生児聴覚スクリーニング, 1 歳半健診, 3 歳児健診, 就学前健診で難聴がないことが証明できない場合でも, 経過中に純音聴力の悪化が確認できればよい.

「両側性」の定義は, 良聴耳が中等度以上の難聴（3 分法平均聴力レベル≧40 dB）を示すことである. このなかで, 良聴耳聴力が高度難聴（70 dB）以上を示すものが原則的に医療費助成の対象になるが, 70 dB 未満であっても高額な医療を継続することが必要と判断されれば該当する.

本疾患の診断にあたり, 40 歳未満での難聴の存在を示すオージオグラムが必要となる. しかし, 40 歳未満で耳鼻咽喉科を受診し感音難聴を認めた際に, その時点で本疾患の診断基準を満たすとは限らない. 一施設を継続して受診するとも限らないため, 患者へは印刷したオージオグラムを渡して保管しておくよう指示するとよい.

2. 原因遺伝子

若年発症型両側性感音難聴の遺伝学的検査は, 2016 年 4 月に保険収載されている. 2022 年 10 月からは, *ACTG1*, *CDH23*, *COCH*, *KCNQ4*, *TECTA*, *TMPRSS3*, *WFS1* の 7 遺伝子に

表 1 若年発症型両側性感音難聴の診断基準

次の 3 条件を満たす感音難聴のことである.
1. 遅発性かつ若年発症である（40 歳未満の発症）.
2. 両側性である.
3. 遅発性難聴を引き起こす原因遺伝子が同定されており, 既知の外的因子によるものが除かれている.

（難病情報センター. 若年発症型両側性感音難聴〈指定難病304〉. 概要・診断基準等〈厚生労働省作成〉. https://www.nanbyou.or.jp/entry/4628[1] より）

EYA4, *MYO6*, *MYO15A*, *POU4F3* 遺伝子が加わり, 原因遺伝子は 11 になった（表 2)[2].

遺伝形式としては, 常染色体顕性遺伝非症候群性難聴（DFNA）を示す遺伝子が多い. そのため, 難聴の家族歴を聴取し, 家系図から難聴の遺伝形式を推定する必要がある. しかし, 常染色体潜性遺伝非症候群性難聴（DFNB）を示すものもあるため, 孤発例であることが本疾患を否定する根拠とはならない.

a. *ACTG1* 遺伝子

DFNA20/26 の原因遺伝子であり, 3 歳から 59 歳までの幅広い年齢で難聴が発症する. 最初は高音域のみ聴力が低下し, その後徐々に低中音域も低下する. 50 歳までに, 4 周波数平均聴力は年間平均 1.7 dB 悪化し, 60 歳を超えるころには高度難聴となる. 難聴の進行は, 低音域と比較して高音域で顕著である. 50 歳ごろには高音域の聴力は 90 dB HL 以上になり, 残存聴力活用型人工内耳の良い適応となりうる.

b. *CDH23* 遺伝子

DFNB12 と Usher 症候群タイプ ID の原因遺伝子でもあるが, 一般的にミスセンスバリアントが DFNB12 の原因となる. DFNB12 では, 先天性重度難聴を示すものと高音障害型の進行性難聴を示すものがあり, 遺伝子型・表現型相関が報告されている. たとえば, p.[Pro240Leu]；[Arg1588 Trp], p.[Pro240Leu]；[Arg2029Trp]の複合ヘテ

表2　11の原因遺伝子

原因遺伝子	遺伝子座 (遺伝形式)	聴力型
ACTG1	DFNA20/26	高音漸傾・急墜
CDH23	DFNB12	高音漸傾・急墜
COCH	DFNA9	高音漸傾，水平
KCNQ4	DFNA2A	高音急墜・漸傾，皿
TECTA	DFNA8/12	皿，水平，高音漸傾
TMPRSS3	DFNB8/10	高音急墜
WFS1	DFNA6/14/38	低音障害（皿，高音）
EYA4	DFNA10	水平，高音，皿
MYO6	DFNA22	皿，高音，水平
MYO15A	DFNB3	高音
POU4F3	DFNA15	皿，高音

DFNA：常染色体顕性遺伝非症候群性難聴，DFNB：常染色体潜性遺伝非症候群性難聴．

ロ接合バリアント，p.[Arg1588Trp]；[Arg1588Trp]，p.[Arg2029Trp]；[Arg2029Trp]のホモ接合バリアントは，後天性進行性難聴を示し本疾患の原因となりうる．高音障害型の聴力型を示し，残存聴力活用型人工内耳もしくは人工内耳の良い適応となる．

c. *COCH*遺伝子

DFNA9の原因遺伝子であり，難聴に加え回転性めまい発作を呈しうる．難聴は20歳代から70歳代と幅広い年代に発症するが，生成タンパクcochlinのLCCLドメインにバリアントを認める例に比べvWFAドメインバリアント例では早期に難聴が生じる傾向がある．初期には難聴は高音障害型を示し，20年程度の経過で重度難聴となる．聴力の急激な低下や変動を認めることがあり，オージオグラムはときに左右非対称性である．めまいの合併はLCCLドメインバリアント例で多いとされる．

d. *KCNQ4*遺伝子

DFNA2Aの原因遺伝子である．本邦で最も頻度の高いバリアントはc.211delC：p.Gln71fsであり，難聴は10〜40歳の間で発症し進行性である．低音域の聴力は良好に保たれ悪化も緩徐であるが，2,000，4,000，8,000 Hzの聴力は早く悪化

し，結果として高音急墜型を示す．その他のバリアントでは，高音漸傾型や皿型を示すことがある．

e. *TECTA*遺伝子

DFNA8/12およびDFNB21の原因遺伝子であるが，後者は中等度から重度の先天性難聴を引き起こす．若年発症型両側性感音難聴の原因となるのはDFNA8/12であり，多くは10歳代前半までに発症する．難聴は緩徐に進行するが，ほとんどが60〜70 dB HL程度にとどまる．皿型，水平型，高音漸傾型のさまざまなオージオグラムを示しうるが，皿型はzona pellucida（ZP）ドメインのバリアントで多く認められる．

f. *TMPRSS3*遺伝子

バリアントの種類により，難聴は先天性高度のもの（DFNB10）と言語獲得期後に発症する軽度のもの（DFNB8）に分類される．本邦4家系の報告[3]では，難聴は6〜33歳と幅広い年齢で発症していた．典型的には，低音域が保たれ高音域は重度難聴を示す．そのため，残存聴力活用型人工内耳の適応となるが，術後成績は良好である．

g. *WFS1*遺伝子

常染色体潜性遺伝の難聴，尿崩症，糖尿病，視神経萎縮をきたすWolfram症候群タイプ1の原因遺伝子である．一方，DFNA6/14/38および常染色体顕性遺伝形式の視神経萎縮を随伴するWolfram-like症候群の原因遺伝子でもあり，若年発症型両側性感音難聴の原因となりうる．DFNA6/14/38の難聴は，先天性もしくは20歳代までに発症する．低音障害型の聴力型が特徴的であるが，皿型，高音障害型，聾型を示す例もいる．

h. *EYA4*遺伝子

DFNA10の難聴の発症は5〜61歳と幅広く，平均聴力は年間平均0.63 dB悪化する．バリアントの種類と難聴の進行様式には遺伝型・表現型相関が認められる．すなわち，短縮型バリアントでは水平型の聴力型を示し，全周波数で聴力が悪化していく．一方，ミスセンスバリアントでは高音障害型やまれに皿型の聴力型を示す．

i. *MYO6* 遺伝子

DFNA22 と DFNB37 の原因遺伝子でもあるが，前者が若年発症型両側性感音難聴の原因となりうる．難聴の多くは 10〜40 歳の間に発症し，重度難聴に至る例も存在する．初期にはオージオグラムは皿型を示し，高音域の聴力が進行性に悪化し，最終的に全周波数が障害されていく．

j. *MYO15A* 遺伝子

DFNB3 の原因遺伝子であり，先天性高度〜重度難聴を示す例と進行性の高音障害型難聴を示す例に大別される．後者が本疾患の原因になりうる．

k. *POU4F3* 遺伝子

DFNA15 の原因遺伝子であり，難聴の発症は 5〜54 歳とさまざまである．オージオグラムは，20〜39 歳では皿型，40〜59 歳では高音障害型を示し，60 歳以降は重度難聴となる．非対称性オージオグラムを示すこと，めまいや前庭障害を伴うことがある．

症例提示

症例　35 歳，女性

30 歳の健康診断で両高音の聴力低下を指摘された．その後，両難聴が進行し，精査目的に紹介受診した．

難聴の家族歴：なし．

検査所見：両鼓膜所見正常．オージオグラムでは両高音急墜型感音難聴を示した（**図 1**）．

遺伝学的検査：*CDH23* 遺伝子にホモ接合のミスセンスバリアント（c. 4762C>T：p.Arg1588Trp）を認め，難聴の原因と考えられた．

遺伝カウンセリングでは，症状は難聴のみと考えられること，常染色体潜性遺伝形式について，現在妊娠中の児を含めた再発率と対応について，人工内耳の効果予測について，残存聴力活用型人工内耳の適応であることなどを説明した．今後，聴力の悪化が確認できれば指定難病の申請を予定している．

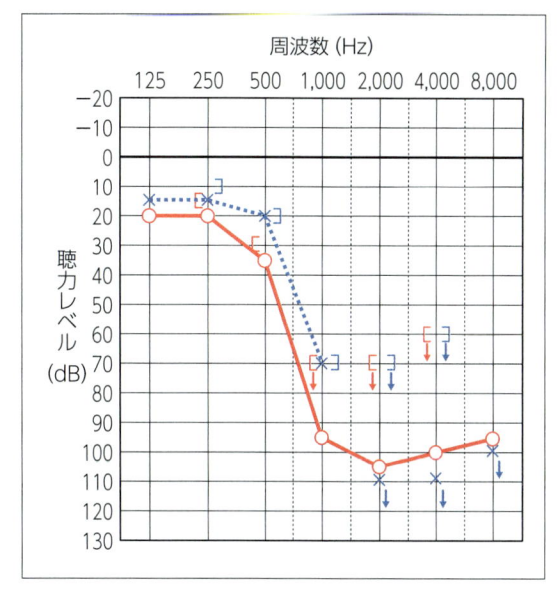

図 1　*CDH23* 遺伝子バリアント例
両高音急墜型感音難聴を示す．

今後の課題

先天性難聴と異なり，若年発症型両側性感音難聴の患者はクリニック，市中病院，大学病院へ幅広く受診する．そのときに，本疾患の存在を念頭におき，遺伝学的検査に進められるか否かが診断の鍵となる．一方，対象となる遺伝子は今後も増加することが予想されるが，保険での遺伝学的検査に加え研究での検査を行い，新しい知見を収集していく必要がある．

（野口佳裕）

引用文献

1) 難病情報センター．若年発症型両側性感音難聴（指定難病 304）．概要・診断基準等（厚生労働省作成）．https://www.nanbyou.or.jp/entry/4628
2) 野口佳裕．遺伝性難聴入門．Audiology Japan 2022；65：169-76.
3) Miyagawa M, et al. The patients associated with TMPRSS3 mutations are good candidates for electric acoustic stimulation. Ann Otol Rhinol Laryngol 2015；124 Suppl 1：193S-204S.

新生児聴覚スクリーニング

先天性両側難聴の頻度は出生 1,000 人に 1〜2 人と先天性疾患のなかでは少なくない疾患である．従来，乳幼児難聴の受診のきっかけは乳幼児健診や保護者からの音への反応の悪さなどであったため診断が 2 歳を過ぎることもまれではなかった．しかし診断のための聴性脳幹反応（auditory brainstem response：ABR）や条件詮索反応聴力検査（conditioned orientation response audiometry：COR）検査は熟練を要するためすべての児を対象に行うことは現実的ではない．1990 年代に自動 ABR 検査（automated ABR）や耳音響放射（otoacoustic emissions：OAE）の機器が開発されたことにより，難聴を専門としない医療職でも短時間に新生児聴覚スクリーニング検査（newborn hearing screening：NHS）を行うことが可能となった．マニュアルは日本耳鼻咽喉科頭頸部外科学会（日耳鼻）から刊行[1] されているが，厚労省[2] や各都道府県の発行している手引きやマニュアル，こども家庭庁からの通知「新生児聴覚検査の実施について」[3] も合わせてご参照願いたい．本項では，分娩施設で行われるスクリーニング検査のみではなく，その後の精密聴力検査，難聴診断後の療育・教育体制までを概説する．

新生児聴覚スクリーニングの導入経緯

米国の小児難聴に関する共同委員会 JCIH（Joint Committee on Infant Hearing）1994 では聴覚障害ハイリスク因子として低出生体重，重症仮死，TORCH 症候群，頭頸部奇形，人工換気などがあげられていた．最新の 2019 年の改訂[4] ではスクリーニング検査パス後の難聴ハイリスク群というリストになった（**表 1**）．乳幼児難聴の約半数はこれらのハイリスク群だが，残りはリスクがない児のために，早期発見のために全出生児へのスクリーニング検査の必要性が提唱された．米国の Early Hearing Detection and Intervention（EHDI）のプログラム[4] の生後 1 か月までに NHS を，生後 3 か月までに難聴の診断を行い，生後 6 か月までに聴覚補償と療育を開始するという「1-3-6 ルール」である．

日本では，1998 年に発足した厚労省「新生児期の効果的な聴覚スクリーニング方法と療育体制

表 1　小児難聴のリスク因子

周産期の因子	小児期発症の難聴の家族歴
	5 日間以上の NICU 治療歴
	交換輸血を伴う高ビリルビン血症
	5 日間以上のアミノグリコシド系抗菌薬の投与
	新生児仮死または低酸素脳症
	ECMO（extracorporeal membrane oxygenation：体外式膜型人工肺）
	子宮内感染（サイトメガロウイルス，ヘルペス，風疹，梅毒，トキソプラズマなど）
	頭蓋顔面形態異常，口蓋裂，小脳症，水頭症，耳奇形
	難聴をきたす 400 以上の症候群
周産期，出生後の因子	感音難聴をきたす感染症（細菌性およびウイルス性の髄膜炎または脳炎）
	頭部外傷（頭蓋底あるいは側頭骨骨折），化学療法
	保護者・療育者が聴力，発話，言語，発達遅滞または発達退行を懸念

(Joint Committee on Infant Hearing. J Early Hear Detect Interv 2019 ; 4（2）: 1-44[4]より)

に関する研究」班により検査の有用性が検証され，2001年から国のモデル事業として年間5万人規模の新生児聴覚検査が行われた．2005年にモデル事業は終了し，各自治体が行う事業とされることとなった．このためモデル事業が施行されなかった地域では，事業主体が不明確で分娩施設が自発的に機器導入を進めることになった．日耳鼻では精密聴力検査機関リストを作成し周知したが，当初は検査後に産科から小児科に紹介されるなど難聴診断施設との連携に混乱がみられた．「産婦人科診療ガイドライン 産科編 2017」[5] で「聴覚スクリーニング検査を実施し，母子保健手帳に結果を記載する」という項目が，2014年版の推奨度C（実施することが考慮される）から推奨度B（実施することが勧められる）に引き上げられたことや，検査費用の公費助成が約8割の自治体で実施されるようになったことにより，全国のNHS受検率は95.2%（こども家庭庁2022年度調査）となった．

　難聴児を早期発見することだけが目的なのではない．日本ではKasaiらは，70dB以上の高度難聴児で生後6か月以内に補聴器装用を開始した群は，7か月以降に開始した群に比較して，言語性コミュニケーション能力が有意に良好で，そのオッズ比は3.23倍[6] であることを示し，またNHSにより早期に補聴を開始できる可能性が20.2倍に上がると報告している．NHSは単に早期に検査しただけでは不十分で，その後の補聴器装用や療育を含めた早期の介入につなげることが必須である．

新生児聴覚スクリーニングの方法

　分娩施設で自動ABR（ない場合はOAE）を用いて生後3日目ごろまでに初回検査を行う．検査は静かな部屋で，啼泣しないよう自然睡眠下で行うことが望ましい．正常聴力でも環境騒音や，体動，中耳の羊水遺残などの影響を受けて反応が得られないことがあるため，「リファー（要再検；refer）」であった場合には，生後1週間後あるい

は退院までにもう一度検査（確認検査）を行う（図1）．確認検査でもリファーであった場合には，聴力の精査のために耳鼻咽喉科の精査機関へ紹介する．NHSが「パス（反応あり；pass）」であれば，検査で用いられた周波数域ではおおむね35dB程度の聴力はあると判断される．

1. 検査機器による違い

　自動ABRは脳幹の誘発電位を測定するが，OAEは内耳の外有毛細胞からの放射音を測定している．このため外有毛細胞より中枢側に原因がある難聴（auditory neuropathy spectrum disorder：ANSD）はOAEでは検出できず見落とすという問題がある．自動ABRの感度はほぼ100%に対してOAEでは95〜98%である．リファー（要再検）率も自動ABRでは約1%，OAEでは3〜7%であり，OAEでは偽陽性率が高い．

2. 検査の問題点

　OAEは，外耳道が狭い，外耳道内の耳垢や胎脂，中耳腔の羊水遺残などがあると，検査音，放射音ともに減弱するため，偽陽性になりやすい[7]．御牧ら[8] は，聴力正常児の自動ABRとOAEのスクリーニング結果を比較して，偽陽性率がOAEの8.0%に対して自動ABRでは1.1%と有意に低いことを報告している．このため前述のANSDを見逃すリスクもあり，厚労省の通達でも自動ABRでのスクリーニングが推奨[3] されている．

　NHSの検査結果は，児のコンディションや検査の手技上の問題や，成長とともに変化する場合もあり，リファーが直ちに難聴を意味するものではないが，反応が得られない原因を調べるため精査機関受診を勧めるよう保護者への説明には留意する必要がある．またパスは検査時点では問題はないが，聞こえの問題やことばの発達に気がかりな点があれば，耳鼻科専門施設を受診することを説明する．耳鼻咽喉科専門医の立場では，低音域の難聴や25〜35dBの軽度難聴は，NHSでは検出できないことに留意しておく必要がある．

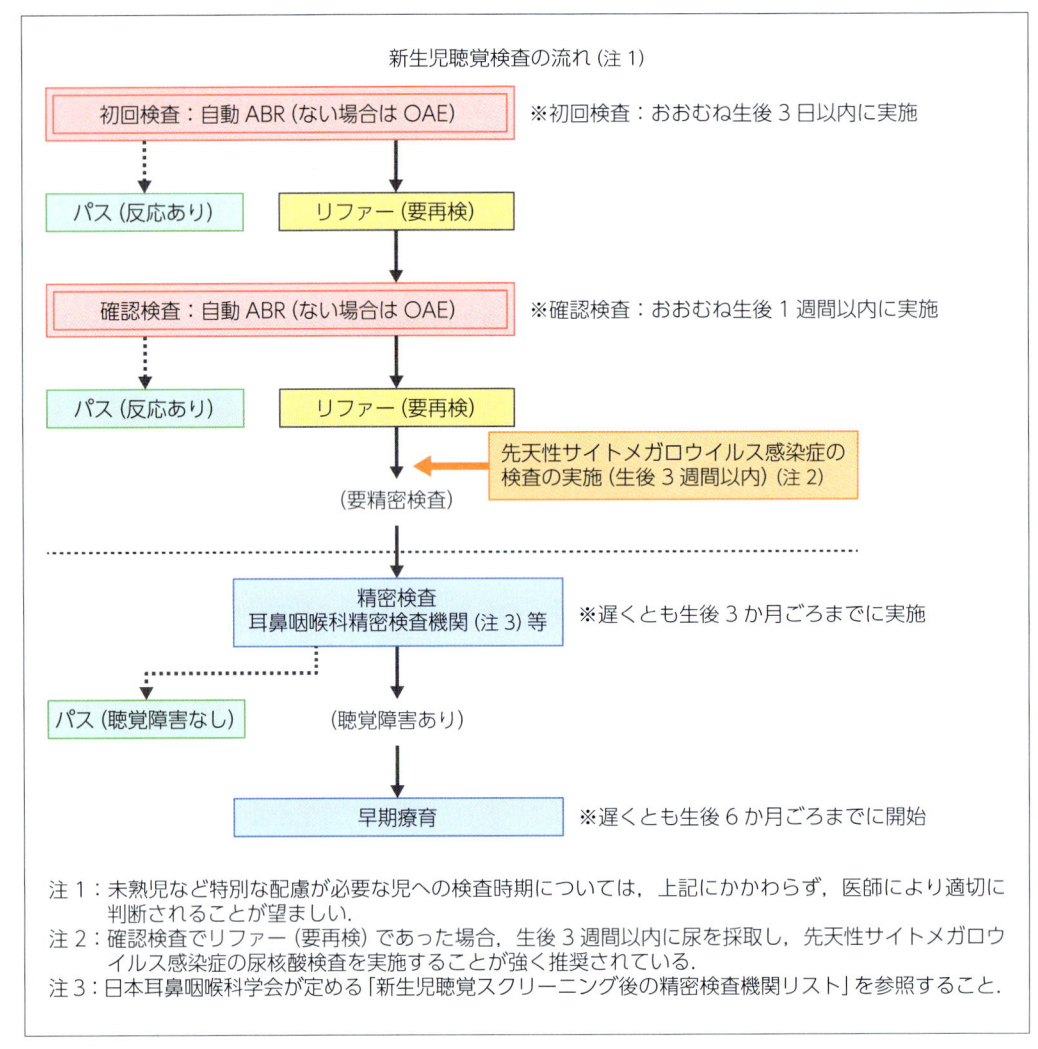

図1 新生児聴覚検査の流れ

（こども家庭庁通知. 新生児聴覚検査の実施について（改正後全文）（令和5年10月3日）. https://www.cfa.go.jp/assets/contents/node/basic_page/field_ref_resources/4dfcd1bb-0eda-4838-9ea6778ba380f04c/2e3ab0eb/20230401_policies_boshihoken_tsuuchi_2023_62.pdf[3] p.5 をもとに作成）

3. 先天性サイトメガロウイルス感染症への対応

　先天性難聴の原因の7％程度を占める先天性サイトメガロウイルス感染症（cCMV）に対する内服治療薬が2023年3月保険承認された. 難聴治療の選択肢ができたことにより，NHSでリファーの場合には，CMVの尿中核酸検査（生後21日以内）が推奨[9]されることとなった. 症候性cCMVの抗ウイルス薬治療は生後2か月以内の開始が推奨されている. したがってCMV尿検査陽性であった場合には，生後2か月以内に聴力精査と並行して小児科で全身的な評価を完了し，治療適応を見極める必要がある. また分娩施設でCMV尿検査が行われていない場合には，紹介を受けた耳鼻咽喉科あるいは小児科で尿検査対応する. 2019年版のEHDIプログラム[4]では「1-3-6ルール」を推奨しながらも，新たに「1-2-3ゴール」への前倒しについても言及している.

精密聴力検査

NHS がリファーであった場合には，精密聴力検査機関へ紹介され，ABR，聴性定常反応（auditory steady-state response：ASSR）と聴性行動反応聴力検査（behavioral observation audiometry：BOA），COR などの乳幼児聴力検査を行い，総合的に聴力の評価と介入の必要性の有無を診断する．中等度以上の難聴と診断されれば，聴覚補償と療育を早期に開始する．

精査機関の予約待ちが長い場合や，地理的条件や全身状態不良で長期入院になり精密聴力検査機関への受診が困難な場合のために，ABR で難聴診断のできる二次聴力検査機関を指定している地域がある．二次聴力検査機関で ABR 異常があれば精密聴力検査機関を紹介されて，ABR 以外の検査も含めて総合的に聴力の診断と以降の方針が決定される．二次聴力検査機関では，NHS 後に紹介された児については，生後 3 か月をめどに聴覚評価を終えて正常と判断できない（40 dB nHL 未満で反応が確実ではない）場合や，診断に難渋する場合や，ABR 結果が良好でも保護者の不安がある場合には，遅滞なく精密聴力検査機関に紹介しなければならない[10]．ABR を漫然と繰り返すことなく，精密聴力検査機関へ紹介して ABR 以外の検査を依頼する．150 余の精密聴力検査機関と 260 余の二次聴力検査機関のリストは日本耳鼻咽喉科頭頸部外科学会のホームページに公開されている．

1. ABR だけで聴力評価を行ってはいけないのか

ABR や ASSR は，あくまでも聴性誘発反応で電気生理学的な反応を検出しているに過ぎない．ABR はおおむね 2,000〜4,000 Hz の周波数領域での音刺激への誘発反応をみている．ASSR は周波数ごとの推定閾値が報告されるが，500Hz では誤差が大きいことが知られており，その結果解釈には注意を要する．

たとえば ABR 閾値が 70 dB nHL 以上であって

も低音部聴力が比較的良好であれば，音反応は良いため[10] 保護者は難聴を受け入れにくいことがある．逆に低音障害型難聴や皿型の聴力像では，ABR の反応は良好であるが，保護者は難聴を疑っており放置すれば言語発達や構音に支障をきたす場合もある．ABR だけではなく COR の反応とクロスチェックして，周波数ごとの聴力像も確認することが大切である．補聴器の適合評価のためにも COR での音場閾値測定は欠かせない．

2. 精密聴力検査はいつ行うのか

保護者の不安解消のためには初診時に ABR も BOA も行うことが望ましい．1-3-6 ルールに従えば，生後 3 か月までに ABR と COR のどちらも行われてしかるべきである．少なくとも補聴が必要なほどの高度ないし中等度難聴であるか，軽中等度難聴の可能性があるのか，ほぼ正常聴力なのかの鑑別はしなければならない．中耳貯留液の影響により ABR の I 波潜時延長を認めたり，低出生体重児やダウン症児などでは聴覚伝導路の神経線維の髄鞘化の遅れのため ABR 閾値上昇がみられることがある．これらの場合は 1,2 か月後に再検査を行い，補聴開始時期を逃さないように聴力評価を継続する．

難聴なしとした児についても，進行性難聴を考慮して，左右の聴力像や閾値が確定するまでフォローするのが望ましい．一側難聴は言語発達にはほとんど影響はなくとも，騒音下での聞き取り不良があり，就学前後に補聴やデジタル補聴援助システムの適応も考慮する．

3. 療育にはいつまでに紹介するのか

精密聴力検査で難聴を認めた場合，および疑いがある場合は，保護者に早期支援の必要性と効果を説明する．そして早期支援は保護者の希望および児の障害の程度により，専門家の指導によって，補聴器装用下の聴覚口話法，手話など，適切な方法を用いて行われることを説明し，早期支援を実施している難聴幼児通園施設や聴覚特別支援学校保育相談部などへ紹介する．その前提になる

のは保護者の難聴受容である．補聴器装用開始や療育支援を受けられるようになるのに数か月かかることもある．生後6か月までには補聴器常用できることを目指す．

4. 保護者への心理面のケア

NHS 以前の乳幼児難聴外来では，家庭での音反応不良から，もしかして聞こえていないのではという親の認識があったが，現在は生まれた直後にNHSで要精密検査となり保護者は混乱した心理状態で受診することも多い．その状況下での新生児難聴の告知は，保護者に大きな心理的負担を及ぼす．がん告知と同様，「否認」→「怒り」→「取引」→「抑うつ」→「受容」のプロセスをたどるが，個人差も多く時間をかけて理解を得ることが大切である．難聴や補聴器装用が直ちに受容できなくても，親子の愛情関係の成立がまず優先されることに配慮する必要がある．早期療育のためには親子関係の確立が前提であり，医師だけでなく言語聴覚士，看護師など多職種で関与する．

療育機関

難聴と診断された乳幼児の療育先として昭和50年に当時の聾学校に加えて難聴幼児通園施設が設けられた．設置されなかった地域では，聾学校が保育相談として0〜2歳児にも対応をしてきた．現在全国には108の聴覚特別支援学校と，25か所の難聴児を対象とした児童発達支援センター（旧難聴幼児通園施設）がある．0歳難聴児の受け皿がなかった地域にも徐々に整備されているが，精密検査機関以上に数が限られており，通園に時間を要する．共働き家庭やひとり親家庭では送迎に苦慮し，地域の保育園に入園する児もいる．

療育機関での聴力測定や日常生活の行動観察の情報と，医療機関での評価とのクロスチェックは非常に重要である．連携して聴覚管理，補聴器の管理や発達評価を行う．「小児人工内耳適応基準（2022）」が体重8 kg または1歳以上に引き下げ

られており，手術適応判断には6か月以上の最適な補聴器装用と療育介入を行っていることが前提になる．

新生児聴覚検査体制整備事業と聴覚障害児支援中核機能強化事業

NHS の全数受検，要精査児の全例精査，遅滞ない療育介入が必要であり，このため各都道府県には母子保健担当部局や日耳鼻地方部会乳幼児担当委員，産科，小児科，聴覚支援学校などの関係者による新生児聴覚検査体制整備ための協議会が設置されている．地域事情に応じて各地で手引き，マニュアルが作成されているので参照されたい．受検率が頭打ちの地域もあるので，いっそうの啓発が必要である．また精密聴力検査の結果まで把握して検査精度管理を行えている，あるいは難聴児を追跡してのフォロー体制まで構築できている自治体は少ない．このため，こども家庭庁では，精密聴力検査機関や療育機関へつながっていない難聴児や通常保育園学級在籍難聴児等，支援からドロップアウトしている難聴児と保護者支援のため予算を計上して自治体に事業化を促している．まだ20自治体程度での施行であり，耳鼻咽喉科医として自治体とともに体制を整備する必要がある．2023年に先天性 CMV 感染症への対応が始まったところであるが，引き続き遅発性難聴，進行性難聴への対応も課題である．

（大津雅秀）

引用文献

1) 日本耳鼻咽喉科学会．新生児聴覚スクリーニングマニュアル—産科・小児科・耳鼻咽喉科医師，助産師・看護師の皆様へ—．2016．https://www.jibika.or.jp/uploads/files/publish/hearing_screening.pdf
2) 厚生労働科学研究 子ども家庭総合研究事業「新生児聴覚スクリーニングの効率的実施および早期支援とその評価に関する研究」班．新生児聴覚スクリーニングマニュアル．2007．https://www.jaog.or.jp/sep2012/JAPANESE/jigyo/JYOSEI/shinseiji_html/shi-top.html
3) こども家庭庁通知．新生児聴覚検査の実施について（改正後全文）（令和5年10月3日）．https://www.cfa.go.jp/assets/contents/node/basic_page/field_ref_resources/4d

fcd1bb-0eda-4838-9ea6-778ba380f04c/2e3ab0eb/20230401_policies_boshihoken_tsuuchi_2023_62.pdf

4) Joint Committee on Infant Hearing. Year 2019 Position Statement：Principles and Guidelines for Early Hearing Detection and Intervention Programs. J Early Hear Detect Interv 2019；4（2）：1-44.

5) 日本産科婦人科学会，日本産婦人科医会. 産婦人科診療ガイドライン 産科編 2017. 2017.

6) Kasai N, et al. Effects of early identification and intervention on language development in Japanese children with prelingual severe to profound hearing impairment. Ann Otol Rhinol Laryngol Suppl 2012；202：16-20.

7) 日本耳鼻咽喉科頭頸部外科学会 福祉医療・乳幼児委員会. 耳音響放射検査についての解説. https://www.jibika.or.

jp/modules/committees/index.php? content_id=70#04（2024 年 5 月 7 日閲覧）

8) 御牧信義. 新生児聴覚スクリーニング要再検への対応. 周産期医学 2016；46：90-4.

9) CQ2-5 新生児聴覚スクリーニング検査でリファーであった場合の診断手順は？ AMED「症候性先天性サイトメガロウイルス感染症を対象としたバルガンシクロビル治療の開発研究」班編. 先天性サイトメガロウイルス感染症診療ガイドライン 2023. 診断と治療社；2023. p.38-40.

10) 日本耳鼻咽喉科学会福祉医療・乳幼児委員会. 新生児聴覚スクリーニング後の二次聴力検査機関のための手引き—難聴を見逃さず適切に精密検査機関に送るために—. https://www.jibika.or.jp/uploads/files/committees/tebiki_health.pdf（2024 年 5 月 7 日閲覧）

遺伝性難聴

概要

　2003年にヒトゲノムの解読が終了したことによって，疾患の原因となる遺伝子の解明が飛躍的に進んだ．次世代シークエンサーなどの新しい遺伝子解析技術が導入され，多くの疾患の原因遺伝子とそのバリアント（変化）が新たに発見されている．これらの原因遺伝子の発見によって疾患の診断が容易となってきている．遺伝学的検査と診断は，すべての医師にとって重要な医療行為になりつつある．

　難聴は耳鼻咽喉科領域で最も頻度の高い遺伝性疾患である．2012年より日本人の難聴者に高頻度で認められる13遺伝子46変異について先進医療を経て保険収載された．執筆時点では50遺伝子1,135変異まで解析対象が大幅に増加している．また，2015年7月から「若年発症型両側性感音難聴」が指定難病に追加され，2016年4月に遺伝学的検査の対象疾患として保険収載された．難病指定には原因遺伝子の同定が必要とされており耳鼻咽喉科医にとって遺伝性難聴の知識と，それを念頭においた診療が不可欠となっている．このような背景から診療のよりどころとなる難聴の遺伝子診療の手引きとして，日本聴覚医学会および厚生労働省は研究班（遺伝性難聴及び外耳，中耳，内耳奇形に関する調査研究班，難治性聴覚障害に関する調査研究班）が中心となり2016年に「遺伝性難聴の診療の手引き」が出版された[1]．

手引きのポイント

　難聴の遺伝学的検査で診断がつくと，①難聴の原因が明らかになり次子や次世代における難聴の再発率が推定できる，②聴力の重症度や予後の予測ができ，より適正な医療的介入を決めることが

できる，③他臓器の随伴症状や合併症の予測ができる，④難聴の発症や進行を予防できる場合がある，といった利点がある．手引きでは，総論に加えて頻度の高い各原因遺伝子や症候性疾患について詳細にまとめられており，遺伝学的検査結果の解釈や理解に有用である．難聴の遺伝学的検査が臨床検査の一つとして普及するなか，「医療における遺伝学的検査・診断に関するガイドライン」（2011年2月，2022年3月改定）[2]においては，遺伝学的検査・診断は，生涯変化せず，疾患の罹患予測や血縁者への影響を与える可能性があるなどの特性をもつため，検査にあたり十分な配慮が必要とされている．2013年の日本聴覚医学会による「難聴遺伝子診断に関する提言」でも，遺伝学的検査を十分な説明と同意のうえに行うこと，難聴のカウンセリングと遺伝カウンセリングがともに実施できることが望ましいと示されている．すなわち，遺伝医療の専門家（臨床遺伝専門医，認定遺伝カウンセラー® など）によるサポート体制を整えておくことが推奨される．

　また，シーケンス技術の進歩によりすでに臨床的意義が明らかなバリアントだけでなく病的意義が確定していない新規のバリアントも見つかるようになっている．臨床的意義が確立するまでは診断や治療・療育の介入に遺伝学的検査の結果を用いないこと，医学・医療の進歩により解釈が変わりうることを考慮し必要に応じて家系解析なども含めて患者に説明することも検討する必要がある．

基本的症例のポイント：GJB2 遺伝子バリアントの症例

症例1：10か月，女児

1．現症・遺伝学的検査結果

新生児聴覚スクリーニングで両側 refer であり，難聴家族歴を有するため，生後1か月で当院遺伝性難聴外来紹介受診となった．ABR，ASSRにより両側中等～高度難聴と診断され，生後6か月より両耳に補聴器装用開始．側頭骨CTでは内耳奇形は認めなかった．生後10か月時に遺伝学的検査実施．遺伝学的検査の結果，*GJB2*遺伝子にc.235delC変異が両アレルで（ホモ接合体）で見いだされた．父親，母親ともにc.235delC変異をもつアレルを1本もっており（ヘテロ接合体），それぞれがキャリア（保因者）であることが確認された（図1a）．

2．経過

補聴器装用効果は良好であり（図1b），順調に言語習得が進んでいる．

3．解説：臨床的特徴

*GJB2*遺伝子は先天性難聴において最も頻度の高い原因遺伝子である．難聴の程度はバリアントの種類と相関（遺伝子型・表現型相関：geno-type-phenotype correlation）が認められ，同じ*GJB2*遺伝子でも変異の組み合わせにより難聴の程度が異なることが知られている．たとえば，日本人に最も多いc.235delC；p.Leu79 Cysfs＊3ホモバリアントでは高度～重度難聴になる傾向があるが，c.109G＞A；p.V37Iのホモバリアントでは軽度～中等度難聴であることが多い．聴力の変動や進行する例は少なく，耳鳴やめまいなどの随伴症状も少ないとされている．重度難聴においては，人工内耳の効果が良好であることが知られているため，早期診断は人工内耳の適応を決定する際に有用な情報となりうる．

4．遺伝学的特徴

*GJB2*遺伝子は常染色体潜性遺伝形式で非症候性難聴の原因となる頻度が圧倒的に多いが，まれに常染色体顕性遺伝（優性遺伝）形式をとり皮膚疾患を伴う症候性難聴も報告されている．日本人における*GJB2*遺伝子バリアントの保因者は1/40～1/50と推定されており，保因者同士が結婚することはまれではなく本症例のように難聴家族歴のない孤発例も少なくない．孤発例であって

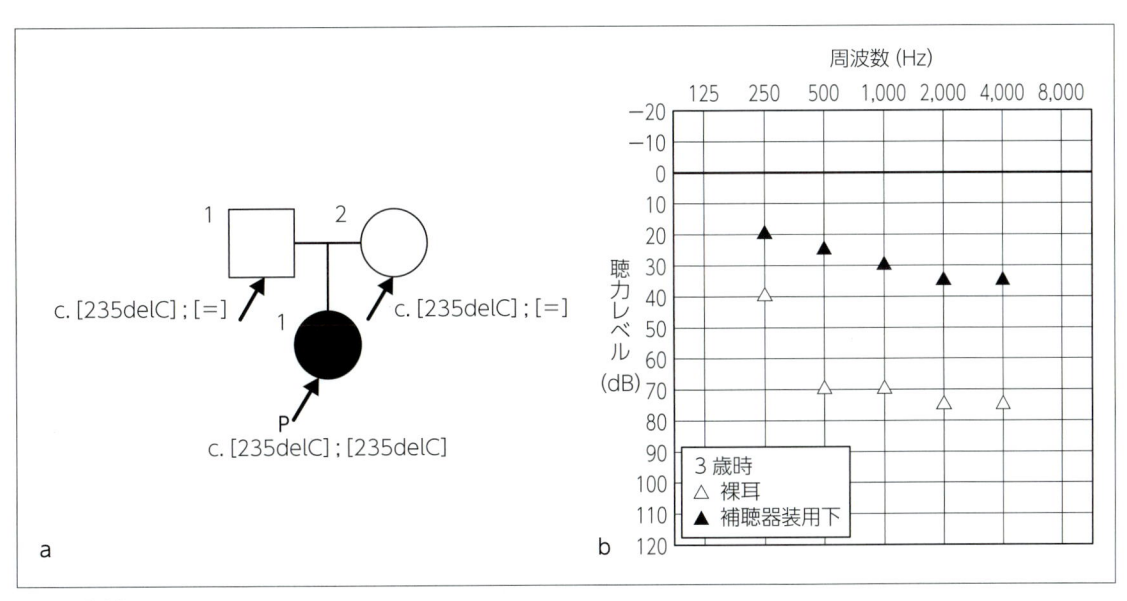

図1　症例1
a：家系図．b：聴力検査（COR）．
P：発端者（proband）．

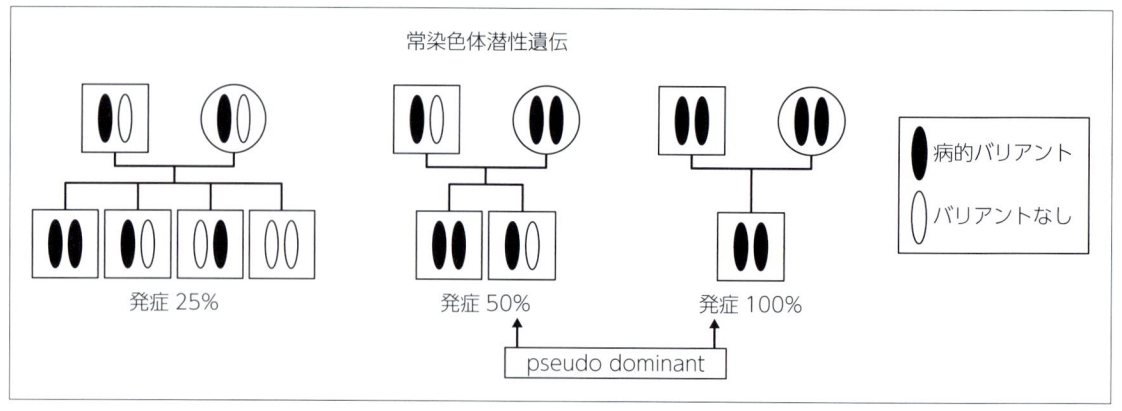

図2　pseudo dominant パターン
家系図からは常染色体顕性遺伝が疑われても，遺伝学的検査で同定される原因遺伝子は常染色体潜性遺伝形式をとることがある.

も遺伝性難聴の可能性は否定できない. また，保因者頻度が高い *GJB2* 遺伝子などでは，家系図上は常染色体顕性遺伝が疑われる難聴家系に原因として潜性遺伝の難聴遺伝子バリアントが見つかること（pseudo dominant）（**図2**）がある. さらに，潜性遺伝の難聴遺伝子は多岐にわたるため，両親がともに難聴であっても夫婦で原因遺伝子が異なれば子どもは難聴を発症しない場合や，同一難聴家系であっても複数の原因遺伝子が同定されることがある.

応用例・難治例のポイント： X連鎖性遺伝性難聴の症例

症例2：8歳，男児

1. 現症・遺伝学的検査結果

　新生児聴覚スクリーニングで両側 refer であり，生後1か月の ABR で中等度難聴が疑われ，精査目的で当院紹介となった. 難聴家族歴はなし. 生後7か月から両耳補聴器装用開始した. 同時に先天性難聴の遺伝学的検査について説明し，この時点ではご両親ともに希望されなかった. その後聴力変動を繰り返した. 8歳時，再度ご両親と遺伝学的検査について相談し，原因検索および今後の難聴の予後について知りたいと希望され

た. 遺伝学的検査の結果，*POU3F4* 遺伝子に c.975G＞A がヘテロ接合体で見いだされた. 家系解析を行い，母にも同一のバリアントを認めた（**図3a**）.

2. 経過

　聴力は変動を繰り返しているものの（**図3b**），難聴の進行はなく補聴器装用で聴覚管理できている. 側頭骨 CT では内耳奇形（incomplete partition type III）を認めた（**図3c**）. 遺伝学的診断後，軽度知的発達の遅れも診断がつき，療育につながっている.

3. 解説：臨床的特徴

　POU3F4 遺伝子は，X連鎖性非症候群性難聴のなかで最も多い原因遺伝子である. 内耳奇形，先天性アブミ骨固着症（混合性難聴）が特徴である[3]. 難聴は変動し進行してくる可能性があるため，特に小児では聴力評価が難しいとされている. 難聴が進行した場合は人工内耳の手術の選択肢があるが，内耳奇形のため手術時に外リンパの噴出（gusher），誤挿入などのリスクがある. また，精神発達の遅れの報告もあり，難聴だけに捉われない療育や介入の注意が必要である.

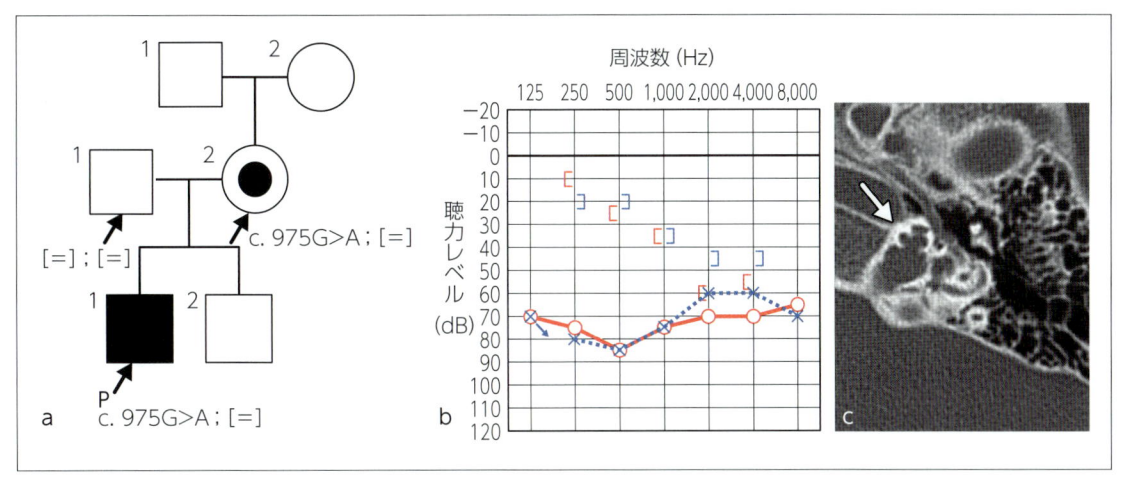

図3 症例2
a：家系図．b：8歳時オージオグラム．c：側頭骨 CT．

4. 遺伝学的特徴

　X 連鎖性潜性遺伝の特徴として，通常男性でのみ発症する．母親がキャリアで，父親の遺伝子が正常な場合，その息子は 50% の確率で母親からバリアントを受け継ぎ，疾患を発症する．娘は 50% の確率で異常遺伝子と正常遺伝子を 1 つずつ受け継ぎキャリアになる．孤発例の場合は新生突然変異によるものがかなり存在すると考えられている．再発率に関しては，本症例が将来子をもつとき，その娘は 100% キャリアとなる．そしてその娘の男児（孫）は 50% に難聴を発症する可能性がある．このように，X 連鎖性遺伝，常染色体顕性遺伝，ミトコンドリア遺伝などの場合などは，児の診断をきっかけに予期せず血縁者が罪悪感や負の感情で精神的に孤立するリスクがある．また夫婦だけでなく家族間でひずみを生じるきっかけになりうる．本症例では母とは個別で継続的にカウンセリングを行い，担当医とは別に認定遺伝カウンセラー®とカウセリングの時間を設けた．検査前のカウンセリングからさまざまな遺伝形式，夫婦間の情報共有，知る権利・知らない権利についても十分説明する必要がある．また，段階的な情報提供や両親個別の遺伝カウンセリングも考慮すべきである．児の正確な診断，予後や治療法の情報提供，家系内の再発率の推定はもちろんのこと継続的なサポート体制を構築することが望まれる．

応用例・難治例のポイント：症候性難聴の症例

症例 3：6 か月，女児

1. 現症・遺伝学的検査結果

　新生児聴覚スクリーニングで両耳 refer であり，精密検査で先天性難聴と診断された．インターネットで先天性難聴に対する遺伝学的検査を見つけて，検査希望のため生後 6 か月で当科紹介となった．難聴家族歴はなく，側頭骨 CT で明らかな奇形は認めなかった．遺伝学的検査の結果，Usher 症候群の原因遺伝子である *USH2A* 遺伝子に c.8559-2A＞G と c.14004delG の複合ヘテロ接合体が見いだされた．父親は c.8559-2A＞G，母親は c.14004delG をヘテロ接合体でもっており，それぞれキャリアになっていることが確認された（**図4**）．

2. 経過

　補聴器装用および療育が開始され，言語習得が進むにつれて両親の難聴への受容が進んだ．一方

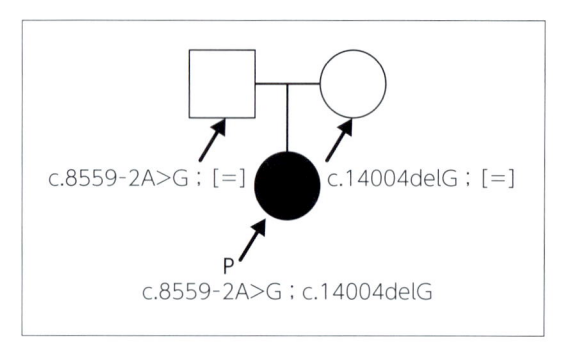

図4 症例3の家系図

で Usher 症候群における視覚聴覚2重障害に対する受容は，視覚症状が未発症のこともあり眼科や他院の網膜色素変性症のエキスパートとも連携しながら継続的にフォローおよびサポートを行っている．

3. 解説：臨床的特徴

Usher 症候群は両側感音難聴と遅発性の網膜色素変性症を呈する．*USH2A* 遺伝子が原因遺伝子の場合は，難聴は先天性の高音障害型難聴で，視覚症状は思春期以降に生じることが多いとされている．網膜色素変性症は進行性で徐々に視野狭窄が進行して社会的失明となる例もあるため，今後の視覚障害の発現に注意する必要がある．このように Usher 症候群やミトコンドリア病など難聴がきっかけで診断がつく症候性難聴の場合，難聴以外の症候に早期に介入できるというメリットがある．一方で，両親にとっては難聴に対する受容も十分できていない状態で，予想もしていなかった将来起こりうる新たな症候についても伝えられることになる．特に網膜色素変性症については，社会的失明および現在まだ治療法が確立されていないといった不安を長期にわたり抱えることになる．ご両親には視覚障害を見据えて，適切な聴力補償や，音声言語能力を向上させる必要性を伝えつつ，眼科の専門医との連携および最新の医療状況を含めたカウンセリングの継続が重要と考えら

れる．

4. 遺伝学的特徴

Usher 症候群の原因遺伝子は常染色体潜性遺伝形式をとり，複数の遺伝子がすでに同定されている．その症状の程度と発症時期によって3つのタイプに分類されている[4]．タイプ2の原因遺伝子のうち最も頻度が高いのが *USH2A* 遺伝子である．重症度の最も高いタイプ1の原因遺伝子としては，*MYO7A*，*CDH23*，*PCDH15* 遺伝子などが同定されている．これらの原因遺伝子が同定された場合は，難聴が先天性で高度〜重度なことが多く，前庭機能障害も伴う例が多いとされている．

今後の課題

難聴の遺伝学的検査が日常的に行える環境が整う一方で，シーケンス技術の目覚ましい向上によりその結果の解釈が困難な症例も増えてきている．誤った解釈で難聴患者やその家族に伝わることがないように，正しい知識と技能の習得が必要である．また発症前診断や出生前診断は現在原則行われていない．今後の必要性については疾患や症例ごとに慎重に検討していかなければならない課題と考えられる．

（上原奈津美）

引用文献

1) 日本聴覚医学会編. 遺伝性難聴の診療の手引き 2016 年版. 金原出版；2016.
2) 日本医学会. 医療における遺伝学的検査・診断に関するガイドライン（2011 年 2 月, 2022 年 3 月改定）. https://jams.med.or.jp/guideline/genetics-diagnosis_2022.pdf
3) Kanno A, et al. Frequency and specific characteristics of the incomplete partition type III anomaly in children. Laryngoscope 2017；127：1663-9.
4) 宇佐美真一編. きこえと遺伝子 難聴の遺伝子診断とその社会的貢献. 改訂第 2 版. 金原出版；2015.

補聴器

補聴器診療の概要

補聴器は難聴患者の聴覚機能回復に不可欠の補装具である．改善の見込みがない難聴と診断され，生活に不自由を感じる場合に，まず使用されるのが補聴器である．耳鼻咽喉科医は，適応の決定，選択，フィッティング（場合により，補聴器技能者，言語聴覚士への依頼），適合評価，装用指導などを担当する．補聴器診療においては，すべてを網羅した公式なガイドラインはないが，「補聴器適合検査の指針（2010）」[1] が示されている．本項では一連の補聴器診療の流れに沿って話題を展開し，そのなかで「補聴器適合検査の指針（2010）」[1] にも触れる．

補聴器適合の流れ

1. 適応の決定

難聴患者が来院した場合，標準純音聴力検査（小児の場合は年齢・発達に見合った検査を選択）で聴力閾値を，語音聴力検査で語音明瞭度を確認する．耳垢栓塞や滲出性中耳炎など，治療可能な病態・疾患があるときはその治療を優先する．一般的には両側 40 dB 以上の難聴が適応といわれているが，難聴の程度が軽度であった場合でも，本人が生活に困り感を感じている場合は積極的に補聴器適合を考慮すべきである．一方，本人が難聴に困り感がなく，補聴器に対して強い抵抗感をもっている場合は慎重に対応すべきである．なお患者や家族の社会的状況（家族構成，就労，会話頻度など）や経済的状況，身体障害者の基準を満たすかどうかなどを確認しておく．

2. 補聴器選択

補聴器適合を行う場合，適切な補聴器の機種選択が不可欠である．補聴器は言語を良好に聴取す

るための機器であり，その目的達成のために何が必要かを重視する必要がある．一般的な難聴の場合，気導補聴器を選択するが，先天性外耳道閉鎖症など気導補聴器を使用できないときは骨導補聴器や軟骨伝導補聴器を選択する．気導補聴器の形状はポケット型，耳かけ型，耳あな型に分類され，出力から，軽・中等度難聴型，高度難聴型，重度難聴型に分類できる．デジタル補聴器の機能としては，感音難聴の狭いダイナミックレンジに合わせて出力音を調整するノンリニア増幅，入力音を複数の周波数帯域のチャンネル（バンド）に分割したうえで，信号処理と増幅を行う帯域分割，指向性機能，定常雑音低減，非定常雑音低減，内部雑音低減，衝撃音低減，風雑音低減などの雑音抑制，ハウリング抑制，無線通信機能などがよく用いられる機能である．

3. 補聴器フィッティング

補聴器フィッティングを行う際，周波数ごとの利得を決定する必要があり，規定選択法がよく用いられる．規程選択法は患者の聴力検査結果から計算等で目標値を求め，それに合うように補聴器を設定する．古くはハーフゲインルールに始まり，NAL-NL 法と DSL 法が広く用いられるが，最近は補聴器メーカーが独自の計算式を開発してソフトウェアに組み込んでいる．

補聴器フィッティングに際して，実際の補聴器からの出力音の評価では補聴器特性測定装置を活用する．調整した補聴器の特性を測定し，最大出力音圧が不快閾値を超えていないか，周波数特性を確認し，患者の聴力図に照らし合わせて矛盾がないか，音響利得を確認し，必要十分な利得が得られているかなどを確認する．デジタル補聴器は補聴器設定を行うパソコン上で特性図に似た確認を行うことは可能であるが，必ず特性測定装置で特性を測定することが重要である．また補聴器か

らどのくらいの音圧で患者に音声が届いているのか評価する必要がある．その際，考慮しなければならないのは裸耳利得である．補聴器を装用していなくても，患者の鼓膜直前の音圧レベルと，その位置で患者を除いた場合の音場の音圧レベル差が生じる．補聴器の特性を測定したとしても，実際に患者の鼓膜に届く音圧は測定値と異なることが知られており，これを測定する方法が実耳利得である．ただ実耳利得を測定するには専用の測定装置が必要となり，簡便に測定することは難しい．簡易的に患者の補聴器の効果を測定するため，補聴器を装用した状態で，音場で閾値を測定するファンクショナルゲインがよく用いられる．

これらのフィッティングを自分の施設，スタッフのみで実施することが難しい場合も多い．この場合は，認定補聴器技能者と連携し，フィッティングは補聴器技能者に依頼を行い，適合評価結果を医師が評価して，より適切な補聴器装用につなげる方法を取ることも可能である．補聴器に必要な医学的状況を記載した「補聴器適合に関する診療情報提供書（2018）」を，患者に補聴器専門店に行く際に持参するよう指導する．日本耳鼻咽喉科頭頸部外科学会が認定する補聴器相談医が，認定補聴器専門店もしくは認定補聴器技能者あてに記載した場合は，医療費控除のための書類として利用できる．また紹介した補聴器店から報告書を受け取ることで，適合の評価や装用指導，装用後の経過観察を，補聴器販売店と連携して行うことが重要である．

4.　補聴器適合検査

フィッティングを行った補聴器は，患者に適切に調整されているか評価を行う必要がある．これを行うのが補聴器適合検査である．2010年に日本聴覚医学会から指針が示されている[1]．その内容は必須検査項目2つと参考検査項目6つで構成されている．

a.　必須検査項目

①語音明瞭度曲線または語音明瞭度の測定

補聴器装用時の語音弁別力を補聴器非装用時と比較する．語音明瞭度曲線を用いる方法と語音明瞭度を指標とする方法があるが，いずれか一方を行えばよい．補聴器非装用時の語音明瞭度と比較して装用時の語音明瞭度が10％以上の改善がみられれば適合良好，10％以上の悪化がみられれば適合不十分，その間にある場合は適合許容と考える．

②環境騒音の許容を指標とした適合評価

環境騒音下で補聴器を装用して日常会話を聴取するときに，環境騒音が会話音聴取の妨げになって補聴器が使用できないかどうかを確認する．朗読音と種々の環境音を同時に聴取させる．朗読音の提示レベルは65 dB，環境騒音は50 dBで提示してS/N比＋15 dBとする．より厳しい条件で検査を行うことも可能である．この騒音環境下で「補聴器が使用できる」かどうかで適合を判定する．

b.　参考検査項目

①実耳挿入利得の測定

スピーカから一定の入力音を聴取した状態で，補聴器非装用時に対する補聴器装用時の外耳道内鼓膜面付近での音圧レベルの増加（実耳挿入利得）を周波数別に測定する．実耳挿入利得の測定値と種々の処方式による目標値と比較して一致度を評価する．また，裸耳の気導聴力閾値から実耳挿入利得を引けば挿入利得を推定できる．

②挿入型イヤホンを用いた音圧レベルでの聴覚閾値・不快レベルの測定

挿入型イヤホンを用いた検査は音圧レベル（SPL）と聴力レベル（HL）の両者で測定可能で，聴覚閾値と不快レベルを測定する．挿入型イヤホンを用いた測定は鼓膜に近いところで音が提示できる，マスキング音を抑えられる，子どもでも測定できるなどのメリットがある．適合状態の評価は聴覚閾値，不快レベル，可聴範囲などの測定値を，補聴器特性測定装置で計測した補聴器特性，実耳測定で得た補聴器特性などと比較して行う．

③音場での補聴器装用閾値の測定

音場での音圧を聴力レベルで校正されたスピー

カを接続したオージオメータもしくは補聴器特性測定装置を用いて，補聴器装用時閾値と非装用時閾値を測定する．補聴器非装用時閾値は純音聴力検査で得られた検査結果と基本的に一致していることを確認する．補聴器装用時閾値（ファンクショナルゲイン）が聴力レベルの半分（ハーフゲイン）か，装用閾値が 1,000 Hz で 35 dB HL 以内であれば適合良好と評価できる．

④補聴器特性図とオージオグラムを用いた利得・装用閾値の算出

補聴器特性図上の出力値から換算式を利用して装用時閾値および最大出力を簡易的に推定し，オージオグラム上で補聴器が適合しているかどうかを判断する．補聴器特性は，補聴器の使用状態で 60 dB SPL 入力時の周波数レスポンスと利得調整器を最大にした状態での 90 dB SPL 入力時の周波数レスポンスを測定する．60 dB SPL 入力時の周波数レスポンスからは装用時閾値を，90 dB SPL 入力時の周波数レスポンスからは最大出力を計算する．その際，裸耳利得と $2\,\mathrm{cm}^2$ カプラの感度差や dB HL と dB SPL の単位の違いも考慮することが重要である．

⑤雑音を負荷したときの語音明瞭度の測定

補聴器を装用した状態で雑音を負荷して語音明瞭度の測定を行い，雑音がないときの語音明瞭度が保たれているか（±10 dB 以内）を確認する．S/N 比＋10 dB の雑音負荷時の語音明瞭度が雑音を負荷しないときの語音明瞭度と比較して 20% 以上低下すれば，補聴器の適合不十分と考える．補聴器非装用時においても雑音負荷時の語音明瞭度が低下していれば，雑音負荷時の語音明瞭度低下は補聴器よりも聴力に問題があると考えるべきである．

⑥質問紙による適合評価

補聴器の装用前と装用後に質問紙を用いることで，補聴による聴取改善効果に対する装用者の主観的な評価を効率的に得ることを目的とする．「きこえの評価—補聴前・補聴後—」[1] は，日常生活で語音や環境音を聴取する具体的な状況を設定した 10 項目の質問で構成され，頻度を指標と

した 5 段階の評定尺度で回答を求める．補聴前と補聴後の結果をまとめに記入して，7 項目以上が中央値以下に入っていれば補聴器が適合していると判断できる．

▎症例提示

症例　両側感音難聴（78 歳，女性）

病歴：数年前から聞こえの悪さを自覚していた．通販で耳あな型の集音器を購入したが，聞き取りに満足ができないため受診した．

所見：両側の鼓膜所見は正常．聴力は**図1**に示すように，平均聴力は右 41.3 dB，左 38.8 dB の高音漸傾型感音難聴で，語音明瞭度は約 70 dB の入力で 90〜95% と比較的良好であった．

治療経過：両耳に耳かけ型補聴器を装用して試聴と調整を開始した．約 2 か月間の試聴期間に徐々に利得を上げて本人の聞き取りを改善していった．最終的に補聴器適合検査を実施した．必須検査項目の補聴器装用下の語音明瞭度の測定と環境騒音の許容を指標とした適合評価，参考検査項目の音場での補聴器装用閾値の測定，補聴器特性図

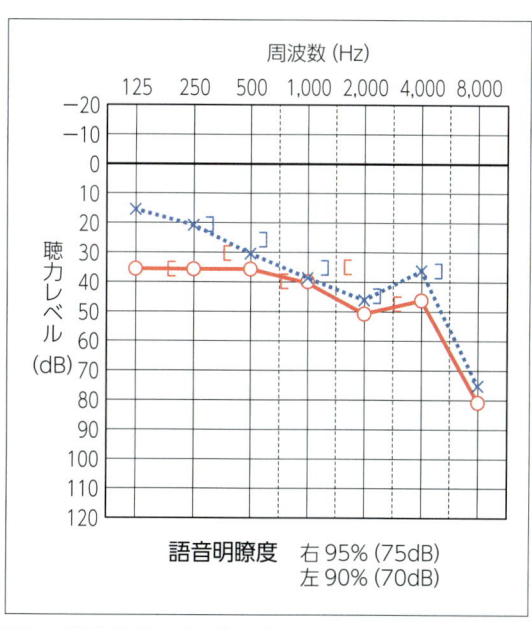

語音明瞭度　右 95%（75dB）
　　　　　　左 90%（70dB）

図1　補聴器装用前（裸耳）での純音聴力検査結果と語音明瞭度検査結果

とオージオグラムを用いた利得装用閾値の算出，質問紙による適合評価を実施した．補聴器装用下の語音明瞭度の測定と音場での補聴器装用閾値の測定の結果は**図2**に示すとおり，環境騒音の許容を指標とした適合評価，補聴器特性図と質問紙による適合評価は**図3**に示すとおりで，総合的な判断として補聴器適合は良好であった．現在も補聴器本体のメンテナンスは補聴器店で，聴力などの医学的所見は当院で経過観察を継続している．

臨床のポイント

軽・中等度の感音難聴で，生活での聞き取りに問題を感じて補聴器の装用意欲があること，語音明瞭度が比較的保たれていることから，補聴器の良い適応と考えられた．補聴器フィッティングにも意欲的に取り組まれたことから良好な適合が得られた．

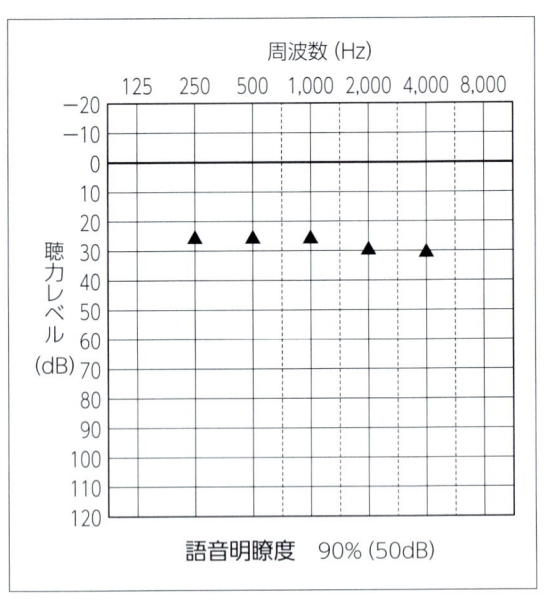

図2 補聴器両耳装用下でのファンクショナルゲインと語音明瞭度検査結果

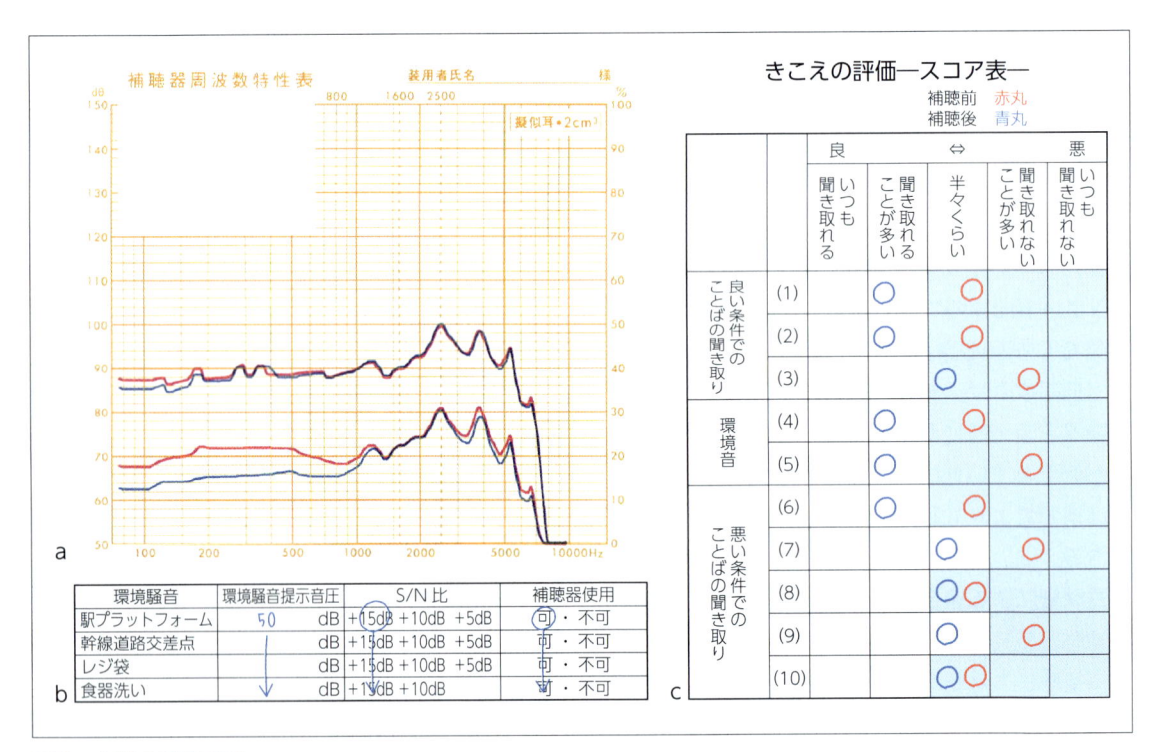

図3 症例の適合評価
a：装用した補聴器の特性図.
b：環境騒音の許容を指標とした適合評価.
c：質問紙による適合評価.

今後の課題

　日本は超高齢社会を迎え，補聴器を必要とする難聴者が増加することが推測できる．耳鼻咽喉科医は，これらの患者に対して，適切に補聴器の適応を判断し，認定補聴器技能者や言語聴覚士と連携して補聴器適合を行うことが求められる．これまでは「補聴器診療が得意な医師」に任せていればよかったかもしれないが，今後はすべての耳鼻咽喉科医が積極的に補聴器診療にかかわる姿勢が必要になると予想される．

（石川浩太郎）

引用文献

1) 真鍋敏毅ほか．補聴器適合検査の指針（2010）．Audiology Japan 2010；53（6）：708-26.

骨導インプラント（Baha®，BONEBRIDGE®）

治療の概要

高度感音難聴に対しては人工内耳が有用であり広く行われている一方，従来の中耳手術では聴力改善が困難な伝音・混合性難聴に対しては人工中耳や各種骨導インプラントが利用できるようになってきた[1,2]．

骨導インプラントである骨固定型補聴器 Baha®（Bone Anchored Hearing Aids；Cochlear 社）とBONEBRIDGE®（MED-EL 社）はともに伝音・混合性難聴症例が対象の人工聴覚器である．Baha® は 2013 年より，BONEBRIDGE® は 2021年より保険適用となっている．いずれも植込みには手術を必要とする．Baha® は経皮的に機器を植え込み，皮膚を貫通した形での使用（半埋め込み型）となる．振動子は体外に露出した部分（図1）に接続し使用する．BONEBRIDGE® は振動子を伴ったインプラントを完全に皮下に植え込み（図2），皮膚を挟んだ形でプロセッサを磁力により装着させ，プロセッサでコード化された音がインプラントに伝達されるシステムである．

Baha® では手術創部が小さくすむことや手術手技が比較的簡便であるメリットはあるが，術後の皮膚トラブルのリスクは BONEBRIDGE® より高いといえること，振動子を体外に接続するため振動を感じやすい点などがデメリットである．BONEBRIDGE® については Baha® とは逆に，手術創部（皮切）がやや大きくなること，骨削開範囲が広くなることから手術手技がやや難しくなることがデメリットである一方，振動子をもったインプラントが皮下に完全に植え込まれるため目立たないという整容面での利点，術後の皮膚トラブルが少ないことおよび振動を感じにくいことなどがメリットといえる．

手術適応として Baha® は骨導聴力閾値が 55dB 以内であるのに対し，BONEBRIDGE® は 45dB 以内となっている．

次にそれぞれのガイドライン・適応基準などについて述べる．

「骨固定型補聴器（Baha® システム）の適応基準（2023）」[3]

両側の聴覚障害があり，少なくとも一側耳の骨導聴力レベルが体外装置の薬事認可適応範囲である55 dBHL 以内で，気導補聴器や骨導補聴器ある

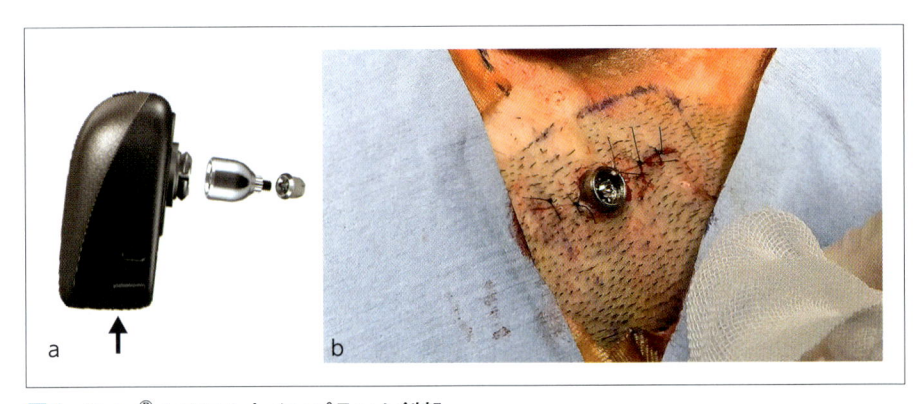

図1 Baha® システムとインプラント創部
a：Baha® システム．矢印の部位が振動子を含む外部装置．
b：Baha® インプラントが頭皮から突出する．

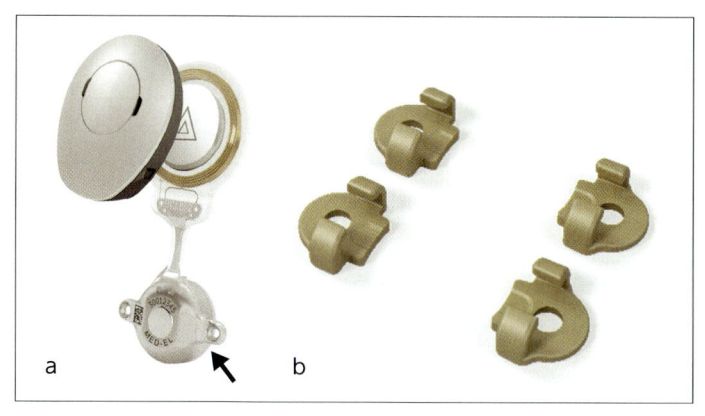

図2　BONEBRIDGE® システム
BONEBRIDGE® インプラント（a）とリフト
（b）．矢印が振動子を含む部位．

いは軟骨伝導補聴器の装用が困難か補聴効果が不十分な症例が適応となる．ただし，植込み部位の骨の厚みが3mmに満たない例や骨質が不良な例には使用困難となることに留意する．

　対象となる中耳，外耳の病態として，①先天性および後天性外耳道閉鎖症，②外耳・中耳からの持続性耳漏，③適切な耳科手術にても聴力改善が望めない，ないしは得られなかった症例，④対側が聾あるいは高度難聴のため耳科手術による合併症のリスクを避けたい伝音あるいは混合難聴症例などがあり，かつ，上述の補聴器が装用困難，あるいは補聴効果が不十分な例とする．

「骨導インプラントBONEBRIDGE® の適応基準（2020）」[4]

1. 植込側耳が伝音あるいは混合性難聴である．
2. 聴力
　植込側耳における純音による 500 Hz, 1,000 Hz, 2,000 Hz, 4,000 Hz の骨導聴力レベルが平均45 dB 以内．
3. 気導補聴器や骨導補聴器あるいは軟骨伝導補聴器の装用が困難か，補聴効果が不十分である．
4. 中耳，外耳の病態が以下のどれかにあてはまる．
　①先天性および後天性外耳道閉鎖症
　②外耳・中耳からの持続性耳漏
　③適切な耳科手術にても聴力改善が望めない，ないしは得られなかった症例

　④対側が聾あるいは高度難聴のため耳科手術による合併症のリスクを避けたい症例
5. 除外基準
　1）後迷路性難聴，または中枢性難聴であることが明らかな場合
　2）オーディオプロセッサが装着不能，または使用に支障をきたす皮膚の状態
　3）インプラント植込み部の頭蓋骨の厚さや大きさが不十分であるか，骨質の異常を認める場合

■症例提示

症例1　Treacher Collins 症候群 （18歳，女性）

既往歴：Treacher Collins 症候群
手術歴：小耳症手術（肋軟骨移植，耳介挙上）
病歴：Treacher Collins 症候群による両側小耳症・外耳道閉鎖症に対し，幼少時から骨導補聴器を装用，11〜12歳時に左右とも小耳症手術（肋軟骨移植，耳介挙上）を受けている．人工中耳等の適応について14歳時に当院に紹介となった．
治療経過：初診時，右気導聴力（500, 1,000, 2,000, 4,000 Hz 平均値）85.0 dB，右骨導聴力（500, 1,000, 2,000, 4,000 Hz 平均値）26.3 dB，左気導聴力 82.5 dB，左骨導聴力 23.8 dB（**図3a**）．側頭骨 CT で両耳ともに中耳腔，乳突腔の発育不良を認め，耳小骨の存在も不明瞭であった．人工中耳手術は困難と判断し，14歳時に右

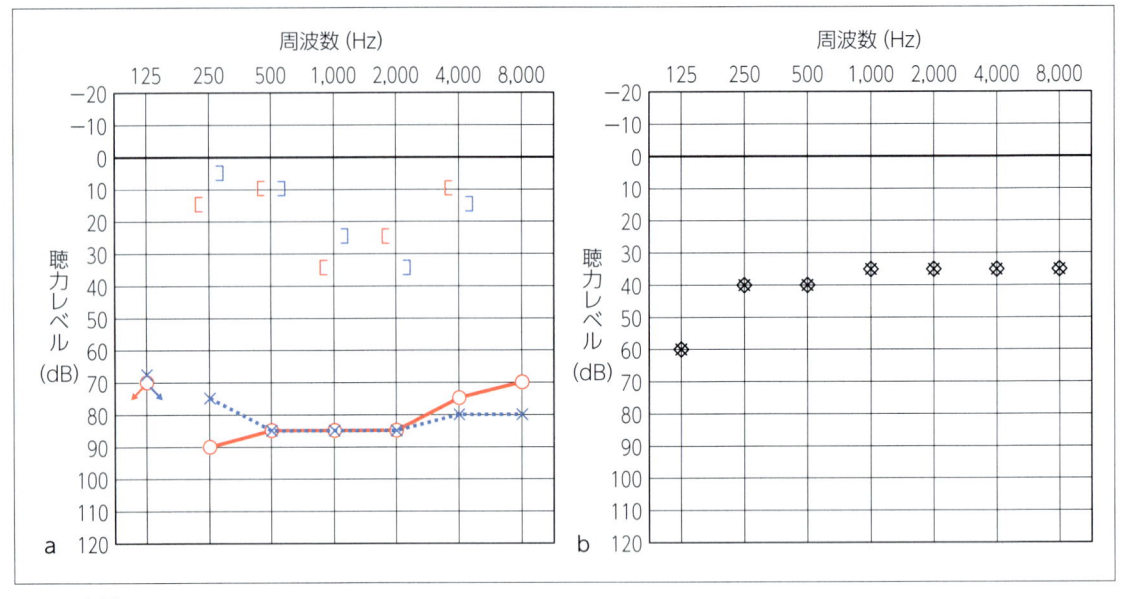

図 3　症例 1
a：術前聴力検査.
b：術後 Baha® 装用閾値.

Baha® 植込術，15 歳時に左 Baha® 植込術を施行
した.

術後聴力検査：Baha® 装用閾値は右 36.3 dB，左
32.5 dB（**図 3b**）.

症例 2　両側慢性中耳炎（59 歳，男性）

既往歴：反復性中耳炎

手術歴：中耳炎で両側複数回手術歴あり（詳細不
明）

病歴：幼少期より中耳炎で両耳手術を複数回受け
ている（詳細不明）. 小学生のころから左耳に補
聴器を装用. 右耳は補聴器装用歴なし. 聴力改善
目的に当科を受診した.

治療経過：初診時，右気導聴力 66.3 dB，右骨導
聴力 38.8 dB，左気導聴力 83.8 dB，左骨導聴力
42.5 dB（**図 4a**）. 側頭骨 CT で右中鼓室に軟部組
織陰影が充満し，また耳小骨も不明瞭であること，
複数回の中耳手術歴があることから人工中耳の
Vibrant Soundbridge® は困難であると判断され，
58 歳時に右 BONEBRIDGE® 植込術を施行した.

術後聴力検査：右 BONEBRIDGE® 装用閾値 37.5

dB（**図 4b**）.

考察・今後の課題

　骨導インプラントの Baha® と BONEBRIDGE®
とでは適応が重なる部分が多い. したがって，両
者は術式の簡便性や術後創部のケアの必要性や皮
膚トラブルの起こりやすさ，審美性や使用感の違
いといったポイントでどちらを選択するか検討す
る. 聴覚的な適応の部分では骨導聴力閾値が
Baha® は 55 dB 以内であるのに対し BONE-
BRIDGE® が 45 dB であることが違いとしてあげ
られる. また解剖学的には，BONEBRIDGE®
（現行の BCI602 インプラント）は側頭筋皮弁を
作成し，直径 18.2 mm の円形と，比較的広範囲
を 4.5 mm の深さで骨削開しなければならない
（リフト〈**図 2b**〉を用いればそれより浅い骨削開
でもよい）ため，基本的には全身麻酔での手術に
なる. Baha® は耳後部を縦切開し，骨面を露出
させ，チタン製のインプラントを埋め込むだけな
ので，局所麻酔でも手術は可能である.

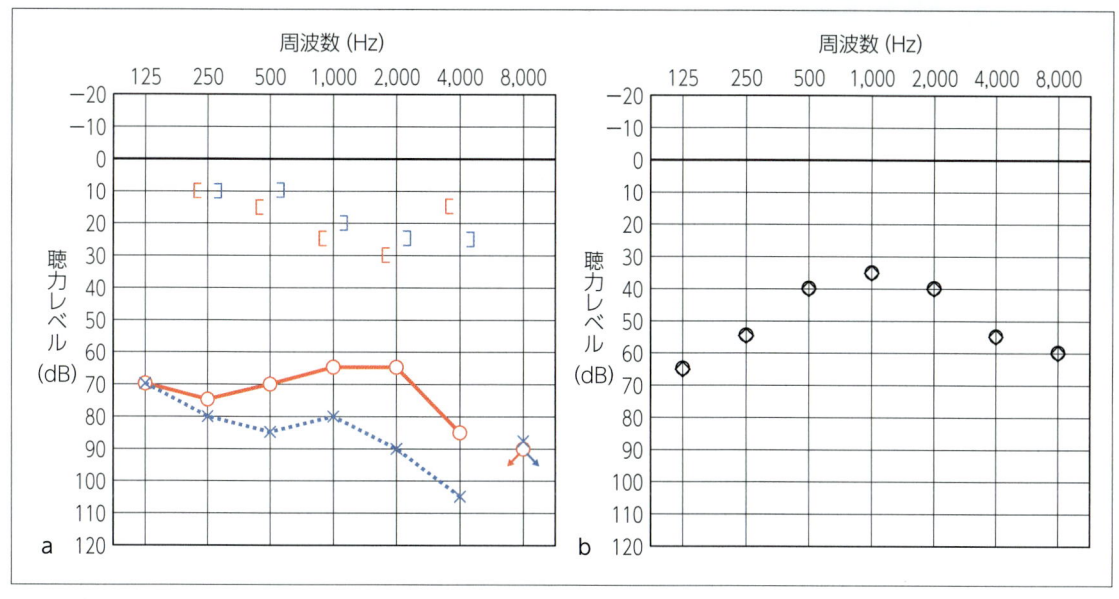

図4　症例2
a：術前聴力検査.
b：術後 BONEBRIDGE® 装用閾値.

骨導インプラントと人工中耳ともに適応疾患は類似しているが，人工中耳のほうが音質が良好で高音域の出力が高い特徴がある[5].　今回提示した2例のように中耳腔が狭く乳突腔の発育が不良な場合は人工中耳手術が困難となるため骨導インプラントのよい適応となる.　症例1のように中耳腔，乳突腔の発育が不良な先天性外耳道閉鎖症ではアブミ骨底板の固着や正円窓膜の骨化が生じていることが多く，骨導インプラントを選択すべきである.　症例2のように術後耳で中耳腔内の含気がなく，耳小骨も存在していない場合は骨導インプラントを選択すべきである.

Baha® と BONEBRIDGE® のどちらを選択すべきかについては，はっきりとした区別はなく，以下の点を考慮して主治医の判断に任せることになる.　合併症等により手術時間の短縮や局所麻酔下の手術が必要な場合は Baha® が有利だと考える.　しかし，術後の管理（Baha® 周辺皮膚の清掃）や審美性（インプラントの頭皮からの突出）を気にされる場合は BONEBRIDGE® が有利だと考える.　術後聴取成績には差はみられないので，外部装置の形状なども見せ，患者とよく相談のうえ選択していくのがよいと思われる.

（岩崎　聡，岡晋一郎）

引用文献

1) Iwasaki S. Advances in sudatory implants. Auris Nasus Larynx 2023；50：321-6.
2) 岩崎　聡. 人工聴覚器の現状と将来―人工中耳の現状と将来. Otol Jpn 2016；26：99-104.
3) 日本耳科学会. 骨固定型補聴器（Baha® システム）の適応基準（2023）. https://www.otology.gr.jp/common/pdf/baha2023.pdf
4) 日本耳科学会. 骨導インプラント BONEBRIDGE® の適応基準（2020）. https://www.otology.gr.jp/common/pdf/bonebridge2020.pdf
5) 岩崎　聡. 人工中耳と骨導インプラント. 小林俊光ほか編. 耳鼻咽喉科イノベーション―最新の治療・診断・疾患概念. ENT 臨床フロンティア. 中山書店；2016. p.28-9.

人工中耳

人工中耳 Vibrant Soundbrige® について

　人工中耳 Vibrant Soundbrige®（VSB）は 1994 年に SYMPHONIX 社が開発した人工聴覚器で，2000 年にアメリカの Food and Drug Administration（FDA）で承認されている．2003 年からは MED-EL 社の製品として販売されるようになり，本邦では 2012 年から 2014 年にかけて臨床治験が実施され，2016 年に保険収載となった．本邦で使用できる唯一の人工中耳である[1]．

　VSB はオーディオプロセッサの体外部と振動子のついた体内部の 2 つのパートより構成されている（図 1）．体外部は音の処理とその情報を体内部へ伝送し，体内部は伝送された情報を受け先端の振動子で音を伝える．振動子の中にはマグネットが入っており，電流による磁気の変化で磁石が可動し，振動が中耳・内耳に伝えられる．以前の VSB は MRI の撮影は不可であったが，2017 年には欧米と同じバージョンの VSB システム（VORP503 と SAMBA®）が本邦でも承認され，1.5 T の MRI が撮影可能となった．

　VSB の特徴は振動子が耳小骨あるいは内耳に直接振動を伝える点であり，そのため利点としてハウリングが少ないこと，周波数のゆがみが少な

く音質が優れていること，高音域の増幅を得意とすることがあげられる．また審美面でも優れており，対側が補聴器などで聞こえている場合に両耳聴を得やすいことなどが報告されている[2-4]．

　VSB の手術では振動子を正円窓に留置する方法と卵円窓に留置する方法がある．正円窓に留置する方法は正円窓窩縁の骨を削開し正円窓膜と振動子が垂直になるように留置する．垂直に留置できない場合は RW カプラを用いる（図 2）．一方，卵円窓に留置する方法では Clip カプラを用いてアブミ骨頭に装着するか，OW カプラを用いてアブミ骨底に振動子を立てる（図 2）．

「人工中耳 VSB（Vibrant Sound-bridge®）の適応基準」[5] の概要

　人工中耳 VSB の適応は，①植込側耳が伝音難聴または混合性難聴であること，②純音による骨導聴力閾値が 500 Hz で 45 dB，1,000 Hz で 50 dB，2,000 Hz と 4,000 Hz で 65 dB 以下であること（気導聴力閾値は問わない），③既存の治療を行っても改善が困難である難聴があり，気導・骨導補聴器及び軟骨伝導補聴器が装用できない明らかな理由があるか，もしくは最善の気導・骨導補聴器及び軟骨伝導補聴器を選択・調整するも適

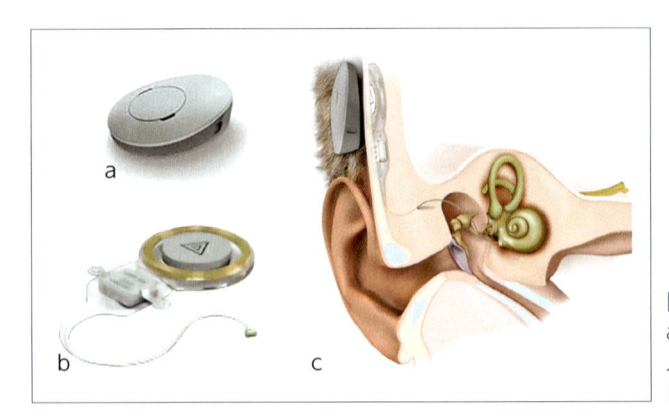

図 1　オーディオプロセッサとインプラント
a：オーディオプロセッサ，b：インプラント，c：人工中耳 VSB の装用．
（MED-EL 社より提供）

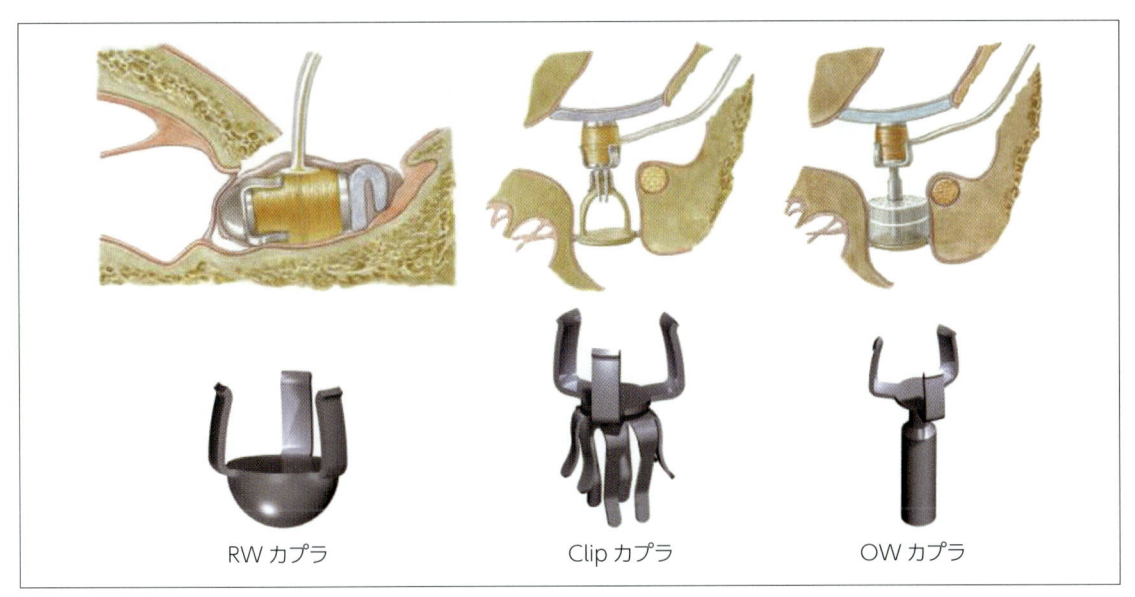

RW カプラ　Clip カプラ　OW カプラ

図2　各種カプラ
（日本耳科学会 国内学術委員会人工聴覚器ワーキンググループ．人工中耳 VSB（Vibrant Soundbridge®）マニュアル．2015．
https://www.otology.gr.jp/common/pdf/vsb_manual.pdf[1)]より）

合不十分と判断できる場合の 3 つを満たす症例となる．

　また，術側に中耳炎などの活動性の感染症がある症例や急速に難聴が進行する症例は禁忌とされ，術側の顔面神経走行異常，高位頸静脈球症または耳管機能障害等がある症例や中枢性聴覚障害の合併が疑われる症例は慎重に適応を判断するよう記載されている．

　実施施設基準は人工内耳施設基準を満たした施設で，実施医基準は人工内耳植込術を 10 例以上執刀した経験があり，日本耳科学会耳科手術指導医レベルであることとされている．

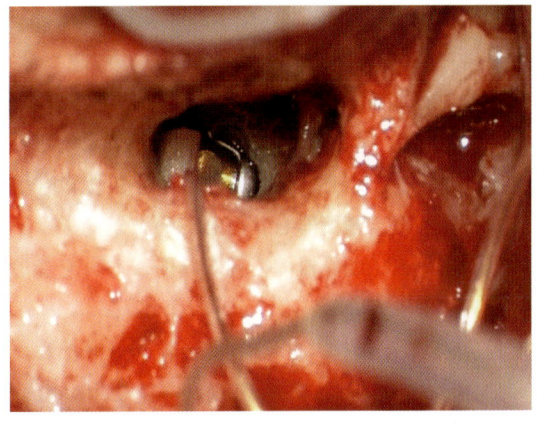

図3　症例1の手術所見
振動子と正円窓膜との位置関係より RW カプラを使用し，round window vibroplasty（RWV）を行った．正円窓との接触を確保するために振動子の下方に軟骨を挿入している．

症例提示

症例1　外耳道閉鎖症（58歳，女性）
既往歴：橋本病
治療歴：後天性の両側の外耳道閉鎖症に対して外耳道形成手術を右耳に 2 回，左耳に 2 回行っている．難聴を主訴に手術を希望され当科を受診した．
治療経過：左 VSB 手術と左外耳道形成手術を行った（**図3**）．術後 8 週目に音入れを開始した．

術後 2 年目で左外耳道は再閉鎖したが VSB の閾値は変化なく経過している．
臨床のポイント1
　これまで 2 回外耳道形成術が行われているが再閉鎖を繰り返している症例で，再閉鎖に伴い難聴が進行したため聴力改善を目的に当科を受診し

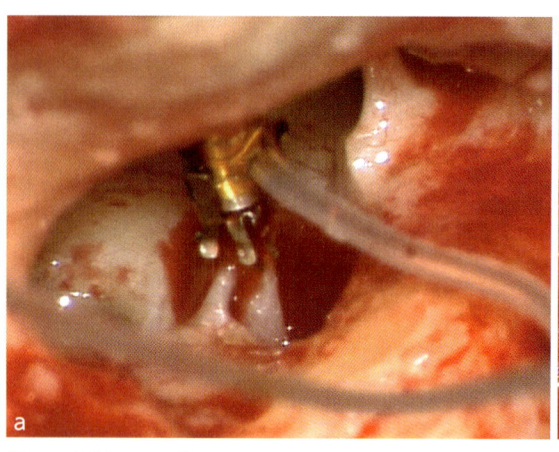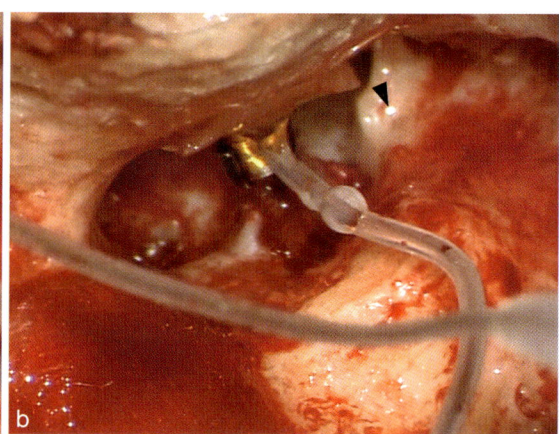

図4　症例2の手術所見

Clipカプラを用いて振動子をアブミ骨に装着するvibrating ossicular prosthesis（VORP）を行った.
a：アブミ骨頭に振動子を装着した所見を示す.
b：鼓膜と振動子が直接当たらないようにその間に軟骨を挿入する. 矢頭：挿入した軟骨.

た. 外耳道形成術を行うとともに，これまでの経過からVSB埋込術を同時に施行した.

症例2　混合性難聴症例（61歳，男性）

既往歴：脂質異常症，糖尿病，高尿酸血症，左慢性中耳炎

治療歴：17歳で左鼓室形成術を施行されるも難聴が残存した. 補聴器を装用していたが効果は不十分のため人工聴覚器の手術を目的に当科を受診した.

治療経過（図4）：アブミ骨上部構造が保たれ，可動性も良好なことよりClipカプラを用いた術式を採用した. 術後7週目に音入れを開始し，安定した閾値を維持している.

臨床のポイント2

初診時に植込型骨導補聴器なども含め複数のdeviceについて説明した. 頭部に機器の露出がなく音質が良いことよりVSBを希望された. それぞれのdeviceの長所・短所を説明し中耳や聴力の状態とともに患者のニーズも加味して機器を選択することが重要である.

今後の課題

本邦におけるVSBの適応はアメリカやヨーロッパと比べると高音域の適応が狭く，感音難聴の適応はない. また一側性の伝音・混合性難聴の適応もない. 本邦においては適応拡大に向けてさまざまな検討を行うことが今後の課題である.

（山田啓之，羽藤直人）

引用文献

1) 日本耳科学会　国内学術委員会人工聴覚器ワーキンググループ. 人工中耳VSB（Vibrant Soundbridge®）マニュアル. 2015. https://www.otology.gr.jp/common/pdf/vsb_manual.pdf
2) 小山　一ほか. 両側VSB埋込術の意議と効果. Audiology Japan 2018；61：414.
3) 岩崎　聡. 伝音・混合性難聴に対する人工中耳と能動型骨導インプラントの現状と将来. 日耳鼻 2021；124：176-82.
4) 大崎康宏, 土居勝美. 補聴器・人工聴覚器による難聴へのアプローチ Vibrant Soundbridg®. 日耳鼻 2023；126：7-11.
5) 日本耳科学会. 人工中耳VSB（Vibrant Soundbridge®）の適応基準. 2019. https://www.otology.gr.jp/common/pdf/vsb2019.pdf

人工内耳（成人）

治療の概要

人工内耳は，最も成功した人工臓器の一つで，聴覚障害があり補聴器での装用効果が不十分である人に行う聴覚補償方法である．しかし，ラセン神経節を電気刺激することによって音感を得るものであるため，後迷路性病変や中枢性聴覚障害を有する場合にはその効果が認められないことがある．また，先天性高度難聴などで言語習得期までに聴覚補償がなされず，言葉や音を聞いたことのない人も人工内耳の効果が望めない．人工内耳の有効性は個人差があり，また手術直後から完全に聞こえるわけではなく，術後のリハビリテーションが重要となる．

「成人人工内耳適応基準（2017）」

2017 年に成人人工内耳適応基準が改訂され，適応範囲が拡大した．**表 1** に適応基準を示す[1]．

「残存聴力活用型人工内耳 EAS（electric acoustic stimulation）適応基準（2023）」[2] が日本耳科学会から出たので後述する．

「成人人工内耳適応基準（2017）」の大きな変更点は，「平均聴力レベルが 70 dB 以上，90 dB 未満で，なおかつ適切な補聴器装用を行った上で，装用下の最高語音明瞭度が 50％以下の高度感音難聴」，「両耳聴の実現のため人工内耳の両耳装用が有用な場合にはこれを否定しない」，「上記以外の場合でも患者の背景を考慮し，適応を総合的に

表 1　成人人工内耳適応基準（2017）

本適応基準は，成人例の難聴患者を対象とする．下記適応条件を満たした上で，本人の意思および家族の意向を確認して手術適応を決定する．

1. 聴力および補聴器の装用効果
   各種聴力検査の上，以下のいずれかに該当する場合．
   ⅰ. 裸耳での聴力検査で平均聴力レベル（500 Hz，1000 Hz，2000 Hz）が 90 dB 以上の重度感音難聴．
   ⅱ. 平均聴力レベルが 70 dB 以上，90 dB 未満で，なおかつ適切な補聴器装用を行った上で，装用下の最高語音明瞭度が 50％以下の高度感音難聴．
2. 慎重な適応判断が必要なもの．
   A）画像診断で蝸牛に人工内耳を挿入できる部位が確認できない場合．
   B）中耳の活動性炎症がある場合．
   C）後迷路性病変や中枢性聴覚障害を合併する場合．
   D）認知症や精神障害の合併が疑われる場合．
   E）言語習得前あるいは言語習得中の失聴例の場合．
   F）その他重篤な合併症などがある場合．
3. その他考慮すべき事項
   A）両耳聴の実現のため人工内耳の両耳装用が有用な場合にはこれを否定しない．
   B）上記以外の場合でも患者の背景を考慮し，適応を総合的に判断する事がある．
   C）高音障害型感音難聴に関しては別途定める残存聴力活用型人工内耳ガイドライン（日本耳鼻咽喉科学会 2014）を参照とすること．
4. 人工内耳医療技術等の進歩により，今後も適応基準の変更があり得る．海外の適応基準も考慮し，3 年後に適応基準を見直すことが望ましい．

平成 29 年 5 月 19 日 日本耳科学会承認
平成 29 年 6 月 16 日 日本耳鼻咽喉科学会 承認

（日本耳科学会，日本耳鼻咽喉科学会. 成人人工内耳適応基準（2017）. 2017. https://www.otology.gr.jp/common/pdf/seijinjin-kounaiji.pdf[1] より）

表2 カナダ オンタリオ州における両側人工内耳の適応基準

【絶対的適応】
①髄膜炎後の急性高度感音難聴
②聾と高度視覚障害の合併
③後天性の突発性両側高度難聴

【相対的適応】
① 55 歳以下
②肉体的および精神的に良好な健康状態で人工内耳の効果が期待できる
③解剖学的に手術可能
④職業を有す,在学中である,社会で活躍しているかのいずれか
⑤人工内耳プログラムとリハビリへの参加の確約
⑥聴力レベルは純音聴力閾値 70 dB 以上,語音明瞭度 40%以下,補聴器装用下での語音明瞭度 60%以下,補聴器使用経験がない場合は失聴時間が 10 年未満

(Health Quality Ontario. Ont Health Technol Assess Ser 2018 ; 18(6):1-139[3] より)

表3 当院で定めた両側人工内耳の選択基準(改訂版)

①成人人工内耳適応基準(2017)を満たしている
②装用者本人が両耳装用を強く望んでいる
③装用者が社会参加をしている
④装用後に家庭あるいは社会において人工内耳を活用したコミュニケーションを取ることが十分に期待できる
⑤人工内耳リハビリテーションへの参加の確約
⑥高度感音難聴と高度視覚障害の合併
①～⑤を満たすもの,或いは①②⑤⑥を満たすものを両側人工内耳の適応とする.
注)70 歳以上かつ失聴期間 10 年以上は慎重な検討を要す

(岩城 忍ほか. Audiology Japan 2023 ; 66 : 544-51[4] より)

判断する事がある」である.したがって,補聴器の装用効果がない場合,以前よりも聴力レベルが低くても人工内耳の適応となる.また,両耳装用も認められた.しかし,医療経済学的には誰にでも両耳装用を行うことは問題と思われる.成人例の両側人工内耳の適応基準を明確に示しているのは,渉猟した範囲ではカナダ,オンタリオ州の報告[3]のみであった.その適応基準を**表2**に示す.われわれは,この報告を参考に,わが国の社会的背景を考慮しながら両側人工内耳の選択基準の作成を試みた(**表3**)[4].両側人工内耳の適応基準について,今後のさらなる検討が必要と考える.

「残存聴力活用型人工内耳 EAS(electric acoustic stimulation)適応基準(2023)」

「残存聴力活用型人工内耳 EAS(electric acoustic stimulation)適応基準(2023)」を**表4**に示す.

EAS は,高周波数帯は人工内耳による電気刺激,低周波数帯には音響刺激を行うものである.

残存聴力を活用しながら,高い音から低い音まで幅広く音を聞き取れ,会話,音楽などの聴取が向上するとされている.しかしながら,手術後の残存聴力に関しては,長期的には 50%の症例しか残存しなかったという報告[5]から,長期的に 90%程度 EAS を使用しているという報告[6]がある.したがって,適応基準にあるように,手術により残存聴力が悪化する(EAS での音響刺激の併用が困難になる)可能性を十分理解したうえで手術を行うことが重要である.また,最近の変更点としては,使用できる電極の種類が増え,より長い電極も使用できるようになっている.術後の残存聴力を考慮した電極選択が重要となる.

症例提示

両側人工内耳症例(58 歳,男性)

既往歴:58 歳,男性,会社員.既往に Usher 症候群があり,両側高度難聴と高度視覚障害を合併している.失聴期間は右 1 年 7 か月,左 38 年であった.

治療経過:失聴期間を考慮し,右耳に人工内耳手術を施行した.術前聴力は,純音聴力検査で両耳スケールアウト,最高語音明瞭度は両耳 0% 100 dB であった.右人工内耳にて日常会話が可能となったが,さらなる聴力改善を希望し,右人工内耳手術後 9 か月目に左人工内耳手術を行った.左

表4 残存聴力活用型人工内耳 EAS（electric acoustic stimulation）適応基準（2023）

両側難聴で植込側耳が下記の3条件全てを満たす感音難聴患者を適応とする.

1) 純音による気導聴力レベルが下記のすべてを満たす（**図1**）.

　125 Hz，250 Hz の聴力レベルが 65 dB 以下

　2000 Hz，4000 Hz，8000 Hz の聴力レベルがそれぞれ 65 dB 以上，75 dB 以上，85 dB 以上

　※ただし，上記に示す周波数のうち，1カ所で 10 dB 以内の範囲で外れる場合も適応とする.

2) 補聴器装用下において静寂下での語音聴力検査（単音節）成績が 65 dB SPL で 60%以下である.

　※ただし，評価は補聴器の十分なフィッティング後に行う. 子音および拗音など日本語単音節を広く評価できる語表の選択が望ましい（推奨 iCI 2004）.

3) 手術により残存聴力が悪化する（EAS での音響刺激の併用が困難になる）可能性を十分理解し受容している.

　※小児適応時期は小児人工内耳適応基準（2022）に準じる. 聴力検査，語音聴力検査で判定できない場合は，聴性行動反応や聴性定常反応検査（ASSR）等の2種類以上の検査を参考に，1）に相当する低音域の残存聴力を有することを総合的に判断する.

禁忌・慎重な適応判断が必要なもの

一般社団法人 日本耳鼻咽喉科頭頸部外科学会が定めた成人人工内耳適応基準（2017）および小児人工内耳適応基準（2022）の「禁忌」「慎重な適応診断」に準ずる.

具体的には

禁忌

1) 中耳炎などの感染症の活動期（小児人工内耳適応基準 2022 と同じ）

慎重な適応判断が必要なもの

1) 画像診断で蝸牛に人工内耳を挿入できる部位が確認できない場合（小児人工内耳適応基準 2022 と同じ）.

2) 反復性の急性中耳炎が存在する場合（小児人工内耳適応基準 2022 と同じ）.

3) 制御困難な髄液の噴出が見込まれる場合など内耳奇形を伴う場合（小児人工内耳適応基準 2022 と同じ）.

4) 重複障害および中枢性聴覚障害では慎重な判断が求められ，人工内耳による聴覚補償が有効であるとする予測がなければならない（小児人工内耳適応基準 2022 と同じ）.

5) 急速に難聴が進行している時期は避け，安定した時期に行う.

実施施設基準

人工内耳植込術の施設基準を満たすこと.

実施医基準

講習会等を受講した医師であること.

（日本耳科学会. 残存聴力活用型人工内耳 EAS（electric acoustic stimulation）適応基準（2023）https://www.otology.gr.jp/common/pdf/eas2023.pdf[2] より）

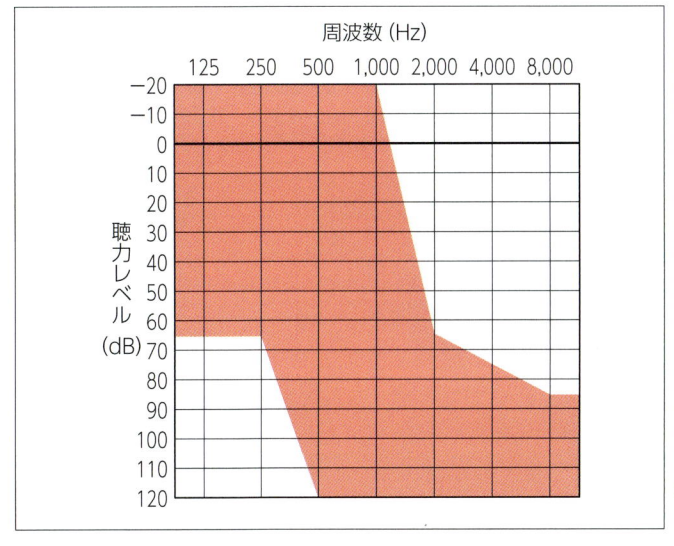

図1 残存聴力活用型人工内耳（EAS）の適応となる聴力像

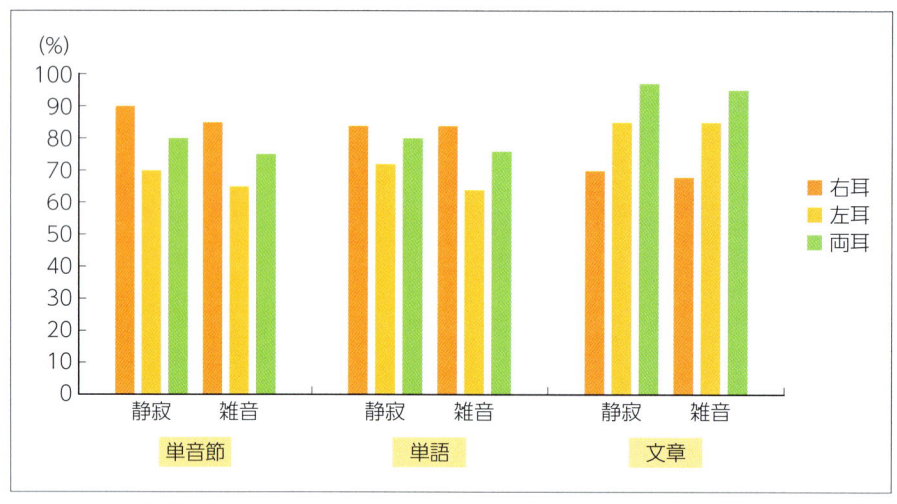

図2　術後語音聴取成績

右耳 1 年 3 か月目，左耳 6 か月目．単音節：67-S 語表，単語・文章：CI-2004，検査音：65 dBSPL，S/N 比＋10 dB.

の術後 6 か月目の語音聴取成績を図2に示す．両側人工内耳装用にて，文章了解度は静寂下，雑音下ともに 90％を超えており，両耳聴効果が認められた．

　本症例は高度視覚障害があり，会社員として社会参加をしており，両側人工内耳手術の良い適応であったと思われる．

今後の課題

　社会における人工内耳の認知度はまだ低く，人工内耳に関しての啓発活動が必要と考える．また，高齢者における難聴と認知機能に関する研究も進んでいるので，高齢者の人工内耳の適応に関してもさらなる研究が必要と考える．両側人工内耳に関しては本文中に述べた．人工内耳手術後の側頭骨病理に関する報告も増えてきており，今後実用化するであろう遺伝子治療などを見据えた術式の選択が求められるようになると思われる．

（柿木章伸）

引用文献

1) 日本耳科学会，日本耳鼻咽喉科学会．成人人工内耳適応基準（2017）．2017．https://www.otology.gr.jp/common/pdf/seijinjinkounaiji.pdf
2) 日本耳科学会．残存聴力活用型人工内耳 EAS（electric acoustic stimulation）適応基準（2023）．https://www.otology.gr.jp/common/pdf/eas2023.pdf
3) Health Quality Ontario. Bilateral Cochlear Implantation：A Health Technology Assessment. Ont Health Technol Assess Ser 2018；18（6）：1-139.
4) 岩城　忍ほか．当院で定めた成人両側人工内耳手術の選択基準の妥当性について．Audiology Japan 2023；66：544-51.
5) Mamelle E, et al. Long-term residual hearing in cochlear implanted adult patients who were candidates for electro-acoustic stimulation. Eur Arch Otorhinolaryngol 2020；277（3）：705-13.
6) Helbig S, et al. Long-term Hearing Preservation Outcomes After Cochlear Implantation for Electric-Acoustic Stimulation. Otol Neurotol 2016；37（9）：e353-9.

人工内耳（小児）

診療ガイドラインの概要

　小児の人工内耳医療を行う際には，適応基準が学会（当初は日本耳鼻咽喉科学会，近年は日本耳科学会）によって公開されている[1]．「小児人工内耳適応基準」が最初に公開されたのは1998年で，その際には年齢は2歳以上18歳未満で聴力レベルが100 dB以上の両側高度難聴かつ補聴器装用効果のない症例，とされていた．その後，小児人工内耳医療の実情に合わせ，また世界で発表されてきた小児人工内耳の成績や先天性感音難聴の検査方法の発展を背景として発表される適応基準は変化してきた．さらに，2014年には「残存聴力活用型人工内耳適応基準」が発表されたが，この基準は小児にも適応される．つまり，現時点では，小児人工内耳に関して2つの適応基準が存在している．

　2006年には，年齢の下限が1歳6か月，聴力レベルが成人と同様に90 dB以上に改訂され，6か月以上の適正な補聴器装用にて話声レベルを超えず，音声言語の獲得が不十分であった場合とされた．2014年には，対象者の年齢下限は1歳以上になり，体重についての基準が加わって8 kg以上とされた．聴力に関しては，聴力レベルだけでなく，補聴器装用下での閾値が45 dB以上であること，補聴器装用下での最高語音明瞭度が50％未満という基準が追加された．さらに，2014年の基準ではいくつかの例外的適応が設定された．

　一つは，手術年齢に関してで，髄膜炎に付随して起こった内耳炎が高度難聴の原因である場合，人工内耳電極を挿入すべき蝸牛内の線維化・骨化が急激に進み，1歳になるまで手術を待つと人工内耳電極の挿入が不可能になる可能性があるため，年齢の下限の基準は例外的に適応されない．また，2012年から本邦において遺伝難聴検査が

保険診療となったことを背景に，既知の高度難聴をきたす難聴遺伝子のバリアントを有していてかつ重度難聴がある場合は，6か月以上の適正な補聴器装用という条件は不要とされた．さらに，低音に残聴があり，従来の聴力レベルの基準を満たしていなくても，1～2 kHz以上の高音の聴取が不能で子音の高音獲得に困難が予測される場合は人工内耳の適応とするとされている．この3つ目の例外的適応は，後ほど述べる「残存聴力活用型人工内耳適応基準」とも連動するものである．

　2014年の基準でもう一点着目すべき点は，これまでの基準では言及されていなかった両側人工内耳装用について，「音声を用いてさまざまな学習を行う小児に対する補聴の基本は両耳聴であり，両耳聴の実現のために人工内耳の両耳装用が有用な場合にはこれを否定しない．」との文言が加わり，人工内耳の両側装用に関して初めて言及が行われた．両側装用は，雑音下での聞き取りや方向感に寄与するとされており，両耳聴の効果を出すためには，一側目と二側目の手術の間隔は，同時であるかあるいは同時でない場合は1年以内などできるだけ短くすべきであると報告されている．

　2022年に「小児人工内耳適応基準」はさらに改訂されて，対象者は年齢が1歳以上であるかまたは体重が8 kg以上あることとされた[1]．この改訂により，体重さえ基準を満たしていれば，1歳未満の乳児も人工内耳の適応となることとなった．なお，1歳以上でも体重が8 kg未満である場合は，少量の術中出血量で循環動態が影響を受ける可能性があるため，体重が増加するまで待つなど慎重な手術適応判断が必要であるとされている．また，両側装用に関しても，「音声を用いてさまざまな学習を行う小児に対する補聴の基本は両耳聴であり，両耳聴の実現のために人工内耳は有用である．」と文言が変更されている．

適応基準では慎重に適応を決定する条件として，画像の所見で蝸牛に人工内耳電極を挿入する空間が確認できない場合，反復性の中耳炎，重複障害や中枢性聴覚障害などがあげられている．また，言語習得期以降に小児が失聴した場合は，補聴器の効果が不十分な場合は獲得した言語能力を失わないよう早期の人工内耳を検討すべきであると述べられている．

もう一つの小児を対象とした人工内耳の適応基準である「残存聴力活用型人工内耳適応基準」は，2014 年の発表時は 125 Hz，250 Hz，500 Hz の純音気導聴力閾値が 65 dB 以下，2,000 Hz が 80 dB 以上，4,000 Hz，8,000 Hz では 85 dB 以上（ただし，1 か所で 10 dB 以内の範囲で外れる場合も適応）でかつ補聴器装用下の語音弁別能が 65 dB SPL で 60% 以下とされていた．2023 年に高音域の純音気導聴力閾値の基準が変更されて，2,000 Hz，4,000 Hz，8,000 Hz の聴力レベルがそれぞれ 65 dB 以上，75 dB 以上，85 dB 以上となった[2]．

以上のような医学的条件に加えて，「小児人工内耳適応基準（2022）」では，医療機関，療育機関，家族についても言及されている[1]．医療機関と療育機関の連携が行われていること，医療機関においては乳幼児の聴力検査，補聴器適合に熟練し言語発達全般と難聴と鑑別すべき他疾患の知識も備えているべきであること，家族については，家族からの継続的な協力が見込まれることが規定されている．

一方，「小児人工内耳前後の療育ガイドライン 2021 年版」[3] は，本邦で音声言語獲得のための最適な療育体制の整備が立ち遅れていることを背景に，先天性高度重度聴覚障害児の言語獲得のために，診療・療育法を確立することを目的に作成された．本ガイドラインは，耳鼻咽喉科医のみならず，小児科医，言語聴覚士，聴覚特別支援学校教員，児童発達支援センターや児童発達支援事業などの指導員を含めた，すべての難聴児および青年の診療・療育に携わる従事者が対象とされている．人工内耳術前術後の難聴児の検査や療育に関連する 5 つのトピックス，1. 新生児聴覚スクリーニング，2. 先天性サイトメガロウイルス感染症，3. 難聴診断後の療育，4. 人工内耳植込後の療育，5. 先天性高度難聴青年の療育，から選択された 15 のクリニカルクエスチョンに対するエビデンスの検証を行ったうえで，各項目に対する推奨が記載され，11 の解説が掲載されている．新生児聴覚スクリーニングでは自動聴性脳幹反応を用いること，精密聴力検査は生後 3 か月以内に他覚的聴力検査を用いて左右の周波数別閾値を測定して自覚的検査との整合性を確かめる．人工内耳装用後の音声獲得には聴覚活用療法を行うこと，などが強く推奨されている．

■ 診療ガイドラインのポイント

「小児人工内耳適応基準」のこれまでの変化のなかで，最も注目されるべきポイントは，適応年齢の下限の設定である．当初の 2 歳以上から，1 歳 6 か月，1 歳と年齢の下限が引き下げられてきた．さらに 2022 年の改訂では，体重次第では 1 歳未満でも人工内耳手術が可能となった．これは，高度難聴児に対する人工内耳医療は低年齢であるほどより健聴児に近い聞き取りを実現できるという報告が海外からされていることと関連すると考えられる．たとえばオーストラリアからは，24 か月で装用を開始した児は，6 か月時に人工内耳装用を開始した児と比べて 5 歳時点での言語能力のスコアが有意に低かったとの報告が発表されている[4]．欧米では 6 か月齢での人工内耳手術が行われており，今後本邦も人工内耳手術適応年齢の低年齢化がさらに進むと考えられる．これらのことから，「小児人工内耳前後の療育ガイドライン 2021 年版」[3] にも示されているように，人工内耳適応の検討を 1 歳前から開始することが重要となってくる．

もう一つの「小児人工内耳適応基準」のポイントは，人工内耳の両側装用である．当初の適応基準では片側装用か両側装用かについての記載はなく，2014 年の適応基準から両側装用についての

言及がされはじめ，2022 年の基準ではその有用性について言及されている．人工内耳両耳装用の効果は方向感や騒音下での聞き取りの向上であるが，先天性難聴でその効果を得るためには，両側同時手術か，逐次手術であっても一側目と二側目の間隔を 1 年程度にすべきであるとされる．また，英国では小児については両側人工内耳装用が国民皆保険で支払いの対象となるが，費用対効果の面で両側人工内耳装用をするのであれば同時手術であることが必要とされている．同時にあるいは比較的短期間に両耳に人工内耳手術を行うとなると，確実に両耳で人工内耳の効果があることを担保する必要があるが，そのためには，画像を用いて人工内耳の成績に影響を与えるような内耳・内耳道奇形がないこと，遺伝子検査で人工内耳の術後効果が期待できるようなバリアントを確認する，などさまざまな検査を行うことにより適応を決定すべきである．

「小児人工内耳前後の療育ガイドライン 2021 年版」のポイントとしては，先ほど述べた 1 歳までに人工内耳の適応の検討を開始することのほかに，難聴の確定後は可能なら 3 か月までに療育を開始すること，人工内耳手術後に音声言語獲得を期待する場合には聴覚活用療育法を行うこと，保護者が人工内耳装用前後の児に積極的にかかわることが児の言語や認知機能の発達によい影響を与える，などがあげられる．また，音声言語の獲得に手話併用の優位性があるというエビデンスは得られていないとしている．これらのエビデンスに基づいたポイントを，難聴児にかかわる医療関係者，療育関係者，そして難聴児の家族のすべてが理解して実践していく必要がある．

■ 症例提示

1. 基本的症例：男児

新生児聴覚スクリーニングにて要再検で，近医にて聴性脳幹反応（ABR）検査を施行したところ，両側とも 105 dB で無反応であったため，生後 2 か月で精査・加療のため紹介受診．

ABR と聴性定常反応（ASSR），歪成分耳音響放射（DPOAE）を生後 3 か月で施行し，ABR では右は 100 dB で反応を認め，左は 105 dB で無反応であった（**図 1a**）．ASSR は，500, 1,000, 2,000, 4,000 Hz の閾値が右 105, 105, 100, 100 dB，左で 105 dB あるいは 105 dB で反応なしであった（**図 1b**）．DPOAE は両側とも無反応であった．両側高度難聴と診断され，生後 6 か月より補聴器の装用を開始した．しかし，補聴器装用効果を認めず（**図 2a**），9 か月ごろから人工内耳を考慮して画像検査などを進めた．画像検査では CT で蝸牛奇形を認めず，骨性蝸牛神経管の狭窄は認めなかった（**図 1c**）．MRI では両蝸牛神経を確認可能であった．1 歳 1 か月時に，両側同時人工内耳植込術を施行した．

術後の経過は良好で，通常保育園に通園しながら，週 3 回聾学校で聴覚を活用した療育を受け，小学校は普通学級で通級指導を受けている．7 歳 7 か月時点での人工内耳装用下語音弁別検査は，67-S 語表を 60 dB HL で提示して左右ともに 85%，人工内耳装用閾値は右耳 25〜35 dB，左耳 25〜40 dB（**図 2b**）である．

2. 応用症例：男児

新生児聴覚スクリーニングは施行されていなかった．1 歳 6 か月で言語発達の遅れを指摘されて精査されたところ，ABR で両耳とも 90 dB で反応なく，ASSR でも両耳とも全周波数で 100 dB で反応を認めず重度難聴と診断された．遺伝子検査を行ったところ GJB2 遺伝子のホモ接合のバリアント（235delC）を認め，人工内耳適応の判断を行うため紹介受診となった．

画像検査では CT で蝸牛奇形を認めず，骨性蝸牛神経管の狭窄は認めなかった．MRI では両蝸牛神経を確認可能であった．前医で，補聴器装用を 1 歳 7 か月から開始していたが，遺伝子検査で難聴遺伝子が同定されていること，重度難聴であることから 6 か月間の補聴器装用を待たずに，1 歳 11 か月時に両側同時人工内耳植込術を施行した．

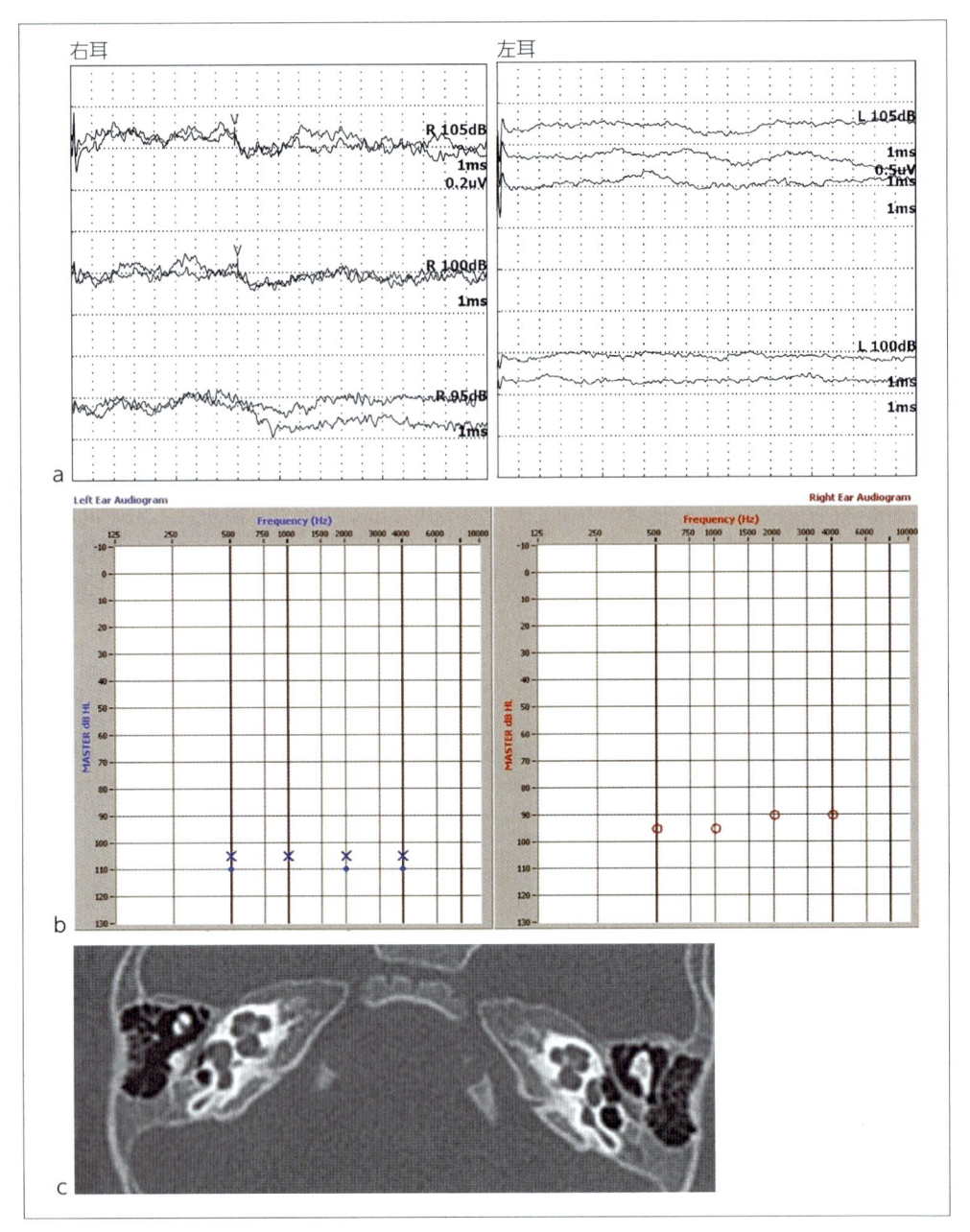

図1　基本的症例の術前検査所見
a：ABR．b：ASSR．c：側頭骨 CT．

　術後の経過は良好で，聴覚を活用した療育を受け，小学校は難聴学級に通学している．8歳時点での人工内耳装用下語音弁別検査は，67-S 語表を 60 dB HL で提示して左右ともに 95%，人工内耳装用閾値は右耳 20〜35 dB，左耳 25〜40 dB である．

考察

　ここに提示した基本的症例は，生後1か月までに新生児聴覚スクリーニングを受け，3か月までに難聴の診断を確定し，6か月までに難聴に対する介入と療育を開始するといういわゆる 1-3-6 ルール[5] にのっとって難聴に対する対処を行われた症

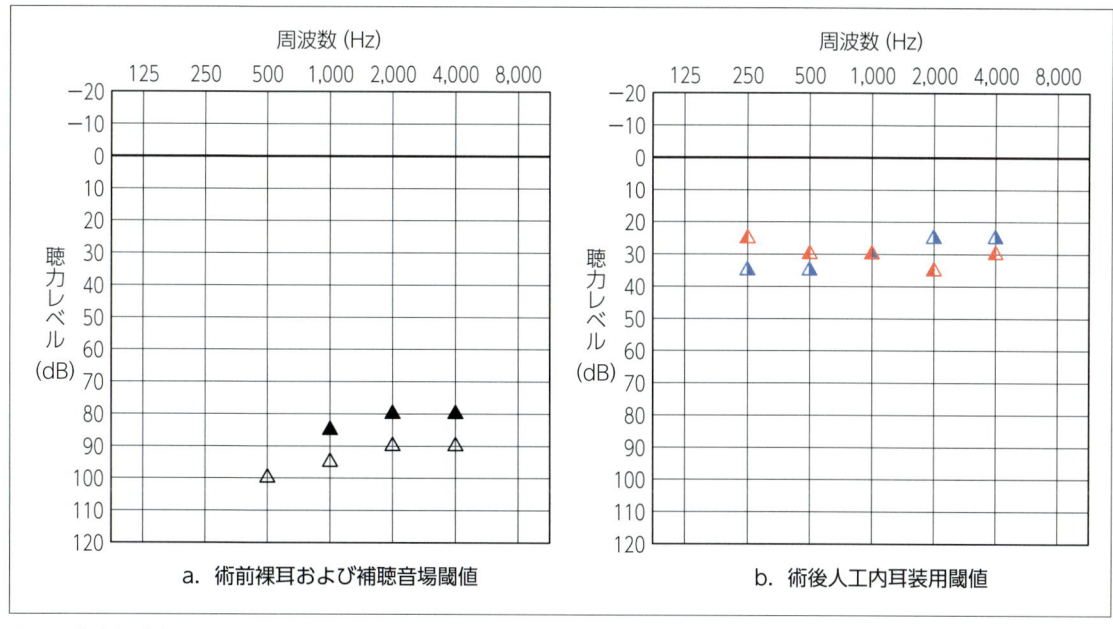

図2 基本的症例の術前および術後の聴力検査

例である．半年間の補聴器装用の効果がなかったため，人工内耳適応と判断され，内耳の奇形や蝸牛神経低形成もなかったため，1歳1か月で両側同時手術を施行され，これも「小児人工内耳適応基準」の想定したとおりの方針で人工内耳装用を開始している．さらに，「小児人工内耳前後の療育ガイドライン2021年版」に述べられているように，術後聴覚を活用した療育を受け，現在通級指導は受けているが，普通学級に通っていて，音声言語の獲得を十分にできている．なお，欧米では，1-3-6ルールから1-2-3ルール（2か月までに難聴診断確定を行い，介入を3か月までに行うこと）[6]への移行が行われており，6か月齢での人工内耳装用も行われている．

これに対して，応用症例では，先天性難聴に対応するための第一歩である新生児聴覚スクリーニングが行われておらず，難聴が発見されたのが1歳6か月であった．ABRで高度難聴が判明した時点で難聴遺伝子検査が行われており，人工内耳の成績が良いとされる*GJB2*遺伝子のバリアントをホモ接合体でもっていることが判明し，6か月の補聴器装用を待たずに両側同時人工内耳手術を

行った．診断の遅れはあったが，難聴遺伝子検査の結果があったため，可及的すみやかに人工内耳手術に踏み切ることができ，最終的には良好な音声言語の獲得が得られている．聴力，補聴効果と療育に関する例外的適応条件が適応された症例であり，難聴遺伝子検査の有用性を示している．

また，いずれの症例も人工内耳による効果が良好であったため，術後聴覚を活用した療育を受けて，良好な音声言語の獲得が行われている．しかし，すべての人工内耳症例がここで提示した症例のように音声言語のみでのコミュニケーションが可能になるわけではなく，蝸牛神経低形成例や発達障害を伴う重複障害例などでは手話などの視覚言語も併用したトータルコミュニケーションを目指していく症例も存在することを念頭において，人工内耳手術前に両親・家族に説明を行う必要がある．

今後の課題

これまで述べてきたように，本邦では，1998年の「小児人工内耳適応基準」の制定以来，定期

的に基準の改訂が行われてきた．改訂では適応年齢の低年齢化や両側装用，遺伝子検査の適応決定への応用などが盛り込まれてきており，今後も検査手技の発展や人工内耳装用成績の積み重ねなどにより大きく変化していく可能性がある．

　欧米では音声言語聴取成績の観点から，6 か月での人工内耳装用も行われるようになっている．しかし，本邦ではその基本となる新生児聴覚スクリーニングの 100% 施行がいまだに達成されておらず，より効果的な小児人工内耳医療を実現するためには今後の体制の整備が課題である．また，術前術後の療育に関するガイドラインは発行されたが，重複障害や人工内耳の効果が通常よりも少ない症例に対する療育に関してはガイドライン内での言及は少ない．また，人工内耳マッピングの統一されたガイドラインはいまだ存在せず，施設ごとの経験でマッピングが行われている．より均一化した小児人工内耳医療を実現するために，こ

れらに関してもガイドラインの作成が望まれる．

（山本典生）

引用文献

1) 日本耳科学会，日本耳鼻咽喉科頭頸部外科学会．小児人工内耳適応基準（2022）．https://www.otology.gr.jp/common/pdf/pcic2022.pdf
2) 日本耳科学会．残存聴力活用型人工内耳 EAS（electric acoustic stimulation）適応基準（2023）．https://www.otology.gr.jp/common/pdf/eas2023.pdf
3) 高度・重度難聴幼小児療育ガイドライン作成委員会編．小児人工内耳前後の療育ガイドライン 2021 年版．金原出版；2021.
4) Ching TYC, et al. Age at Intervention for Permanent Hearing Loss and 5-Year Language Outcomes. Pediatrics 2017；140：e20164274.
5) American Academy of Pediatrics, Joint Committee on Infant Hearing. Year 2007 position statement：Principles and guidelines for early hearing detection and intervention programs. Pediatrics 2007；120：898-921.
6) The Joint Committee on Infant Hearing. Year 2019 Position Statement：Principles and Guidelines for Ealy Hearing Detection and Intervention Programs. The Journal of Early Hearing Detection and Intervention 2019；4：1-44.

良性発作性頭位めまい症

「良性発作性頭位めまい症（BPPV）診療ガイドライン 2023年版」の概要

日本めまい平衡医学会診断基準化委員会により「良性発作性頭位めまい症診療ガイドライン（医師用）」（BPPV診療ガイドライン2009年版）が発表された[1]．これを，「Minds診療ガイドライン作成マニュアル2020」に準拠して日本めまい平衡医学会が改訂し，「良性発作性頭位めまい症（BPPV）診療ガイドライン 2023年版」が作成された[2]．この診療ガイドライン（clinical practice guideline：CPG）には良性発作性頭位めまい症（benign paroxysmal positional vertigo：BPPV）のうち，その存在にコンセンサスの得られている後半規管型BPPV（半規管結石症），外側半規管型BPPV（半規管結石症），外側半規管型BPPV（クプラ結石症）の3つの病態，診断，治療について解説されており，前半規管型BPPVや後半規管型BPPV（クプラ結石症）などのその他のタイプについても記載されている．

BPPVの診断基準に関しては，後半規管型BPPVの診断基準を1981年に厚生省前庭機能異常調査研究班が提案し，1987年に日本めまい平衡医学会が提案した[3]．2017年に日本めまい平衡医学会がBPPVの診断基準の改定を行い，後半規管型BPPV（半規管結石症）に加え，外側半規管型BPPV（半規管結石症），外側半規管型BPPV（クプラ結石症）の診断基準を追加した[4]．「良性発作性頭位めまい症（BPPV）診療ガイドライン 2023年版」ではこの診断基準が用いられている．

「良性発作性頭位めまい症（BPPV）診療ガイドライン 2023年版」のポイント

1. BPPVの病態

良性発作性頭位めまい症（BPPV）はめまいを主訴とする疾患のなかで最も頻度が高く，特定の頭位や頭位変換により誘発される発作性のめまいを特徴とし，耳石器の耳石膜から剥離した耳石が半規管内に迷入することにより生じる疾患である．耳石は一般的には後半規管，もしくは外側半規管に迷入するので，耳石が存在する半規管に応じて後半規管型BPPV，外側半規管型BPPVとサブタイプに分類される．耳石が半規管内に浮遊している病態である半規管結石症と，クプラに付着している病態であるクプラ結石症の2つの病態がある[2]．半規管結石症ではめまい頭位をとった際，耳石が下方へ移動することにより内リンパ流動が生じ，クプラが偏倚するので，半規管が刺激，もしくは抑制される結果，めまいが発作性に生じる．耳石が最下点に到達すると内リンパ流動が停止しめまいが消失するので，半規管結石症でのめまいの持続時間は数十秒～1分ほどである．クプラ結石症では耳石のクプラへの付着によりクプラの比重が増加しているので，めまい頭位をとった際，クプラが下方へ偏倚し，半規管が刺激，もしくは抑制される結果，めまいが発作性に生じる．クプラが偏倚する頭位を持続している限りめまい症状は持続する．これらの病態にて半規管が刺激，もしくは抑制された際，前庭動眼反射が誘発されるので，めまい発作時には眼振が観察される．

2. 診断

半規管結石症とクプラ結石症の2つの病態と3つの半規管の組み合わせによりBPPVのサブタイプは6つあると考えられるが，存在にコンセン

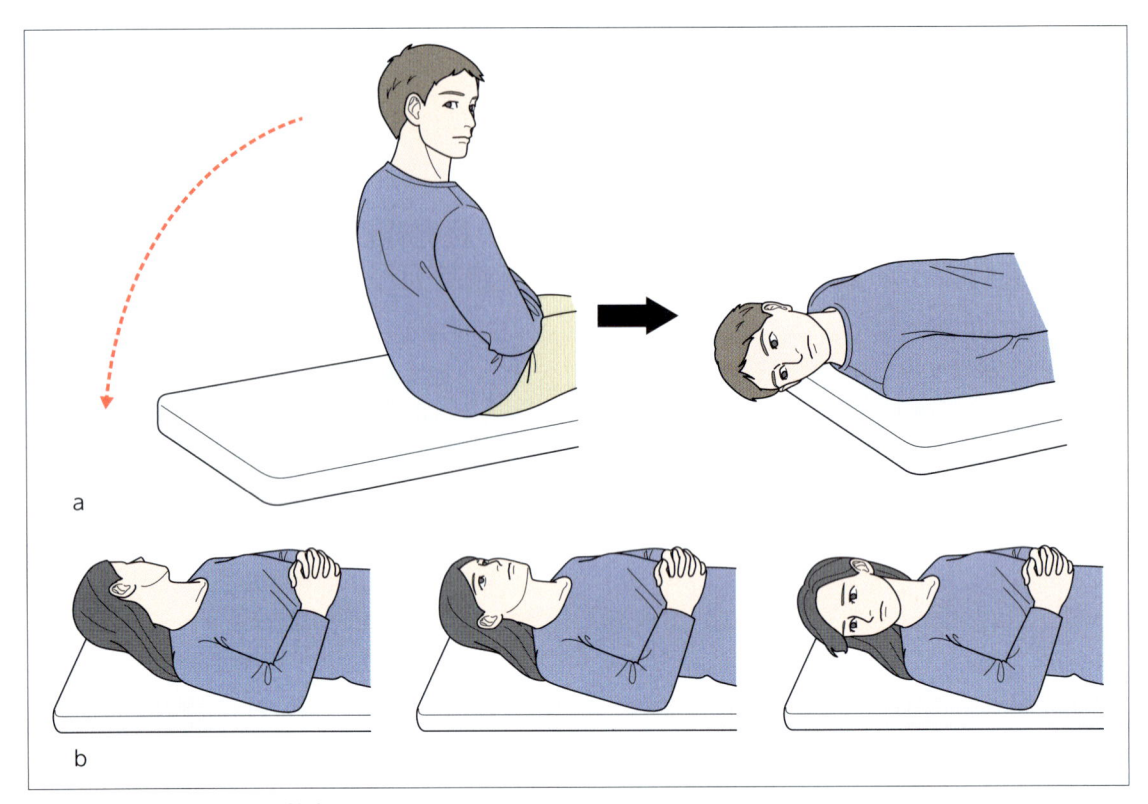

図1　頭位・頭位変換眼振検査
a：右患側の後半規管型 BPPV の診断時の右 Dix-Hallpike 法.
b：head roll test.

サスが得られているのは後半規管型 BPPV（半規管結石症），外側半規管型 BPPV（半規管結石症），外側半規管型 BPPV（クプラ結石症）の3つだけである[2,5]．サブタイプによって治療が異なるので，診断の際にはサブタイプまで診断しなければならない．

a. 後半規管型 BPPV（半規管結石症）の診断のための検査

　後半規管型 BPPV（半規管結石症）は Dix-Hallpike 法と呼ばれる頭位変換眼振検査にて診断する．右患側の後半規管型 BPPV（半規管結石症）の診断ための右 Dix-Hallpike 法を**図1a** に示す[2]．座位にて患者の頭部を右（患側）へ向け，右（患側）下懸垂頭位への頭位変換を行う．この頭位変換時には右（患側）後半規管の平面が回転面に乗っているので右（患側）後半規管が最も刺激される．右（患側）下懸垂頭位にて眼球の上極が右（患側）へ向かう右（患側）向き回旋性眼振

が観察されれば右患側の後半規管型 BPPV（半規管結石症）と診断する．この眼振は減衰し持続時間は1分以下であり，上眼瞼向きの垂直成分を伴うことがある．右（患側）下懸垂頭位から座位に戻した際には（reverse 右〈患側〉Dix-Hallpike 法），左（健側）向き回旋性眼振が観察される．この眼振も減衰し持続時間は1分以下であり，下眼瞼向きの垂直成分を伴うことがある．

b. 外側半規管型 BPPV の診断のための検査

　外側半規管型 BPPV は head roll test と呼ばれる頭位眼振検査にて診断する（**図1b**）．仰臥位にて正中頭位（**図1b** 中央），右耳下頭位（**図1b** 右），左耳下頭位（**図1b** 左）での頭位眼振を観察する．

　仰臥位右耳下頭位で右向き水平（回旋混合）性眼振，仰臥位左耳下頭位で左向き水平（回旋混合）性眼振の方向交代性下向（向地）性頭位眼振が観察されれば外側半規管型 BPPV（半規管結石

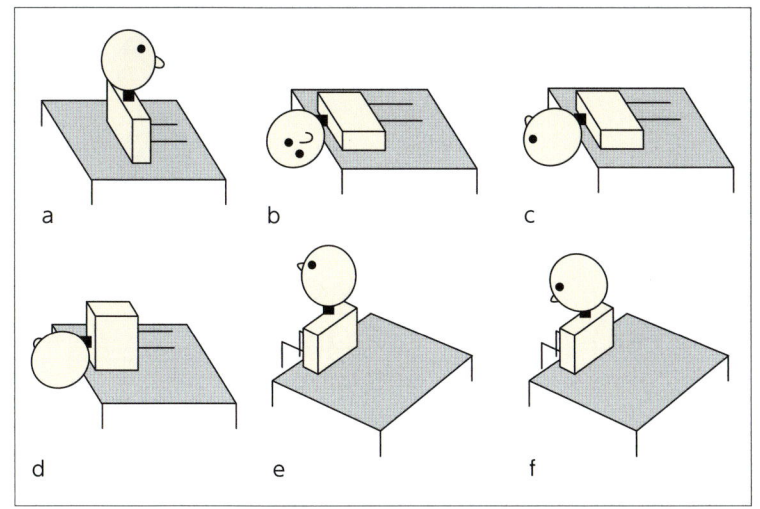

図2　Epley 法
右患側の後半規管型 BPPV に対する Epley 法．a から f の順に患者を動かす．

症）と診断する[2]．これらの頭位眼振の強さを比べ，右向き水平性眼振のほうが強ければ右患側，左向き水平性眼振のほうが強ければ左患側と診断する．すなわち強いほうの眼振が観察された際に下方に存在する耳が患側耳である．方向交代性下向性眼振は減衰し持続時間は 1 分以下である．

仰臥位右耳下頭位で左向き水平（回旋混合）性眼振，仰臥位左耳下頭位で右向き水平（回旋混合）性眼振の方向交代性上向（背地）性頭位眼振が観察されれば外側半規管型 BPPV（クプラ結石症）と診断する[2]．これらの頭位眼振の強さを比べ，右向き水平性眼振のほうが強ければ右患側，左向き水平性眼振のほうが強ければ左患側と診断する．すなわち弱いほうの眼振が観察された際に下方に存在する耳が患側耳である．方向交代性上向性眼振は左右耳下頭位を維持している限り持続する．

■ 治療の実際

BPPV は患者の頭部を適切に動かし，半規管内に迷入した耳石を前庭のほうへ移動させ半規管から排出させることにより治療する．この治療法は耳石置換法と呼ばれる．BPPV のサブタイプごとに耳石置換法が存在する．頸椎や腰椎の疾患を有する患者に対しては耳石置換法を行ってはいけない．

1. 後半規管型 BPPV（半規管結石症）に対する耳石置換法：Epley 法

後半規管型 BPPV（半規管結石症）は Epley 法と呼ばれる耳石置換法にて治療する[2]．右患側の場合の Epley 法時の患者の動きを**図2**に示す．座位（**図2a**）から右（患側）下懸垂頭位（**図2b**）とし，左（健側）下懸垂頭位へと頭を動かし（**図2c**），体ごと左（健側）へ向け（**図2d**），座位に戻す（**図2e**）．座位にて頭部を前屈させる（**図2f**）．

2. 外側半規管型 BPPV に対する耳石置換法：Gufoni 法

外側半規管型 BPPV は Gufoni 法と呼ばれる耳石置換法にて治療する[2]．右患側の外側半規管型 BPPV（半規管結石症）に対する Gufoni 法と左患側の外側半規管型 BPPV（クプラ結石症）に対する Gufoni 法は同じであり，左患側の外側半規管型 BPPV（半規管結石症）に対する Gufoni 法と右患側の外側半規管型 BPPV（クプラ結石症）に対する Gufoni 法は同じである．右患側の外側半規管型 BPPV（半規管結石症），左患側の外側半規管型 BPPV（クプラ結石症）に対する Gufoni 法時の患者の動きを**図3**に示す．座位（**図3a**）から右耳下になるように体を倒し（**図3b**），顔を床方向に向け（**図3c**），座位に戻す（**図3d**）．

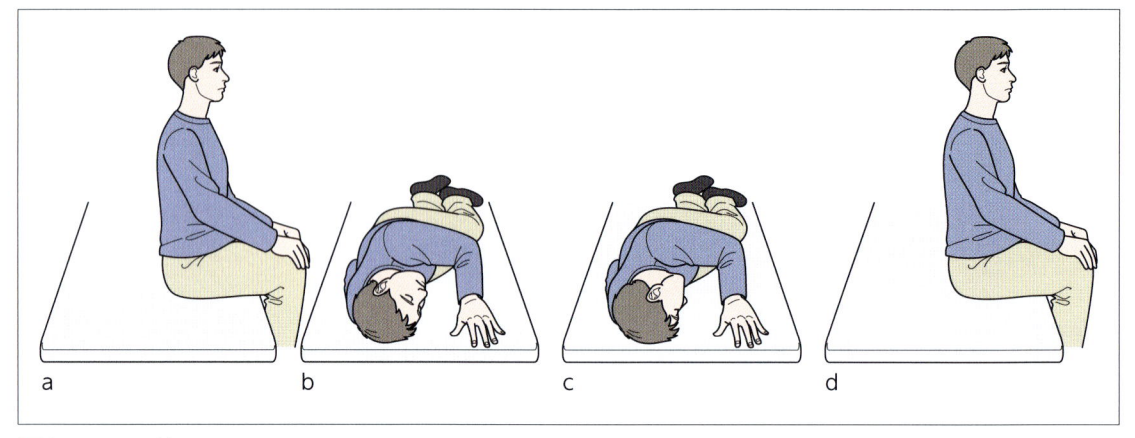

図 3　Gufoni 法
左外側半規管型 BPPV（半規管結石症），または右外側半規管型 BPPV（クプラ結石症）に対する Gufoni 法を示す．

症例提示

症例 1　右患側の後半規管型 BPPV（70 歳，女性）

頭位変換眼振検査：右 Dix-Hallpike 法時に持続時間が 20 秒ほどの右回旋性眼振が観察され，右 reverse Dix-Hallpike 法時に持続時間が 10 秒ほどの左回旋性眼振が観察された（**図 4a**）．

治療経過：右患側の後半規管型 BPPV に対する Epley 法を行ったところ，1 週間後の再診時にはめまい症状，および頭位変換眼振が消失していた．

臨床のポイント

　Dix-Hallpike 法時に持続時間が数十秒ほどの，下方に存在する耳の方向への回旋性眼振を認め，reverse Dix-Hallpike 法時に持続時間が 10 秒ほどの，Dix-Hallpike 法時とは逆向きの回旋性眼振を認めれば，後半規管型 BPPV は容易に診断でき，Dix-Hallpike 法時の頭位変換眼振の回旋成分の方向が患側であるので，患側に対する Epley 法を施行する．

症例 2　右患側の外側半規管型 BPPV（半規管結石症）（60 歳，女性）

頭位眼振検査：head roll test にて右耳下頭位時に持続時間が 20 秒ほどの右向き水平性眼振を認め，

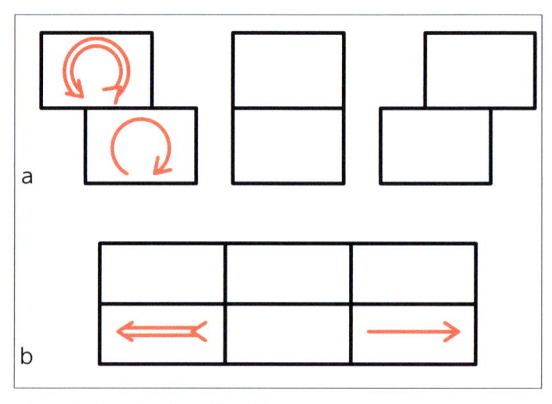

図 4　頭位・頭位変換眼振
a：症例 1 の頭位変換眼振．
b：症例 2 の頭位眼振．

左耳下頭位時に持続時間が 20 秒ほどの左向き水平性眼振を認めた．右向き水平性眼振のほうが強かった（**図 4b**）．

治療経過：右患側の外側半規管型 BPPV（半規管結石症）に対する Gufoni 法を行ったところ，1 週間後の再診時にはめまい症状，および頭位変換眼振が消失していた．

臨床のポイント

　head roll test にて，右耳下頭位時に持続時間が 1 分以下の右向き水平性眼振を認め，左耳下頭位時に持続時間が 1 分以下の左向き水平性眼振の方向交代性下向性眼振を認めれば外側半規管型 BPPV（半規管結石症）は容易に診断でき，強い

ほうの眼振の方向が患側であるので，患側に対する Gufoni 法を施行する．

CPG の今後の課題

前半規管型 BPPV，後半規管型 BPPV（クプラ結石症），light cupula などの BPPV 非定型例の治療に関する CQ（clinical question）がない．血中カルシウム値の低下がある場合にはビタミン D とカルシウムの摂取により BPPV の再発率が減少することが示されているが，その根拠となる論文が海外のものばかりであるので，日本からの論文が発表されることが待ち望まれる．

（今井貴夫）

引用文献

1）日本めまい平衡医学会診断基準化委員会編．良性発作性頭位めまい症診療ガイドライン（医師用）．Equilibrium Res 2009；68（4）：218-25.
2）日本めまい平衡医学会編．良性発作性頭位めまい症（BPPV）診療ガイドライン 2023 年版．金原出版；2023.
3）小松崎篤．めまい診断基準化のための資料— 1987 年めまい診断基準化委員会答申書．Equilibrium Res 1988；47（2）：245-73.
4）池園哲郎ほか；診断基準化委員会．めまいの診断基準化のための資料　診断基準　2017 年改定．Equilibrium Res 2017；76（3）：233-41.
5）von Brevern M, et al. Benign paroxysmal positional vertigo：Diagnostic criteria. J Vestib Res 2015；25（3-4）：105-17.

メニエール病

「メニエール病・遅発性内リンパ水腫診療ガイドライン 2020年版」の概要

メニエール病は，難聴，耳鳴，耳閉感などの聴覚症状を伴うめまい発作を反復する典型的な内耳性めまい疾患であり，その病態は内リンパ水腫である[1-3]．「メニエール病・遅発性内リンパ水腫診療ガイドライン 2020年版」[1] では，メニエール病の病態，疫学，診断基準，重症度分類，症状，検査，治療，治療効果判定基準，治療のクリニカルクエスチョン（CQ）などが記述された．まず2017年に改訂されたメニエール病および遅発性内リンパ水腫の診断基準[4] により，症状だけではメニエール病および遅発性内リンパ水腫疑い例と診断，検査所見の追加によりメニエール病および遅発性内リンパ水腫確実例と診断されるようになった．なお，メニエール病については，内耳造影MRIにより内リンパ水腫が描出された場合にはメニエール病確定診断例という診断名が新たに追加された．次にメニエール病の間欠期の治療（治療アルゴリズム）として新しく段階的治療が推奨された．そのなかで2018年に保険収載された中耳加圧装置による中耳加圧療法[5,6] は，保存的治療が奏功しない場合に外科的前庭機能破壊的治療の前に考慮される低侵襲な治療法と位置付けられた．最後に，メニエール病では5種類のCQに対してエビデンスに基づき推奨度がつけられた．遅発性内リンパ水腫に対しては適切なエビデンスを得ることができなかったが，メニエール病のCQの推奨度に準じて行うべきと報告された．

「メニエール病・遅発性内リンパ水腫診療ガイドライン 2020年版」のポイント

1. メニエール病および遅発性内リンパ水腫診断基準（2017年）

表1にメニエール病診断基準（2017年）を示した[4]．1974年のメニエール病診断の手引きでは，症状の3項目だけで確実例の診断が行われていたが，今回の改訂では，症状だけでなく検査所見の4項目も必要となった．さらに，内耳造影MRIにより内リンパ水腫が描出可能となり，確定診断例という診断名が新たに追加された．1974年の診断基準で疑い例とされた聴覚症状のみやめまい発作のみが主徴である場合には，「メニエール病診療ガイドライン2011年版」でそれぞれ非定型例（蝸牛型）や非定型例（前庭型）と命名された[2]．そのため，現在，メニエール病は，症状や検査所見により確定診断例，確実例，疑い例，非定型例（蝸牛型），非定型例（前庭型）の5種類に分類される．

表2に遅発性内リンパ水腫診断基準（2017年）を示した[4]．1987年のめまいの診断基準化のための資料では，症状の3項目だけで疑い，検査所見の4項目で確定とされていたが，今回の改定では，新たに症状の4項目だけで疑い例，検査所見の4項目が追加されると確実例と分類された．

2. メニエール病の間欠期の治療（治療アルゴリズム）

メニエール病の保存的治療では，浸透圧利尿薬，抗めまい薬などの薬が用いられる．保存的治療が奏功せずめまい発作を繰り返す場合は難治例と呼ばれる．従来，この難治例に対しては外科的・前庭機能破壊的治療（内リンパ嚢開放術，前庭神経切断術，アミノ配糖体抗生物質鼓室内投与

表1 メニエール病診断基準（2017 年）

A. 症状

1. めまい発作を反復する．めまいは誘因なく発症し，持続時間は 10 分程度から数時間程度．
2. めまい発作に伴って難聴，耳鳴，耳閉感などの聴覚症状が変動する．
3. 第 VIII 脳神経以外の神経所見がない．

B. 検査所見

1. 純音聴力検査において感音難聴を認め，初期にはめまい発作に関連して聴力レベルの変動を認める．
2. 平衡機能検査においてめまい発作に関連して水平性または水平回旋混合性眼振や体平衡障害などの内耳前庭障害の所見を認める．
3. 神経学的検査においてめまいに関連する第 VIII 脳神経以外の障害を認めない．
4. メニエール病と類似した難聴を伴うめまいを呈する内耳・後迷路性疾患，小脳，脳幹を中心とした中枢性疾患など，原因既知の疾患を除外できる．
5. 聴覚症状のある耳に造影 MRI で内リンパ水腫を認める．

診断

メニエール病確定診断例

　A. 症状の 3 項目を満たし，B. 検査所見の 5 項目を満たしたもの．

メニエール病確実例

　A. 症状の 3 項目を満たし，B. 検査所見の 1〜4 の項目を満たしたもの．

メニエール病疑い例

　A. 症状の 3 項目を満たしたもの．

(池園哲郎ほか．Equilibrium Res 2017；76：233-41[4] より)

表2 遅発性内リンパ水腫診断基準（2017 年）

A. 症状

1. 片耳または両耳が高度難聴ないし全聾．
2. 難聴発症より数年〜数 10 年経過した後に，発作性の回転性めまい（時に浮動性）を反復する．めまいは誘因なく発症し，持続時間は 10 分程度から数時間程度．
3. めまい発作に伴って聴覚症状は変動しない．
4. 第 VIII 脳神経以外の神経所見がない．

B. 検査所見

1. 純音聴力検査において片耳ないし全聾を認める．
2. 平衡機能検査においてめまい発作に関連して水平性または水平回旋混合性眼振や体平衡障害などの内耳前庭障害の所見を認める．
3. 神経学的検査においてめまいに関連する第 VIII 脳神経以外の障害を認めない．
4. 遅発性内リンパ水腫と類似した難聴を伴うめまいを呈する内耳・後迷路性疾患，小脳，脳幹を中心とした中枢性疾患など，原因既知の疾患を除外できる．

診断

遅発性内リンパ水腫確実例

　A. 症状の 4 項目を満たし，B. 検査所見の 4 項目を満たしたもの．

遅発性内リンパ水腫疑い例

　A. 症状の 4 項目を満たしたもの．

(池園哲郎ほか．Equilibrium Res 2017；76：233-41[4] より)

など）が行われてきた[1-3,5]．欧米では，1990 年代からスウェーデンで開発された中耳加圧装置（Meniett20®）による中耳加圧療法の治療効果が二重盲検法などにより報告されてきた[3]．その結果，Meniett® による中耳加圧療法は 2008 年の Lancet 誌で米国のメニエール病のアルゴリズムにて保存的治療と外科的・前庭機能破壊的治療の間に位置する低侵襲な治療であると報告された[3]．

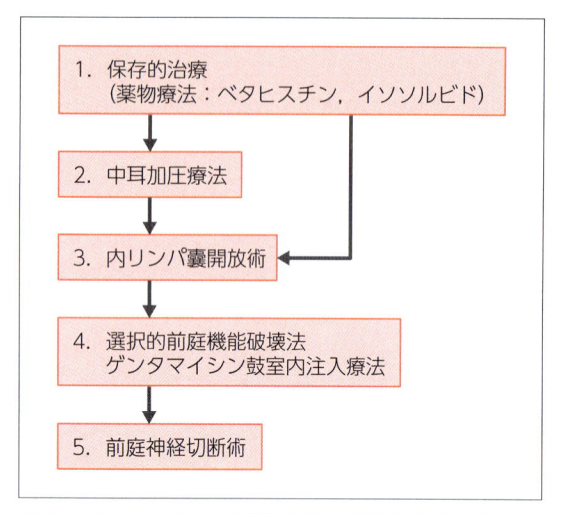

図1　メニエール病の発作予防の段階的治療（治療アルゴリズム）

(日本めまい平衡医学会編. メニエール病・遅発性内リンパ水腫診療ガイドライン 2020 年版. 金原出版；2020[1] をもとに作成)

Meniett[®] は本邦で未承認の医療機器であり，その代わりに国産の中耳加圧装置（EFET01；第一医科株式会社）による中耳加圧療法は 2018 年に保険収載され，ガイドラインの治療アルゴリズムの中に組み込まれた[1,5,6]（**図1**）．

3.　CQ
CQ1　メニエール病に抗めまい薬は有効か？[1]

ベタヒスチンのメニエール病のめまいに対する有効性はエビデンスが乏しい．ただし，3 か月以下の短期投与に限るとめまいを抑制する効果が得られる可能性があるので考慮してもよい（推奨度B）．一方，メニエール病に対する同薬の 1 年におよぶ長期投与は無効であり，長期間使用すべきでない（推奨度C2）．ジフェニドールのメニエール病に対する有効性はエビデンスがない．短期投与に関してはめまい症状を抑制する可能性があり考慮してもよい（推奨度C1）．

CQ2　メニエール病に利尿薬は有効か？[1]

利尿薬のメニエール病の治療に対する有効性はエビデンスが乏しい．しかし，めまいの抑制，難聴の進行に効果がある可能性がある．特にめまいに対する有効性は聴力に関する効果に勝る．利尿

薬はメニエール病のめまいや難聴の抑制に対して考慮してよい（推奨度C1）．メニエール病に対するイソソルビドの有効性に関しては，投与量は 1 日量 90 mL，投与期間は最終めまい発作から 6 か月，再発時にはそのつど再投与を行うことを考慮してもよい（推奨度C1）．

CQ3　メニエール病に抗ウイルス薬は有効か？[1]

メニエール病に対する抗ウイルス薬の有効性を示す根拠に乏しく，メニエール病の治療に抗ウイルス薬を用いることは勧められない（推奨度D）．

CQ4　メニエール病に中耳加圧治療は有効か？[1]

中耳加圧治療器として Meniett[®] を用いる中耳加圧治療のメニエール病のめまいに対する有効性は，プラセボ（鼓膜換気チューブ挿入術）に比べてエビデンスが乏しい．ただし，4 か月以上治療継続するとめまいを抑制する効果が得られる可能性があるので考慮してもよい（推奨度B）．中耳加圧治療器として鼓膜マッサージ器を用いる中耳加圧治療のメニエール病のめまいに対する有効性は，鼓膜換気チューブ挿入術を必要としないが Meniett[®] と比べて差を認めず，効果が得られる可能性があるので考慮してもよい．鼓膜マッサージ器から開発された非侵襲中耳加圧装置が薬事承認され保険収載されたことから，中耳加圧治療に用いることができるようになった（推奨度B）．中耳加圧治療のメニエール病の難聴，耳鳴などの聴覚症状に対して効果は期待できない（推奨度C2）．

CQ5　メニエール病に対する内リンパ嚢開放術は有効か？[1]

メニエール病に対する内リンパ嚢開放術の有効性は，術後 12 か月の短期成績において，めまい抑制，聴力温存に優れているといえる．ただし，長期成績に関しては，めまい抑制，聴力温存の有効性に限界がある．機能温存を目的とした唯一の手術治療であり，難治例に対する選択的前庭機能破壊術の前に考慮してもよい（推奨度C1）．

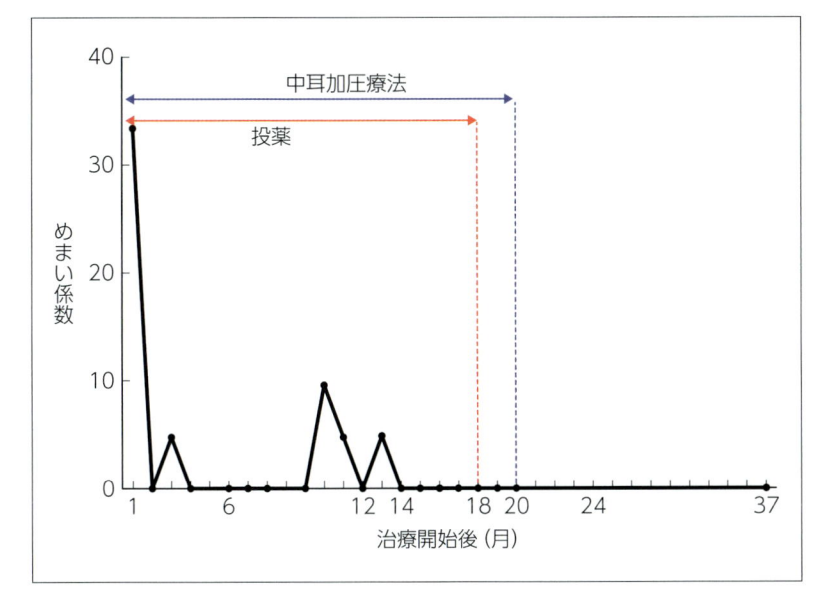

図 2　難治例の治療経過
治療開始 14 か月後からめまいなく，18 か月後に投薬を終了．20 か月後に中耳加圧療法を終了した．治療開始 37 か月後の再診時までめまいなく，終診と判断した．
（將積日出夫. JOHNS 2021；37：13-5[6] より）

CQ6　メニエール病に選択的前庭機能破壊術は有効か？[1]

　生活指導や内服薬による保存的治療によって抑制されないメニエール病のめまい発作抑制の治療としてゲンタマイシン鼓室内注入療法は有効である．ただし，治療に伴って患側聴力の低下が生じる可能性があることを留意すべきである（推奨度 B）．ゲンタマイシン鼓室内投与に先行して，副腎皮質ステロイドの鼓室内投与を行うことは検討してもよい．なお，本邦では内耳中毒物質鼓室内注入術を保険診療として行うことはできない（推奨度 B）．前庭神経切断術は，ゲンタマイシン鼓室内注入療法によってもめまい発作がコントロールできない症例に対して考慮される治療法である．症例集積研究から有効とされるが，治療法の性質上ランダム化比較試験を行うことが困難である．ゲンタマイシン鼓室内注入療法に対する優越性を示す報告もあるが，エビデンスとして確立されていない（推奨度 C1）．

「メニエール病・遅発性内リンパ水腫診療ガイドライン 2020 年版」：難治例への対応と考察

症例　難治例（37 歳，男性）への対応[5,6]

既往歴：特になし

現病歴：5 年以上前から右耳鳴，耳閉感の増悪が先行し，嘔気を伴う 10 分以上の回転性めまいを月 2〜3 回繰り返し，A 総合病院で利尿薬，鎮暈薬などで加療していた．X 年 11 月 8 日からめまいが増悪したため，精査目的で 12 月 5 日紹介受診した．

当院での検査所見：両鼓膜混濁

純音聴力検査：平均聴力レベル　右 45 dB，左 14 dB（気導骨導差なし）

内耳造影 MRI 検査：右蝸牛，前庭に内リンパ水腫を著明に認めた．

診断：右メニエール病確定診断例

　中耳加圧治療受診後経過：X+1 年 1 月 2 日〜8 日までめまい増悪のため B 総合病院に入院加療した．そのため，生活指導と投薬をしても 1 か月に 21 日間のめまい発作を繰り返す Stage4 の右メニエール病確定診断例と診断して 1 月 10 日より中耳加圧装置による中耳加圧治療を開始し

た．中耳加圧治療を開始してめまいは軽減した．めまい係数（**図2**）では，治療開始1か月後で33と改善し，14か月後からめまいを認めなかった．治療開始20か月後に中耳加圧療法を終了した．

考察

中耳加圧治療は，浸透圧利尿薬や抗めまい薬などの薬物による保存的治療に奏功せずめまい発作を繰り返す難治例（メニエール病確定診断例・確実例および遅発性内リンパ水腫確実例）に対して内リンパ嚢開放術などの外科治療に進む前に考慮される低侵襲な治療法である．本症例では，保存的治療が奏功せず1か月間に21日のめまい発作を繰り返すため，中耳加圧療法を開始した．治療開始1か月後でめまいは改善し，2か月後からは月に1～2回であった．富山大学附属病院先端めまいセンターで治療開始4か月後と12か月後のめまい係数を比較すると，治療開始4か月後では著明改善45%，改善14%，軽度改善21%であった．一方，治療開始12か月後では著明改善68%，改善16%，軽度改善9%であった[5]．著明改善の割合は12か月のほうが有意に高率であり，中耳加圧装置適正使用指針にある1年という治療効果判定期間の妥当性を示していることが考えられた[5]．

「メニエール病・遅発性内リンパ水腫診療ガイドライン 2020年版」の今後の課題

Lancet誌での米国のメニエール病の治療アルゴリズムでは，副腎皮質ステロイドの鼓室内投与が保存的治療と中耳加圧療法の中間に位置する治療として記載されている．本ガイドラインでは，CQ6に一部記載があるのみにとどまっている．一方，生活指導のなかには，有酸素運動など国内で開発された治療法が行われている．本ガイドラインに収載が不十分ないしは未収載のこれらの治療法に対してエビデンスの収集を図り，推奨度を明らかにすることは診療ガイドラインの発展のための課題と考えられる．

「メニエール病・遅発性内リンパ水腫診療ガイドライン 2020年版」から診断基準改定2017年，間欠期の治療アルゴリズム，CQについて概説した．本ガイドラインは，公益財団法人日本医療機能評価機構（Minds）により質の高い診療ガイドラインと評価された．本項が諸先生の今後のメニエール病診療にお役に立てれば幸いである．

（將積日出夫）

引用文献

1) 日本めまい平衡医学会編．メニエール病・遅発性内リンパ水腫診療ガイドライン 2020年版．金原出版；2020.
2) 厚生労働省難治性疾患克服研究事業 前庭機能異常に関する調査研究班（2008～2010年度）編．メニエール病診療ガイドライン 2011年版．金原出版；2011.
3) Sajjadi H, Paparella MM. Meniere's disease. Lancet 2008；372：406-14.
4) 池園哲郎ほか．めまいの診断基準化のための資料 診断基準2017年改定．Equilibrium Res 2017；76：233-41.
5) 將積日出夫．メニエール病の病態・診断・治療 Update 中耳加圧療法．日耳鼻 2022；125：1449-54.
6) 將積日出夫．症例から診るめまい診療 メニエール病．JOHNS 2021；37：13-5.

前庭神経炎

前庭神経炎診療基準の変遷

前庭神経炎は，難聴や耳鳴などの聴覚症状は伴わず，急性の回転性めまいを生じる疾患である．わが国における前庭神経炎の最初の診断基準は，厚生省の前庭機能異常調査研究班から 1981 年に発表された．次いで，1987 年に当時の日本平衡神経科学会がめまい診断基準化のための資料を作成し，その中で診断基準が提案された．その後，2017 年に日本めまい平衡医学会が上記診断基準を改定し，現在に至っている（**表 1**）[1]．

国際診断基準としては，Barany Society から 2022 年に Acute unilateral vestibulopathy/vestibular neuritis として発出されている[2]．疾患概念は日本めまい平衡医学会 2017 年版とほぼ同じで，経過により 4 期に分類されている．

「前庭神経炎診療ガイドライン 2021 年版」[3]

2021 年版ガイドラインは，2017 年版診断基準[1] を使用し，病態・疫学，症状，検査，治療を解説し，6 つのクリニカルクエスチョン（CQ）を設けている．

1. 診断基準

表 1 に日本めまい平衡医学会 2017 年版診断基準を掲載する．

2. 病態と疫学[3]

前庭神経炎はウイルス感染，特に前庭神経節に潜伏感染する単純ヘルペスウイルス 1 型の再活性化によると考えられている．1993 年の本邦の調査では有病率は 3.5 人/10 万人とされている．しかし，近年のドイツの疫学調査では 14 人/10 万人，クロアチアでは 11.7～15.5 人/10 万人であり，ドイツの国立統計報告では 24 人/10 万人と

表 1 前庭神経炎（vestibular neuritis）診断基準

A. 症状
1. 突発的な回転性めまい発作で発症する．回転性めまい発作は 1 回のことが多い．
2. 回転性めまい発作の後，体動時あるいは歩行時のふらつき感が持続する．
3. めまいに随伴する難聴，耳鳴，耳閉感などの聴覚症状を認めない．
4. 第 VIII 脳神経以外の神経症状がない．

B. 検査所見
1. 温度刺激検査により一側または両側の末梢前庭機能障害（半規管機能低下）を認める．
2. 回転性めまい発作時に自発および頭位眼振検査で方向固定性の水平性または水平回旋混合性眼振を認める．
3. 聴力検査で正常聴力またはめまいと関連しない難聴を示す．
4. 前庭神経炎と類似のめまい症状を呈する内耳・後迷路性疾患，小脳，脳幹を中心とした中枢性疾患など，原因既知の疾患を除外できる．

診断
前庭神経炎確実例（Definite vestibular neuritis）
　A. 症状の 4 項目を満たし，B. 検査所見の 4 項目を満たしたもの．
前庭神経炎疑い例（Probable vestibular neuritis）
　A. 症状の 4 項目を満たしたもの．

（池園哲郎ほか；日本めまい平衡医学会 診断基準化委員会. Equilibrium Res 2017；76：233-41[1] より）

増加傾向のようにみえる．1983 年の厚生省前庭機能異常研究班の報告では，後発年齢は 40～50 歳代で性差はないとされている．

3. 症状[3]

前庭神経炎は，誘因なく発症する回転性めまいを初発症状とし，強い嘔気や嘔吐を伴う例が多く，難聴や耳鳴などの聴覚症状は認めない．前駆症状として上気道炎が認められた割合は 17～60％と報告により差がある．原則としてめまい発作回数は 1 回である．

Sekitani らは 600 例の多施設検討で，発症後 7～14 日で回転性めまいは 80％に，歩行不安定を 60％に認めたが，発症後 1～3 か月でそれぞれ 4％．17％に減少したと報告している[4]．

4. 検査[3]

a. 眼振検査

発症 1 年後でも，健側向き麻痺性の自発眼振が 50％の症例で残るとされる．注視眼振の消失は 12 日～3 か月を要する．頭位眼振は発症 1～3 か月後に 40％でみられ，消失には約 6 か月を要するとされる．

b. 温度刺激検査

温度反応が正常化した例は，発症 1 か月後には 15％，3 か月後には 25％，1 年後で 35％との報告がある．

c. 前庭誘発筋電位（vestibular evoked myogenic potential：VEMP）

Murofushi らは，前庭神経炎の 34％で cVEMP の反応が欠如したと報告し，前庭神経炎症例においては上・下前庭神経が障害されるもの，上前庭神経のみが障害されるもの，下前庭神経のみが障害されるものがあるとしている[5]．

d. head impulse test（HIT）

前庭神経炎症例の HIT 陽性率は 82％で半規管麻痺（canal paresis：CP）との相関が高く，HIT 陽性例の症状改善は不良とされる．HIT の経過について，1 か月後には 50％，3 か月後には 60％，6～12 か月後には 70％が正常化し，温度刺激検査より回復が早いとされる．前・後・外側，すべての半規管の反応が消失している症例が 27.6％，前と外側半規管の反応が消失している症例が 44.8％，外側半規管のみの反応が消失している症例が 27.6％と報告されている．

e. 自覚的視性垂直位（subjective visual vertical：SVV）

急性期には SVV は患側へ偏位し，経過とともに偏位は縮小し，6 週後に異常を認めたのは 25％と報告される．SVV の正常化に要する期間は自発眼振が消失するまでの期間よりも短いとされる．

f. 画像検査

1.5 テスラの MRI で高用量造影剤を投与しても前庭神経に造影効果は認めず，前庭神経炎の画像診断は困難であるとの報告がある．一方，3 テスラの MRI では，患側の前庭神経に造影効果を認めたとの報告もある．

5. 治療[3]

CP が回復する場合としない場合があり，後者では体動時の浮動感やふらつきが遷延する．急性期の治療は，めまいや悪心・嘔吐などの症状の軽減を目的に行われる．慢性期の平衡障害の改善には，前庭リハビリテーションが有効である．以下の CQ を参照のこと．

6. クリニカルクエスチョン（CQ）[3]

一つの CQ に複数回答があり，回答ごとに推奨度が異なるものもある．本ガイドラインの推奨度は以下のとおりである．

CQ（Clinical Question）の推奨度

グレード A：行うよう強く勧められる

グレード B：行うよう勧められる

グレード C1：行うことを考慮してもよいが，十分な科学的根拠がない

グレード C2：科学的根拠がないので，勧められない

グレード D：行わないよう勧められる

CQ1　急性期の前庭神経炎に抗めまい薬は有効か？

・抗めまい薬の前庭神経炎急性期を対象とした有効性について，エビデンスに乏しい．しかしベタヒスチンは末梢性めまいに対して有効である可能性があるので考慮してもよい．【推奨度 B】

・前庭神経炎急性期，シンナリジン 20 mg とジメンヒドリナート 40 mg の併用は症状・日常生活動作の改善において有効である可能性がある．ただしシンナリジンは本邦では発売中止となった．【推奨度 B】

追記：本邦で市販されているベタヒスチンはメシル酸塩で，海外で販売されている塩酸塩と比べ分子量が大きい．そのため，海外の常用量 16～48 mg は本邦では 24～72 mg に相当する．よって，本邦のベタヒスチンメシル酸塩は 1 日量 36 mg で使用すべきであり，1 日量 18 mg では効果が低い可能性がある．

CQ2　急性期の前庭神経炎に制吐薬は有効か？

・制吐薬の前庭神経炎急性期を対象とした有効性について，エビデンスに乏しい．しかし第一世代の抗ヒスタミン薬は急性期のめまいに伴う悪心・嘔吐に有効であり，前庭神経炎の急性期に考慮してもよい．【推奨度 B】

・ジフェニドールはさまざまな悪心・嘔吐に対して有効であり，前庭神経炎の急性期に考慮してもよい．【推奨度 B】

・ドンペリドンとシンナリジンの組み合わせ投与が，前庭神経炎急性期の前庭性嘔吐に対し，効果が得られる可能性があり考慮してもよい．ただしシンナリジンは本邦では発売中止となった．【推奨度 C1】

CQ3　急性期の前庭神経炎にステロイドは有効か？

・前庭神経炎のステロイド治療は，CP の回復を促進する可能性があり治療の選択肢であるが，確立したものとはいえない．【推奨度 C1】

・前庭神経炎のステロイド治療は，前庭代償を促進する可能性がある．【推奨度 C1】

CQ4　急性期の前庭神経炎に抗ウイルス薬は有効か？

・前庭神経炎に対する抗ウイルス薬の有効性を示す根拠に乏しく，前庭神経炎の治療に抗ウイルス薬を用いることは勧められない．【推奨度 D】

CQ5　慢性期の前庭神経炎に抗めまい薬は有効か？

・抗めまい薬の前庭神経炎慢性期を対象とした有効性について，エビデンスに乏しい．しかしベタヒスチンはめまい症状の軽減に有効である可能性があるので考慮してもよい．【推奨度 C1】

・ベタヒスチンを含む抗めまい薬は末梢性めまいに対して有効である可能性がある．【推奨度 B】

CQ6　慢性期の前庭神経炎に平衡訓練（前庭リハビリテーション）は有効か？

・慢性期の前庭神経炎に平衡訓練（前庭リハビリテーション）は有効である．【推奨度 A】

症例提示

症例　42 歳，男性

　誘因なく突然の回転性めまいを発症し，悪心や嘔吐を伴った．めまいで動けず，飲水や摂食も不良のため緊急入院となった．右向きの水平回旋混合性眼振を認め，難聴や耳鳴の自覚はなかった．複視や構音障害，顔面のしびれはなく，起立は可能であった．翌日の検査では，自発眼振は残存，起立検査では左への偏倚がみられた．頭部 MRI は正常，聴力検査も正常であった．補液やベタヒスチン 36 mg の投与を行った結果，眼振や体平衡障害は徐々に改善し，1 週間後に退院した．

　1 か月後の再診時には，体動時のふらつきが持続しており，自発眼振は消失するも右向き頭振後眼振がみられ，温度眼振検査では左 CP40％であった．水平方向の vHIT では左右とも gain は 0.92～1.02 と正常であった．体動時のふらつきに対し，前庭リハビリテーションを開始した．

解説

　表1 の診断基準に照らし合わせると，聴覚症状や中枢症状のない突発的な回転性めまい発作であ

り，症状項目は満たしている．温度刺激検査が発症1か月後に行われているが，CPを認めている．また，急性期には麻痺性の眼振が認められ，聴力検査も正常で，検査所見も満たしていることから，前庭神経炎確実例である．入院中は補液や抗めまい薬を中心とした安静加療が行われたが，ステロイドや抗ウイルス薬は投与されなかった．ステロイドは推奨度C1であるが，代償を促進するとの報告もあり，再診時の状況を考えると入院中に投与してもよかったと思われる．再診時，CPが比較的高度であり，頭振後眼振も残存していることから代償不全傾向にあると判断され，前庭リハビリテーションを開始した．慢性期の前庭リハビリテーションは，CQの中で唯一推奨度Aであり，代償不全が疑われる症例では，ぜひ処方すべきと考えられる．vHITは正常であったが，温度眼振検査との乖離は比較的よくみられることである．

前庭神経炎診療ガイドラインの今後の課題

前庭神経炎にサブタイプ，すなわち上前庭神経炎と下前庭神経炎が存在することがvHITやVEMPを用いた詳細な前庭機能検査から判明しつつある．これらの予後は異なるのか，治療，特に慢性期の前庭リハビリテーションをサブタイプごとに適正化する必要があるのか，今後の検討課題と考えられる．

CPも回復し眼振所見も消失し，前庭神経炎寛解例と考えられるにもかかわらず，持続性のめまいを訴え，持続性知覚性姿勢誘発めまい（PPPD）に移行する例もみられる．PPPDに移行する例の特徴や，その予防法に関する研究も課題と考えられる．

（堀井　新）

引用文献

1) 池園哲郎ほか：日本めまい平衡医学会 診断基準化委員会. めまいの診断基準化のための資料 診断基準 2017年改定. Equilibrium Res 2017；76：233-41.
2) Strupp M, et al. Acute unilateral vestibulopathy/vestibular neuritis：Diagnostic criteria. J Vestib Res 2022；32：389-406.
3) 日本めまい平衡医学会編. 前庭神経炎診療ガイドライン 2021年版. 金原出版；2021.
4) Sekitani T, et al. Vestibular neuronitis: epidemiological survey by questionnaire in Japan. Acta Otolaryngol Suppl 1993；503：9-12.
5) Murofushi T, et al. Absent vestibular evoked myogenic potentials in vestibular neurolabyrinthitis. An indicator of inferior vestibular nerve involvement? Arch Otolaryngol Head Neck Surg 1996；122：845-8.

聴神経腫瘍

ガイドラインの現況

聴神経腫瘍の治療には，手術，放射線，経過観察の選択肢がある．各症例において，どの治療を選択すべきか，専門家の間でも意見が分かれることが多々あり，現時点では国内に明確なガイドラインは存在しない．海外では，アメリカ脳神経外科コングレスからのガイドライン[1]，ヨーロッパ神経腫瘍協会からのガイドライン[2]は存在するものの，年齢の要素を加味していない点などから日本国内の専門家からは臨床で用いるには不十分なガイドラインと評価されている．

聴神経腫瘍の診断に関しては，急性感音難聴症例に対して聴神経腫瘍除外のためには MRI 撮影が必要であると述べた「急性感音難聴診療の手引き 2018 年版」（日本聴覚医学会編），後迷路性疾患の除外が必要であると明記されている「メニエール病・遅発性内リンパ水腫診療ガイドライン 2020 年版」（日本めまい平衡医学会編）などが存在するが，MRI 撮影の明確な基準は記載されていない．一方，アメリカ耳鼻咽喉科学会のガイドラインでは，急性感音難聴全例に対して MRI 撮影が推奨されている[3]ものの，一般的に急性感音難聴例における聴神経腫瘍の割合は 3% 程度であり，急性感音難聴全例に MRI 撮影を推奨することは多くの国・地域の医療制度にはなじまない．

上記の背景から，国内の実情に合わせた診療指針が望まれ，現在，日本聴神経腫瘍研究会（https://square.umin.ac.jp/jsan/）において，診療指針を作成する計画が進行中である．

聴神経腫瘍を疑う臨床像と 必要な検査 （表1）

聴神経腫瘍は主に前庭神経に生じる神経鞘腫であり，小脳橋角部腫瘍のおよそ 80% を占める．

表1　聴神経腫瘍を疑う臨床像

1) 主訴の割合は難聴・耳鳴＞＞めまい
2) 純音聴力閾値に比べて著しい語音弁別能の低下
3) 40 歳代までに発症した谷型の急性感音難聴
4) 循環障害の既往のない急性感音難聴
5) 高音域を中心とした進行性難聴

年発症率は，100 万人あたり約 20 人とされ，一生涯あたりの発症割合は，およそ 500 人に 1 人と考えられており[4]，従来考えられていたよりも高頻度な疾患であることが明らかとなっている．

めまい，難聴，耳鳴などの蝸牛前庭症状を初発症状とする例が大半である．めまいを主訴とするのは約 10% 程度とされており，腫瘍が増大し脳幹障害によるめまいを呈する例は近年比較的まれである．そのため，めまい症状に比べて，難聴，耳鳴などの蝸牛症状を呈する例が圧倒的に多い．

純音聴力検査閾値に比べて，語音聴力の結果が著しく悪い場合には，聴神経腫瘍をはじめとする後迷路性難聴の可能性が比較的高い．急性感音難聴においては，40 歳代までに発症した谷型の聴力像は，聴神経腫瘍の確率が比較的高いことが知られている[5]．また，循環障害の既往をもつ高齢者に発症した急性感音難聴例では，逆に聴神経腫瘍の可能性が低いことも知られている[6]．さらには，原因不明で慢性に進行する感音難聴症例で高音域中心の難聴がみられる場合にも，聴神経腫瘍の可能性を考える．

確定診断のゴールデンスタンダードは頭部 MRI である．造影検査は必須ではなく，内耳道を細かくみる条件（CISS 法や FIESTA 法）であれば，腫瘍の有無を判断するためには非造影で十分である．

治療の考え方とその実際 (表2)

治療の目標は、長期的な腫瘍の制御と、良好な機能の維持である。治療の選択肢としての経過観察、放射線照射、手術には、それぞれの適応にオーバーラップする部分があり、明確な線引きは困難である。年齢、臨床症状、腫瘍の大きさ、腫瘍の増大速度、社会背景、患者の希望などを加味して、患者個々人に最適な治療方針を判断する必要がある。

1. 経過観察

初回MRIで脳幹を圧排するような大きさの腫瘍でない場合、患者側からの積極的な治療の希望がない場合には、多くの症例で経過観察が選択される。まずは半年後にMRI撮影を行い、増大傾向がみられなかった場合には再度半年後の撮影を行う。増大傾向がみられなければ、年に1回の撮影を行う。増大する腫瘍のほとんどは初診から3年目までに増大するため[7]、その時期を増大せずに過ぎた腫瘍は増大する可能性が比較的低いと判断される。初診時の情報のみで将来的な増大の有無を予測することは困難であるが、造影MRIにおける腫瘍の信号強度を評価することで、腫瘍の増大傾向を予測することがある程度可能であるとする報告もみられる[8]。

腫瘍は前庭神経から発生するため、多くの例で前庭神経機能は通常低下していくが、中枢性の代償機構が働くため、めまい症状を訴える患者は意外に少ない。めまい発作を呈する例であっても、おおよそ2年程度の経過観察期間で、めまい症状は改善する例が多い。初診時の語音聴力と聴力予後が相関することが知られており、初診時の語音聴力の低下は、わずかであっても長期的な有効聴力の低下につながる傾向にある[7]。

経過観察期間中に急性感音難聴を発症した場合、突発性難聴と同様にステロイド投与の適応となるが、再発することもよく知られており、かつ治癒率は難聴を繰り返すたびに著明に低下する傾向にある[9]。

2. 放射線治療

ガンマナイフ照射をはじめとする放射線治療の積極的な適応基準として、より高齢者、増大傾向がみられ腫瘍の腫瘍径が2cmから2.5cmまでの腫瘍、全身的な合併症があり手術を避けたいが望ましい症例、全身的な合併症がありられる。まれて10年を超える長期経過の報告は少なく、まれてはあるが放射線誘発がんの発生の報告があることを考えると、50歳未満の患者に対する適応は慎重に考えるのが一般的である。

治療自体は手術に比べて明らかに低侵襲であり、顔面神経機能温存率は約90%と高い制御率が報告されているが、現状では10年を超える長期経過の報告は少ない。

機能的には、小型・中型の腫瘍に対する照射は、照射後4年までの聴力温存に寄与することが近年報告された[10]。一方、照射後5年から10年の経過で聴力が悪化する例が多いことが知られている[11]。治療開始前に顔面のしびれなどの三叉

表2 各治療法の特徴

経過観察	1) 小型・中型腫瘍に対する第一選択 2) 腫瘍の増大は初診から3年以内が多い 3) 語音弁別能の低下は長期的な聴力予後不良につながる 4) 急性難聴に対するステロイド投与の効果は一時的である 5) めまい症状は多くの例で前庭代償が働き改善傾向になる
放射線照射	1) 高齢者における増大する腫瘍に対する第一選択 2) 治療自体は低侵襲 3) 腫瘍制御率は高いが、長期経過は必ずしも明らかでない 4) 照射後5年から10年を超えると聴力低下例が多い 5) まれだが放射線誘発がんの報告がある
手術	1) 若年・中年者における増大する腫瘍に対する第一選択 2) 大型の腫瘍に対する第一選択 3) 施設間、術者間に治療成績の違いがみられる 4) 将来的な聴力悪化に対する聴力温存手術の適応がある 5) コントロール不良なめまい例に対する手術適応がある

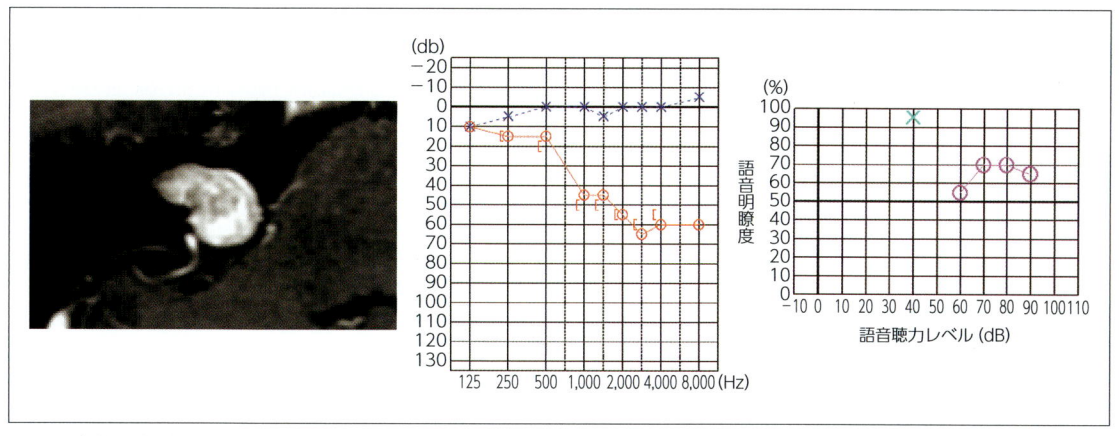

図 1　症例の術前所見

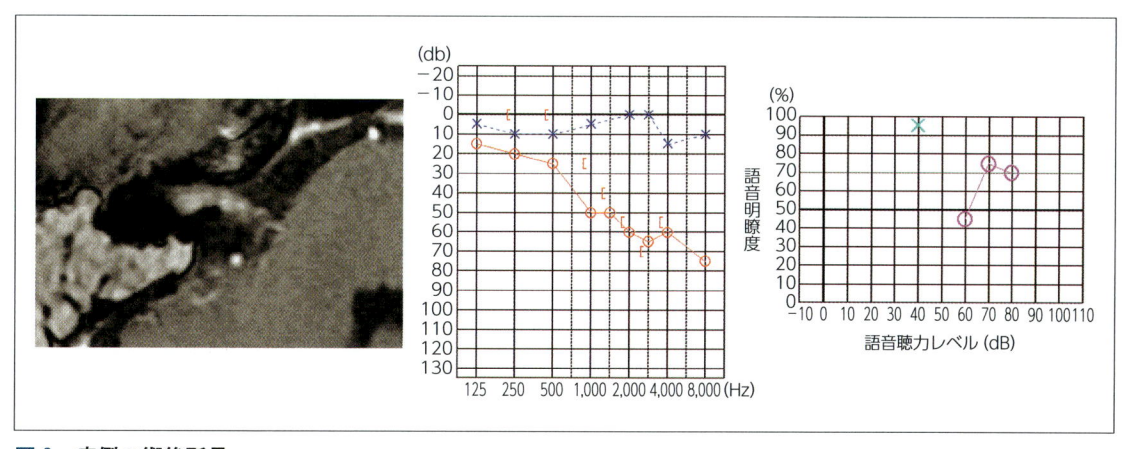

図 2　症例の術後所見

神経症状がある例では，放射線治療により症状の改善を得ることは一般的には難しい.

3. 手術

　3 cm を超える大型腫瘍は早期の手術施行例が多く，また小・中型であっても増大傾向を示す腫瘍は一般的により若年者ほど手術適応となりやすい. また囊胞状変性をきたした腫瘍は成長が速く放射線の適応となりづらいため，年齢にかかわらず手術適応となる例が多い.

　治療成績は，近年の報告では顔面神経機能温存率は概して 90〜100% と高く，特に小・中型腫瘍においては術後 House-Brackmann Grade 2 以上の顔面神経機能はほとんどの症例で保つことが可能になっている.

　一方，聴力温存率は報告によるばらつきが大きく平均 50% 程度にとどまり，施設（術者）や腫瘍径などの影響も大きく受ける. そのため，画一的な手術適応基準を示すことは難しいが，増大傾向のある腫瘍や急性感音難聴の既往など将来的な聴力悪化が見込まれる小・中型の腫瘍に対して，「現時点での聴力を守るために手術を行う」という考え方から，聴力温存手術の積極的な適応も考慮する. 近年の国内からの報告では，7〜8 割の聴力温存率が報告されており，いたずらに経過観察を続けて聴力温存の機会を逸することのないような姿勢も機能外科である耳鼻咽喉科専門医には求められている[12,13]. さらには，前庭リハビリ

テーションなどを施行してもコントロール不良なめまいを繰り返す場合にも積極的な手術適応が考慮される[14].

症例提示

右聴神経腫瘍（50 歳代，女性）

経過：数年前から右難聴を自覚し，近医での頭部 MRI にて右聴神経腫瘍を指摘された．経過観察を続けたが，腫瘍が徐々に増大し，聴力も悪化傾向となった（**図1**）.

治療法選択の考え方：

- 腫瘍サイズ　増大傾向が続き脳幹にほぼ接しており，積極的な治療を考える.
- 聴力　語音弁別能 70％ と比較的良好な聴力が保たれており，聴力温存の手段を検討する.
- 年齢　手術，放射線どちらも選択しうる.
- 患者の希望　非侵襲的治療の希望，積極的な聴力温存希望，など.

実際の治療：聴力温存の希望があり，経過観察継続による腫瘍増大・聴力予後不良の可能性，放射線照射後の長期的な聴力予後不良の可能性を説明し，聴力温存手術（後迷路法）を施行した.

術後経過：聴力温存を優先し，内耳道内の腫瘍および蝸牛神経周囲の腫瘍を一部残存させる亜全摘術を施行した．術後，聴力は温存された（**図2**）.

今後の課題

　経過観察，放射線照射，手術は相反する治療方針ではなく，それぞれの長所を活かして「機能をいかに守るか」「長期的な腫瘍のコントロールをどのように図るか」という診療姿勢が重要である．本邦での診療指針は現在検討段階であり，その発表が待ち望まれる.

（大石直樹）

引用文献

1) Olson JJ, et al. Congress of Neurological Surgeons Systematic Review and Evidence-Based Guidelines on the Treatment of Adults With Vestibular Schwannomas：Executive Summary. Neurosurgery 2018；82：129-34.
2) Goldbrunner R, et al. EANO guideline on the diagnosis and treatment of vestibular schwannoma. Neuro Oncol 2020；22：31-45.
3) 日本聴覚医学会編．急性感音難聴診療の手引き 2018 年版．金原出版；2018.
4) Carlson ML, Link MJ. Vestibular Schwannomas. N Engl J Med 2021；384：1335-48.
5) Tsuzuki N, et al. Characteristics of pure tone audiogram in patients with untreated sporadic vestibular schwannoma：Analysis of audiometric shape and interaural differences stratified by age and mode of onset. Auris Nasus Larynx 2023；51：347-55.
6) Tsuzuki N, et al. Severe sudden sensorineural hearing loss related to risk of stroke and atherosclerosis. Sci Rep 2021；11：20204.
7) Stangerup SE, Caye-Thomasen P. Epidemiology and Natural History of Vestibular Schwannomas. Otolaryngol Clin North Am 2012；45：257-68.
8) Yamada H, et al. Comparison of the Signal Intensity of Vestibular Schwannoma Between Growing and Non-growing Tumors. Laryngoscope 2022；132：198-203.
9) Wasano K, et al. Sudden sensorineural hearing loss in patients with vestibular schwannoma. Sci Rep 2021；11：1624.
10) Dhayalan D, et al. Upfront Radiosurgery vs a Wait-and-Scan Approach for Small- or Medium-Sized Vestibular Schwannoma. The V-REX Randomized Clinical Trial. JAMA 2023；330：421-31.
11) Coughlin AR, et al. Systematic Review of Hearing Preservation After Radiotherapy for Vestibular Schwannoma. Otol Neurotol 2018；39：273-83.
12) Aihara N, Murakami S. Enlargement of the Internal Auditory Canal and Hearing Preservation in the Middle Fossa Approach for Intracanalicular Vestibular Schwannomas. World Neurosurg 2015；84：1950-5.
13) Hosoya M, et al. Vestibular schwannoma surgery with endoscope-assisted retrolabyrinthine approach under modified reinforced continuous intraoperative monitoring for hearing preservation：experience of 33 cases in a single center. Diagnostics (Basel) 2023；13：275.
14) Samii M, et al. Efficacy of microsurgical tumor removal for treatment of patients with intracanalicular vestibular schwannoma presenting with disabling vestibular symptoms. J Neurosurg 2017；126：1514-9.

Bell 麻痺/Hunt 症候群

顔面神経麻痺診療ガイドラインの概要

Bell 麻痺や Hunt 症候群などの顔面神経麻痺は，以前よりステロイドや抗ウイルス薬，手術によって治療されてきた．2011 年，当時の日本顔面神経研究会（現 日本顔面神経学会）が「顔面神経麻痺診療の手引」を発刊し，Bell 麻痺・Hunt 症候群の標準的な治療として活用された．その後，国内外のさまざまな研究によって顔面神経麻痺診療の新たなエビデンスが生まれ蓄積されてきた．そこで 2023 年，日本顔面神経学会は前述の診療の手引をもとに顔面神経麻痺診療ガイドラインを新たに作成・発刊した[1]．これには Bell 麻痺・Hunt 症候群に加え，外傷性顔面神経麻痺についての診療指針も加えられた．そして各クリニカルクエスチョンについて論文のシステマティックレビューを行い，メタアナリシスに基づくエビデンスの強さならびに推奨度を決定している．本項ではこのガイドラインに基づく Bell 麻痺・Hunt 症候群の治療について述べる．

ガイドラインに基づく Bell 麻痺・Hunt 症候群診療のポイント

ここではステロイド全身投与（通常量・高用量），ステロイド鼓室内投与，抗ウイルス薬全身投与，顔面神経減荷術，リハビリテーションを取り上げる．

1. Bell 麻痺・Hunt 症候群に対する通常量ステロイド全身投与

ここで述べるステロイド通常量投与とはプレドニゾロン（PSL）換算で 1 mg/kg/日から開始，1〜2 週間での漸減終了を指す．

Bell 麻痺において PSL 通常量投与群とプラセボ投与群を比較した 6 つのランダム化比較試験をレビューした．その結果，有意差をもって通常量投与群の治癒率は高く，後遺症発症率は低かった．他方，副作用は軽微なものがみられたのみで差はみられなかった．以上から Bell 麻痺に対する通常量ステロイド全身投与は行うべき治療であり，強く推奨される．

一方，Hunt 症候群ではステロイド＋抗ウイルス薬投与群と，コントロール群として抗ウイルス薬単独あるいは未治療例を比較したところ，ステロイド＋抗ウイルス薬投与群での麻痺スコアが有意に良好であった．論文数が少ない，質が低いなどエビデンスレベルは高いとはいえず弱く推奨するにとどまったが，Hunt 症候群に対しても施行する治療といえる．

2. Bell 麻痺・Hunt 症候群に対する高用量ステロイド全身投与

ステロイド高用量は PSL 換算 120 mg 以上から開始したものと定義，対照はステロイド通常量である．

Bell 麻痺・Hunt 症候群とも軽症〜中等症例（House-Brackmann 法〈H-B 法〉grade III または IV，あるいは柳原法 10 点以下）では高用量投与の優位性はみられなかった．他方，Bell 麻痺重症例（H-B grade V または VI，あるいは柳原法 8 点以下）では高用量投与の有効性を確認することができた．Hunt 症候群重症例では有意差はないものの非治癒が少ない傾向がみられた．しかし論文の質からエビデンスは高いとはいえず，どちらも弱く推奨するにとどまった．したがって重症の Bell 麻痺・Hunt 症候群に対しては高用量ステロイド投与を治療の選択肢としてよい．他方，軽症〜中等症例では通常量と比較して有効性がなく，入院を要する，副作用が増加することから，行わないようにする．

3. Bell 麻痺・Hunt 症候群に対するステロイドの全身投与＋鼓室内投与

　鼓室内の顔面神経管はしばしば生理的な骨欠損を有し，露出した顔面神経に直接ステロイドが作用，あるいは骨欠損部から顔面神経管内に浸潤・拡散することが期待される．作用経路は異なるものの，突発性難聴に対するステロイド鼓室内投与はサルベージ治療として本邦や米国のガイドラインでも推奨されている．

　ステロイド通常量全身投与に鼓室内投与の上乗せ効果をみた論文をレビューした．その結果，重症の Bell 麻痺において併用は有効であった．Hunt 症候群重症例では併用の有効性が示唆された．しかしいずれも論文の質が低く，鼓膜穿孔など合併症の集積も少ない．以上から，Bell 麻痺・Hunt 症候群とも重症例には，ステロイド全身投与に加えステロイド鼓室内投与は弱く推奨，治療の一つの選択肢として行ってよいとした．今後さらなる研究の蓄積が待たれる．

4. Bell 麻痺・Hunt 症候群に対する通常量ステロイド＋抗ウイルス薬全身投与

　Hunt 症候群は顔面神経膝神経節内での水痘・帯状疱疹ウイルス（VZV）の再活性化で生じる．Bell 麻痺も多くは単純ヘルペスウイルスの再活性化が原因である．また VZV 再活性化が原因だが麻痺以外の症状がない，つまり Bell 麻痺と臨床上鑑別が難しい zoster sine herpete（ZSH）が全麻痺患者の 10〜20％を占める（**図 1**）．ZSH は Hunt 症候群と同じく予後不良例が多く，抗ウイルス薬の投与が考慮される．

　Bell 麻痺ではステロイド通常量に抗ウイルス薬全身投与の上乗せ効果をみた論文をレビューした．その結果，抗ウイルス薬併用の有効性が示唆された．ただし論文の質や結果の一貫性に問題があり，Bell 麻痺に対しステロイドに加え抗ウイルス薬の全身投与は弱く推奨とした．

　Hunt 症候群では抗ウイルス薬併用群における有効性が示唆されたが，レビューした論文の半数が旧い抗ウイルス薬である Ara-A を用いてお

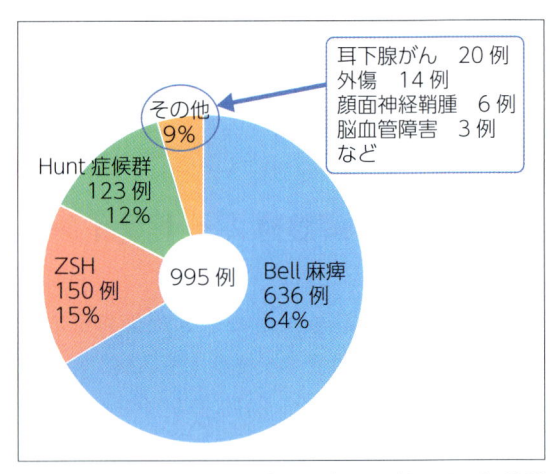

図 1　大阪医科薬科大学病院耳鼻咽喉科・頭頸部外科における顔面神経麻痺の疾患内訳
995 例．2011 年 1 月〜2020 年 12 月．

り，エビデンスレベルは低かった．しかし皮膚疾患の帯状疱疹への抗ウイルス薬の有効性はすでにエビデンスが確立されていることを踏まえ，Hunt 症候群に通常量ステロイドと抗ウイルス薬併用は必ず行うべき，強く推奨とした．

5. Bell 麻痺・Hunt 症候群に対する顔面神経減荷術

　重症麻痺患者に対する顔面神経減荷術について，今までのレビューではエビデンスに基づく推奨はできない，あるいはエビデンスレベルが低く判断するには不十分とされてきた．米国耳鼻咽喉科学会およびカナダ耳鼻咽喉科頭頸部外科学会の診療ガイドラインでも標準治療として推奨できないとされている．

　Bell 麻痺に対する減荷術について 6 つの論文をレビューした．対象は高度麻痺で電気生理学的検査で予後不良とされた重症例である．結果，減荷術施行例の非治癒率は，有意とはいえないものの低下の傾向がみられた．難聴や耳鳴などの有害事象の合併や論文の質の低さを考慮し，顔面神経減荷術を弱く推奨，すなわち治療の一つとして行ってよいと結論した．

　Hunt 症候群に対する減荷術の有用性を検討した論文はきわめて少なく，有効性は確認できな

かった．しかし Bell 麻痺のレビュー結果を加味し，同じウイルス再活性化で生じる Hunt 症候群についても減荷術を弱く推奨，行ってよいとした．

6. 末梢性顔面神経麻痺に対するリハビリテーション

顔面神経麻痺の後遺症に病的共同運動と顔面拘縮がある．どちらも神経障害が高度な症例で生じ，いったん後遺症が出現すると難治である．麻痺急性期には温熱療法や筋伸張マッサージ，回復期にはミラーバイオフィードバック療法などのリハビリテーションが経験的に行われてきたが，そのエビデンスは不十分であった．

今回のガイドラインでは末梢性顔面神経麻痺に対し，筋伸張マッサージやバイオフィードバック療法などリハビリテーションの効果に関する論文をレビューした．その結果，治癒率に関しリハビリテーションの有効性が認められた．他方，後遺症出現率については改善傾向はあるものの有意差はみられなかった．以上から，末梢性顔面神経麻痺に対しリハビリテーション治療は弱く推奨，行うのがよいとした．

顔面神経麻痺診療ガイドラインの応用例

1. 不全麻痺例

発症数日以内に受診した患者に対し，柳原法（柳原 40 点法）（図 2）による麻痺の程度評価を行う．12 点以上の不全麻痺であればステロイドは通常量，すなわち PSL 換算 1 mg/kg からのの投与を開始する．図 3 に投与スケジュールの一例を示す．ステロイド投与前に血液検査を行い，糖尿病や B 型肝炎ウイルス感染の有無を調べる．糖尿病患者では入院のうえ血糖管理を行いながらステロイドを投与する．図 4 に日本耳鼻咽喉科頭頸部外科学会の B 型肝炎ウイルス再活性化予防のフローチャートを示す．HBs 抗原および HBs 抗体，HBc 抗体を測定し HBs 抗原陽性の場合，肝臓専門医にコンサルトする．HBs 抗体あるいは HBc 抗体陽性は HBV 既感染を意味するが，ステロイド大量・長期投与により HBV が再活性化し重症化率が高い de novo 肝炎が生じるおそれがある．ステロイド投与が 2 週間を超える場合には肝臓専門医をコンサルトするが，独自の B 型肝炎対策の指針を有する施設では，その施設の指針を優先する．当科では HBV の抗体陽性患者には HBV-DNA のモニタリングを行っている．

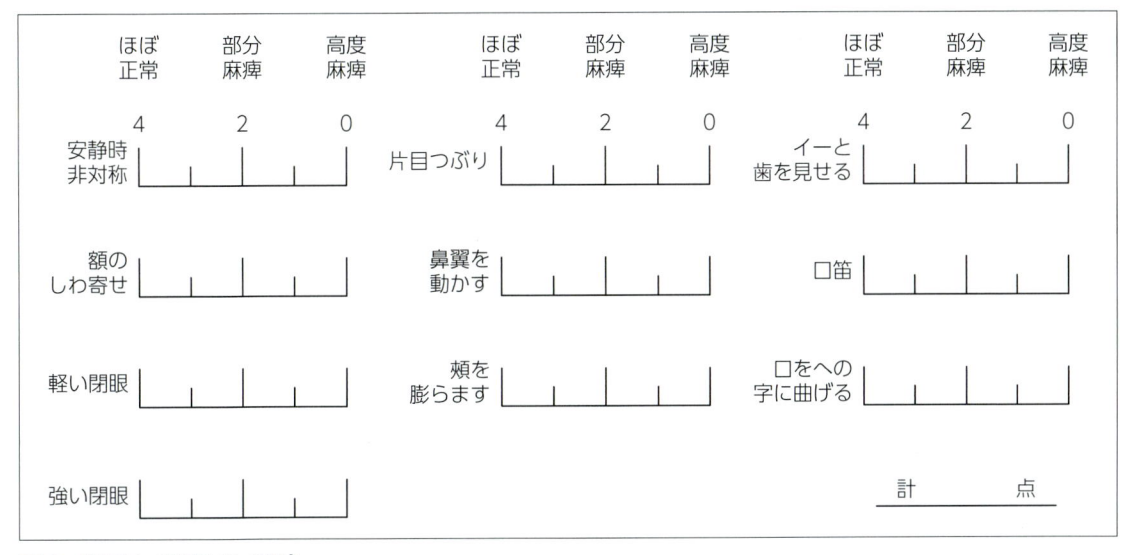

図2 柳原法（柳原 40 点法）

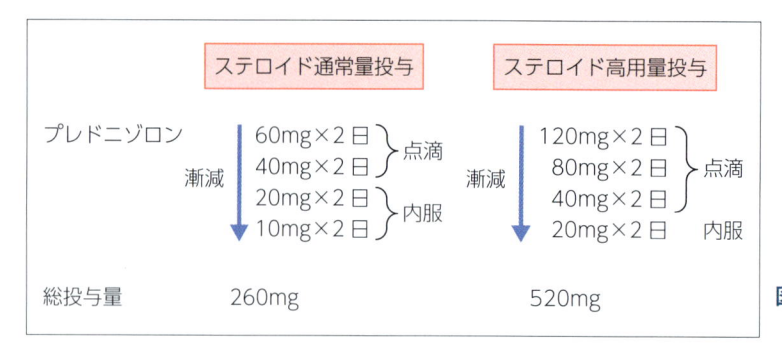

図3　ステロイド通常量および高用量投与スケジュールの一例

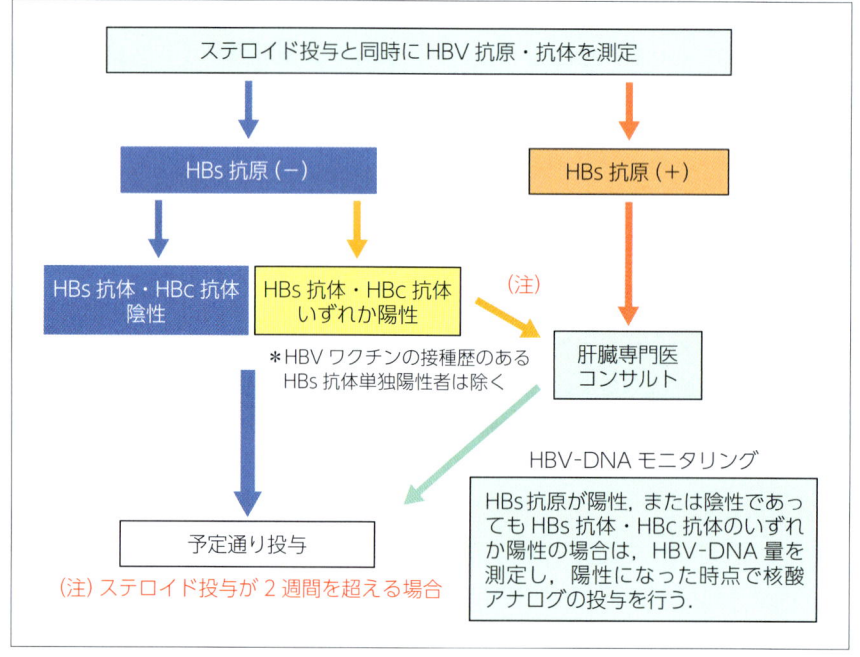

図4　突発性難聴，顔面神経麻痺等のステロイド治療における B 型肝炎ウイルス再活性化防止に関する指針フロー図（第2版）
（日本耳鼻咽喉科頭頸部外科学会. https://www.jibika.or.jp/modules/news_members/index.php?content_id=76 より）

　ステロイドに加え抗ウイルス薬も併用する．耳介に水疱や発赤，感音難聴やめまいを伴う Hunt 症候群には VZV に対する投与量が必要である．Bell 麻痺と診断した中に ZSH が含まれており，初診時にはこの両者は鑑別困難なことから，臨床的に Bell 麻痺と診断しても VZV に対する量の抗ウイルス薬を投与するのがよい．また同時に急性期リハビリテーション（温熱療法，筋伸張マッサージ・ストレッチ）を開始する．顔を強く動かそうとする粗大筋力運動や低周波治療は後遺症を顕著化させるので行ってはならない．

　麻痺は発症後1週間は増悪する可能性があり，初診時に不全麻痺であっても必ず数日後に再診させ，麻痺が増悪していないか観察する．変わらず不全麻痺であれば，そのままステロイド通常量による治療を継続する．発症後1週間以内の最悪時スコアが14点以上または発症1か月時点でのスコアが22点以上あれば予後良好である[2]．一方，柳原法10点以下の完全麻痺に移行していれば予後不良となる可能性があり，年齢や合併症を加味しステロイド高用量投与（図3）への切り替えも検討する．またステロイド鼓室内投与を併用する

のもよい．発症 10〜14 日目に電気生理学的検査である electroneurography（ENoG）を行い，ENoG 値≧10％であればステロイド治療終了後は引き続きリハビリテーションを行う．ENoG 値＜10％であれば年齢や合併症も考えながら顔面神経減荷術を検討する．特に高齢者では難聴や耳鳴などの術後合併症の頻度が高まるので，施行に際しては十分に説明・同意を得ることが肝要である[3]．減荷術は発症 1 か月までを目途に，可能な限り早期に行うのがよい．そして引き続き急性期リハビリテーションを行う．

ENoG 値＜10％の例では，表情筋運動の回復は発症 3〜4 か月から始まる．回復にしたがい病的共同運動が出現すれば，ただちにミラーバイオフィードバックを開始，温熱療法や筋伸張マッサージ・ストレッチも引き続き行う．特に ENoG 値＜40％の例では病的共同運動が生じる可能性があり，また ENoG 値が低値ほど生じる可能性が高まるので注意を要する[4,5]．発症後 1 年で評価を行い，後遺症が残った例にはボツリヌス治療や形成外科的治療を考慮する．

2. 完全麻痺例

初診時に柳原法で 10 点以下の完全麻痺の場合には，治療開始時点から高用量ステロイド投与を考慮する．すなわち PSL 換算 120 mg 以上から開始するスケジュールである．**図 3** にスケジュールの一例を示す．ステロイド高用量投与ではしばしば不眠や便秘，腹痛，吃逆，頻脈，血圧上昇などの副作用がみられるので，投与に際し年齢や体格，既存疾患を考慮し判断する．特に糖尿病患者・境界患者では容易に血糖が上昇するため，必ず入院させたうえで頻回に血糖を測定し，場合によってインスリンを使用しながら治療する．内科との連携が必須である．加えて先述の B 型肝炎ウイルス対策を行う（**図 4**）．またステロイド鼓室内投与の併用も考慮する．

抗ウイルス薬は早期から VZV に準じた量と日数を投与する．重症の Hunt 症候群では入院のうえ，アシクロビルの点滴（成人には 1 回体重 1 kg

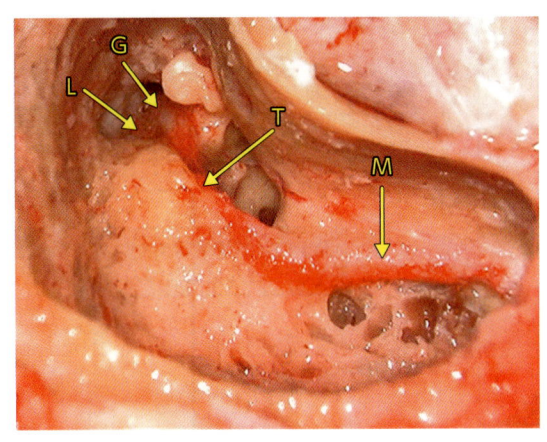

図 5　右顔面神経減荷術
矢印は側頭骨内顔面神経各部位を示す．
L：迷路部，G：膝部，T：鼓室部，M：乳突部．

あたり 5 mg を 1 日 3 回，8 時間ごとに 1 時間以上かけて，7 日間点滴静注）を行う．アシクロビル，バラシクロビル，ファムシクロビルは腎排泄型薬剤ゆえ腎機能低下例や高齢者ではさらなる腎障害や意識障害などの副作用をきたすことがあり，投与量に注意が必要である．近年発売されたアメナメビルは肝臓で代謝されることから，腎機能低下による調節は不要で高齢者にも使用しやすい．不全麻痺例と同様，急性期リハビリテーション（温熱療法，筋伸張マッサージ・ストレッチ）を開始する．

発症 10〜14 日目に ENoG を行い，ENoG 値≧10％であればステロイド治療終了後は引き続きリハビリテーションを行うが，ENoG 値＜10％であれば顔面神経減荷術を検討する．顔面神経減荷術（**図 5**）は発症 1 か月までを目途に，可能な限り早期に行うのがよい．そして引き続き急性期リハビリテーションを行う．

前述のように ENoG 値＜40％の例では病的共同運動が生じる可能性がある．回復にしたがい病的共同運動が出現すればミラーバイオフィードバックを開始し，温熱療法や筋伸張マッサージ・ストレッチも引き続き行う．発症後 1 年で評価を行い，後遺症がある例にはボツリヌス治療や形成外科的治療を考慮する．

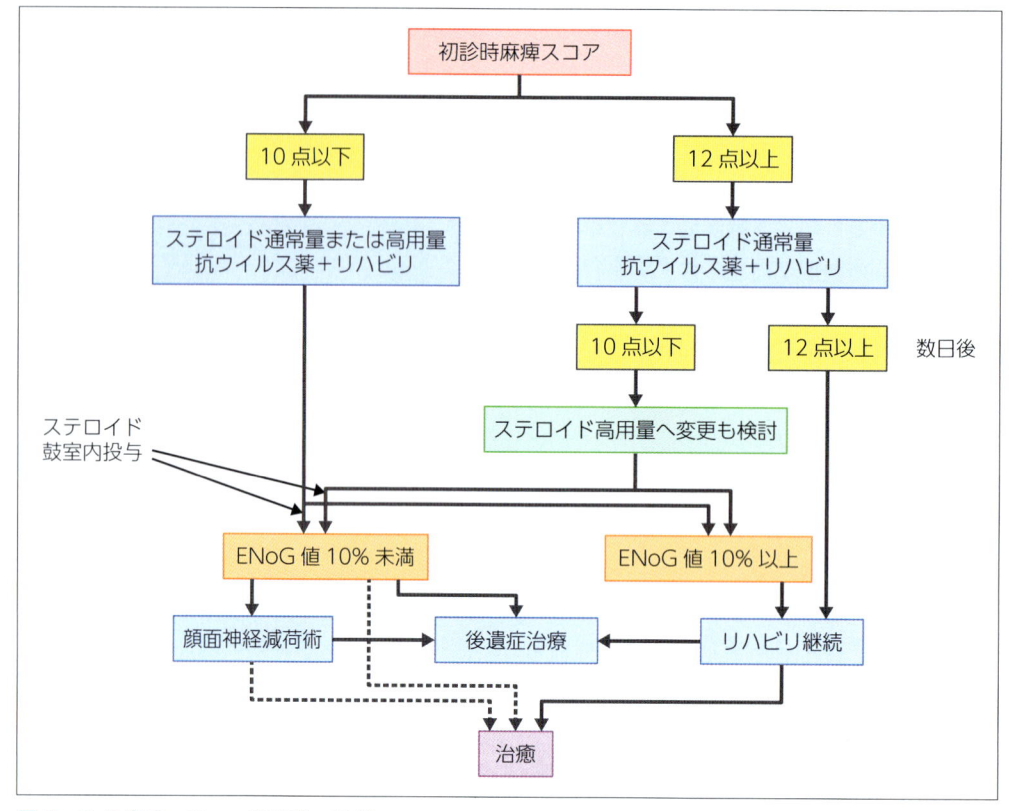

図6　Bell 麻痺・Hunt 症候群の治療フローチャート

図 6 に Bell 麻痺・Hunt 症候群の治療フローチャートの一例を示す.

顔面神経麻痺診療ガイドラインの今後の課題

今回, 本邦における初めての顔面神経麻痺診療ガイドラインが発刊され, その一部を紹介・解説した. 本ガイドラインはこれからの顔面神経麻痺診療の標準化に役立つと考えられる. 一方, 推奨度では Bell 麻痺に対するステロイド通常量投与と Hunt 症候群に対する抗ウイルス薬投与は "強く推奨" したが, その他は "弱く推奨" になったものが多い. これはまだ質の高い臨床研究が少ないこととも関係する. なかには顔面神経減荷術のように侵襲が大きい治療は, 患者が治療選択ができないランダム化比較試験（RCT）が困難なのも含まれるが, 今後, 本ガイドラインに基づい

た治療データの集積によって新たなエビデンスが生まれ, ガイドラインがさらにブラッシュアップされることを期待したい.

（萩森伸一）

引用文献

1) 日本顔面神経学会編. 顔面神経麻痺診療ガイドライン 2023 年版. 金原出版；2023.
2) 村上信五. 40 点法による顔面神経麻痺の予後診断と自動予後診断システムの開発. 村上信五編. ウイルス性顔面神経麻痺—病態と後遺症克服のための新たな治療. 名古屋市立大学大学院医学研究科耳鼻咽喉・頭頸部外科学；2015. p.95-102.
3) 欅原崇宏ほか. 顔面神経減荷術における聴力変化の検討. Facial N Res Jpn 2017；37：95-7.
4) 栢森良二, 三上真弘. 顔面筋複合活動電位の至適刺激部位. 末梢神経 2007；18：304-7.
5) Azuma T, et al. Electroneurography in the acute stage of facial palsy as a predictive factor for the development of facial synkinesis sequela. Auris Nasus Larynx 2018；45：728-31.

3 章

鼻副鼻腔疾患

嗅覚障害

嗅覚障害は視覚障害，聴覚障害と比べて社会的ハンディキャップが小さいため，一般に軽視されてきたが，日本社会の高齢化の進行と近年のQOL重視の社会的変化に伴って嗅覚障害を主訴に耳鼻咽喉科を受診する患者が増えている．2020年に全世界的に拡大した新型コロナウイルス感染症では嗅覚障害が高率に合併することが明らかとなり，社会における嗅覚障害の認知度が高まったことも影響して，鼻科診療における嗅覚障害の取り扱いの重要性が増している．

日本鼻科学会は嗅覚障害診療の指針となるガイドラインの作成に向けて委員会を組織し，2017年に世界で初めての「嗅覚障害診療ガイドライン」を作成した[1]．本項ではガイドラインの解説と，これに基づいた嗅覚障害診療の実際について述べる．

「嗅覚障害診療ガイドライン」の概要

「嗅覚障害診療ガイドライン」は嗅覚障害の診断方法，疾患概要および以下の8つのクリニカルクエスチョン（CQ）から構成されている．

CQ1 慢性鼻副鼻腔炎による嗅覚障害に対して薬物療法は有用か？

CQ2 慢性鼻副鼻腔炎による嗅覚障害に対して内視鏡下鼻副鼻腔手術は有用か？

CQ3 アレルギー性鼻炎による嗅覚障害に対して薬物療法は有用か？

CQ4 感冒後嗅覚障害に対して有効な治療法はあるか？

CQ5 外傷性嗅覚障害に対して有効な治療法はあるか？

CQ6 嗅覚障害の診断は神経変性疾患の早期診断に有用か？

CQ7 嗅覚障害に対して漢方治療は有用か？

CQ8 嗅覚障害に対してステロイドは有効か？

以下に各原因疾患別の推奨を概説する．

慢性鼻副鼻腔炎に対する治療

慢性鼻副鼻腔炎に対する治療の評価は，CQ1とCQ2で行われている．

CQ1の薬物療法については強いエビデンスという評価である．副腎皮質ステロイドについてプラセボ対照二重盲検など質の高い臨床研究が多く存在し，有効性が示されている．一方で，マクロライド少量長期投与や生物学的製剤の有効性は研究が少なく，これからの課題である．

CQ2の手術療法については中等度のエビデンスという評価であり，慢性鼻副鼻腔炎による嗅覚障害の治療手段として有効であり推奨されるという位置づけである．評価された研究論文における嗅覚改善率の平均は70%であった．しかしながら，慢性鼻副鼻腔炎のなかで指定難病である好酸球性鼻副鼻腔炎は嗅覚障害を高率に合併し，かつ術後の再燃が多いことが知られており，重症例では手術で改善した嗅覚の長期的な維持に限界があった．2020年から鼻茸のある慢性鼻副鼻腔炎に対して保険適用となった抗IL-4受容体抗体のデュピルマブは嗅覚障害に対して高い有効性を示すことが明らかとなっており[2]，次回の改訂（後述）では本項に記載されることが確実と考えられる．

アレルギー性鼻炎による嗅覚障害

アレルギー性鼻炎による嗅覚障害に対しての薬物療法は中等度のエビデンスという評価である．アレルギー性鼻炎における嗅覚障害の合併率は，3主徴である鼻汁，鼻閉，くしゃみと比べるとデータが少ないが，過去に本邦で行われたヒスタミン受容体拮抗薬の第II相，第III相試験におけ

る調査に基づくと，自覚的な嗅覚低下の合併率は30〜50%，嗅覚検査施行例での嗅覚障害の合併率は40〜80%と報告されている．国民におけるアレルギー性鼻炎の圧倒的な有病率を考えると，嗅覚障害の原因疾患としては最も多いものであることは間違いない．しかし，実際にアレルギー性鼻炎の患者が嗅覚障害を主訴に耳鼻咽喉科の外来を受診することは少ない．その理由は程度が軽く，変動があるためであると思われる．

臨床試験としては抗ヒスタミン薬，鼻噴霧用ステロイドの効果が示されているが，研究数は少なく，引き続きデータの蓄積が望まれる．

感冒後嗅覚障害

従来からウイルス性上気道炎の罹患後に嗅覚障害が発生することが知られており，感冒後嗅覚障害と呼称されている．2020年から全世界に拡大した新型コロナウイルス感染症では嗅覚障害を病初期から高率に合併することが明らかとなって[3]，世界的なヘルスケアの問題となっているが，これも広い意味で感冒後嗅覚障害に含まれる．

上気道炎に罹患すると鼻粘膜の腫脹や鼻汁量が増加するため嗅裂に向かう気流がブロックされ嗅覚障害が起こるが，これは炎症の改善に伴って早期に改善する．しかし一部の患者では鼻炎症状が消失した後も嗅覚障害が持続することが知られており，これが感冒後嗅覚障害である．

感冒後嗅覚障害に対する治療法は弱いエビデンスという評価である．感冒後嗅覚障害に対しては過去に数多くの薬物療法が試されてきており，本邦では当帰芍薬散やバルプロ酸，海外ではビタミンAやクエン酸などの効果が報告されているが，プラセボ対照二重盲検試験などの高いエビデンスレベルをもって有効性が示されているものは非常に少ない．一方，2009年にドイツのドレスデン大学のHummelらによって報告された嗅素を用いた嗅覚刺激療法（olfactory training）は中等度のエビデンスレベルをもって有効性が示されており，現在感冒後嗅覚障害および新型コロナウイルス感染に伴う嗅覚障害の標準治療として国際的に推奨されている．

頭部外傷に伴う嗅覚障害

頭部外傷に伴う嗅覚障害は嗅神経の軸索である嗅糸や嗅球以降の中枢嗅覚伝導路の物理的損傷によって発生し，神経性嗅覚障害に分類される．一般に障害程度が高度である．治療法としては感冒後嗅覚障害とほぼ同様の方法が行われている．ガイドラインにおけるエビデンスの総括は弱いエビデンスという評価である．

神経変性疾患に伴う嗅覚障害

神経変性疾患の早期診断に嗅覚障害の診断は有効か，というCQに対するエビデンス総括は強いエビデンスありという評価である．

アルツハイマー病，パーキンソン病などの神経変性疾患では病初期から嗅覚障害を高率に呈することが知られている．アルツハイマー病では嗅球や嗅内野皮質に老人斑，神経原線維変化が出現することが知られている．実際，アルツハイマー病の患者では嗅覚同定能が低下しており，また認知機能が正常の高齢者と比較して嗅覚低下した高齢者では軽度の認知障害（mild cognitive impairment）に移行する確率が高く[4]，さらにアルツハイマー病に移行する確率も高いとされている．パーキンソン病では無動，筋固縮など，4徴と呼ばれている運動障害が有名であるが，多彩な非運動症状を呈することが知られており，嗅覚障害はそのなかでも最も頻度が高いものの一つである．運動症状が出現する時点では黒質のドーパミン産生神経の変性脱落はすでに高度に進行してしまっているため，疾患の早期診断，早期治療開始に非運動症状の評価を用いることができないかという点が注目されており，嗅覚障害にこのような役割が期待されて神経内科，老年医学での研究が進んでいる．

■ ガイドラインに基づいた症例の対応

症例1 慢性鼻副鼻腔炎（55歳，女性）

50歳ごろに喘息を発症し，そのころから鼻閉と嗅覚障害を自覚している．52歳時に耳鼻咽喉科を受診，両側鼻腔の嗅裂と中鼻道に多発する鼻茸を認め，CTでは篩骨洞優位の軟部陰影を認めた（**図1**）．基準嗅力検査では検知域値，認知域値とも5.8であったが（**図2**），静脈性嗅覚検査ではアリナミン臭を感知でき，潜時20秒，持続35秒であった．

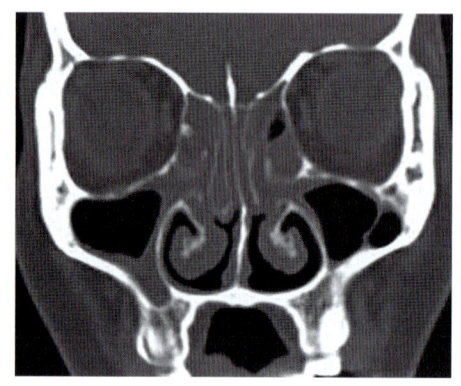

図1 症例1の鼻副鼻腔冠状断CT
両側の副鼻腔に篩骨洞優位の陰影を認める．

鼻噴霧用ステロイド，抗ロイコトリエン薬，生理食塩水による鼻洗浄を開始したが症状の改善が得られず，両側の内視鏡下鼻副鼻腔手術を施行した．術後は上記の投薬を継続し，鼻閉，嗅覚障害はいったん改善したが半年後ごろから再燃し，鼻茸が再発した．短期的な経口ステロイドの使用が嗅覚改善に必要で，ステロイドの内服量が増加したため抗IL-4受容体抗体である生物学的製剤のデュピルマブを開始．嗅覚はすみやかに改善し，鼻腔内の再発ポリープも縮小した．

症例2 新型コロナウイルス感染後嗅覚障害（23歳，女性）

新型コロナウイルスに罹患した直後から嗅覚障害を自覚，以後改善がないため発症後3か月で耳鼻咽喉科を受診した．まったくにおわないわけではないが，記憶している本来のにおいと違うにおいがするという症状（異嗅症）がある．内視鏡による鼻腔の観察では病変を認めず，基準嗅力検査では認知域値平均が2.4と軽度減退のみであったが（**図3**），静脈性嗅覚検査ではアリナミン臭の嗅感がなかった．このような基準嗅力検査と静脈性嗅覚検査の結果の乖離はウイルス性嗅覚障害に

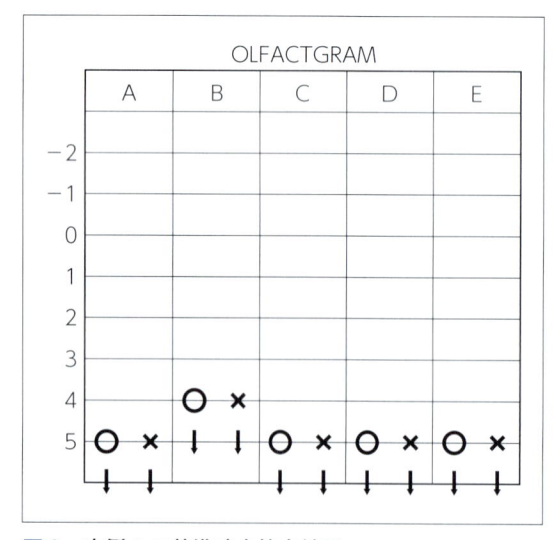

図2 症例1の基準嗅力検査結果
検知域値，認知域値とも5.8（脱失）．
○：検知域値，**✕**：認知域値，**↓**：スケールアウト．

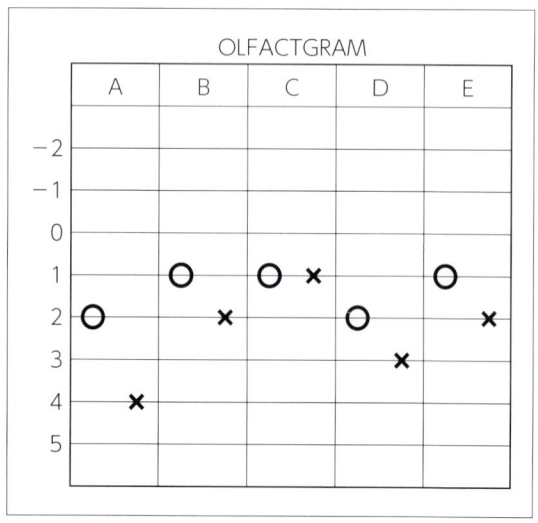

図3 症例2の基準嗅力検査結果
自覚的な嗅覚低下は強いが，検知域値平均1.4，認知域値平均2.4と軽度減退のみである．
○：検知域値，**✕**：認知域値，**↓**：スケールアウト．

特徴的である.

　当帰芍薬散，メコバラミン，ポラプレジンクの内服と嗅素を用いた嗅覚トレーニングを開始し，症状は徐々に改善．約1年後に自覚的にもほぼ不自由のない嗅覚機能になったため終診となった．

嗅覚障害診療ガイドライン　今後の課題

　新型コロナウイルス感染症の世界的な拡大と莫大な数の嗅覚障害患者の出現により，嗅覚障害という従来軽視されてきた感覚障害にスポットライトが当たり，基礎研究・臨床研究が飛躍的に増加した．このことで，現象論にとどまっていたヒトの嗅覚の臨床に分子生物学が導入され，分子レベルでの解析が今進みつつある．一方，嗅覚障害の原因として最多である慢性鼻副鼻腔炎においては各種の生物学的製剤の臨床導入が進み，エビデンスレベルの高い臨床研究で嗅覚改善効果が示され

るなど，嗅覚医学は今大きな転換期を迎えている．

　現在日本鼻科学会では「嗅覚障害診療ガイドライン　第2版」への改訂作業が進行しており，第2版ではこれらの新しい情報を加えてアップデートを行う予定である．

（近藤健二）

引用文献

1) 嗅覚障害診療ガイドライン作成委員会. 嗅覚障害診療ガイドライン. 日鼻誌 2017；56：487-556.
2) Bachert C, et al. Efficacy and safety of dupilumab in patients with severe chronic rhinosinusitis with nasal polyps (LIBERTY NP SINUS-24 and LIBERTY NP SINUS-52)：results from two multicentre, randomised, double-blind, placebo-controlled, parallel-group phase 3 trials. Lancet 2019；394：1638-50.
3) Tong JY, et al. The prevalence of olfactory and gustatory dysfunction in COVID-19 patients：a systematic review and meta-analysis. Otolaryngol Head Neck Surg 2020；163：3-11.
4) Wilson RS, et al. Olfactory identification and incidence of mild cognitive impairment in older age. Arch Gen Psychiatry 2007；64：802-8.

アレルギー性鼻炎

治療の概要

アレルギー性鼻炎の診療の基盤となる指針として、「鼻アレルギー診療ガイドライン」がある。本アレルギー性鼻炎の主な治療法として、①抗原の除去・回避、②薬物療法、③アレルゲン免疫療法、④手術療法がある。これらの治療法は、アレルギー性鼻炎の重症度、病型、患者のライフスタイルなどを考慮して選択される（**表1**）。したがって、治療に先立つ患者とのコミュニケーションが重要で、患者と共に治療目標を設定し治療への意欲や治療法への理解を促し、目標到達型の治療（Treat to Target：T2T）を実践する。

鼻アレルギー診療ガイドライン

鼻アレルギー診療ガイドラインは1993年に初版が発行されて以来、3〜5年ごとに改訂が進められ、第10版（2024年版）に引き継がれている[1]。本ガイドラインは、①定義・分類、②疫学、③発症のメカニズム、④検査・診断、⑤治療、⑥その他の章から構成されている。

1. 定義・分類

アレルギー性鼻炎は鼻粘膜に生じるI型アレルギー疾患であり、発作性・反復性のくしゃみ、水性鼻漏、鼻閉を3主徴とする。粘膜内に好酸球、マスト細胞、リンパ球などの炎症細胞が浸潤する

表1　通年性アレルギー性鼻炎に対する治療法の選択

重症度	軽症	中等症		重症・最重症	
病型		くしゃみ・鼻漏型	鼻閉型または充全型	くしゃみ・鼻漏型	鼻閉型または充全型
治療	①第2世代抗ヒスタミン薬 ②遊離抑制薬 ③Th2サイトカイン阻害薬 ④鼻噴霧用ステロイド薬	①第2世代抗ヒスタミン薬 ②鼻噴霧用ステロイド薬 症状に応じて2剤を併用する。	①抗LTs薬 ②抗PGD$_2$・TXA$_2$薬 ③第2世代抗ヒスタミン薬・血管収縮薬配合剤 ④鼻噴霧用ステロイド薬 症状に応じて①、②に④を併用する。	鼻噴霧用ステロイド薬 ＋ 第2世代抗ヒスタミン薬	鼻噴霧用ステロイド薬 ＋ 抗LTs薬または抗PGD$_2$・TXA$_2$薬 もしくは 鼻噴霧用ステロイド薬 ＋ 第2世代抗ヒスタミン薬・血管収縮薬配合剤 症状に応じて点鼻用血管収縮薬を短期間用いる。
				保存療法に抵抗する症例では手術	
	アレルゲン免疫療法				
	抗原除去・回避				

症状が改善してもすぐには投薬を中止せず、数か月の安定を確かめて、ステップダウンしていく。
遊離抑制薬：ケミカルメディエーター遊離抑制薬、抗LTs薬：抗ロイコトリエン薬、抗PGD$_2$・TXA$_2$薬：抗プロスタグランジンD$_2$・トロンボキサンA$_2$薬.
(日本耳鼻咽喉科免疫アレルギー感染症学会 鼻アレルギー診療ガイドライン作成委員会編. 鼻アレルギー診療ガイドライン―通年性鼻炎と花粉症 2024年版〈改訂第10版〉. 金原出版；2024[1]より)

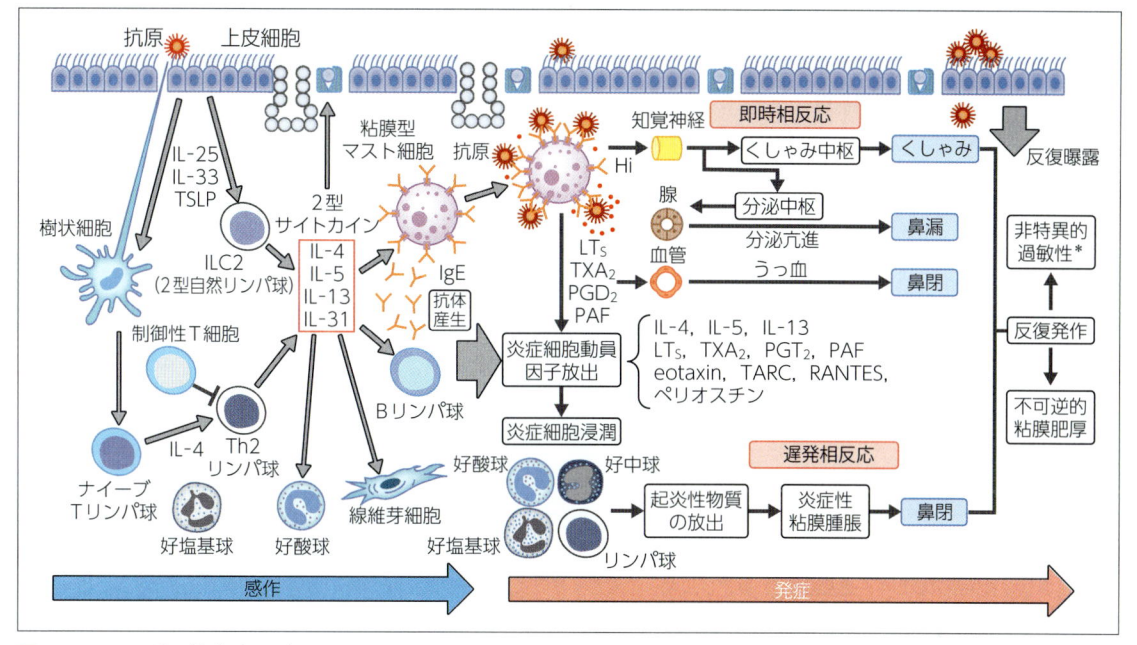

図1　アレルギー性鼻炎発症のメカニズム

Hi：ヒスタミン，LTs：ロイコトリエン，TXA$_2$：トロンボキサン A$_2$，PGD$_2$：プロスタグランジン D$_2$，PAF：血小板活性化因子，IL:インターロイキン，TARC：thymus and activation-regulated chemokine，RANTES：regulated upon activation normal T expressed, and presumably secreted，TSLP：thymic stromal lymphopoietin.

＊：アレルギー反応の結果，起こると推定される．

（日本耳鼻咽喉科免疫アレルギー感染症学会　鼻アレルギー診療ガイドライン作成委員会編．鼻アレルギー診療ガイドライン—通年性鼻炎と花粉症 2024 年版〈改訂第 10 版〉．金原出版；2024[1] より）

ことから鼻炎といわれる．大きく通年性および季節性アレルギー性鼻炎（主に花粉症）に分けられる[1].

2. 疫学

　アレルギー性鼻炎の有病率について，2019 年に耳鼻咽喉科医とその家族を対象とした全国調査が行われた[1]．この調査は 1998 年，2008 年にも行われており，縦断調査が可能となった．2019 年によるアレルギー性鼻炎の有病率は 49.2％であり，1998 年と比較すると約 20％，2008 年と比較しても約 10％増加している．特に花粉症において顕著である．なかでも 5〜9 歳の小児においては，1998 年のスギ花粉症の有病率は 7.5％であったのに対し，2019 年では 30.1％となり，3 倍以上の増加が示されている．すなわちスギ花粉症発症の低年齢化が明らかである．

3. 発症のメカニズム

　アレルギー性鼻炎はタイプ 2 炎症であり，IL-4，IL-5，IL-13，IL-31 などの 2 型サイトカインおよびこれらのサイトカインを産生するTh2 細胞や 2 型自然リンパ球（ILC2）などが病態に関与する（**図1**）[1].

　くしゃみと鼻閉は主にヒスタミンを介する神経反射で生じる．またこれらの症状は，最小持続炎症やプライミング効果といった，好酸球浸潤などのアレルギー性炎症の惹起による鼻粘膜過敏性の亢進によって増悪する．

　アレルギー性鼻炎でみられる鼻閉，すなわち鼻粘膜腫脹は即時相と遅発相の 2 相性にみられる．即時相でみられる鼻閉には一酸化窒素や脂質メディエーター（ロイコトリエンなど）の関与が大きい．一方遅発相でみられる鼻粘膜腫脹は鼻粘膜に遊走した好酸球などの炎症細胞によるアレルギー性炎症が主体である．

表2　アレルギー性鼻炎症状の重症度分類

程度および重症度		くしゃみ発作* または鼻漏**				
		++++ 21回以上	+++ 11〜20回	++ 6〜10回	+ 1〜5回	− +未満
++++	鼻閉 1日中完全につまっている	最重症	最重症	最重症	最重症	最重症
+++	鼻閉が非常に強く口呼吸が1日のうちかなりの時間ある	最重症	重症	重症	重症	重症
++	鼻閉が強く口呼吸が1日のうちときどきある	最重症	重症	中等症	中等症	中等症
+	鼻閉はまったくないが鼻閉あり	最重症	重症	中等症	軽症	軽症
−	鼻閉なし	最重症	重症	中等症	軽症	無症状

＊：1日の平均発作回数。　＊＊：1日の平均鼻かみ回数。
(日本耳鼻咽喉科免疫アレルギー感染症学会　鼻アレルギー診療ガイドライン作成委員会編　鼻アレルギー診療ガイドライン—通年性鼻炎と花粉症　2024年版〈改訂第10版〉. 金原出版：2024[1] より)

抗原の反復曝露は即時相および遅発相の重畳的な反応を引き起こし、非特異的な過敏性の成立や結合織増生による非可逆的な粘膜肥厚など、病変の慢性化が誘導される。

4. 検査・診断

アレルギー性鼻炎の検査には、アレルギー性か否かの検査と抗原同定検査がある。前者には問診、鼻腔内所見（鼻鏡、内視鏡検査）、鼻副鼻腔X線検査、血液・鼻汁好酸球検査、血清総IgE定量が、後者には皮膚テスト、血清特異的IgE検査、鼻誘発試験などがある。

問診では、年齢、性、職業、症状の程度、発症年齢、好発期、合併症、アレルギー既往症、家族歴、過去・現在の治療歴と経過などを詳しく調査する。症状の程度すなわち重症度は、くしゃみ、鼻漏、鼻閉の3主徴の程度によって無症状〜最重症の5段階に分類する（表2）。花粉症では、診療圏における主な原因植物の開花時期を知っておくことが重要である。特異的IgE検査についても診療圏における感作率の動向を知っておくと検査抗原を選択しやすい。

鼻腔内所見として、通年性アレルギー性鼻炎では、下鼻甲介の蒼白、浮腫状腫脹、水性鼻汁をみるが、花粉症ではむしろ発赤を呈することが多い。鼻鏡検査や内視鏡検査は、他の鼻疾患、たとえば副鼻腔炎、鼻茸、鼻中隔弯曲症、急性鼻炎との鑑別、合併を知るうえで重要な検査である。

問診や鼻腔内の観察により、アレルギー性鼻炎の典型的症状と鼻粘膜所見を呈する場合は、臨床的にアレルギー性鼻炎と判断してよい。典型的な症状や所見を呈さない場合や、投薬加療などに十分な反応性を認めない場合、またはアレルゲン免疫療法を考慮するときには抗原同定検査を行う。

わが国では、鼻誘発試験は濾紙ディスク法で行われるが、市販されている皮膚テスト用の抗原エキスを添加した綿棒で下鼻甲介を刺激する、エキスを添加した濾紙を下鼻甲介に留置する、などの方法で代替する。

5. 治療

a. 患者とのコミュニケーション（治療目標の設定）

患者のQOL（quality of life：生活の質）向上が目標となる。症状が重症以上になればQOLは有意に低下するため、重症化させないことが重要

である[2]．すなわち治療目標としては，①症状はない，あるいはあってもごく軽度で，日常生活に支障のない，薬もあまり必要でない状態にもっていくこと，あるいは，②症状は持続的に安定していて，急性増悪があっても頻度は低く，遷延しない状態にもっていくことである．理想は，③抗原誘発反応がないか，または軽度な状態までもっていくことである．①，②は臨床的寛解，③は生理的寛解といえる．

一方，治療目標は主治医が一方的に設定するものではなく，患者と主治医の合意に基づいて設定すべきである．そのためには治療前からの患者とのコミュニケーションが重要である．一方，多少の副作用があっても強い治療効果を求める患者，マイルドな治療を希望する患者，時間をかけてでも根本的な体質の改善を求める患者，待ち時間や診療時間が短い治療を希望する患者，薬の服用は好まず手術によって短期間に症状の改善を希望する患者，など求める治療は患者によりさまざまである．前掲の治療法を総花的・画一的に説明しても，患者との信頼関係は構築できない．まずは患者とのコミュニケーションを十分にとり，患者のライフスタイルなどから求められる治療目標を設定し，目標達成型の治療（T2T）を開始する．

b．薬物療法

アレルギー性鼻炎の治療薬としては，①ケミカルメディエーター遊離抑制薬，②ケミカルメディエーター受容体拮抗薬（抗ヒスタミン薬，抗ロイコトリエン薬，抗プロスタグランジン D_2・トロンボキサン A_2 薬），③Th2 サイトカイン阻害薬，④ステロイド薬，⑤生物学的製剤，⑥その他（漢方薬など）がある．また，2019 年末より抗 IgE 抗体であるオマリズマブが重症季節性アレルギー性鼻炎患者に適応となった．

1）抗ヒスタミン薬

アレルギー性鼻炎の 3 主徴のうち，くしゃみと水性鼻汁は主にヒスタミンによる神経反射によって生じる．したがって抗ヒスタミン薬はくしゃみ・鼻漏型の鼻炎に頻用される．経口薬が一般的に用いられるが，鼻噴霧用抗ヒスタミン薬は鼻噴霧用ステロイド薬と併用すると鼻噴霧用ステロイド薬単剤を有意に上回る効果を示す[3]．また新しい投与経路として貼布剤が発売され，内服薬より血中濃度が安定する．保険でも倍量投与が認められている薬剤がある．さらに鼻閉症状が中等症以上の例には，抗ヒスタミン薬と血管収縮薬との経口配合剤も用いられる．

2）抗ロイコトリエン薬，抗 PGD_2・TXA_2 薬，Th2 サイトカイン阻害薬

鼻閉はロイコトリエンやトロンボキサン A_2 など脂質メディエーターの血管系への作用やプロスタグランジン D_2 やタイプ 2 サイトカインなどによるアレルギー性炎症による面が強いので，その治療薬としては抗ロイコトリエン薬，抗 PGD_2・TXA_2 薬（ラマトロバン），Th2 サイトカイン阻害薬（スプラタスト）が用いられる．一方，モンテルカストについては，因果関係は明らかでないがうつ病，自殺念慮など精神症状をきたすことが報告されているので，患者の状態を十分に観察する．

3）鼻噴霧用ステロイド薬

ステロイドの抗炎症作用を利用した薬剤であり，効果は強い．効果発現は約 1～2 日と早い．局所薬であり副作用は少ない．くしゃみ，鼻漏，鼻閉の 3 症状に等しく効果がある．眼症状にも一定の効果がある[4]．

4）抗 IgE 抗体

くしゃみ，鼻漏，鼻閉の 3 症状に等しく効果がある．既存治療（経口抗ヒスタミン薬と鼻噴霧用ステロイド薬の併用）への上乗せ効果がある．季節性アレルギー性鼻炎（既存治療で効果不十分な重症または最重症患者に限る）を適応とし，最適使用推進ガイドラインにのっとって使用する[5]．

c．アレルゲン免疫療法

アレルゲン免疫療法はアレルゲン（抗原）を投与して免疫寛容，すなわち過敏な反応性を弱める治療である．投与経路としては皮下あるいは舌下が一般的であり，特に舌下免疫療法が普及している．メタ解析にて成人例および小児例ともに症状を改善し，併用する薬剤の量を軽減する効果が確

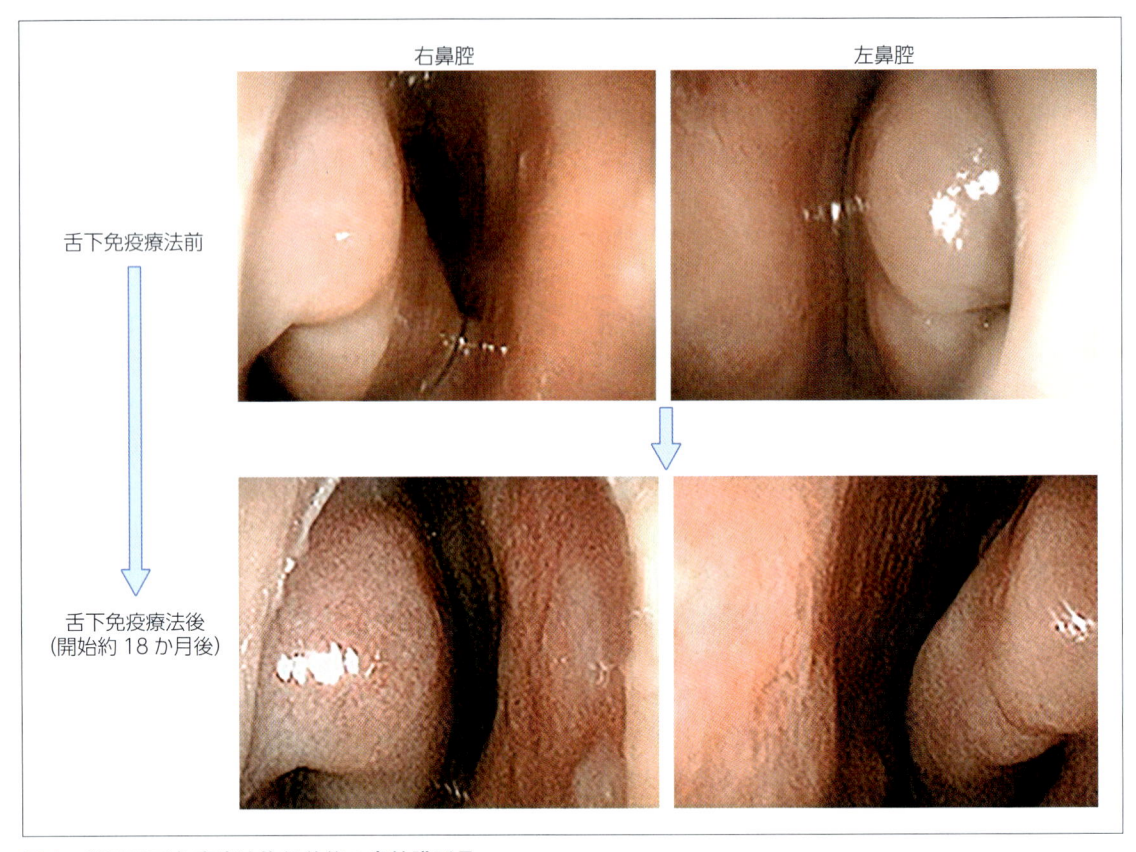

右鼻腔　　　　　　　　　　左鼻腔

舌下免疫療法前

舌下免疫療法後
（開始約 18 か月後）

図2　併用舌下免疫療法施行前後の鼻粘膜所見

認されているが，一般的な対症薬物療法とは異なった意義，すなわちアレルギー疾患の自然経過の修飾と，全身的・包括的な臨床効果が期待できる[1].

d.　手術療法

　手術療法はアレルギー体質を改善するものではないが，術式の適切な選択と術者のスキル，および術後の管理によって症状を有効に抑制することができる．手術は侵襲の強さや治療の目的によって，①鼻粘膜変性手術，②鼻腔形態改善手術，③鼻漏改善手術に分けられる[1].

　鼻粘膜変性手術は，アレルギー性鼻炎の中心的な反応の部位である下鼻甲介粘膜にある神経終末，上皮あるいは分泌腺などをレーザーなどを用いて変性することでアレルギー反応を減弱させる．1〜2 か月後には瘢痕組織を形成することで粘膜浮腫を抑える作用もある．日帰り手術で行わ

れることが多く，小児でも施行は可能である．一方，効果の持続は他の術式と比べ弱く，経過によって再手術や反復する例もある．

　鼻腔形態改善手術は，リモデリングなどによって構造的な鼻閉をきたす例に適応がある．手術の主な標的器官は下鼻甲介と鼻中隔であり，冠状断 CT や鼻腔通気度検査などによって鼻閉の客観的評価と鼻閉部位の正確な診断が肝要である．また重篤な後遺症となる empty nose（萎縮性鼻炎）を避ける意味でも，下鼻甲介全体の切除や，広範囲の粘膜切除は避けるべきである．

　鼻漏改善手術は，後鼻神経など鼻汁分泌神経の処理をすることでアレルギー性鼻炎の副交感神経反射を遮断することを目的としている．現在では伴走する動脈を保存して神経のみを選択的に切断するか，下鼻甲介内を走行する後鼻神経の末梢枝を切断することが一般的である．

症例提示

症例　アレルギー性鼻炎（14歳，男児）

主訴：鼻閉

経過：鼻汁好酸球検査が陽性で，血清特異的IgE検査にてダニおよびスギ花粉への感作を認めた．抗ヒスタミン薬や抗ロイコトリエン薬による加療を行うも改善に乏しく，ダニおよびスギ花粉による併用舌下免疫療法を導入した．導入2か月後より鼻閉の改善を認めた．舌下免疫療法開始約18か月後には下鼻甲介の腫脹が軽減し総鼻道の開存がみられた（**図2**）．

臨床のポイント

　薬物療法に抵抗する症例に舌下免疫療法は良い適応である．定期的な局所所見の記録と患者・患者家族への供覧はアドヒアランスや治療意欲の向上につながり有用である．

今後の課題

　診療ガイドラインの形式には大別して，Clinical Question and Answer（CQ & A）方式と手引き形式がある．これまでの鼻アレルギー診療ガイドラインは手引き形式であった．将来的にはMindsが推奨するCQ & A形式に移行することが予定されている．

（岡野光博）

引用文献

1) 日本耳鼻咽喉科免疫アレルギー感染症学会 鼻アレルギー診療ガイドライン作成委員会編. 鼻アレルギー診療ガイドライン─通年性鼻炎と花粉症 2024年版（改訂第10版）. 金原出版；2024.

2) Kumanomidou H, et al. Mapping naso-ocular symptom scores to EQ-5D-5L utility values in Japanese cedar pollinosis. Allergol Int 2022；71：207-13.

3) Haruna T, et al. The add-on effect of an intranasal antihistamine with an intranasal corticosteroid in Japanese cedar pollinosis. Auris Nasus Larynx 2023；50：81-6.

4) Higaki T, et al. Early interventional treatment with intranasal corticosteroids is superior to post-onset treatment in pollinosis. Ann Allergy Asthma Immunol 2012；109：458-64.

5) Okubo K, et al. Add-on omalizumab for inadequately controlled severe pollinosis despite standard-of-care：a randomized study. J Allergy Clin Immunol Pract 2020；8：3130-40.

舌下免疫療法

治療の概要

アレルゲン免疫療法（allergen immunotherapy：AIT）は，アレルギー疾患の自然経過を修飾して長期的寛解が得られる可能性のある唯一の治療法であり，皮下免疫療法（subcutaneous immunotherapy：SCIT）と舌下免疫療法（sublingual immunotherapy：SLIT）の2種類の方法がある．

従来から行われている SCIT は，皮下注射による疼痛を伴い，頻回の通院を要する欠点がある．また，アナフィラキシーショックなど重大な副作用がまれに生じる問題もある．このような欠点，副作用リスクの軽減のために開発された治療法がSLIT である．疼痛なく，自宅で連日投与可能で，閾値検査も不要である．

本邦では，2014 年からスギ花粉による季節性アレルギー性鼻炎に対する SLIT として導入された．当初は液剤であるシダトレン® スギ花粉舌下液であったが，2018 年から錠剤であるシダキュア® 舌下錠が販売され，2019 年に舌下液は販売終了となった．また，2015 年からはダニによる通年性アレルギー性鼻炎に対する SLIT（ミティキュア® ダニ舌下錠，アシテア® ダニ舌下錠）も導入された．

「アレルギー性鼻炎に対する舌下免疫療法の指針」[1] では，SCIT および SLIT に関するエビデンスが示されており有用である．季節性アレルギー性鼻炎およびハウスダスト・ダニによる通年性アレルギー性鼻炎に対して SLIT を行うことで，それぞれ QOL が改善すること，薬物療法の奏功しない症例に対しても改善が期待できること，3年以上継続して行うことで中止後も長期にわたり効果が持続すること，SLIT は SCIT より安全性が高いことなどが推奨度 B（科学的根拠があり，行うよう勧められる）とされている．

期待される効果

- アレルギー疾患の自然経過の修飾，長期的寛解
- 効果が長期間持続（投与終了後も持続）
- 薬物使用量の減量
- 新規アレルゲンに対する感作予防
- 喘息の発症予防

＊本邦では，SLIT の喘息単独への適応はない（2023 年 11 月現在）．

ポイント

「アレルギー性鼻炎に対する舌下免疫療法の指針」が示された後に，本邦で販売開始されたミティキュア®，アシテア®，シダキュア® に関して，それぞれランダム化プラセボ対照二重盲検比較試験が報告され，成人および小児に対する有効性が証明されている[2]．小児に対する SLIT の有用性も，推奨度 B と勧められるようになっている[2]．また，Dual SLIT（ミティキュア® とシダキュア® の併用）の安全性も報告されている[3]．「アレルゲン免疫療法の手引き」[4]，「鼻アレルギー診療ガイドライン」[5] など最新の情報も活用しながら治療方針を検討する．

アレルギー性鼻炎に対する舌下免疫療法（SLIT）の適正使用ガイド[1,4,5]

1. 効能または効果

ミティキュア®，アシテア®：ダニ抗原によるアレルギー性鼻炎に対する SLIT

シダキュア®：スギ花粉によるアレルギー性鼻炎に対する SLIT

SLIT の適応は，ダニ抗原またはスギ花粉が原因となるアレルギー性鼻炎の患者である．「鼻アレルギー診療ガイドライン」では，症状分類別に軽症から最重症まですべてに適応とされている（**表 1**）．一般的な薬物治療や手術療法で十分なコ

表1　重症度に応じた花粉症に対する治療法の選択

重症度 病型／治療	初期療法	軽症	中等症 くしゃみ・鼻漏型	中等症 鼻閉型または充全型	重症・最重症 くしゃみ・鼻漏型	重症・最重症 鼻閉型または充全型
病型	①第2世代抗ヒスタミン薬 ②遊離抑制薬 ③抗LTs薬 ④抗PGD2・TXA2薬 ⑤Th2サイトカイン阻害薬 ⑥鼻噴霧用ステロイド薬	①第2世代抗ヒスタミン薬 ②抗LTs薬 ③抗PGD2・TXA2薬 ④鼻噴霧用ステロイド薬	第2世代抗ヒスタミン薬 ＋ 鼻噴霧用ステロイド薬	抗LTs薬または抗PGD2・TXA2薬 ＋ 鼻噴霧用ステロイド薬 ＋ 第2世代抗ヒスタミン薬 もしくは 第2世代抗ヒスタミン薬・血管収縮薬配合剤* ＋ 鼻噴霧用ステロイド薬	鼻噴霧用ステロイド薬 ＋ 第2世代抗ヒスタミン薬	鼻噴霧用ステロイド薬 ＋ 抗LTs薬または抗PGD2・TXA2薬 ＋ 第2世代抗ヒスタミン薬 もしくは 鼻噴霧用ステロイド薬 ＋ 第2世代抗ヒスタミン薬・血管収縮薬配合剤* ＋ 症状に応じて点鼻用血管収縮薬または経口ステロイド薬***を併用
						抗IgE抗体**
		点眼用抗ヒスタミン薬または遊離抑制薬			点眼用抗ヒスタミン薬、遊離抑制薬またはステロイド薬****	
治療		アレルゲン免疫療法・回避				保存療法に抵抗する症例では手術
		抗原除去・回避				

初期療法はあくまでも本格的花粉飛散時の治療に向けた導入であり，よほど花粉飛散がない年以外は重症度に応じたシーズン中の治療に早めに切り替える。
遊離抑制薬：ケミカルメディエーター遊離抑制薬。抗LTs薬：抗ロイコトリエン薬。
抗PGD2・TXA2薬：抗プロスタグランジンD2・トロンボキサンA2薬。
* 本剤の使用は鼻閉症状が強い期間のみの最小限の期間にとどめ，鼻閉症状の緩解がみられた場合には，速やかに抗ヒスタミン薬単独療法などへの切り替えを考慮する。
** 最適使用推進ガイドラインに則り使用する。
*** 点鼻用血管収縮薬を2週間程度，経口ステロイド薬を1週間程度用いる。
**** 点眼用ステロイド薬使用時に関しては，眼科医による服薬チェックなどの診療が必要である。
（日本耳鼻咽喉科免疫アレルギー感染症学会　鼻アレルギー診療ガイドライン作成委員会編. 鼻アレルギー診療ガイドライン―通年性鼻炎と花粉症. 2024年版（改訂第10版）. 金原出版；2024[5]より）

トロールが得られない場合，臨床的寛解や薬物療法の減量を望む場合はSLITを優先するべきである。

2. 用法および用量

通常，1日1回舌下投与する（図1）。舌下にて保持した後，飲み込む。その後5分間は，うがいや飲食を控える。初回投与時は，舌下に正しく保持できていることを確認し，投与後30分間は副反応の有無を観察する。

ポイント

・唾液ですぐ溶けてなくなるが，すぐに飲み込まない。ミティキュア®，シダキュア®は1分間，アシテア®は約2分間舌下で保持する。
・アナフィラキシー等が発現した場合の対処等を考慮し，家族のいる場所や日中の服用が望ましい。
・小児は，保護者等の管理下での服用が望ましい。

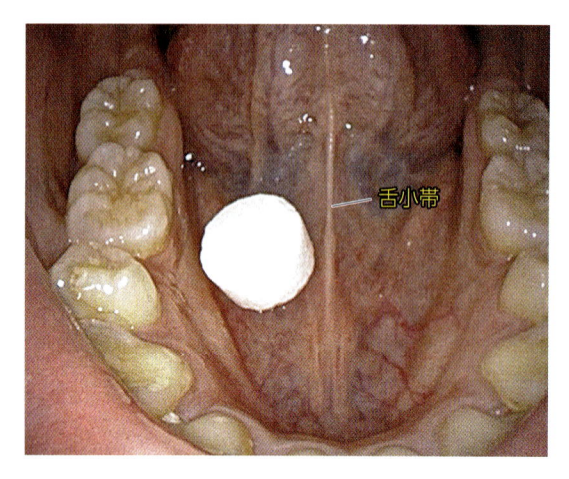

図1　舌下投与
舌小帯にかからないように舌下に保持する（図はラムネ）.

- 症状不安定期や，スギ花粉の場合には花粉飛散時期の開始は避けるべきである.

3．副作用

　重大な副作用は少なく安全性は高いが，軽度の局所反応は投与開始後1〜2か月に発生することが多い．そのため，アドヒアランスの維持には，治療前の十分な説明とその後の定期的な管理が不可欠である.

主な副作用（5%以上）

- 口の中の腫れ・かゆみ・不快感・違和感
- 咽喉の刺激感・不快感・違和感
- 耳のかゆみ　等

重大な副作用（頻度不明）

- ショック
- アナフィラキシー

4．禁忌

- 当該アレルゲンのSLIT製剤投与によりショックを起こしたことのある患者.
- 重症の気管支喘息患者.
- 治療開始時に妊娠している患者.

5．慎重投与

- 当該アレルゲンのSLIT製剤またはアレルゲンによる診断，治療によりアレルギー症状を発現したことのある患者.
- 気管支喘息患者.
- 悪性腫瘍，または免疫系に影響を及ぼす全身性疾患を伴う患者（自己免疫疾患，免疫複合体疾患，または免疫不全症など）.

6．医師要件

　ダニアレルギーまたはスギ花粉症の治療およびアレルゲン免疫療法に精通し，舌下免疫療法講習会とe-learningを受講した医師.

　関連学会主催の講習会や製剤ごとに設けられたe-learningをそれぞれ受講する必要がある．テストに合格し，緊急搬送先医療機関名を登録することで，処方可能となる.

症例提示

症例1　スギ花粉症（20歳代，女性）

既往歴：アトピー性皮膚炎

症状：水様性鼻汁，くしゃみ

　スギ花粉症のシーズン中は特に水様性鼻汁がひどく，さまざまな薬物療法を行うも無効であった．4年前からシダキュア®を継続することで，薬物療法が奏功するようになり，第二世代抗ヒスタミン薬1剤のみでQOLが改善している.

臨床のポイント1

　通常の薬物療法が奏功しない場合，SLITを追加することでQOL改善と薬物使用量の減量が期待できるため，SLITを治療選択肢として提示すべきである.

症例2　通年性アレルギー性鼻炎（9歳，男児）

既往歴：鼻副鼻腔炎

症状：鼻閉，鼻汁，くしゃみ

　さまざまな薬物療法を約2年間行うもコントロール不十分であり，患児と保護者の希望が得られたため1年前からミティキュア®を開始した．その後鼻症状の改善を認め，点鼻薬の減量が可能となった.

臨床のポイント2

　小児では，適切に舌下投与ができる場合のみ投与する．保護者などに対しても適切な投与方法を指導する必要がある．

症例3　通年性アレルギー性鼻炎，スギ花粉症（19歳，男性）

既往歴：気管支喘息

症状：通年性の鼻閉，鼻漏，くしゃみ

　さまざまな薬物療法を併用，増量するも鼻閉の改善なく，QOL低下が著しかった．SLIT，SCIT，手術を本人および保護者に勧めたところ，寛解は得られなくても，鼻閉に対する効果を早く期待できる手術を希望され，15歳で粘膜下下鼻甲介骨切除術，鼻中隔矯正術を行った．術後早期から鼻閉を中心に症状の軽快を認めたが，薬物使用量は減量できず，スギ花粉シーズン中には悪化した．17歳になり免疫療法を希望され，通学と通院頻度の兼ね合いから，ダニ，スギの治療を同時に開始できるSCITではなく，SLITを希望した．また，スギ花粉シーズンよりも，通年性の症状の改善を希望したため，ダニから開始する方針とした．その際，併用療法になることを考慮してミティキュア®を選択した．当初は開始1か月後にシダキュア®併用を開始予定であったが，本人都合等のため約1年後にシダキュア®併用開始となった．薬物使用量は減量され，スギ花粉シーズン中も薬物使用なく過ごせるようになり，QOLの改善が得られた．併用療法を開始して1年間経過良好であったが，その後来院していない．

臨床のポイント3

　薬物療法，手術療法が奏功しない場合にSLITは治療選択肢として提示すべきである．SCITとともに提示したとき，より安全性が高く，通院回数が少なくすむSLITが選択されることが多い．併用療法も安全に行えるため，検討すべきである．ただし，3年以上の目標治療期間の前に脱落する例もあり，未成年の場合には，本人のみならず保護者にも十分に説明してアドヒアランスの維持に努める必要がある．

今後の課題

　SLITの効果が得られない患者もいるため，治療効果の予測因子，バイオマーカーの同定が望まれる．SLITのさらなる作用機序の解明や，ヒノキなど他の抗原に対する製剤の開発も期待される．

（小町太郎，後藤　穣）

引用文献

1) 日本鼻科学会 アレルギー性鼻炎に対する舌下免疫療法の指針作成委員会．アレルギー性鼻炎に対する舌下免疫療法の指針．日鼻誌 2014；53：579-600．
2) 藤枝重治．〈アレルギー性鼻炎に対する舌下免疫療法の指針2014〉〈アレルギー性鼻炎に対する免疫療法の指針2011〉1．概略．MB ENT 2019；236：97-104．
3) Gotoh M, et al. Safety profile and immunological response of dual sublingual immunotherapy with house dust mite tablet and Japanese cedar pollen tablet. Allergol Int 2020；69：104-10．
4) 日本アレルギー学会 「アレルゲン免疫療法の手引き」作成委員会．アレルゲン免疫療法の手引き．日本アレルギー学会；2022．
5) 日本耳鼻咽喉科免疫アレルギー感染症学会 鼻アレルギー診療ガイドライン作成委員会編．鼻アレルギー診療ガイドライン―通年性鼻炎と花粉症．2024年版（改訂第10版）．金原出版；2024．

鼻副鼻腔真菌症・アレルギー性真菌性鼻副鼻腔炎

疾患の概要

耳鼻咽喉科領域の深在性真菌症の一つである鼻副鼻腔真菌症は，重篤な症状を呈する浸潤性と限局した病変を呈する非浸潤性に大別される．さらに浸潤性については急性および慢性，非浸潤性については慢性とアレルギー性真菌性鼻副鼻腔炎（allergic fungal rhinosinusitis：AFRS）の4つの病態に分類されている（**表1**）[1].

急性および慢性浸潤性鼻副鼻腔真菌症は，ステロイド，免疫抑制薬，抗悪性腫瘍薬などの使用により免疫が低下した患者おいて日和見感染として発症することが多く，両者とも真菌の組織浸潤を伴うが，慢性浸潤性の場合は粘膜内浸潤にとどまることが多い．鼻脳型ムーコル症や電撃型アスペルギルス症などの急性浸潤性の場合は，真菌が血管内に浸潤し，血栓形成を伴う血管侵襲により周辺臓器の壊死性感染を引き起こす．さらに，副鼻腔から眼窩，海綿静脈洞，頭蓋内へ浸潤すると致死的となる．症状は，通常の副鼻腔炎よりも高度な頭痛や，急激に進行する視力障害など，真菌の浸潤部位に応じた脳神経症状が認められる．鼻脳型ムーコル症の場合は，黒色の分泌物や粘膜病変が認められることが特徴である．

慢性非浸潤性は鼻副鼻腔真菌症のなかでは最も多く，真菌の組織浸潤は伴わず，真菌塊を形成することが特徴である．ほとんどが片側性病変で，副鼻腔のなかでも上顎洞に発生することが最も多

い．全身の免疫状態との直接の関連はなく，無症状の患者も多いので，長期にわたり放置されていて画像検査により偶然発見されることも多い．一般的な症状としては，膿性鼻漏，後鼻漏，悪臭，頭痛や頬部痛，鼻出血などであり，片側性の病変のため悪性腫瘍（特に上顎がん）や歯性上顎洞炎との鑑別が必要となる．

AFRSは，1994年にBentらによって診断基準が提唱された疾患である[2].その病態についてはいまだ不明な点も多いが，副鼻腔で非浸潤性に増殖した真菌に対するI型・III型のアレルギー反応やT細胞応答の関与が指摘されており，非常に粘稠でニカワ状ともいわれる好酸球性ムチンの形成が，この病態の増悪因子であると考えられている．

「深在性真菌症の診断・治療ガイドライン2014」

2014年4月に「深在性真菌症の診断・治療ガイドライン2014」が発刊され，鼻副鼻腔真菌症についても治療アルゴリズムが示されているが，その標的治療について**表2**に示す[3].特に浸潤性鼻副鼻腔真菌症は発症頻度が低く，エビデンスレベルの高い報告は国内外を問わず存在しなかったが，これまで蓄積された報告に基づくこの治療アルゴリズムが診療の指標となる．

急性および慢性浸潤性鼻副鼻腔真菌症の治療と

表1 鼻副鼻腔真菌症の分類

分類	経過	免疫状態	罹患洞	真菌の役割	組織浸潤
急性浸潤性	急性	易感染性	単一	病原菌	あり
慢性浸潤性	慢性	非アトピー性	多様	病原菌	あり
慢性非浸潤性	慢性	非アトピー性	単一	腐生菌	なし
アレルギー性（AFRS）	慢性	アトピー性	複数	アレルゲン	なし

(Morpeth JF, et al. Ann Allergy Asthma Immunol 1996 ; 76 : 128-39[1] をもとに作成)

表2　鼻副鼻腔真菌症に対する標的治療

浸潤性鼻副鼻腔真菌症
・手術による病巣の徹底的な除去が必須であり，併せて抗真菌薬の全身投与を行う．
・ボリコナゾール（ブイフェンド®）4 mg/kg/回（loading dose：初日のみ6 mg/kg/回）1日2回点滴静注，あるいは200 mg（100 mg）/回（loding dose：初日のみ300 mg（150 mg）/回）1日2回経口投与（括弧内は体重40 kg未満の場合）
・イトラコナゾール（イトリゾール®）200 mg/回　1日1回点滴静注（loading dose：200 mg/回　1日2回点滴静注を2日間）
・上記2剤単独投与で効果不十分の場合，下記の併用 　ミカファンギン（ファンガード®）150～300 mg/回　1日1回点滴静注
・アムホテリシンBリポソーム（アムビゾーム®）5 mg/kg/回　1日1回点滴静注
〈ムーコル症の場合〉
・アムホテリシンBリポソーム（アムビゾーム®）5 mg/kg/回　1日1回点滴静注
非浸潤性鼻副鼻腔真菌症
・内視鏡下鼻副鼻腔手術により副鼻腔を開放して真菌塊を除去する
・抗真菌薬の投与は行わない

（深在性真菌症のガイドライン作成委員会編．深在性真菌症の診断・治療ガイドライン 2014．協和企画；2014．p.42-3[3]）をもとに作成）

しては，手術による病巣の徹底的な除去を可能な限り行ったうえで，抗真菌薬の全身投与を行う．このような治療を行うことにより，眼窩内への進展がない早期の浸潤性鼻副鼻腔真菌症では良好な治療成績も報告されている[4]．しかし実際には，診断された時点で手術による病変の全摘出は困難であることが多く，特に病変が眼窩尖端から海綿静脈洞に浸潤してしまうと外科的治療は不可能となる．さらに，免疫不全による易感染性患者のため，全身状態が不良で薬物療法を十分行えないことも多い．薬物療法としては，最も広い抗真菌スペクトルを有し，カンジダ属からアスペルギルス属まで殺菌的に作用する，ポリエン系抗真菌薬のアムホテリシンB（ファンギゾン®）の全身投与が最も効果が高いとされてきた．しかし，アムホテリシンBの全身投与は特定臓器への移行性が必ずしも高くなく，副作用として腎機能障害が多いことが問題であったため，十分に投与を行えなかった症例が少なくない．そこで，アムホテリシンBを脂質製剤化したアムホテリシンBリポソーム（アムビゾーム®）が開発され，長期間の投与が可能となった．また，イトラコナゾール（イトリゾール®）の有用性も報告されているが，現在の第一選択薬はアゾール系抗真菌薬のボリコナゾール（ブイフェンド®）である．脳脊髄液への移行がよく副作用が少なかったフルコナゾール（ジフルカン®）よりも，抗真菌作用が強いことが特徴である．また，キャンディン系抗真菌薬のミカファンギン（ファンガード®）は，スペクトラムは広くないが，副作用が少なく高用量でも安全に使用できる．カンジダ属には殺真菌的に作用するが，アスペルギルス属には静真菌的に作用することが知られている．そのため，単剤での使用ではアスペルギルス属に対して十分な効果が期待できないが，イトラコナゾール（イトリゾール®）やボリコナゾール（ブイフェンド®）との併用による有効性について経験的なレベルで報告されている．また，ムーコル症の場合は，アムホテリシンBリポソーム（アムビゾーム®）が第一選択となる．また，抗真菌薬による治療の終了時期の判断については確立されていないため，治療を終了した後も厳重な経過観察が必要である．

　一方で，慢性非浸潤性鼻副鼻腔真菌症の場合は，真菌が粘膜内に浸潤していないので抗真菌薬の全身投与は不要である．内視鏡下鼻副鼻腔手術により病巣である副鼻腔を開放して，真菌塊を除去したうえで病的な粘膜上皮のみを切除する治療が第一選択となる．

「深在性真菌症の診断・治療ガイドライン2014」において AFRS に関する記載はない．そのため，現状では欧州のポジションペーパーである European Position Paper on Rhinosinusitis and Nasal Polyps 2020（EPOS2020）が参考となる[5]．ここでは，内科的治療としてステロイド（全身，局所），抗真菌薬（全身，局所）の投与やアレルゲン免疫療法だけでなく，抗ロイコトリエン薬やオマリズマブ（ゾレア®）の効果などについても述べられている．しかし，治療の第一選択は手術療法であり，まず内視鏡下鼻副鼻腔手術により副鼻腔を単洞化して換気や排泄を促すとともに，真菌を含む好酸球性ムチンを除去する．術後のステロイドの全身投与も有効な治療とされているが，有害事象のリスクもあることから，ステロイドの投与量や投与期間について一致した見解はない．

鼻副鼻腔真菌症の予後については，急性および慢性浸潤性鼻副鼻腔真菌症の全生存率はおおむね50％とされている．予後を増悪させる因子として，病変の進展範囲の大きさ，特に頭蓋内への進展を指摘する報告が多い．また，長期にわたり生存した場合でも，鼻副鼻腔の合併症をきたす危険があることを念頭において，厳重な経過観察を行うことが必要であると述べられている．慢性非浸潤性鼻副鼻腔真菌症は，異物となっている真菌塊が除去され，鼻腔と副鼻腔の間に十分な換気が行われることによって，副鼻腔内が好気性の環境に変化するだけで予後は良好となる．一方，AFRSは病態の再燃を繰り返すことが多く，特に不十分な手術による好酸球性ムチンの残存が再燃の原因となる．

症例提示

症例　AFRS（59歳，男性）

主訴：鼻閉

既往歴：高血圧，網膜剥離，滲出性中耳炎

現病歴：X−3 年から鼻閉を自覚して近医耳鼻科へ通院していた．X−1 年から鼻副鼻腔炎を繰り返すようになり，X 年 Y−3 月の感冒を契機に鼻閉が増悪したため，X 年 Y 月精査目的にて当院を紹介され受診した．

画像所見：副鼻腔単純 CT 画像において，左上顎洞に軟部濃度陰影が充満しており，中心部には好酸球性ムチンを示唆する高吸収域を認めた（**図1**）．

経過：術前に検査した真菌特異的 IgE（アスペルギルス，アルテルナリア，カンジダ，クラドスポリウム）はすべて陰性であったが，画像所見より AFRS の可能性が示唆されたため，左上顎洞内

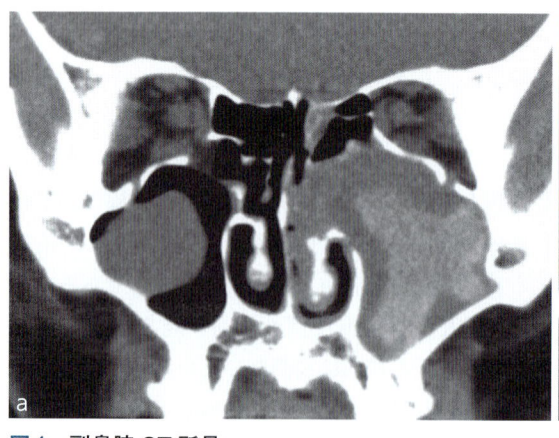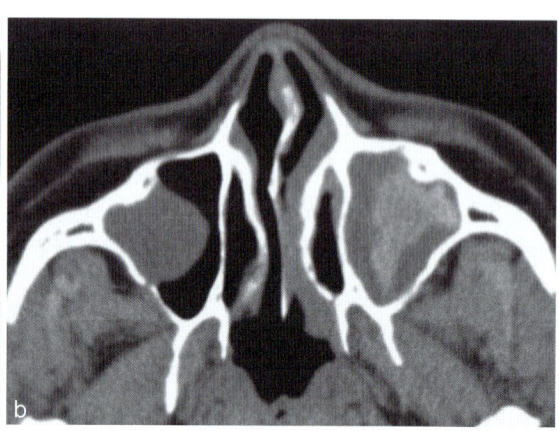

図1　副鼻腔 CT 所見

a：冠状断．b：水平断．
左上顎洞に軟部濃度陰影が充満し，内部には好酸球性ムチンを示唆する高吸収域を認める．右上顎洞にも軟部濃度陰影を認めるが，高吸収域はない．

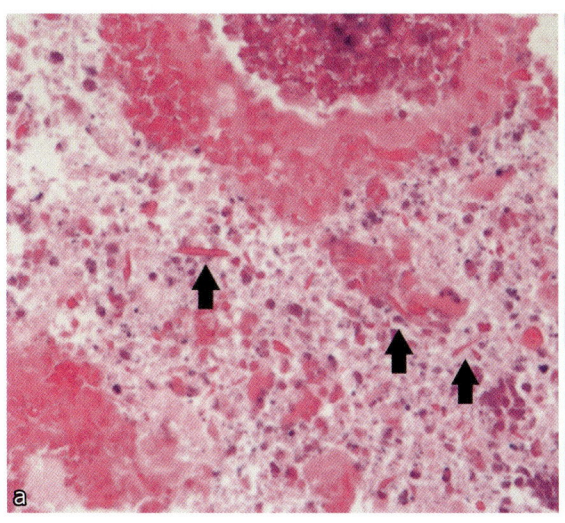 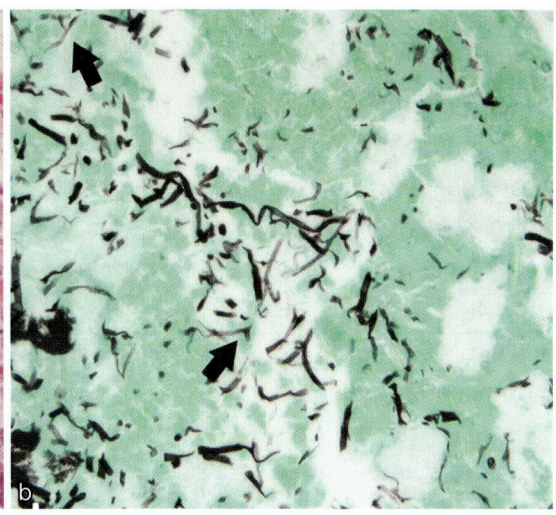

図 2　好酸球性ムチンにおける病理組織学的検査所見
a：HE 染色．変性した好酸球の中に Charcot-Leyden 結晶を認める（矢印）．
b：Grocott 染色．隔壁を伴う糸状菌を多数認める（矢印）．一部に分岐を確認できるものの，アスペルギルスにみられる 45°の分岐とは異なっている．

の乾酪性病変と多量のムチンを残存させることなく摘出し，洞内を十分に洗浄した．

病理組織学的所見：左上顎洞から摘出したムチンにおいて，PAS 反応陽性および Grocott 染色陽性の隔壁を有する分岐した真菌成分を認め，著明な好酸球浸潤と Charcot-Leyden 結晶を伴っていた（**図 2**）．なお，粘膜組織中への真菌の浸潤は認められなかった．

培養検査：左上顎洞から摘出したムチンからスエヒロタケが同定された．

臨床のポイント

　術前に真菌に対する特異的 IgE を確認できなかったが，AFRS の可能性が示唆されたため，摘出した好酸球性ムチンについて病理組織学的検査と培養検査を行った．その結果，スエヒロタケを同定したため，術後にスエヒロタケに対する特異的 IgE について評価したところ強陽性を示した．このように真菌を含む好酸球性ムチンについて精査を行うことが AFRS の診断およびその後の治療を考えるうえで非常に重要であるため，摘出時には破棄をせず，病理組織学的検査と培養検査を行う必要がある．

今後の課題

　2022 年より深在性真菌症治療薬のイサブコナゾニウム（クレセンバ®）が国内で使用できるようになったが，適応は「アスペルギルス症（侵襲性アスペルギルス症，慢性進行性肺アスペルギルス症，単純性アスペルギローマ），ムーコル症，クリプトコックス症（肺クリプトコックス症，播種性クリプトコックス症）の真菌症の治療」となっている．現在，深在性真菌症の治療には，ポリエン系のアムホテリシン B（ファンギゾン®），アムホテリシン B リポソーム（アムビゾーム®），アゾール系のフルコナゾール（ジフルカン®），ボリコナゾール（ブイフェンド®），イトラコナゾール（イトリゾール®），ポサコナゾール（ノクサフィル®）など，フルオロピリミジン系のフルシトシン（アンコチル®），キャンジン系のミカファンギン（ファンガード®）などの 4 系統の薬剤が使用されている．イサブコナゾニウム（クレセンバ®）は体内で代謝物イサブコナゾールに変換され，既存のフルコナゾール（ジフルカン®）などと同じ真菌細胞の細胞膜を構成するエルゴステロールの生合成を阻害し，各種酵母様真

菌および糸状菌に対して抗真菌作用を示すアゾール系抗真菌薬である.

　このような新規薬剤による治療も行われ始めており，AFRS も含めた鼻副鼻腔真菌症に対する診療ガイドラインのアップデートが今後の課題と思われる.

（吉川　衛）

引用文献

1）Morpeth JF, et al. Fungal sinusitis：an update. Ann Allergy Asthma Immunol 1996；76：128-39.
2）Bent JP, 3rd, Kuhn FA. Diagnosis of allergic fungal sinusitis. Otolaryngol Head Neck Surg 1994；111：580-8.
3）深在性真菌症のガイドライン作成委員会編. 深在性真菌症の診断・治療ガイドライン 2014. 協和企画；2014. p.42-3.
4）Kasapoglu F, et al. Acute invasive fungal rhinosinusitis：evaluation of 26 patients treated with endonasal or open surgical procedures. Otolaryngol Head Neck Surg 2010；143：614-20.
5）Fokkens WJ, et al. European Position Paper on Rhinosinusitis and Nasal Polyps 2020. Rhinology 2020；58（Suppl 29）：1-464.

急性鼻副鼻腔炎

急性鼻副鼻腔炎の定義

急性に発症し，発症してから4週間以内の鼻副鼻腔の感染症で，鼻閉，鼻漏，後鼻漏，咳嗽といった呼吸器症状を呈し，頭痛，頬部痛，顔面圧迫感などを伴う疾患としている．

「急性鼻副鼻腔炎診療ガイドライン」は，当初は2010年6月20日に刊行され，その後，2014年9月9日に追補版が発刊された[1]．

急性鼻副鼻腔炎は小児例も多く，その解剖学的特徴などから，成人と区別して病態および治療を考えるべきである．

重症度分類

急性鼻副鼻腔炎の重症度を鼻腔所見と臨床症状からスコア化し，軽症，中等症，重症に分類し（表1），治療アルゴリズムが作成されている．画像診断は副鼻腔単純X線では診断に限界があり，鼻内内視鏡所見が画像診断より優先されている．ただし，症状の強い例，保存的治療抵抗例，再発例や合併症を有する場合にはCTあるいはMRIが推奨されている．

起炎菌と抗菌薬の選択

後述の急性鼻副鼻腔炎治療アルゴリズムを参照されたい[1]．

肺炎球菌はペニシリンGの感受性に基づき，以下のように分類されている．

PSSP（ペニシリン感性肺炎球菌）：MIC 0.06 μg/mL以下

PISP（ペニシリン軽度耐性肺炎球菌）：MIC 0.125～1.0 μg/mL

PRSP（ペニシリン耐性肺炎球菌）：MIC 2 μg/mL以上

インフルエンザ菌は以下のように分類される．

BLNAS（β-ラクタマーゼ非産生アンピシリン感性：β-lactamase non-producing ampicillin susceptible）

BLNAR（β-ラクタマーゼ非産生アンピシリン耐性：β-lactamase non-producing ampicillin resistant）

BLPAR（β-ラクタマーゼ産生アンピシリン耐性：β-lactamase producing ampicillin resistant）

BLPACR（β-ラクタマーゼ産生アンピシリン・クラブラン酸耐性：β-lactamase producing ampicillin clavulanate resistant）

2007年のサーベイランスでは抗菌薬感受性は

表1　スコアリングと重症度

	症状・所見	なし	軽症/少量	中等度以上
臨床症状	鼻漏	0	1	2
	顔面痛・前頭洞部痛* 不機嫌・湿性咳嗽**	0	1	2
鼻腔所見	鼻汁・後鼻漏	0 （漿液性）	2 （粘膿性少量）	4 （中等量以上）

軽症：1～3，中等症：4～6，重症：7～8.
＊：成人，＊＊：小児.
（日本鼻科学会編. 急性鼻副鼻腔炎診療ガイドライン2010年版（追補版）. 日鼻誌 2014；53〈2〉：103-60[1] をもとに作成）

肺炎球菌 78 株において PSSP が 53.9%，PISP が 33.3%，PRSP が 12.8% であった．インフルエンザ菌 63 株では，BLNAS が 41.3%，BLNAR が 52.5%，BLPAR が 6.2% であった．

　成人，小児ともに起炎微生物は，ウイルス感染が発端になることが多いが，数日後に細菌感染に移行する場合が多い．肺炎球菌，インフルエンザ菌が 2 大起炎菌であり，これらの菌に対して感受性のある薬剤の選択となる．

　軽症の急性鼻副鼻腔炎に限っては，抗菌薬非投与のうえ，自然経過を観察することが推奨されており，改善のない場合（中等症以上で）抗菌薬が必要となる．肺炎球菌に対して小児では，アモキシシリン（AMPC），セフェム系薬ではセフジトレンピボキシル（CDTR-PI），セフテラムピボキシル（CFTM-PI）の抗菌活性が高い．インフルエンザ菌については BLNAR が増加しておりペニシリン系薬に対する感受性が低下しているが，経口セフェム系薬では CDTR-PI の抗菌活性が高い．クラブラン酸（CVA）/AMPC は BLPAR や β-ラクタマーゼ産生のモラクセラ・カタラーリスに対する抗菌活性が優れている．成人の場合にはレスピラトリーキノロン系抗菌薬であるレボフロキサシン（LVFX），ガレノキサシン（GRNX），モキシフロキサシン（MFLX），シタフロキサシン（STFX）が 3 菌種に対して有効であり，CRNX，STFX は肺炎球菌に対しても優れた抗菌力を有している．

　以上のことから，小児，成人を問わず，第一選択薬はペニシリン系抗菌薬である．特に，肺炎球菌の耐性菌の感染が疑われる場合には，初回から高用量の投与が臨床効果，細菌学的効果，コスト面からも望ましい．海外ではセフェム系抗菌薬の有効性の報告も多く認められるが，わが国の耐性化の状況からインフルエンザ菌感染が疑われる場合には CDTR-PI の投与が望ましい．CVA/AMPC の有効性を示す報告が多いが，本邦では小児，成人ともに CVA/AMPC の急性鼻副鼻腔炎に対する適応がなく，急性鼻副鼻腔炎単独症例に対して保険診療上は使用しがたい．

　抗菌薬の投与期間は欧米では 10〜14 日が一般的である．投与期間の臨床研究は見当たらないが，第一選択薬から第二選択薬への変更などを考慮すると，本邦では 7〜10 日が適当と考えられる．

　2009 年にわが国において世界初の経口カルバペネム系抗菌薬（テビペネムピボキシル〈TBPM-PI〉）が発売された．臨床治験の段階では，肺炎球菌またはインフルエンザ菌が起炎菌である小児急性鼻副鼻腔炎に対しては，従来の経口抗菌薬と比較しほぼ同等の臨床効果と高い除菌率を示した．わが国のこれら 2 大起炎菌の高い耐性率を考えると有効な抗菌薬であると考えられる．重症例や乳幼児の難治性鼻副鼻腔炎などで他の薬剤が有効でない場合の選択薬として期待される．このような抗菌活性の高い経口抗菌薬の使用には，厳格なルールに基づいた適正使用が必要である．すなわち，臨床の現場で大量に使用された場合，注射剤のカルバペネム系抗菌薬に対する耐性化が進行し，現在抗菌薬治療で切り札的存在であるカルバペネム系注射剤を用いても治療困難な感染症が増加することも危惧されるからである．

■ネブライザー療法[2)]

　上・下気道の呼吸器疾患に対して頻用されており，上気道では急性鼻副鼻腔炎や慢性鼻副鼻腔炎の急性増悪が対象疾患になる．病巣部位にできるだけ多くの薬液を到達，沈着させるために，鼻腔から副鼻腔に十分に薬剤を到達させることが重要である．そのために鼻腔内，副鼻腔開口部の分泌物の吸引，末梢血管収縮薬による粘膜腫脹の除去などの鼻処置や副鼻腔自然口開大処置を行うことで，有効な換気路を確保してからネブライザー療法を行う必要がある．つまり前処置換気路を確保できないような巨大なポリープや高度の鼻中隔弯曲症では有効性は乏しい．

　妊娠中や授乳中の患者には，経口抗菌薬の代わりに，ネブライザー療法をこまめに行うことで，急性鼻副鼻腔炎が改善する可能性がある．使用す

る薬剤は，以前にはさまざまな抗菌薬が使用され有効性が報告されてきたが，現在では保険診療上，ネブライザー用薬剤としてセフメノキシム塩酸塩（CMX：ベストロン®耳鼻科用）が認可された．1% CMX 20 mg/2 mL を2分間ネブライザーを施行すると上顎洞内の CMX 濃度は，急性鼻副鼻腔炎の起炎菌の肺炎球菌，インフエンザ菌の MIC を上回る濃度を示した．CMX に対してアレルギー症状のある場合には，過去に有効性を示す抗菌薬（ホスホマイシン系，リンコマイシン系，アミノグルコシド系）で代用することもあるとされる．また CMX に加え，副腎皮質ステロイド，血管収縮薬，粘液表面活性剤を用いることもある．

ネブライザー吸入液は末梢気道にまで到達するので，濃厚な微生物汚染を受けたネブライザーは，かえって感染源となってしまう危険性がある．汚染される原因は，①薬液作成・保存時の薬液汚染，②環境汚染や消毒不足による機器の汚染，③患者からの吸入液逆流による機器・薬液の汚染が考えられる．そのために薬剤は使用時必要量のみを清潔無菌の注射液で取り出すこと，長期保存は避けることとともに機器は定期的な消毒が必要である．

抗菌薬以外の治療法

1. 上顎洞穿刺療法

急性鼻副鼻腔炎に対して穿刺洗浄は古くから施行され，上顎洞炎の沈静化とともに自覚症状（頭痛，鼻閉，鼻漏）の改善に有効と考えられている．そのなかで頭痛，頬部痛などの訴えの改善に最も効果があり，洞内の膿性分泌物や炎症物質を洗浄し排泄させることで早期寛解に最も有効な手段であるとされる．しかし，穿刺洗浄は疼痛などの患者への侵襲のため，また抗菌薬の発達が加わり薬物療法のみで改善する症例も多く，また CT および MRI の画像診断の普及により非侵襲で正確な副鼻腔内病態の把握が可能となり，上顎洞造影法は激減した．

2. 点鼻療法

急性鼻副鼻腔炎におけるステロイド点鼻（噴霧を含む）は欧米では単独あるいは抗菌薬投与との併用で，症状，症候，QOL など治療効果に有意差があったことが報告されている．このように，急性鼻副鼻腔炎の初発はウイルス感染が細菌感染よりも頻度が高いという認識から，欧米ではステロイド点鼻（噴霧薬）治療は単独で，あるいは抗菌薬治療との併用で推奨しうる治療法である．しかしながら本邦ではステロイド鼻噴霧薬は適応疾患として急性鼻副鼻腔炎が含まれておらず，適応疾患はアレルギー性鼻炎もしくは一部の製剤では血管運動性鼻炎とされていることに留意する必要がある．

急性鼻副鼻腔炎の合併症

小児例では眼窩内合併症（眼窩蜂窩織炎，眼窩骨膜下膿瘍）が多いとされており，また頭蓋内合併症（硬膜下膿瘍，硬膜外膿瘍，髄膜炎，脳膿瘍，海綿静脈洞血栓症），Pott's puffy tumor（前頭骨膜下膿瘍）は10歳代に多い．

成人においても眼窩内および頭蓋内合併症が生じる．発症年齢は29歳以下に多いとされている．明確なリスクファクターは特定されていないが，糖尿病などの基礎疾患を有する場合などには，鼻副鼻腔炎合併症に注意する必要がある．眼窩内または頭蓋内合併症が疑われた場合には入院させ，抗菌薬の静脈内投与を行うとともに，手術療法を考慮する．

急性鼻副鼻腔炎治療アルゴリズム（小児，成人）

小児と成人の急性鼻副鼻腔炎の治療アルゴリズムを図1と図2に示す．

図1の小児に対する抗菌薬投与量は下記の用量を超えないよう注意する．

AMPC：1回 500 mg，1日3回 1,500 mg

CDTR-PI：1回 200 mg，1日3回 600 mg

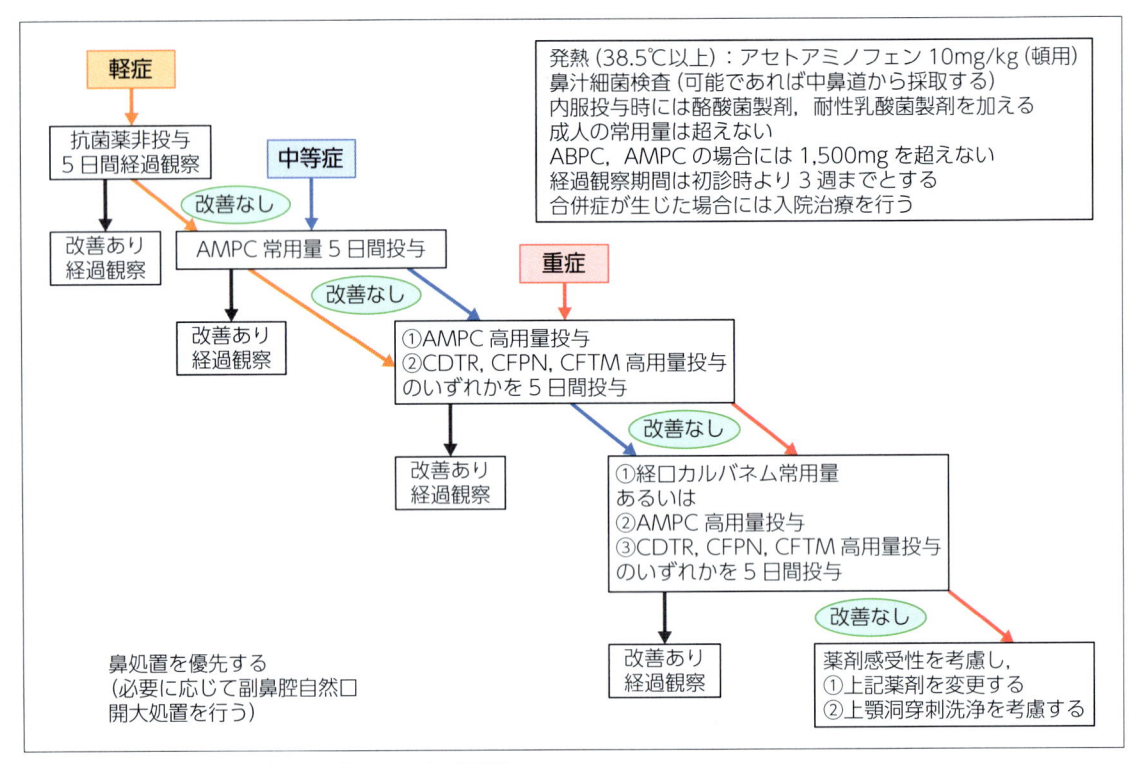

図1 急性鼻副鼻腔炎治療アルゴリズム（小児例）
（日本鼻科学会編．急性鼻副鼻腔炎診療ガイドライン 2010年版（追補版）．日鼻誌 2014；53〈2〉：103-60[1]）をもとに作成）

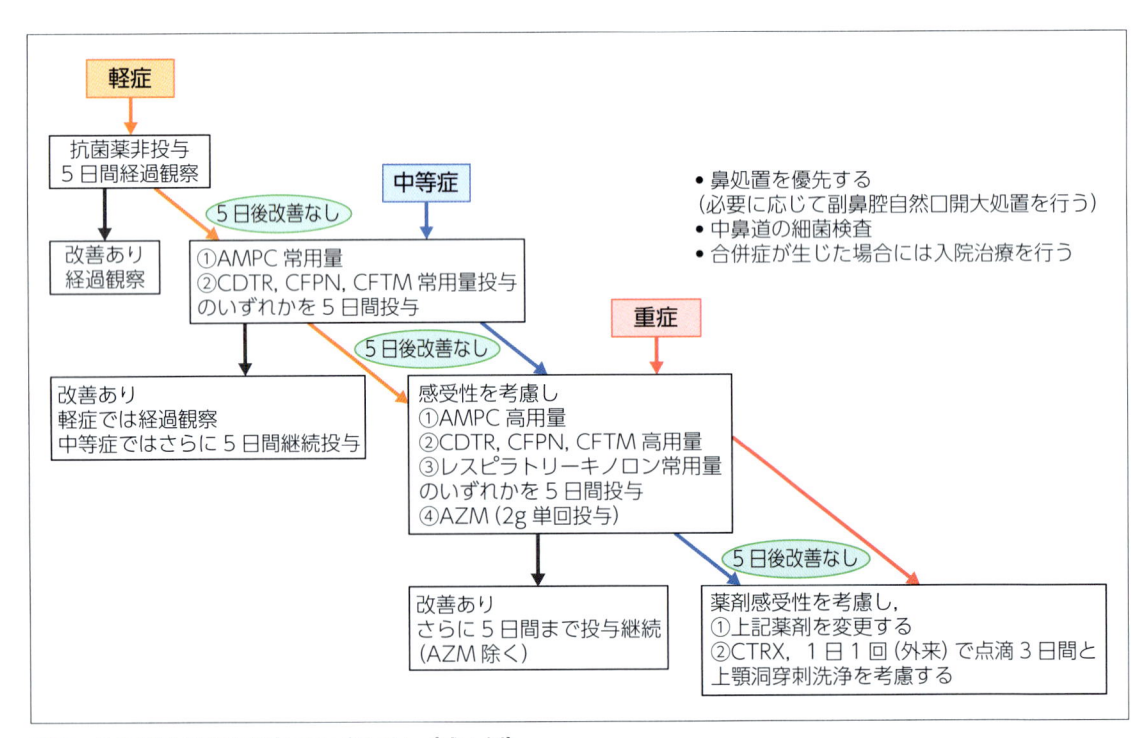

図2 急性鼻副鼻腔炎治療アルゴリズム（成人例）
（日本鼻科学会編．急性鼻副鼻腔炎診療ガイドライン 2010年版（追補版）．日鼻誌 2014；53〈2〉：103-60[1]）をもとに作成）

CFPN-PI：1回 150 mg，1日3回 450 mg

CFTM-PI：1回 200 mg，1日3回 600 mg

TBPM-PI：1回 300 mg，1日2回 600 mg

今後の課題

「急性鼻副鼻腔炎診療ガイドライン」は追補版が 2014 年に発刊されたが，それ以後，10 年間改訂されていない．病原細菌の薬剤感受性は常に変化しており，また肺炎球菌ワクチンの定期接種の普及により，起炎菌や薬剤感受性も変化すると考えられ，継続的なサーベイランスに基づいたガイドラインの改訂が望まれる．

（春名眞一）

引用文献

1) 日本鼻科学会編．急性鼻副鼻腔炎診療ガイドライン 2010 年版（追補版）．日鼻誌 2014；53（2）：103-60.
2) 日本耳鼻咽喉科感染症・エアロゾル学会編．急性鼻副鼻腔炎に対するネブライザー療法の手引き．金原出版；2016.

慢性鼻副鼻腔炎

■「鼻副鼻腔炎診療の手引き」の概要

　日本鼻科学会から，2007 年に「副鼻腔炎診療の手引き」[1] が刊行され，すでに 17 年が経過した．この間には，好酸球性鼻副鼻腔炎などの病態が明らかになるとともに，生物学的製剤などの新たな治療薬剤が開発されている．また，2010 年には「急性鼻副鼻腔炎診療ガイドライン」[2]，2013 年には「慢性副鼻腔炎に対する内視鏡下副鼻腔手術—新たな手術分類とその評価」[3]，2016 年には「急性鼻副鼻腔炎に対するネブライザー療法の手引き」，2017 年には「嗅覚障害診療ガイドライン」が相次いで刊行された．

　2024 年 4 月に刊行された「鼻副鼻腔炎診療の手引き」[4] では，こうしたガイドラインや現在の診療に即した鼻副鼻腔炎の病態について，高いエビデンスレベルのもとに作成委員のコンセンサスが得られた内容が推奨されている．第 1 部の総論で定義と分類を明確にし，疫学，成因と病態，症状，検査，診断のためのフローチャート，治療法が記載され，第 2 部の各論で疾患別の詳細が記載されている．小児から成人まで，急性炎症から慢性炎症まで，鼻副鼻腔に炎症を生じるすべての疾患について，急性・慢性鼻副鼻腔炎，好酸球性鼻副鼻腔炎，小児鼻副鼻腔炎，歯性上顎洞炎，真菌性鼻副鼻腔炎，鼻副鼻腔嚢胞，線毛機能不全症候群や嚢胞性線維症などを含む鼻副鼻腔炎を伴う全身疾患，眼窩内・頭蓋内合併症などが詳述されている．

　なお，欧米では「鼻副鼻腔炎（rhinosinusitis）」の用語が一般的であるが，本邦では従来から「副鼻腔炎（sinusitis）」と記載されることが多かった．しかしながら，実際には鼻腔の炎症を伴っていることがほとんどであるため，日本鼻科学会では，本手引きから「鼻副鼻腔炎」の病名を採用した．

■ 慢性鼻副鼻腔炎診療のポイント

1. 病態

　「鼻副鼻腔の炎症により，鼻閉，鼻漏，後鼻漏，咳嗽などの呼吸器症状を呈し，頭痛，頬部痛，嗅覚障害などを伴う疾患」で，発症から 12 週以上経過したものが慢性鼻副鼻腔炎である．慢性鼻副鼻腔炎はさまざまな病因と病態を含み，多くのフェノタイプやエンドタイプが複雑に絡み合って病像を形成している．

　炎症病態は，中心になる炎症細胞とサイトカインの種類によって，1 型，2 型，3 型炎症に分類されるが，慢性鼻副鼻腔炎は Th1・Th17 優位で好中球・リンパ球浸潤を伴い，1 型・3 型炎症が中心の従来型の慢性鼻副鼻腔炎と，Th2 優位で好酸球浸潤を伴い喘息を合併することが多い，2 型炎症が中心の好酸球性鼻副鼻腔炎に分けられることが多い．

　しかしながら，好酸球性鼻副鼻腔炎と診断されても 1 型・3 型の炎症病態が少なからず関与し，1 型・3 型炎症による慢性鼻副鼻腔炎でも，好酸球浸潤や 2 型炎症が認められ，実際にはさまざまな割合で両者の病態が混在している．本項では 1 型・3 型炎症が中心の従来型の慢性鼻副鼻腔炎の診断と治療について概説する．

2. 症状と診断

　鼻漏，後鼻漏，鼻閉などの症状が 12 週以上持続し，頭痛，頬部痛，嗅覚障害などを伴うことがある．小児では，症状の訴えが少ないので，後鼻漏に伴う湿性咳嗽に注意する．副鼻腔気管支症候群として，気管支拡張症，びまん性汎細気管支炎などによる喀痰，咳嗽などの下気道症状を伴うことがある．鼻内所見で，中鼻道を中心に膿性・粘膿性鼻汁があり，鼻粘膜腫脹と鼻茸が認められる．

単純 X 線撮影は感度と特異度が低いため，現在は限定した使用にとどまる．特に小児は，臨床症状と鼻内所見で診断する．単純 X 線撮影は上顎洞を除いて診断には不十分で，6 歳以下では補助診断に過ぎない．

CT 検査は多くの情報量を提供し，重症例や治療に抵抗する例，内視鏡下鼻副鼻腔手術（ESS）を考慮する例などでは，最初から CT 検査を行う．ただし，放射線被曝の問題があり，小児では CT 検査の厳格な正当化・最適化が求められ，頭蓋内や眼窩内合併症が疑われる場合に行う．

経過中の急性増悪時には，急性細菌性鼻副鼻腔炎の病態を考えて，細菌検査を行う．

3. 治療

鼻副鼻腔の処置と局所療法，マクロライド療法を中心とした薬物療法，ESS などの手術療法を組み合わせて治療する．

a. 処置と局所療法

鼻副鼻腔粘膜の腫脹や傷害により，粘液線毛輸送機能が破綻し，副鼻腔自然口が閉塞して病的貯留液が停滞することが，炎症の悪循環を惹起し，慢性化・遷延化にかかわる．したがって治療においては，鼻副鼻腔の粘膜腫脹を収縮させ，病的貯留液を除去する鼻内処置がきわめて重要である．

鼻処置や鼻副鼻腔自然口開大処置，生理食塩水による鼻洗浄などの局所療法は，病的貯留液や痂疲を清掃することで，細菌やバイオフィルム，炎症性メディエーターの除去，粘液線毛輸送機能の改善などの効果が期待できる．

鼻処置や鼻副鼻腔自然口開大処置後に行うネブライザー療法は，薬液を鼻副鼻腔内に送り込んで治療効果を高める．

b. 薬物療法

マクロライド療法（14 員環マクロライド系抗菌薬の少量長期投与）と気道粘液溶解薬カルボシステインの内服投与が行われる．通常の抗菌薬は使用しないが，細菌感染による急性増悪時には，細菌検査を行い急性鼻副鼻腔炎に準じてアモキシシリンなどを中心とした抗菌薬治療を行う．

びまん性汎細気管支炎に対する経験的治療法として発展したマクロライド療法は，慢性鼻副鼻腔炎にもその優れた臨床効果が確認され，1 型・3 型炎症が中心の従来型の慢性鼻副鼻腔炎に対する標準的な薬物療法として広く用いられる．14 員環マクロライド系抗菌薬には，サイトカインやケモカインの産生抑制，粘液分泌抑制，炎症細胞機能や細菌機能の制御など，さまざまな免疫調節作用があり，特に鼻漏関連症状に対する有効性が高く，「鼻漏・後鼻漏などの過分泌症状が顕著で，好中球性炎症が主体の慢性鼻副鼻腔炎」に効果がある[5]．一方で，好酸球性鼻副鼻腔炎には効果が乏しい[6]．

使用薬剤は 14 員環マクロライドのクラリスロマイシン，ロキシスロマイシン，エリスロマイシンで，常用量の半量を投与する．臨床効果は 2〜4 週で発現し，1〜3 か月でプラトーに達するので，無効であればすみやかにほかの治療法に変更する．有効症例でも 3〜6 か月で治療を終了し，症状再燃には再投与で同様な効果が得られる．効果判定は鼻漏・後鼻漏などの自覚症状の改善を指標にする．副鼻腔陰影の改善には時間を要するため，単純 X 線検査や CT 検査は臨床効果の判定には不適当である．

マクロライド療法の効果が期待できない病態に，大きな鼻茸や中鼻道の高度閉塞，急性増悪や急性鼻副鼻腔炎，好酸球性鼻副鼻腔炎などがあり，病態に応じて他の薬物療法や手術療法を組み合わせて最も適切な治療法を選択する．小児では急性炎症を繰り返しやすく，自然治癒傾向が認められるので，有効例でも 2 か月をめどにできるだけ投与期間を短縮する[5]．

マクロライド療法では副作用や薬剤相互作用に注意して，いたずらに長期投与を行わないように注意する．添付文書には重大な副作用の一つとして，QT 延長が記載されている．薬剤性の QT 延長は，心室頻拍，心室細動などの致死的な不整脈をきたす可能性があり，QT 延長などの心疾患の有無や抗不整脈薬との併用投与に特に注意が必要である．

c.　手術療法

大きな鼻茸や中鼻道の高度閉塞がある例や，マクロライド療法の効果が乏しい例，再燃を繰り返す例では，ESS を考慮する．術後は鼻洗浄とともに，最大 3 か月を目安にマクロライド療法を行う．手術によって副鼻腔の換気・交通路を作成することで，術後のマクロライド療法による治療効果が増大する．

症例提示

症例 1　60 歳，男性

現病歴：数年前から膿性の後鼻漏と鼻閉症状がある．喘息の既往はない．

治療経過：両側中鼻道に鼻茸と膿性鼻漏があり，CT で両側上顎洞と篩骨洞に陰影を認めた．鼻茸の生検で好酸球浸潤は認めなかった．従来型の慢性鼻副鼻腔炎として，局所処置とともにクラリスロマイシン（クラリス®）200 mg 1 錠，分 1，カルボシステイン（ムコダイン®）500 mg 3 錠，分 3，3 か月間投与したが，改善しないため，ESS を行い，術後 2 か月間マクロライド療法を継続し，軽快した．

臨床のポイント 1

大きな鼻茸や中鼻道の高度閉塞がある例では，最初に手術療法を行い，術後にマクロライド療法とともに鼻洗浄などの局所療法を行うことが勧められる．症例に応じて適切な手術時期を検討する必要がある．

症例 2　16 歳，男性

現病歴：慢性鼻副鼻腔炎に対して，1 か月前から症例 1 と同様のマクロライド療法を受け，両側の膿性鼻漏は軽快していた．数日前から感冒様症状があり，膿性鼻漏が多くなった．

治療経過：鼻汁の細菌培養検査で肺炎球菌が検出され，アモキシシリン（サワシリン®）250 mg 3 錠，分 3，5 日間内服し軽快した．

臨床のポイント 2

急性鼻副鼻腔炎の起炎菌である肺炎球菌やインフルエンザ菌は，クラリスロマイシンなどの 14 員環マクロライド系抗菌薬に高率に耐性化しているため，経過中の急性増悪に対しては，細菌培養検査などを参考に，急性鼻副鼻腔炎に準じた抗菌薬治療を行う．

症例 3　7 歳，男児

現病歴：1〜2 か月間持続する膿性鼻漏がある．

治療経過：両側中鼻道に膿性鼻汁を認め，クラリスロマイシン（クラリス®）5 mg/kg/日，分 1 とカルボシステイン（ムコダイン® DS）30 mg/kg/日，分 3 を 3 週間投与したところ，膿性鼻漏は消失した．少量の粘性鼻漏が残っているが薬物治療はいったん終了した．

臨床のポイント 3

あくまで膿性鼻漏が 1 か月以上続く慢性鼻副鼻腔炎にマクロライド療法が有効である．小児は急性感染を繰り返しやすい特徴があるので，マクロライド療法は適応をよく検討したうえで開始する．投与期間もできるだけ短く，自然治癒傾向があるので，多少の鼻漏が残っていても治療を終了してよい．治療効果は膿性鼻漏などの臨床症状の改善と鼻内所見を指標にする．単純 X 線所見は補助診断に過ぎず，CT 検査は合併症を疑う所見がなければ行わない．

今後の課題

マクロライド療法は適応を選べば，きわめて有効な治療法である．しかしながら，鼻副鼻腔炎を伴わない滲出性中耳炎や，急性鼻副鼻腔炎の治癒期，小児の繰り返す急性鼻炎，老人性鼻炎など，有効性が期待できない病態では，適切な治療法を選択する．また，QT 延長などの心疾患や不整脈薬との併用投与で致死性不整脈を生じる危険性があり，その適応と使用には注意が必要である．

（清水猛史）

引用文献

1) 日本鼻科学会編. 副鼻腔炎診療の手引き. 金原出版；2007.

2) 日本鼻科学会 急性鼻副鼻腔炎診療ガイドライン作成委員会編. 急性鼻副鼻腔炎診療ガイドライン 2010 年版. 日鼻誌 2010；49：143-247.

3) 日本鼻科学会 副鼻腔炎手術技術機能評価委員会編. 慢性副鼻腔炎に対する内視鏡下副鼻腔手術—新たな手術分類とその評価. 日鼻誌 2013；52：143-57.

4) 日本鼻科学会 鼻副鼻腔炎診療の手引き作成委員会編. 鼻副鼻腔炎診療の手引き. 日鼻誌 2024；63：1-85.

5) Shimizu T, Suzaki H. Past, present and future of macrolide therapy for chronic rhinosinusitis in Japan. Auris Nasus Larynx 2016；43：131-6.

6) Videler WJ, et al. Lack of efficacy of long-term, low-dose azithromycin in chronic rhinosinusitis：a randomized controlled trial. Allergy 2011；66：1457-68.

好酸球性鼻副鼻腔炎

概要

慢性鼻副鼻腔炎は，鼻副鼻腔において 8 週ないしは 12 週以上継続する慢性炎症疾患と定義される．そのなかでも 2000 年ごろから増加し，鼻粘膜への好酸球浸潤を特徴として，薬物治療や手術療法に対して難治性のものが好酸球性鼻副鼻腔炎と命名された．その後，2015 年には JESREC スタディ（Japanese Epidemiological Survey of Refractory Eosinophilic Chronic Rhinosinusitis Study）において診断基準と重症度分類が示された[1]．鼻茸を伴う慢性鼻副鼻腔炎は感染を契機とする，局所の好中球主体である 1 型炎症とは異なり，全身的な好酸球性炎症による 2 型炎症性疾患と考えられている．その代表的産物である鼻茸形成に関しては，まだ明確な発症機序はわかっていないが，病態生理学的メカニズムの特徴であるエンドタイプとして IL-4，-5，-13 といった 2 型炎症性サイトカインが中心になり，これらを標的とした生物学的製剤の開発と臨床応用に至っている．

臨床像

好酸球性鼻副鼻腔炎は成人発症であり，気管支喘息や薬剤アレルギーを伴う（**表 1**）．代表的な臨床症状には鼻閉がある．また，嗅裂に鼻茸を認めるため嗅覚障害を呈する．炎症の遷延により不可逆的な嗅覚脱失に至ることもある．これらの鼻症状は，時に好酸球性多発血管炎性肉芽腫症に合併する先行症状として現れるため，注意が必要である．

本邦における診断基準

好酸球性鼻副鼻腔炎の特徴には，①両側の病変があり，②中鼻道，嗅裂の鼻茸がある，③ CT 検査では上顎洞よりも篩骨洞陰影が優位となり，④末梢血での好酸球率増加がみられる．診断基準にはこれらの臨床項目を数値化し，スコアの合計が 11 点以上であれば好酸球性鼻副鼻腔炎と診断する（**表 2**）．また，末梢血好酸球率と篩骨洞優位の陰影かどうか，さらに，気管支喘息，アスピリン不耐症，NSAIDs アレルギーの合併の有無により軽症，中等症，重症に分ける（**図 1**）．これら

表 1　好中球主体の慢性鼻副鼻腔炎（1 型炎症）と好酸球主体の好酸球性鼻副鼻腔炎（2 型炎症）との対比

浸潤細胞	好中球主体	好酸球主体
主な病名	蓄膿症 非好酸球性鼻副鼻腔炎	好酸球性鼻副鼻腔炎
主なサイトカイン・ケモカイン	IL-1β，TNF-α，IL-8 など	Type 2 サイトカイン IL-4，IL-5，IL-13 など
好発年齢	全年代で起こりうる	成人以降
ポリープ	中鼻道 片側・両側，単発	中鼻道，嗅裂 両側，多発性
主要症状	鼻閉，鼻漏，頭痛	嗅覚障害が多い
鼻汁の性状	粘液性，膿性	にかわ状，粘稠
病変部位	上顎洞優位	篩骨洞優位
合併症	びまん性汎細気管支炎	気管支喘息，アスピリン喘息，薬剤アレルギー

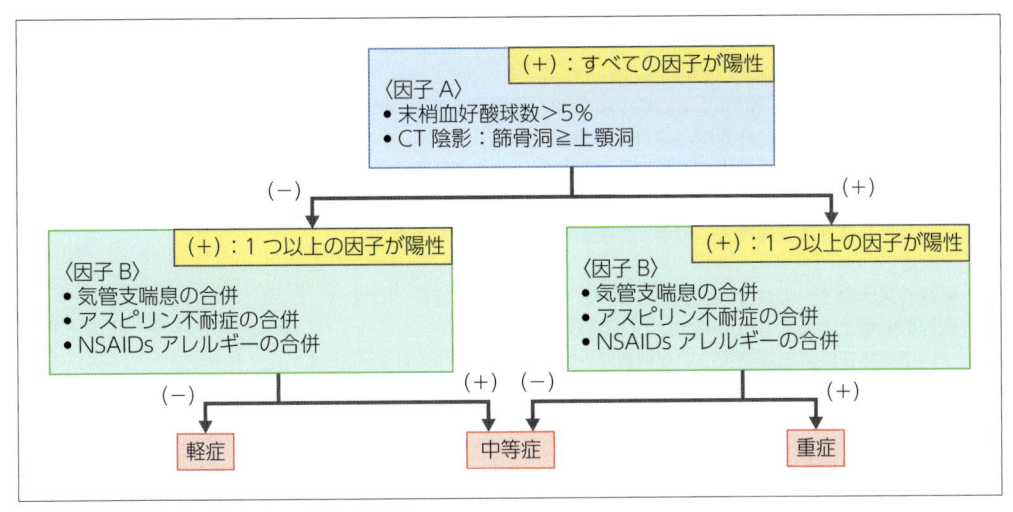

図1 好酸球性鼻副鼻腔炎の重症度分類
(藤枝重治ほか. 日耳鼻 2015；118：728-35[1]) より)

表2 好酸球性鼻副鼻腔炎の診断基準

項目	スコア
病側：両側	3点
鼻茸あり	2点
篩骨洞陰影/上顎洞陰影 ≧1	2点
血中好酸球（%）	
2< ≦5%	4点
5< ≦10%	8点
10% <	10点

スコアの合計：11点以上を好酸球性鼻副鼻腔炎とする.
確定診断は，組織中好酸球数：70個以上.
(藤枝重治ほか. 日耳鼻 2015；118：728-35[1]) より)

の重症度は術後の鼻ポリープ再発と相関があり，予後予測の一助となる．確定診断のためには鼻茸組織での好酸球浸潤を示すことが必要となる．400倍顕微鏡下において組織中好酸球数が3視野平均にて70個以上をもって判定する．

治療法

本疾患は，1型炎症の鼻副鼻腔炎に用いられる少量マクロライド長期投与では制御が難しいため，従来は全身性経口ステロイドが用いられてきた．内視鏡下鼻副鼻腔手術は，これらの保存的治療が効果のない場合に適応となる．手術のポイ

トは，4つの副鼻腔を単洞化し，炎症性の粘膜腫脹を切除して正常粘膜を温存することである．単洞化により，術後の鼻洗浄やステロイド噴霧によるドラッグデリバリーが改善され局所の炎症制御が容易になる．全身性経口ステロイドの長期使用による副作用を回避するために，国際的に使用薬剤，使用量，使用回数を制限する考えが広まっている．これは，鼻茸を伴う慢性鼻副鼻腔炎に対する新規治療法として，生物学的製剤が臨床で使用され臨床的寛解を得られるようになってきたことも背景となっている．

生物学的製剤の使用は，本邦では，デュピルマブのみが鼻茸を伴う慢性鼻副鼻腔炎に適応となっており，実際には好酸球性鼻副鼻腔炎が対象となっている（2024年6月現在）．使用に際しては最適使用推進ガイドラインを確認し，以下に合致する患者が対象となる．①慢性鼻副鼻腔炎の確定診断がされている．②鼻茸を伴う慢性鼻副鼻腔炎に対して，過去2年以内に全身性ステロイドによる治療歴がある，または，手術による治療歴がある，または，全身性ステロイドの禁忌に該当する，もしくは忍容性が認められない．③既存治療によっても，鼻茸スコアが各鼻腔とも2点以上かつ両側の合計が5点以上，鼻閉重症度スコアについて中等症以上が8週以上持続している，嗅覚障

表3　デュピルマブ使用における最適使用推進ガイドライン

【患者選択について】 　投与の要否の判断にあたっては，以下に示す①〜③のすべてに該当する患者であることを確認する． ①慢性鼻副鼻腔炎の確定診断がなされている ②鼻茸を伴う慢性鼻副鼻腔炎に対して，過去2年以内に全身性ステロイドによる治療歴がある 　　又は 　鼻茸を伴う慢性鼻副鼻腔炎に対して，手術による治療歴がある 　　又は 　全身性ステロイドの禁忌に該当する．若しくは忍容性が認められない ③既存の治療によっても以下のすべての症状が認められる 　• 内視鏡検査による鼻茸スコアが各鼻腔とも2点以上かつ両側の合計が5点以上 　• 鼻閉重症度スコアが2（中等症）以上（8週間以上持続していること） 　• 嗅覚障害，鼻汁（前鼻漏/後鼻漏）等（8週間以上持続していること）

（厚生労働省．最適使用推進ガイドライン デュピルマブ〈遺伝子組換え〉．https://www.mhlw.go.jp/content/12404000/000619829.pdf[2]より）

表4　2型炎症に対する生物学的製剤一覧

抗体医薬		適応疾患			
		上気道	下気道	皮膚	全身
デュピルマブ （デュピクセント®）	抗IL-4/13受容体抗体	鼻茸を伴う慢性鼻副鼻腔炎	気管支喘息	アトピー性皮膚炎	
オマリズマブ （ゾレア®）	抗IgE抗体	スギ花粉症	気管支喘息	特発性慢性蕁麻疹	
メポリズマブ （ヌーカラ®）	抗IL-5抗体		気管支喘息		EGPA
ベンラリズマブ （ファセンラ®）	抗IL-5受容体α抗体		気管支喘息		
テゼペルマブ （テゼスパイア®）	抗TSLP抗体		気管支喘息		

EGPA：好酸球性多発血管炎性肉芽腫症．

害，鼻汁が8週以上持続している．これら3つのすべてに該当する必要がある（**表3**）[2]．

　病態のメカニズムに関与する炎症細胞やサイトカインの特徴をエンドタイプという．好酸球性鼻副鼻腔炎において中心的な役割を果たす2型ヘルパーT細胞からはIL-4, -5, -13が産生されるため，この疾患では2型炎症にかかわる分子が制御の対象として重要となる．エンドタイプに対応する治療薬を選択する考えはprecision medicineと呼ばれ，本邦では抗IL-4/13受容体モノクローナル抗体であるデュピルマブが2019年3月から鼻茸を伴う慢性鼻副鼻腔炎に使用可能となっている（**表4**）．本疾患のエンドタイプに関係する生物学

的薬剤には，抗IL-5抗体，抗IL-5受容体α抗体，抗IgE抗体，抗TSLP抗体があるが，本邦ではまだ適応となっていない（2024年7月現在）．

　鼻茸を伴う鼻副鼻腔炎の患者はQOLを損なう生活をしているにもかかわらず，実臨床では適切な診断や治療を受けていないことが課題となっており，EUFOREA（the European Forum for Research & Education in Allergy & Airway Diseases）は，実臨床を反映したポケットガイドを作成しているので紹介する[3]．国際的なガイドラインには，EPOS（European Position Paper on Rhinosinusitis and Nasal Polyps）やICAR（the International Consensus statement on Allergy

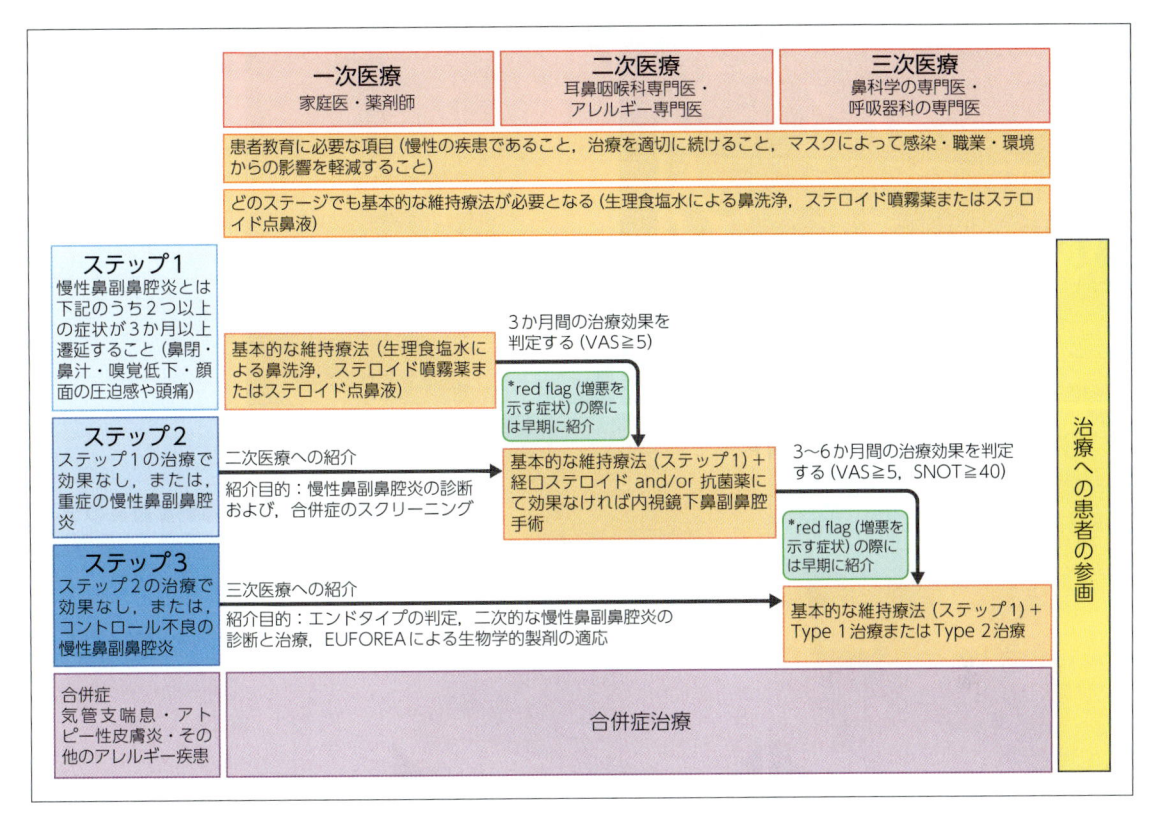

図2　EUFOREA ポケットガイド

＊：red flag には，以下が含まれる．目の周囲の浮腫，眼球変位，複視，眼筋麻痺，視力の低下，重度の頭痛，前額の腫脹，敗血症・髄膜炎・脳神経学的兆候，片側性の症状，出血，痂皮形成，異常嗅覚．
Type 1 治療：長期の抗菌薬，キシリトール，ステロイド漏出性のインプラント，再手術．
Type 2 治療：生物学的製剤，アスピリン減感作療法（NERD に対して），再手術．
VAS：visual analogue scale.
(EUFOREA. Allergic Rhinitis Pocket Guide. https://www.euforea.eu/news/allergic-rhinitis-pocket-guide[4) を参考に作成)

and Rhinology：Rhinosinusitis 2021）があるが，専門医の理解と比較して，その他の総合医や薬剤師，また，患者には疾患を十分には認識されておらず，治療方針や新規治療についても十分に共有されていない．これらを解決するために，診療の間口を広くし，治療経過の制御状況に従って治療法や医療者の専門性をステップアップさせていくようになっている（**図2**)[4)]．近年，PPI（Patient and Public Involvement＝患者・市民参画）についてその重要性が増している．このポケットガイドラインには，すべてのステップに患者の参画が記載されている．PPI とは，「患者やその家族，市民の方々の経験や知見・想いを積極的に将来の治療やケアの研究開発，医療の運営などのために

活かしていこうとする取り組み」（PPI JAPAN）とされる．

症例提示

症例　好酸球性鼻副鼻腔炎（43 歳，女性）

既往歴：NSAIDs 不耐症

治療歴：経口ステロイド

治療経過：初診時に好酸球性鼻副鼻腔炎と診断した．プレドニン®3 mg を長期内服していたが，鼻茸の増悪をきたした．鼻茸の生検を行い，好酸球性鼻副鼻腔炎の確定診断をした．プレドニン®5 mg に増量したが軽快なく，呼吸機能検査により全身麻酔による手術が適応とならないため，

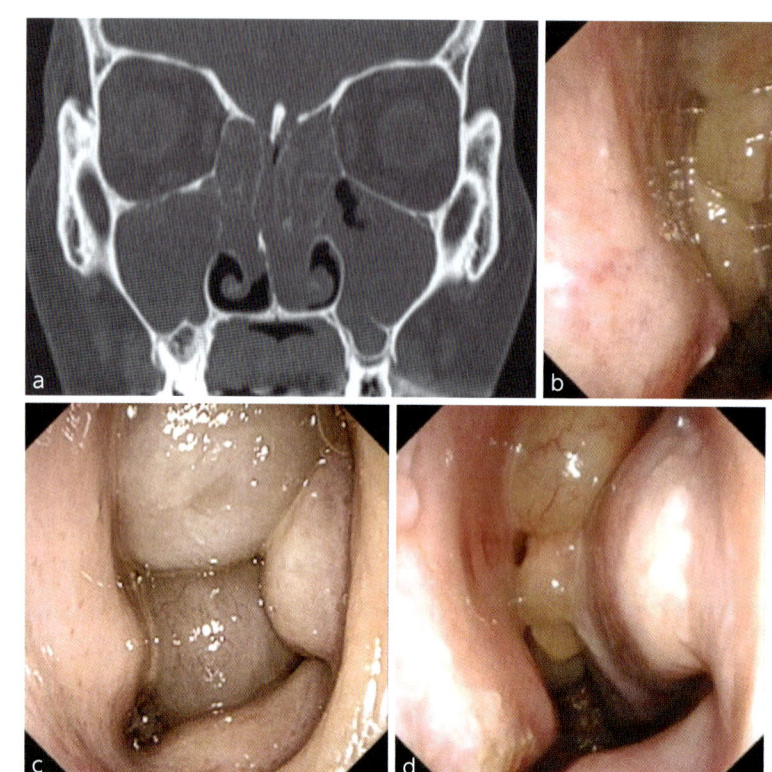

図3　好酸球性鼻副鼻腔炎のデュピルマブ使用例（自験例）
a：デュピルマブ使用開始時の CT 所見.
b：初診時の鼻内所見（左），鼻茸スコア 3.
c：デュピルマブ使用開始時の鼻内所見（左），鼻茸スコア 4.
d：デュピルマブ使用開始 2 週間後の鼻内所見（左），鼻茸スコア 2.

デュピルマブを導入した．2 週後には鼻閉は軽快し，日常のにおいアンケートでは，嗅覚は 0％から 64％に改善した（70％以上が正常）（図3）.

これらを含めた既存の各治療法の実施を均てん化し，患者の臨床的寛解を達成することが今後の課題である.

（坂下雅文）

今後の課題

好酸球性鼻副鼻腔炎については，診断基準が定まったことにより，治療方針がより明確になった．手術療法を基本としており，イスムスサージャリーにならないようにすることは再発防止に重要である．また，全身性経口ステロイドについては使用薬の選択，使用の時期，使用期間を適切に決める必要がある．そのうえで，適切な患者に生物学的製剤を適切に利用していくことになる.

引用文献
1) 藤枝重治ほか. 好酸球性副鼻腔炎：診断ガイドライン（JESREC Study）. 日耳鼻 2015；118：728-35.
2) 厚生労働省. 最適使用推進ガイドライン デュピルマブ（遺伝子組換え）. https://www.mhlw.go.jp/content/12404000/000619829.pdf
3) Hellings PW, et al. The EUFOREA pocket guide for chronic rhinosinusitis. Rhinology 2023；61：85-9.
4) EUFOREA. Allergic Rhinitis Pocket Guide. https://www.euforea.eu/news/allergic-rhinitis-pocket-guide

内視鏡下鼻副鼻腔手術

内視鏡下鼻副鼻腔手術（ESS）の目的と適応

　内視鏡下鼻副鼻腔手術（endoscopic sinus surgery：ESS）の目的は，診断を兼ねた治療，病変の除去・洗浄，副鼻腔排泄路の確保，呼吸・嗅覚機能の改善である（**表1**）．ESS の適応基準とタイミングに明確なエビデンスは存在しないが，常に治療効果（benefit），合併症（出血，眼窩内・頭蓋内合併症，麻酔リスクなど；harm），コストを考慮する[1,2]．症状の重症度，鼻内視鏡所見，画像所見などから総合的に判断し，十分なインフォームドコンセントのうえに決定する．重度の症状を呈した患者のほうが手術の効果（術後 QOL の改善）が期待できる[2]．慢性鼻副鼻腔炎（chronic rhinosinusitis：CRS）において，鼻茸を伴うもの（CRS with nasal polyps：CRSwNP），伴わないもの（CRS without nasal polyps：CRSsNP）のいずれにも ESS の有効性は高い．

表1　ESS の目的と適応

薬物治療で効果不十分な CRS*
鼻呼吸・嗅覚機能改善〜QOL の改善
未治療の副鼻腔疾患による合併症予防
副鼻腔への薬物到達
副鼻腔の急性炎症の消炎
副鼻腔真菌塊の除去
副鼻腔嚢胞の開放
鼻副鼻腔の異物除去
病変の確定診断（病理組織検査）
腫瘍の切除・摘出

＊：薬物治療は 3〜4 週間行うことが推奨される．

ESS の術式

　ESS は，1980 年代から世界的に普及して鼻科手術のスタンダードとなった．ESS は鼻副鼻腔の通気性を改善させることにより，機能不全に陥った副鼻腔の回復を促す[2]．ESS は普及した反面，術式の統一性がないことや医事紛争の増加が問題視されていた．そこで，術式の統一化，術後の評価方法の確立，手術技術度の目安の設定，診

表2　ESS の術式分類

ESS 分類		術式	技術度（到達目標）*	
I	副鼻腔自然口開窓術	中鼻道・嗅裂の鼻茸を摘出し自然口を開大	B	卒 3〜4 年
II	副鼻腔単洞手術	単一副鼻腔を開放し洞内の病的粘膜を処理		
III	選択的（複数洞）副鼻腔手術	複数副鼻腔を開放し洞内の病的粘膜を処理	C	卒 5〜7 年
IV	汎副鼻腔手術	すべての副鼻腔を開放し洞内の病的粘膜を処理	D	卒 8〜10 年
V	拡大副鼻腔手術	前頭洞単洞化手術（EMLP：endoscopic modified Lothrop procedure, Draf III 型），鼻副鼻腔経由で眼窩内・頭蓋底へのアプローチ	E	限られた施設**
鼻外手術	上顎洞	Caldwell-Luc 手術	B	卒 3〜4 年
	前頭洞	Killian 手術	C	卒 5〜7 年

＊：外保連手術試案第 8 版に準じる．
＊＊：以下の施設基準があり，届出を要する．
(1) 耳鼻咽喉科・脳神経外科・眼科を標榜している病院．
(2) 耳鼻咽喉科の経験を 5 年以上有する常勤医師が 2 名以上，うち 1 名以上は 5 例以上の V 型の経験を有する．
(3) 脳神経外科，眼科の経験を 5 年以上有する常勤医師がそれぞれ 1 名以上．
(4) 緊急手術が可能な体制を有する．
（春名眞一ほか．日鼻誌 2013；52：143-57[3]）をもとに作成）

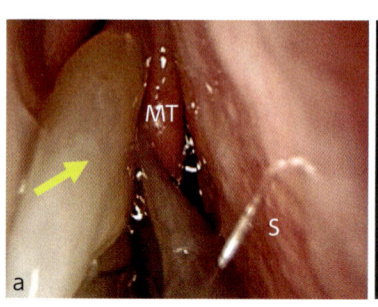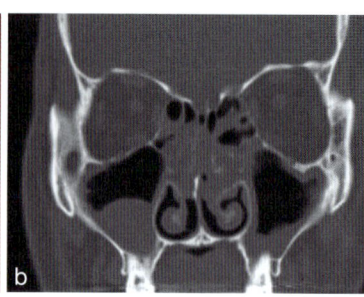

図1　ESS I 型（好酸球性鼻副鼻腔炎）
a：外来で生検を兼ねて右中鼻道鼻茸（矢印）を切除した．中鼻道の通気性を改善させて鼻閉の改善を図った．
b：副鼻腔 CT（冠状断）．両側篩骨洞・上顎洞の部分的混濁陰影を認めた．
MT：中鼻甲介，S：鼻中隔．

療報酬上の術式の整理，医事紛争への対策を目的として，ESS は I〜V 型に分類された（**表2**)[3]．このコンセプトは，①中鼻道自然口へのアプローチを基本として各洞を開窓・開放して病的粘膜を処置すること，②開放する副鼻腔の洞数で難易度をつけること，③副鼻腔炎に伴う頭蓋底・眼窩内手術を含めること，④前頭洞単洞手術を含めること，⑤上顎洞および前頭洞への鼻外手術を考慮すること，⑥鼻科手術名の包括化，であった．この分類は再手術例も含まれる．CRS の病態分類は考慮していない．

1. I〜IV 型

病変の広がりに応じて手術型を決定する[2]．

I 型は CRS に中鼻道と上鼻道に好発する鼻茸を切除し，特に中鼻道自然口ルート（ostiomeatal complex：OMC）の'ventilation and drainage'の改善を図る．I 型は外来手術も可能で患者の負担が少なく，術後の薬物治療（マクロライド療法など）の併用により副鼻腔炎の改善が期待できる（**図1**)．I 型で改善しなければ，II 型以上の ESS が必要である．高いエビデンスは十分ではないが，完全な副鼻腔手術のほうが単純なポリープ切除術よりもポリープの再発率が低いと示唆されている[2]．II〜IV 型のいずれも，中鼻道を大きく開放し罹患洞の自然口を可及的に大きく開窓して洞内の病的粘膜を除去するコンセプトは共通している．病変のない副鼻腔を開放する意義は慎重に判断する．

上顎洞真菌症において，真菌塊が中鼻道にも及んでいる場合は，上顎洞膜様部位の自然口〜副口

から単洞開放（II 型）して真菌塊を除去しうる可能性がある（**図2**)．

蝶形骨洞の開放に関して，嗅裂部から自然口（蝶篩陥凹）へのアプローチで軽症の蝶形骨洞炎を開放する場合は II 型となるが，重症な蝶形骨洞の単洞病変には中鼻道から篩骨洞アプローチで蝶形骨洞を開放し，視野と操作性を確保したうえで蝶形骨洞内の操作をする III 型が一般的である．上顎洞優位の感染型の副鼻腔炎は，前部篩骨洞，前頭洞へ進展するものの，後部篩骨洞，蝶形骨洞までは炎症が波及していないことも多く，この場合は蝶形骨洞を除く III 型（上顎洞・篩骨洞・前頭洞手術）を選択する（**図3**)．

前頭洞の開放には，building block の概念に基づき，前頭洞排泄路の前壁を構成する蜂巣（supra agger cell：SAC，supra agger frontal cell：SAFC），後壁を構成する蜂巣（supra bulla cell：SBC，supra bulla frontal cell：SBFC）の位置関係を術前に確認して確実に開放する（International Frontal Sinus Anatomy Classification）．

薬物治療に効果が不十分な CRS による嗅覚障害において，ESS は嗅覚の改善が期待できるため推奨される[4]．特に CRSwNP で重度の嗅覚障害患者への効果が最も顕著である．多くの観察研究から術後の嗅覚改善率はおおむね 70% とされる[5]．好酸球性鼻副鼻腔炎では，IV 型で汎副鼻腔を大きく開放する必要があると考える（**図4**)．嗅裂部の後壁を構成する蝶形骨洞自然口（蝶篩陥凹）のポリープ病変の処理を要し，結果的に蝶形骨洞も開放される．

ESS 時に行う鼻中隔矯正術は，鼻閉の軽減，

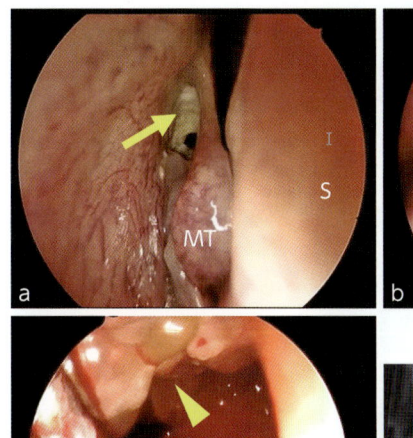
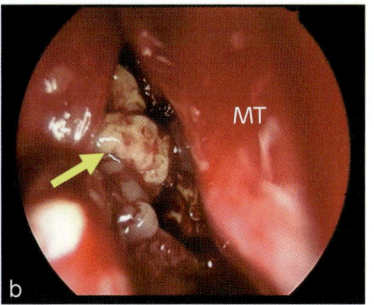
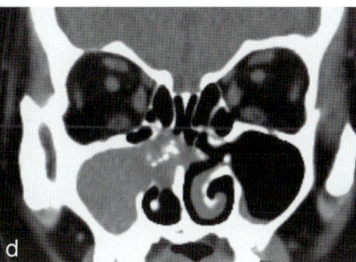

図2　ESS II 型（右上顎洞真菌症）
局所麻酔下の外来手術（上顎洞単洞開放）.
a：右中鼻道の真菌塊（矢印）.
b：右中鼻道〜上顎洞内の真菌塊（矢印）を除去.
c：右上顎洞の開放（70°斜視鏡，矢頭：上顎洞底）.
d：副鼻腔 CT（冠状断）.
MT：中鼻甲介，S：鼻中隔，m：上顎洞.

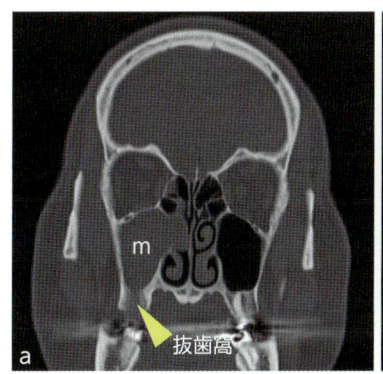
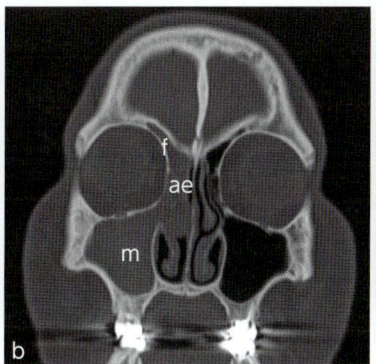
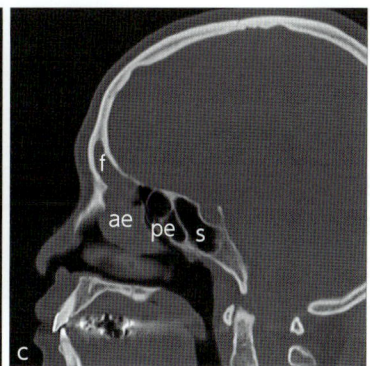

図3　ESS III 型（右歯性副鼻腔炎〈抜歯後残存〉）
全身麻酔下手術（選択的副鼻腔開放）.
a, b：副鼻腔 CT（冠状断）.
c：副鼻腔 CT（矢状断）.
上顎洞優位の炎症が前部篩骨洞から前頭洞へ進展していたが，後部篩骨洞，蝶形骨洞までの波及はなく，蝶形骨洞を除く副鼻腔を開放した.
m：上顎洞，ae：前部篩骨洞，pe：後部篩骨洞，s：蝶形骨洞，f：前頭洞.

ESS 時の視野と操作性の確保ができ，コスト，手術時間の延長，出血，術後の不快感・疼痛，鼻中隔血腫，鼻中隔穿孔，鼻内瘢痕化のリスクよりも有益性が高いため，実行することが推奨される[2]．

　ESS 時における中鼻甲介を切除するか温存するかについての十分なエビデンスは不足してい

る．中鼻甲介切除は，特に CRSwNP では鼻茸再発までの期間の延長，嗅覚の改善，内視鏡スコアの改善が期待できる一方，術後出血のリスクと再手術時にランドマークがなくなり術中合併症のリスクが増す．中鼻甲介切除は，ESS 中の篩骨洞へのアクセスを容易にするが，正常構造物を除去することは慎重に考慮する必要がある[2]．

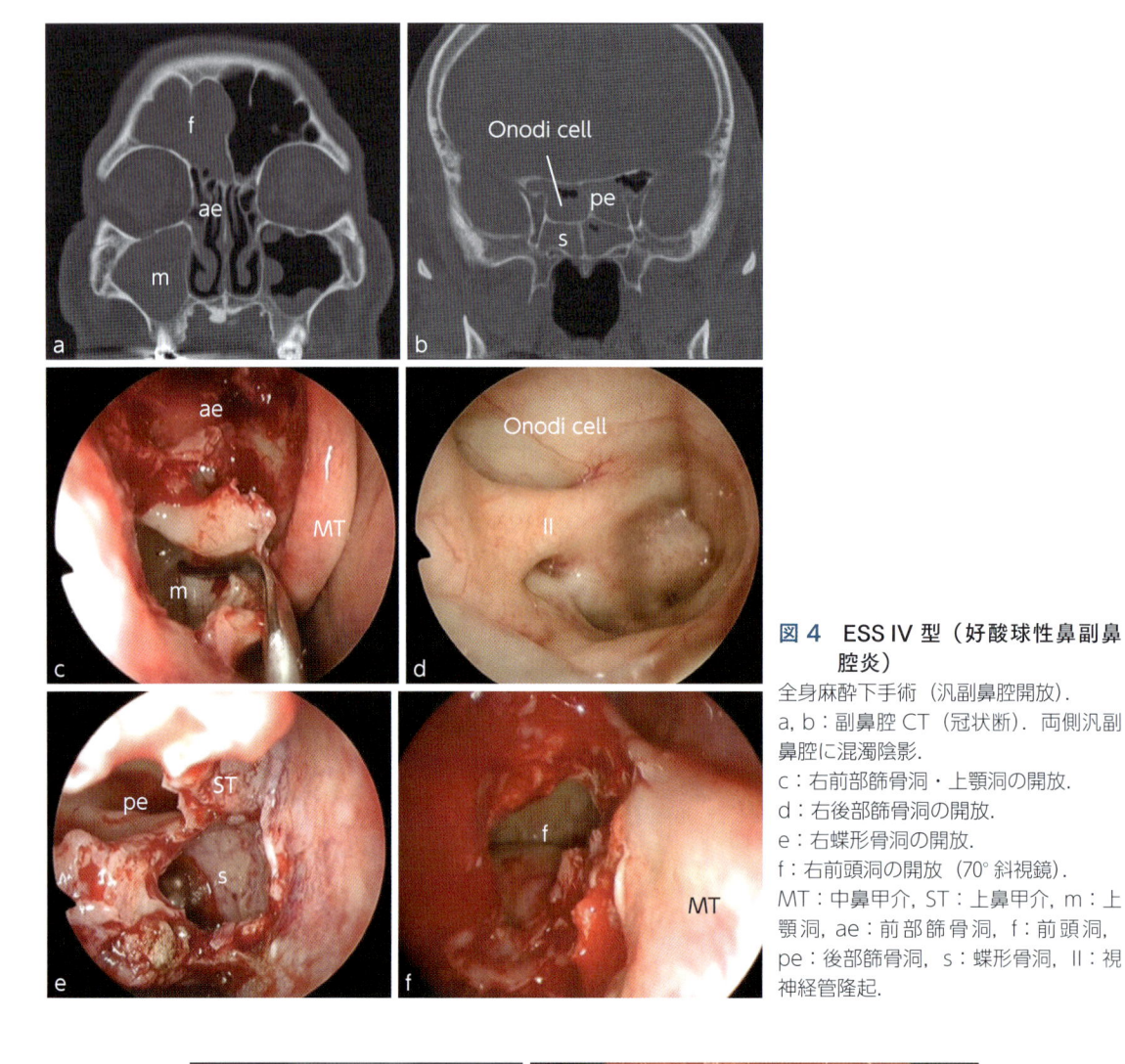

図 4　ESS Ⅳ 型（好酸球性鼻副鼻腔炎）

全身麻酔下手術（汎副鼻腔開放）.
a, b：副鼻腔 CT（冠状断）. 両側汎副鼻腔に混濁陰影.
c：右前部篩骨洞・上顎洞の開放.
d：右後部篩骨洞の開放.
e：右蝶形骨洞の開放.
f：右前頭洞の開放（70° 斜視鏡）.
MT：中鼻甲介, ST：上鼻甲介, m：上顎洞, ae：前部篩骨洞, f：前頭洞, pe：後部篩骨洞, s：蝶形骨洞, Ⅱ：視神経管隆起.

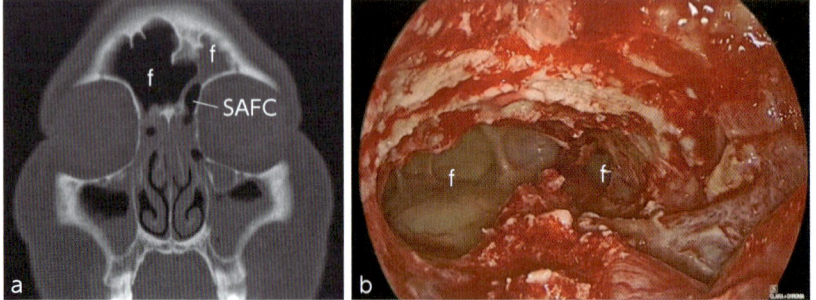

図 5　ESS Ⅴ 型（左前頭部痛の症例）

全身麻酔下手術（前頭洞単洞化手術）.
a：副鼻腔 CT（冠状断）. 左前頭洞排泄路の狭窄.
b：前頭洞単洞化手術後（70° 斜視鏡）.
SAFC：supra agger frontal cell, f：前頭洞.

2. V型

前頭洞単洞化手術は重度の前頭洞炎や前頭洞排泄路が再閉鎖する可能性が考えられる例に適応となる（**図5**）．V型は施設基準（**表2**）があり，症例の選択，病態，術者の熟練度を考慮して決定する[3]．Draf III 型の合併症の発生率は IIb 型と同等とされる．

眼窩内や頭蓋底への内視鏡下経鼻的手術は，硬膜外膿瘍，脳膿瘍，眼窩骨膜外膿瘍，眼窩膿瘍などを呈した場合に適応となる．鼻性髄液漏に対する術式もV型とされ，必ずしも副鼻腔炎を伴わない場合も含まれる．

3. 鼻外手術

ESS の分類には属さないが，上顎洞根治術や鼻外前頭洞根治術を行う場合も，内視鏡を併用する例が多いため，分類の項に追加されている．

鼻科手術指導医制度

この制度は，鼻科手術を安全かつ確実に行うための術式の標準化と後進の育成を目的に，2020年より制定された．申請は，一般社団法人日本鼻科学会認定手術指導医制度申請要綱（https://plaza.umin.ac.jp/jrs/specialist/）に示された要件を満たす必要がある．以下にその要点をあげる．

1. 認可施設の要件

• 耳鼻咽喉科専門研修プログラムの基幹施設，連携施設，関連施設
• 1名以上の鼻科手術指導医または暫定指導医が勤務
• 過去2年間に鼻科手術200件以上（うち内視鏡下手術100件以上）の実績
• 5年ごとに更新（更新前2年間の鼻科手術200件以上，うち内視鏡下手術100件以上）

2. 指導医の要件

認可施設において鼻科手術を研修する耳鼻咽喉科医を指導する役割を担う．
• 日本国の医師免許を取得
• 耳鼻咽喉科専門医で更新1回（5年）以上
• 3年以上日本鼻科学会の正会員
• 鼻科手術（**表3**）：自験数400件以上，うち内視鏡下手術200件以上かつ直近2年間に200件以上，うち内視鏡下手術100件以上（ESS IV 型10件含）
• 副損傷（**表4**）：10件以上，手術記録2例を提出
• 術者として実施した未編集の手術ビデオ2例（ESS IV 型を1件以上含める）：評価項目には，手術手技（術野の確保，器具の操作，前篩骨洞・後篩骨洞・上顎洞・前頭洞・蝶形骨洞の処理，嗅裂部の処理，パッキング），手術運営，手術記録

表3 鼻科手術

鼻腔手術	副鼻腔手術
鼻骨骨折徒手整復	内視鏡下鼻・副鼻腔手術
鼻骨骨折観血的手術（変形外鼻手術、外鼻形成含む）	I 型（副鼻腔自然口開窓術）
顔面骨骨折整復術	II 型（副鼻腔単洞手術）
眼窩壁骨折整復術	III 型（選択的〈複数洞〉副鼻腔手術）
内視鏡下鼻腔手術 I 型（下鼻甲介手術）	IV 型（汎副鼻腔手術）
内視鏡下鼻中隔手術 I 型（鼻中隔手術）	V 型（拡大副鼻腔手術）
経鼻腔的翼突管神経切除術	鼻外上顎洞手術
	鼻外前頭洞手術
	鼻副鼻腔腫瘍摘出手術（内視鏡下）
	鼻副鼻腔腫瘍摘出手術（外切開）

（一般社団法人日本鼻科学会認定手術指導医制度）

表 4　副損傷（修復）

	major	minor
眼窩紙様板損傷	脂肪露出	眼窩骨膜露出
頭蓋底損傷	髄液漏	硬膜露出
血管損傷	眼窩内出血・血腫	副鼻腔内出血・術後出血
鼻涙管損傷	断裂	開口部損傷
視神経管損傷	視神経損傷	視神経鞘露出
頭蓋底・眼窩内手術で硬膜・脂肪を露出して，治療(修復)する場合も含める		

（一般社団法人日本鼻科学会認定手術指導医制度）

がある.

• 鼻科学に関連する論文 10 編以上（うち筆頭著者または責任著者として 5 編以上）の学術業績

• 日本鼻科学会の学術講演会に 5 年間で 3 回以上の参加

今後の課題：ESS 上達のための鍵

常に心がけるべきキーワードをあげる.

• 解剖の個人バリエーションの術前確認

• 内視鏡のホワイトバランス

• 視野と操作性の確保

• 画面の中央で明視下に丁寧な操作

• 術中出血コントロール（平均血圧を 60〜70 mmHg に維持すると，脳血流を維持しつつ術野が改善され操作性が向上する[2]）

• 創部血液のガーゼ拭き取りによる視界回復

• 基本手技の徹底

• 内視鏡と鉗子が干渉しない鼻内への挿入角度

• あらかじめ危険領域（眼窩壁・視神経管隆起・頭蓋底・前篩骨動脈）の露出（area management）

• 粘膜を引き裂かずに骨面露出させない

• マイクロデブリッダーのジェントルな操作（決して押さえつけない，常にフル回転数で切除する必要はない）

• 手術ビデオを見直す（フィードバック）

• 術後鼻内視鏡所見を確認（フィードバック）

• 内視鏡下操作の自主練習（模型を使用）

• 鼻科手術指導医を目指す

（伏見勝哉，都築建三）

引用文献

1) Fokkens WJ, et al. European position paper on rhinosinusitis and nasal polyps 2020. Rhinology 2020；58 （Suppl S29）：1-464.

2) Orlandi RR, et al. International consensus statement on allergy and rhinology：rhinosinusitis 2021. Int Forum Allergy Rhinol 2021；11：213-739.

3) 春名眞一ほか. 慢性副鼻腔炎に対する内視鏡下副鼻腔手術 —新たな手術分類とその評価. 日鼻誌 2013；52：143-57.

4) Patel ZM, et al. International consensus statement on allergy and rhinology：Olfaction. Int Forum Allergy Rhinol 2022；12：327-680.

5) 日本鼻科学会 嗅覚障害診療ガイドライン作成委員会編. 嗅覚障害診療ガイドライン. 日鼻誌 2017；56：487-556.

4章

口腔・咽頭疾患

味覚障害

手引きの概要

2019年に実施された日本口腔・咽頭科学会のアンケート調査では，味覚異常を主訴に耳鼻咽喉科医を受診した患者数は推計27万人とされており，1990年，2003年に同様の方法で行われた調査より増加していた（**図1**）[1]．患者の年代は70歳代で最も多く，今後も高齢人口が増加することが予想され，味覚障害は臨床医にとって重要な感覚器障害の一つになりうる．このように味覚障害診療の需要が高まっているのにもかかわらず，現在までに標準化，かつ系統立ったマニュアルは少ない．世界的にも本領域においてエビデンスレベルの高い知見が少ないこともあり，いまだ味覚障害に関するガイドラインは存在しない．そのなかで2006年に発行された「味覚障害診療の手引き」（池田 稔編）[2] は，現時点で唯一の味覚障害に対する手引き書である．本邦においてこの手引き書は初めて味覚障害に焦点を当てて全体像を記したものであり，幅広く，簡潔に記載されている．全体像を把握しやすいように書かれているため，耳鼻科医のみならず他科の医師にも利用しやすいと思われる．

手引きのポイント

本手引きは，味覚障害の疫学，原因，診断，治療，耳鼻咽喉科領域手術に関連した味覚障害について掲載されているが，全体的に受容器障害に関する記載の占める割合が多く，治療も亜鉛内服療法が主軸となっている．亜鉛内服療法は味覚障害の治療で唯一二重盲検試験が行われ，有効性が示された治療である[3]．動物実験においても亜鉛欠乏が味細胞のターンオーバーを遅延させること，また亜鉛要求酵素である炭酸脱水素酵素の活性が低下し，味覚神経の応答性が低下することが報告

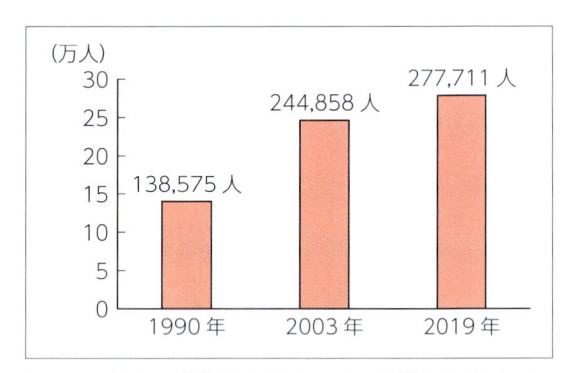

図1 1年間に味覚障害を訴えて医療機関を受診した患者数の推計の変移（日本口腔・咽頭科学会で行われた全国調査）
(Nin T, et al. Auris Nasus Larynx 2022；49：797-804[1] より)

されている[4]．日常診療のなかでも2019年全国調査において本邦で最も主流な治療法と認識されており，2/3の施設で亜鉛内服療法が有効と感じていると回答していること[1] からもまずは知っておくべき知識ともいえる．一方，近年では心因性や精神疾患，認知力低下などを含む脳機能異常からくる味覚障害も多くなってきており，今後は脳機能に関する病態や治療法に関する記載も求められる．

症例提示

味覚障害の治療法は少なく，病態を正確に把握することが適した治療を行うことにつながる．また背景に全身疾患がかくれていないかの精査も必要となることがある．亜鉛欠乏症の背景に肝疾患が発見された1例とまれな消化器疾患が発見された1例を提示する．

症例1 原発性胆汁性肝硬変による亜鉛欠乏性味覚障害（56歳，女性）

主訴：異味症，自発性異常味覚（苦味）
既往歴：再発性視神経炎，ステロイド性糖尿病

現病歴：従来，再発性視神経炎にてステロイドを使用していた．ステロイドを開始してから食べ物が何でも苦く感じるようになった．空腹感はあるので食べるが吐いてしまう．肥満体型あり．

現症：口腔内に異常所見は認められなかった．味覚検査では神経支配領域に限局しない全体的な閾値上昇がみられ，受容器障害と考えられた（**表1a**）．血清亜鉛値 57.9 μg/dL，鉄値 59 μg/dL，銅値 104 μg/dL，アルブミン値 3.5 g/dL と著明な亜鉛欠乏，軽度アルブミン低下がみられた．

経過：体重が 100 kg を超える肥満体型で摂食不良は考えにくかったため，亜鉛欠乏に対する原因精査が必要であった．この時点で味覚障害の原因として薬剤性，副腎機能低下，特発性亜鉛欠乏，糖尿病，胃腸疾患（慢性胃炎）も考えられたが，AST 61U/L，ALT 120U/L，ALP 489 U/L と高値であったために肝機能障害を疑い，肝胆膵内科にコンサルトしたところ原発性胆汁性肝硬変が判明した．亜鉛内服療法と肝機能障害に対するアプローチにより，味覚異常も治癒し，機能検査にても正常範囲（**表1b**）となった．

症例2 Cronkhite-Canada症候群（CCS）による味覚異常（67 歳，女性）[5]

主訴：味覚低下，異味症，全身倦怠感

現病歴：4 か月前から味覚低下を自覚，近医耳鼻咽喉科を受診．何を食べても苦く感じる，甘味はわかるが変な味になる，舌全体がピリピリするなど訴えた．近医でポラプレジンクを処方されるも改善せず，当科受診となった．

既往歴：胃十二指腸潰瘍

現症：眼瞼結膜蒼白，舌所見には異常は認めず．味覚検査にて全領域の高度閾値上昇を認めた．前医にて血清亜鉛値 55 μg/dL（ポラプレジンク内服前），鉄値 10 μg/dL，銅値 148 μg/dL，RBC 382×10^4/μL，Hb 8.1 g/dL，Ht 27.9% と亜鉛欠乏，貧血所見が顕著であった．内視鏡検査で胃や結腸に多発性のポリープ（**図2a, b**）が認められた．爪甲異常（**図2c**）も認めた．

経過：検査では亜鉛や鉄欠乏性受容器障害が疑われたものの，亜鉛や鉄投与にても改善がみられなかった．内視鏡検査で多数のポリープを認めたものの組織診で非特異的な所見であった．CCS 症例を 10 例経験したことから，今からみると CCS の典型像と思われたが，非常にまれな疾患で本症例が初めての症例であったことから診断がつかず初診から診断確定まで 7 か月を要した．診断確定後ステロイド投与とともにすみやかに改善し，漸減により，急激な症状の再燃を認めた．再度ステロイドを投与すると味覚症状はすみやかに改善

表1 症例1の味覚機能検査結果

a. 治療前の味覚機能検査結果

| | 電気味覚検査 | | 濾紙ディスク法 | | | | | | | |
| | | | 甘味 | | 塩味 | | 酸味 | | 苦味 | |
	R	L	R	L	R	L	R	L	R	L
鼓索神経	12	14	s.o.	s.o.	s.o.	s.o.	3	3	s.o.	s.o.
舌咽神経	30	20	s.o.	s.o.	4	4	3	3	s.o.	4

b. 治療後1か月時点での味覚機能検査結果

| | 電気味覚検査 | | 濾紙ディスク法 | | | | | | | |
| | | | 甘味 | | 塩味 | | 酸味 | | 苦味 | |
	R	L	R	L	R	L	R	L	R	L
鼓索神経	2	2	4	4	2	2	5	5	5	s.o.
舌咽神経	6	6	4	4	3	2	4	3	5	5

治療前は神経支配領域に一致しない全領域の味覚閾値上昇がみられたが，治療1か月で閾値に有意な改善がみられた．
s.o.：スケールアウト

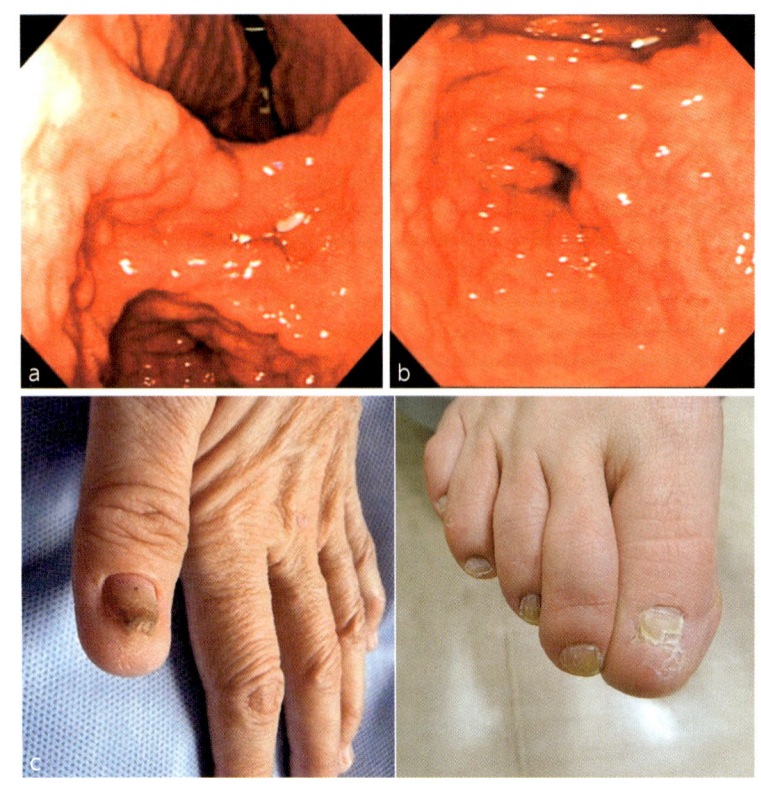

図2　症例2の所見
上部消化管から結腸に多数のポリープがみられた．また手指や足指に爪甲萎縮がみられた．
a. 胃角部小弯側のポリープ．
b. 胃前庭部所見のポリープ．
c. 手指，足指の爪甲異常．

し，ステロイド依存性が示された．現在10年以上経過するが軽微な一進一退を繰り返しながらもプレドニゾロン5 mgの内服を継続，状態は安定している．

ポイント

症例1,2とも全身疾患が背景に存在した例である．症例1では顕著な亜鉛欠乏がみられ，その原因として肝疾患が発見された．亜鉛欠乏性の場合，背景に全身疾患や原因となる薬剤が存在する場合があるので原因追及に努める必要がある．症例2でも亜鉛欠乏が顕著であったものの亜鉛内服療法に効果を示さず，消化器疾患そのものの病態が原因として考えられた．CCSは外胚葉異常に伴うものが併存症状としてみられ，一説としては免疫異常も考えられている．手引きには肝疾患やCCSについての文言が掲載されている．このように手引きをみながら一つずつ検討することも時には必要と思われた．亜鉛欠乏が顕著な例でも亜鉛内服療法で効果がない場合は漫然と継続せず，

原因を再考する必要性がある．

今後の課題

味覚障害は多種多様である．現在の手引きでは障害部位や原因は混在して記載されているため，分類を行う際に混乱することがある．病態把握をよりしやすいようにするためには障害部位に分類したうえで原因を考えられるようなマニュアルが必要である．たとえば薬剤は味覚に対して受容器，末梢神経，中枢神経，唾液量の変化，代謝物などで影響を及ぼす．さらに受容器障害を取り上げても，細胞代謝障害，粘膜傷害，受容体拮抗作用など機序はさまざまである．治療はそれぞれで変わるため系統立てた分類が必要である．

本手引きが出版された2006年から現在まで17年以上経過し，味覚障害を取り巻く環境も変わった．大きく変わった点としては，2011年に亜鉛含有胃潰瘍薬であるポラプレジンクが厚生労働省所管の社会保険診療報酬支払基金より味覚障害に

対して適用外使用が認められ，2017 年に Wilson
病の治療薬である酢酸亜鉛水和物（ノベルジ
ン®）が低亜鉛血症に保険適用が拡大されたため
亜鉛欠乏性味覚障害に対して使用できるように
なった．また手引きのなかで第三章 「味覚障害
の診断」に記載されている濾紙ディスク法の検査
キットであるテーストディスク®（三和化学研究
所）は現在販売中止になっているため，日本耳鼻
咽喉科頭頸部外科学会のホームページに記載され
ている作製手順を参考に各施設で味溶液を作製す
る必要がある．院内での製剤は労力が必要であ
り，限られた施設でしか維持できないと思われる
ため，今後テーストディスク®に代わる味覚機能
検査の開発が望まれる．これらの変更点や課題を
考慮した改訂が必要となるが，本領域の研究，特
に臨床研究におけるエビデンスの質・量は十分で
はなく，今後さらに新しい知見が得られるように
臨床的検討を進めることが急務である．

（任　智美）

引用文献

1) Nin T, et al. A clinical survey on patients with taste dis-
   orders in Japan: A comparative study. Auris Nasus Larynx
   2022；49：797-804.
2) 池田　稔編. 味覚障害診療の手引き. 金原出版；2006.
3) Sakagami M, et al. A zinc-containing compound, Pola-
   prezinc, is effective for patients with taste disorders：
   randomized, double-blind, placebo-controlled, multi-center
   study. Acta Otolaryngol 2009；129：1115-20.
4) Komai M, et al. Zinc deficiency and taste dysfunction：
   Contribution of carbonic anhydrase, a zinc-metalloenzyme,
   to normal taste sensation. Biofactors 2000；12：65 70.
5) 任　智美ほか. 味覚異常を呈した Cronkhite-Canada 症候
   群の 4 症例. 口咽科 2017；30：135-41.

急性咽頭炎・扁桃炎

診療ガイドラインの概要

近年の感染症に対するガイドラインは，いずれも薬剤耐性（AMR）菌およびそれに対する対策[1]を意識して作成されている．急性咽頭炎・扁桃炎に対する診療ガイドラインもその類にもれず，抗微生物薬の適正使用をガイドライン作成の柱としており，急性咽頭炎・扁桃炎に対しても抗菌薬の適正使用を促す内容となっている．

急性咽頭炎・扁桃炎に対する診療ガイドラインには現在主なものに2種類あり，一つは，厚生労働省健康局結核感染症課が作成した「抗微生物薬適正使用の手引き」[2]で，2016年6月1日に第一版，2019年12月5日に第二版，2023年11月16日に第三版が公表されている．もう一つが日本感染症学会 気道感染症抗菌薬適正使用委員会が作成した「気道感染症の抗菌薬適正使用に関する提言」[3]で，2019年9月20日に初版が，2022年11月20日に改訂版が公表され，おのおののダイジェスト版が2019年11月30日，2023年8月1日に公表されている．この2つのガイドラインの目標はいずれも抗菌薬の適正使用であるが，大き

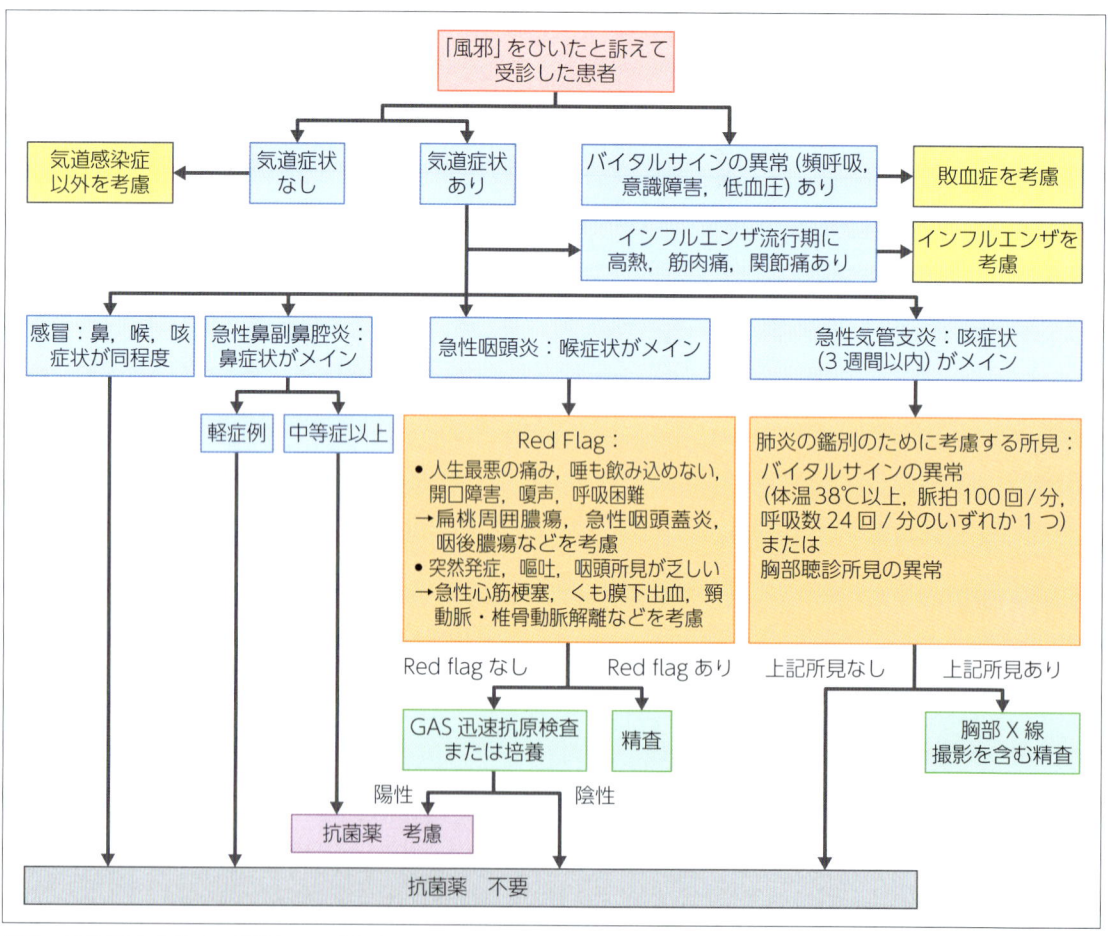

図1 急性気道感染症の診断および治療の手順
（厚生労働省健康局結核感染症課. 抗微生物薬適正使用の手引き 第三版[2]. p.26 より）

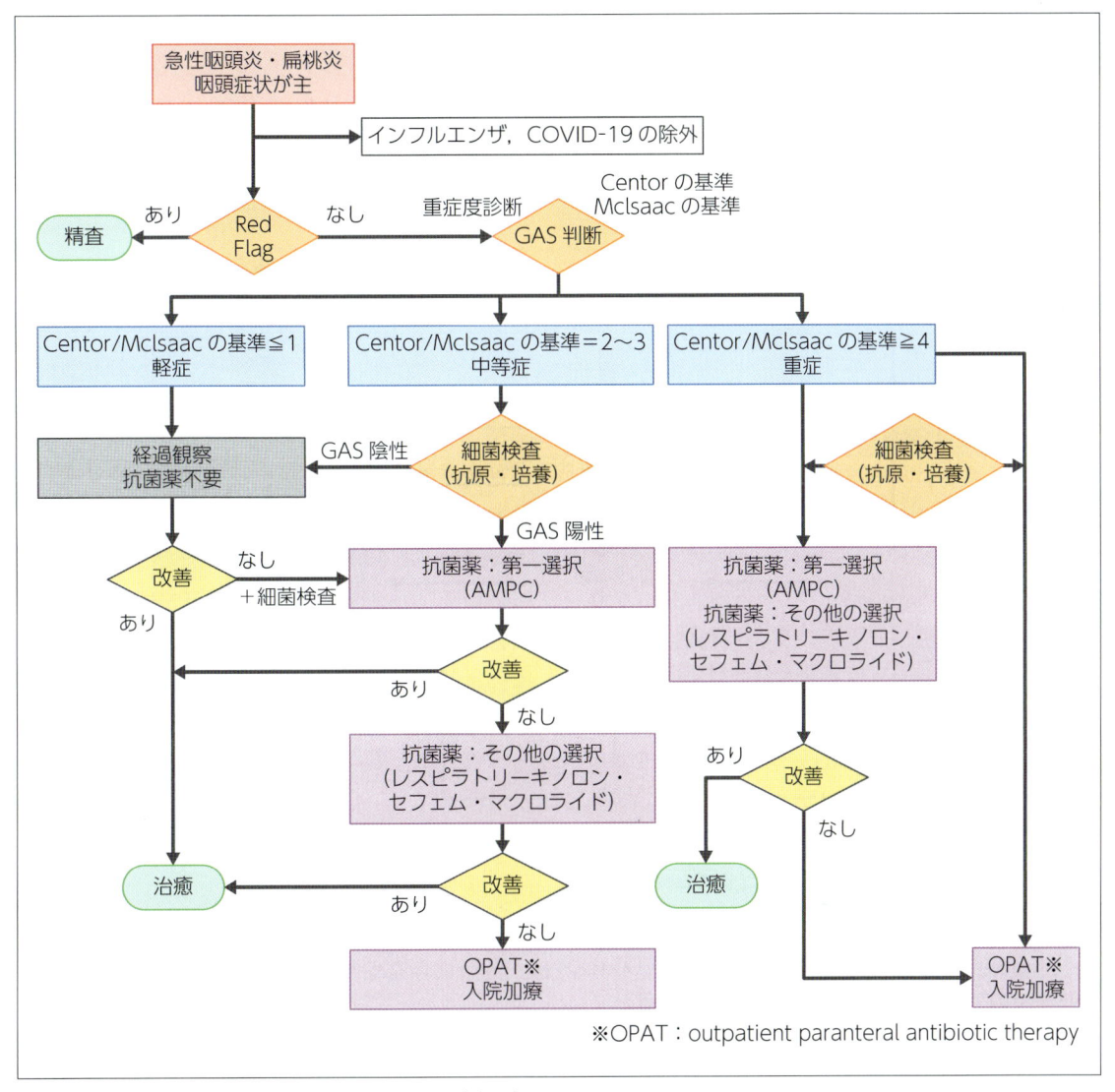

図2　急性咽頭炎・扁桃炎診療アルゴリズム（成人）
（日本感染症学会　気道感染症抗菌薬適正使用委員会．気道感染症の抗菌薬適正使用に関する提言〈改訂版〉[3]．p.S10 より）

な違いは「抗微生物薬適正使用の手引き」[2] では抗菌薬の第一選択薬の投与まで（**図1**），「気道感染症の抗菌薬適正使用に関する提言」[3] では「抗微生物薬適正使用の手引き」[2] を含むそれ以降の抗菌薬投与を含む治療（**図2, 3**）に関して記載してある点である．

急性咽頭炎・扁桃炎に対する診療ガイドライン最新版について

1. 診療ガイドラインの目的

「抗微生物薬適正使用の手引き」[2] および「気道感染症の抗菌薬適正使用に関する提言」[3] の目的を**表1**に示す．いずれのガイドラインも抗菌薬の適正使用をその目的としている．しかし，その違いは「抗微生物薬適正使用の手引き」[2] では急性咽頭炎・扁桃炎では**表2**に示すように A 群 β 溶血性連鎖球菌（GAS）感染の有無に注目し，こ

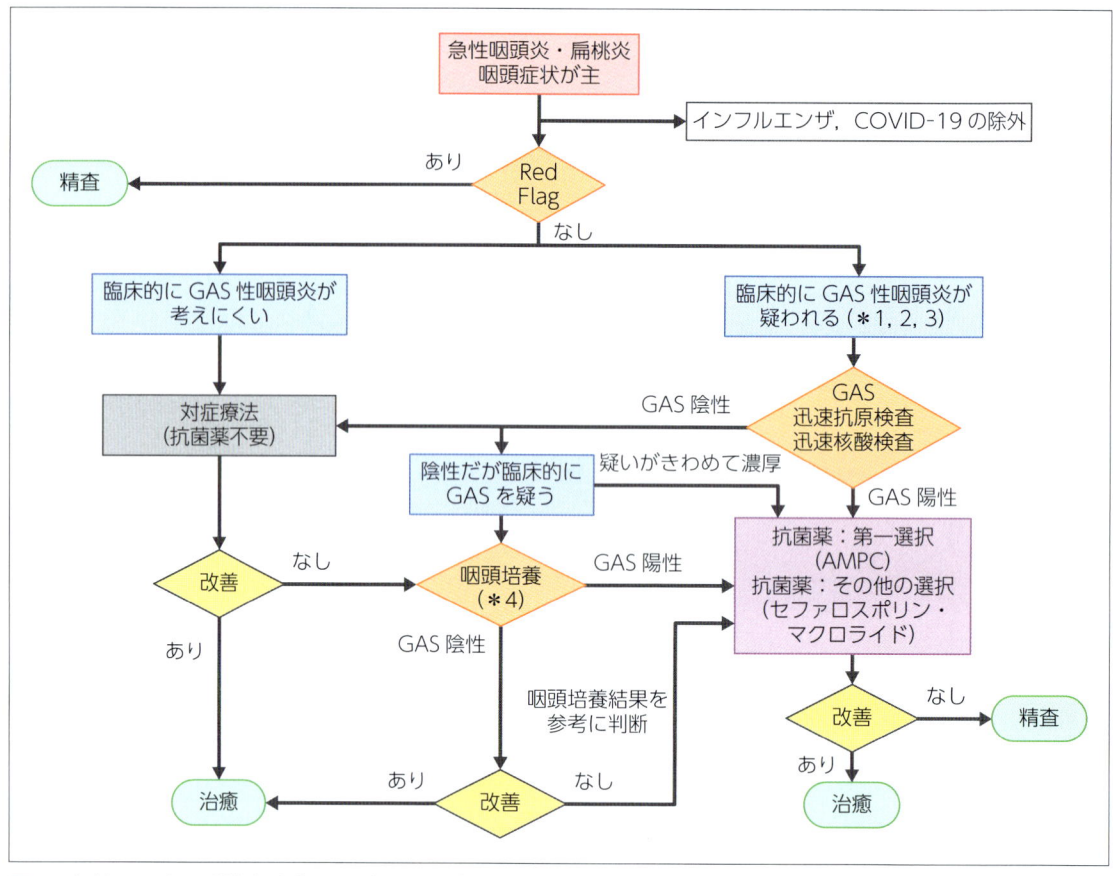

図3　急性咽頭炎・扁桃炎診療アルゴリズム（小児）

＊1：Centor/McIsaac の基準.
＊2：Centor/McIsaac の基準のほか，周囲（兄弟など）の流行状況.
＊3：3歳未満では，頻度は少なく，症状が非典型的であるため，積極的には GAS 感染症を疑わないが，兄弟など周囲に GAS 感染症の流行がある場合には，検査を考慮する.
＊4：本邦では，GAS 迅速抗原・核酸検査と咽頭培養の双方を施行した場合も，前者のみしか保険算定できない.
（日本感染症学会 気道感染症抗菌薬適正使用委員会. 気道感染症の抗菌薬適正使用に関する提言〈改訂版〉[3]. p.S11 より）

表1　診療ガイドラインの目的

抗微生物薬適正仕様の手引き	気道感染症の抗菌薬適正使用に関する提言
適正な感染症診療が広がることで，患者に有害事象をもたらすことなく，抗微生物薬の不適切使用を減少させる.	基礎疾患などがあり感染症のすみやかな改善や重篤化への対応が必要とされる場合や，ペニシンでは効果が不十分な症例なども実地診療では散見され，ペニシリン以外の抗菌薬投与を考慮する病態について示すことも抗菌薬適正使用の推進に必要.

の細菌の感染と診断された場合にはペニシリン系抗菌薬 10 日間の投与を推奨し，それ以外の場合には抗菌薬非投与を推奨している（**表2**）. 一方，「気道感染症の抗菌薬適正使用に関する提言」[3] では，急性咽頭炎・扁桃炎では原因微生物の大半はウイルスであり，最も重要な原因菌は GAS で

あるとしている点は「抗微生物薬適正使用の手引き」[2] と同様であるが，C 群 β 溶血性連鎖球菌（GCS），G 群 β 溶血性連鎖球菌（GGS）および *Fusobacterium* 属などの嫌気性菌も急性咽頭炎・扁桃炎の原因になりうるとしている（**表3**）. 特に *Fusobacterium necrophorum* は健常人でも分

表2　急性咽頭炎・扁桃炎の治療に対する考え方と抗菌薬の選択

成人・学童期以降の小児

- 迅速抗原検査または培養検査でA群β溶血性連鎖球菌（GAS）が検出されてない急性咽頭炎に対しては，抗菌薬投与を行わないことを推奨する．
- 迅速抗原検査または培養検査でGASが検出された急性咽頭炎に対して抗菌薬を投与する場合には，以下の抗菌薬投与を検討することを推奨する．
　（成人・小児における基本）アモキシシリン水和物内服10日間

乳幼児

- 急性咽頭炎は，感染性，非感染性要因による咽頭の急性炎症である．
- 急性咽頭炎では，その原因がGASによる感染か否かを，臨床所見と検査結果を合わせて診断することが重要である．
- 迅速抗原検査または培養検査でGASが検出されてない急性咽頭炎に対しては，抗菌薬投与を行わないことを推奨する．
- 迅速抗原検査または培養検査でGASが検出された急性咽頭炎に対して抗菌薬を投与する場合には，以下の抗菌薬投与を検討することを推奨する．
　（乳幼児における基本）アモキシシリン水和物内服10日間

（厚生労働省健康局結核感染症課. 抗微生物薬適正使用の手引き 第二版[2] をもとに作成）

表3　急性咽頭炎・扁桃炎の治療に対する考え方と抗菌薬の選択

- 急性咽頭炎・扁桃炎とは，感染によって咽頭および扁桃に炎症が生じた状態であり，発熱と咽頭痛を主体とする．
- 原因微生物のほとんどはウイルスであり抗菌薬を必要としない．
- 最も重要な原因菌は小児，成人ともにGASである．
- 年齢，症状，所見，流行状況からGASによる急性咽頭炎・扁桃炎を疑い迅速抗原検査または細菌培養検査でGASが証明された症例に対して，抗菌薬投与を検討する．
- GASによる急性咽頭炎・扁桃炎に対する抗菌薬投与は成人・小児ともAMPCを基本とする．
- GAS以外のC群β溶血性連鎖球菌，G群β溶血性連鎖球菌および*Fusobacterium*属などの嫌気性菌も急性咽頭炎・扁桃炎の原因になりうる．

（日本感染症学会 気道感染症抗菌薬適正使用委員会. 気道感染症の抗菌薬適正使用に関する提言〈改訂版〉[3] をもとに作成）

表4　Centorの基準とMcIsaacの基準

Centorの基準	
発熱38℃以上	1点
咳がない	1点
圧痛を伴う前頸部リンパ節腫脹	1点
白苔を伴う扁桃炎	1点
McIsaacの基準：Centorの基準を年齢で補正する	
年齢	3〜14歳：＋1点，15〜44歳：0点，45歳〜：−1点

Centorの基準に基づくGASによる急性咽頭炎・扁桃炎のリスク（可能性）は，1点以下で1〜2.5%，2点で5〜10%，3点で28〜35%，4点以上で51〜53%．

（日本感染症学会 気道感染症抗菌薬適正使用委員会. 気道感染症の抗菌薬適正使用に関する提言〈改訂版〉[3]. p.S8 より）

離され急性咽頭炎・扁桃炎患者との間に有意差は認めないものの急性咽頭炎・扁桃炎では *Fusobacterium necrophorum* の菌量が有意に高く臨床的に意義があるとしている．これらのことを含め「気道感染症の抗菌薬適正使用に関する提言」[3] では図2，3に示すようにペニシリン系抗菌薬以外の投与を第二選択薬以降の抗菌薬として提言している．

2. GASの診断

GAS感染の感染診断には迅速抗原検査あるいは培養検査が一般的であるが，GASによる急性咽頭炎・扁桃炎の可能性の判断基準としてCentorの基準あるいはその基準に年齢補正を追

表5 急性咽頭炎・扁桃炎の重症度分類（成人）

		0点	1点	2点
症状スコア	日常生活の困難度	さほど支障なし	支障はあるが，仕事や学校を休むほどではない	仕事・学校を休む
	咽頭痛・嚥下痛	違和感または軽度	中等度	摂食困難なほど痛い
	発熱	37.5℃未満	37.5〜38.5℃	38.5℃以上

軽症：0〜1点，中等症：2〜3点，重症：4〜6点.
（日本感染症学会 気道感染症抗菌薬適正使用委員会. 気道感染症の抗菌薬適正使用に関する提言〈改訂版〉[3]. p.S8 より）

表6 急性咽頭炎・扁桃炎に対する推奨されている抗菌薬

成人	小児
基本	基本
• AMPC 経口 1回 500 mg・1日 3回　7〜10日間	• AMPC 経口 1回 10〜16.7 mg/kg・1日 3回　10日間
その他の薬剤：以下を選択肢として考慮する.	その他の薬剤：以下を選択肢として考慮する.
• LSFX 経口 1回 75 mg・1日 1回　5日間	• CEX 経口 1回 6.25〜12.5 mg/kg・1日 4回　10日間
• STFX 経口 1回 100 mg・1日 1〜2回　5日間	• CEX 経口 1回 25〜50 mg/kg・1日 4回　10日間（持続製剤の場合）
• GRNX 経口 1回 400 mg・1日 1回　5日間	ペニシリンアレルギーがある場合
• MFLX 経口 1回 400 mg・1日 1回　5日間	• CAM 経口 1回 7.5 mg/kg・1日 2回　10日間
• LVFX 経口 1回 500 mg・1日 1回　5日間	• CLDM 経口 1回 6.7 mg/kg・1日 3回　10日間
• TFLX 経口 1回 150 mg・1日 2〜3回　5日間	ペニシリンアレルギーの程度により，抗菌スペクトルは広いが経口セファロスポリン（CDTR-PI, CFPN-PI, CFTM-PI, CFDN など）（5〜10日間）投与も考慮する.
• CFPN-PI 経口 1回 100 mg（再発例では 150mg）・1日 3回　5日間	
• CDTR-PI 経口 1回 100 mg（再発例では 200mg）・1日 3回　5日間	
• CFTM-PI 経口 1回 100 mg・1日 3回　5日間	
• CEX1回 250 mg・1日 4回　5日間	
治療失敗例に対しては，感受性試験の結果や臨床効果をみながら，その他の薬剤への変更を考慮する	

AMPC：アモキシシリン，LSFX：ラスクフロキサシン，STFX：シタフロキサシン，GRNX：ガレノキサシン，MFLX：モキシフロキサシン，LVFX：レボフロキサシン，TFLX：トスフロキサシン，CFPN-PI：セフカペンピボキシル，CDTR-PI：セフジトレンピボキシル，CFTM-PI：セフテラムピボキシル，CEX：セファレキシン，CAM：クラリスロマイシン，CLDM：クリンダマイシン，CFDN：セフジニル.
（日本感染症学会 気道感染症抗菌薬適正使用委員会. 気道感染症の抗菌薬適正使用に関する提言〈改訂版〉[3] をもとに作成）

加した McIsaac の基準が知られている（**表4**）. また成人では痛みの程度を表現することが容易であり，急性咽頭炎・扁桃炎の痛みが日常生活に影響し，この痛みの程度を用いた重症度分類が検査や治療の選択に有用であるとされている（**表5**）. そして GAS 感染が有意に重症度の基準が高かったとされ，この重症度分類も抗菌薬の適正使用の一助になると考えられる.

　急性咽頭炎・扁桃炎に投与が推奨されている治療および抗菌薬について**表6**に示す.

症例提示

症例　急性咽頭炎・扁桃炎（35歳，女性）

既往歴：特記すべきことなし

家族歴：4歳男児が2日前から発熱，GAS 感染症

現病歴：受診時前日から咽頭痛，嚥下時痛があり，受診時朝から 38℃の発熱があった.

局所初見：両側扁桃表面に白苔を認めた. 同時に硬口蓋，軟口蓋に多数の出血斑を認めた. また両側頸部リンパ節の腫脹を認めた. McIsaac の基準ではすべて1点で合計4点，重症度分類では症状ス

コアがすべて1点の合計3点で中等症と診断された。GAS の迅速抗原検査で GAS 陽性となり，GAS 感染症による急性咽頭炎・扁桃炎と診断した。

治療：ペニシリン系抗菌薬であるアモキシシリン 1,500 mg を1日3回10日間投与し，局所初見，咽頭痛，発熱等の臨床所見が消失し治癒と判断した。

考察

実子である男児からの感染が疑われた症例である。家族歴および局所初見から GAS が疑われ，迅速抗原検査で GAS が認められた。また，迅速抗原検査を施行する前の臨床診断では，McIsaac の基準で合計4点，重症度分類で合計3点であり，McIsaac の基準で A 群 β 溶血性連鎖球菌による急性咽頭炎・扁桃炎のリスクは 51〜53% と診断され，迅速抗原検査で A 群 β 溶血性連鎖球菌の感染を確認する形となった。

多くの施設では迅速抗原検査を用いて GAS 感染の診断を行っている。現在のところ β-ラクタム系抗菌薬は GAS に対し良好な感受性を示しているが，一部には薬剤耐性を示す株が認められたため，施設によっては迅速抗原検査ではなく培養同定検査により GAS 感染の診断を行っているところもある。この場合には検査結果が得られるのは翌日以降となるため，McIsaac の基準による GAS 感染の推定は抗菌薬投与を行う診断に役立つものと考えられる。

急性咽頭炎・扁桃炎に対する診療ガイドラインの今後の課題について

急性咽頭炎・扁桃炎は乳幼児から成人まで一般的にみられる上気道感染症であり，その大半の症例の起炎微生物はウイルスであり，薬剤耐性の観点から抗菌薬の投与は不要であり，抗菌薬投与は不適切であるとされている。また細菌感染による急性咽頭炎・扁桃炎の場合には GAS が主なる起炎菌であり，この細菌に対する抗菌薬の選択および治療が重要である。GAS は現在のところ β-ラクタム系抗菌薬に対する薬剤感受性が良好であり，この β-ラクタム系抗菌薬のうちペニシリン

系抗菌薬であるアモキシシリンが投与される抗菌薬の第一選択薬となる[2,3]。しかし一部の症例ではこのアモキシシリン投与による治療失敗例もみられる。その原因として GAS の細胞内侵入によりペニシリン系抗菌薬が作用できないこと，同時に感染している β-ラクタマーゼ産生菌によりペニシリン系抗菌薬が分解されてしまうことがその原因と考えられている[3]。また最近の報告では Centor の基準3点以上の症例では GAS が検出される割合は 50%，GCS，GGS が検出される割合は 25%，嫌気性菌である *Fusobacterium* 属も Centor の基準3点以上の症例の約 25% で関与しているとの報告がある[3]。それに対応するため「気道感染症の抗菌薬適正使用に関する提言」[3]では**表6**に示すように第一選択薬であるペニシリン系抗菌薬以外の抗菌薬の選択肢を提示している。現在のところ GAS の迅速抗原検査と細菌培養および感受性検査の同時施行は保険点数上不可となっている。しかし，迅速抗原検査で陰性となった場合，細菌感染が疑われた場合でも，感染している細菌の同定および抗菌薬の薬剤感受性の診断が不可能となってしまう。今後は迅速抗原検査で GAS が陽性と判定されなかった症例に限ってでも，同日に迅速抗原検査と細菌培養および感受性検査が可能となることが細菌感染症の診断および抗菌薬の適切な投与の助けとなり，そのことにより薬剤耐性菌のこれ以上の増加を阻止する助けとなるのではないかと考える。

（宇野芳史）

引用文献

1) 国際的に脅威となる感染症対策の強化のための国際連携等関係閣僚会議．薬剤耐性（AMR）対策アクションプラン（2023-2027）．https://www.kantei.go.jp/jp/singi/kokusai_kansen/pdf/2023-2027_hontai.pdf

2) 厚生労働省健康局結核感染症課．抗微生物薬適正使用の手引き 第三版．https://www.mhlw.go.jp/content/10900000/001168459.pdf

3) 日本感染症学会 気道感染症抗菌薬適正使用委員会．気道感染症の抗菌薬適正使用に関する提言（改訂版）．https://www.kansensho.or.jp/uploads/files/guidelines/2211_teigen.pdf

扁桃病巣疾患

「扁桃病巣疾患診療の手引き 2023」の目的

　掌蹠膿疱症，IgA 腎症を代表とした扁桃病巣疾患は口蓋扁桃摘出術（以下，扁摘）の有用性が報告されている．しかし，本疾患概念は広く浸透しているとはいえず，2011 年に施行したアンケート調査においても，皮膚科，腎臓内科のみならず耳鼻咽喉科においても，認識が低い結果となった．このことから，日本口腔・咽頭学会では，実際に診療にあたる耳鼻咽喉科医師に対して，各関連科より紹介を受けた扁桃病巣疾患患者をどのように診断し扁摘の手術適応を決定するのかを示す客観的診療指針が必要と考え，扁桃病巣疾患診療の手引き作成委員会を 2019 年に設立した．その後，種々の過程を経て，2023 年 5 月に「扁桃病巣疾患診療の手引き 2023」が発刊となった．

「扁桃病巣疾患診療の手引き 2023」の概要

　「扁桃病巣疾患診療の手引き 2023」では，総論として扁桃の構造や機能，扁桃病巣疾患の疾患概念，代表的疾患である掌蹠膿疱症や IgA 腎症の扁桃を中心とした発症機序の仮説をまとめ，診断として問診，理学所見，検査所見，扁桃細菌検査，扁桃誘発試験，治療として扁摘のみならず遺残扁桃摘出術や歯科治療，トピックスとして最近話題の上咽頭擦過療法などについて記載した．また，各論として掌蹠膿疱症，IgA 腎症，胸肋鎖骨過形成症，PFAPA（periodic fever, aphthous stomatitis, pharyngitis, cervical adenitis）症候群，IgA 血管炎，尋常性・滴状乾癬，反応性関節炎，関節リウマチ等の各病巣疾患における扁摘の有効性をまとめ，記載した．

扁桃病巣疾患とは

　扁桃病巣疾患は，「扁桃が原病巣となり，扁桃から離れた臓器に反応性の器質的または機能的傷害を引き起こす疾患」と定義される．扁桃病巣疾患としてあげられる疾患は多様である．そのなかで特に扁摘の高い有効性が示されている疾患は掌蹠膿疱症，IgA 腎症，胸肋鎖骨過形成症であり，代表的な扁桃病巣疾患として確立している．これらの疾患のほかに尋常性乾癬，滴状乾癬，IgA 血管炎，結節性紅斑などの皮膚疾患，紫斑病性腎

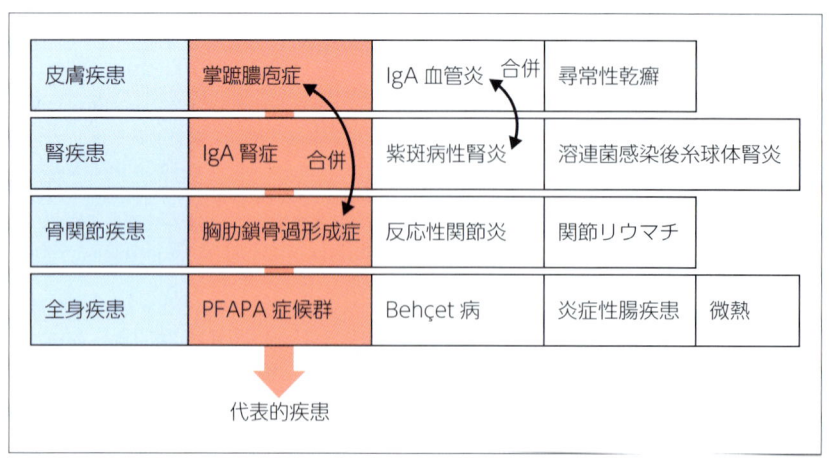

図 1　扁桃病巣疾患
（高原　幹．扁桃病巣疾患診療の手引き 2023．協和企画；2023．p.7[1] より）

炎や溶連菌感染後糸球体腎炎などの腎疾患，PFAPA 症候群，Behçet 病，炎症性腸疾患，微熱などの炎症性疾患，関節リウマチや反応性関節炎などの骨疾患などのなかに扁摘が著効した症例が報告されている（図1）[1]．長らくその病態は不明であったが，近年の基礎研究の進歩により，扁桃における常在菌または細菌 DNA に対する免疫寛容の破綻が関与することがわかってきた．よって，本疾患群を扁桃を原因とした自己免疫・炎症疾患症候群（tonsil-induced autoimmune/inflammatory syndrome：TIAS）として捉える概念が提唱されている[2,3]．

「扁桃病巣疾患診療の手引き 2023」のポイント：診断

扁桃病巣疾患を包括して診断可能な症状，理学所見，検査所見はない．細菌検査においては，現在特定の微生物の関与が証明されているものはないが，16S rRNA 遺伝子解析など現在，細菌同定検査は飛躍的な進歩を遂げており，扁桃細菌叢の研究も新たな局面を迎えている．これらの結果が集積されることで，本検査の意義が見いだされることが期待される．

扁桃誘発試験は本疾患に特有の検査であるが，野坂による判定基準が報告されて以降，扁桃病巣疾患は大きく様変わりしたため，その見直しが必要となっている．本試験を現在の病巣疾患に適合するように改良を進める必要がある．

「扁桃病巣疾患診療の手引き 2023」のポイント：扁摘の有効性

1. 掌蹠膿疱症

掌蹠膿疱症とは，手掌と足蹠に無菌性膿疱を生じ，それが痂皮化，落屑を繰り返して各相の皮疹が混在し，特長的な所見を呈する皮膚疾患である．中年の喫煙女性に多く，重症例では接触痛や歩行痛などで日常生活に支障をきたし，外用療法や光線療法が一般的に行われるものの慢性の経過

をたどることが多い．現在まで扁摘の有効性を示す報告が多数存在し，術後の皮疹改善率は術後1年で8割程度，消失率は5割程度と予測される．前向き試験は山北らの報告のみであるが，ほぼ同様の結果が示されている[4]．女性，高齢者，発症から手術までの病悩期間が短い症例，扁桃炎の既往がある症例，掌蹠膿疱症性骨関節炎を合併する症例，軽症例，非喫煙症例，術後禁煙症例において効果が高いとの報告があるが，現在のところ手術適応を決定する因子として利用可能なものは報告されていない．したがって，紹介受診となった患者全例において，扁摘の手術リスクをふまえ上記改善率を提示し，患者や主科の意見もふまえ，積極的に手術を勧めるべきと考える．

2. IgA 腎症

IgA 腎症は本邦における慢性糸球体腎炎で最も多く，無治療の場合には20年で約40%が末期腎不全に陥るとされる．現在まで多数の扁摘，あるいは扁摘＋ステロイドパルス療法の有効性を検討した報告が存在し，その大部分において短期的な尿所見の正常化（臨床的寛解），長期的な腎死予防に寄与することが報告されている．本邦から多施設前向きランダム化比較試験が2014年に報告されたが，治療介入1年での評価では，扁摘＋ステロイドパルス群は，ステロイドパルス単独群よりも尿蛋白減少率が有意に高いことが示された[5]．現在のところ，IgA 腎症における手術適応には明確なものはなく，紹介受診となった患者全例において，扁摘の手術リスクをふまえ改善率を提示し，患者や主科の意見もふまえ，積極的に手術を勧めるべきと考えられる．

3. 胸肋鎖骨過形成症

鎖骨や前胸壁に生じる無菌性の肥厚性骨病変は，従来から胸肋鎖骨過形成症（sternocostoclavicular hyperostosis：SCCH）と呼ばれていた．その後，掌蹠膿疱症と合併率が高いことが判明し，合併した SCCH は掌蹠膿疱症性骨関節炎（pustulotic arthro-osteitis：PAO）と呼ばれ，さ

らに痤瘡を伴う症例も追加され，痤瘡-膿疱症-骨過形成-骨炎症候群（Syndrome Acne-Pustulosis-Hyperostosis-Osteitis：SAPHO）として症候群としても称されるようになった．本疾患における扁摘の効果を記載したまとまった報告が数編存在し，関節痛の改善は8割以上に認められている．したがって，紹介受診となった患者全例において，手術リスクをふまえ上記改善率を提示し，患者や主科の意見をふまえ，積極的に手術を勧めるべきと考えられる．

4. PFAPA症候群

PFAPA症候群は周期性発熱（periodic fever）を主症状とし，アフタ性口内炎（aphthous），咽頭炎（pharyngitis），頸部リンパ節炎（adenitis）を伴う自己炎症性疾患である．責任遺伝子はまだ同定されておらず，その発症機序は解明されていない．主に5歳以下で発症し，発症後4～8年で自然寛解が期待できるが，高熱を周期的に反復するため発作時における患児および保護者らの負担は大きく，積極的な治療を要することが多い．手術効果に関する無作為比較試験は2報あり，いずれも扁摘により経過観察群と比較して9割以上に発熱発作の減少を認めている．よって小児科から紹介のあった症例において，手術リスクをふまえ上記改善率を提示し，患児，家族，主科の意見をふまえ，積極的に手術を勧めるべきと考えられる．また，小児科が関与していない扁桃炎の反復を思わせる患児において，発熱の周期性やアフタ性口内炎，リンパ節炎などの随伴症状があれば小児科受診を勧める．PFAPA症候群は将来的に自然寛解する可能性が高い疾患群であり，薬物療法が治療の第一選択と考える．

▌症例提示

症例　59歳，男性

主訴：腎臓内科より扁桃摘出術の依頼

現病歴：X年の検診にて血尿を指摘されX+1年4月腎臓内科を受診した．採血上IgAが軽度高値であり，腎生検を施行され，IgA腎症と診断された．扁桃炎の既往はなく上気道炎による尿所見の悪化は自覚ないものの，扁桃摘出術依頼にて当科初診となった．

局所所見：口蓋扁桃は肥大なく，埋没型であった．

臨床検査所見：BUN 13 mg/dL，血清クレアチニン 0.82 mg/dL，IgA 404 mg/dL，ASO 50 IU/mL以下，尿潜血2+，尿蛋白（定性）1+，一日尿蛋白 0.856 g

扁桃細菌検査：*Streptococcus viridans*, *Haemophilus parainfluenzae*

治療経過：X+1年7月に扁桃摘出術を施行した．その1か月後腎臓内科に入院してステロイドパルス療法を施行した．18か月後の尿検査では血尿，蛋白尿は消失しており，一日尿蛋白も0.073 gに低下した．術後10年経過した現在でも尿所見の寛解を維持し，腎機能の悪化は認められていない．

▌「扁桃病巣疾患診療の手引き 2023」の課題

扁桃病巣疾患の治療の主体は扁摘であり，耳鼻咽喉科医が一般的に行っている手術である．扁桃病巣疾患の患者は皮膚科，腎臓内科，膠原病内科など他科からの紹介患者がほとんどであり，他科の紹介医は扁摘の治療効果を期待し，耳鼻咽喉科に紹介する．少なくとも本項に記載されている疾患においては，その治療効果を説明し，積極的に手術を勧めるのが耳鼻咽喉科医の勤めであると考える．本手引書では，できるだけ扁摘を推奨しており，その恩恵を得られる症例が増えることを期待して作成されている．しかし，発刊されて間もないため，その効果はまだ未知である．今後，その効果を検証し，次回の改訂の参考にしたいと考えている．

（高原　幹）

引用文献

1) 高原　幹．扁桃病巣疾患として挙げられる疾患．日本口腔・咽頭科学会編．扁桃病巣疾患診療の手引き 2023．協和企画；2023．p.7.

2) Harabuchi Y, et al. Recent advances in the immunological understanding of association between tonsil and immunoglobulin A nephropathy as a tonsil-induced autoimmune/inflammatory syndrome. Immun Inflamm Dis 2019；7：86-93.

3) Harabuchi Y, et al. Pathogenic role of palatine tonsils in palmoplantar pustulosis：A review. J Dermatol 2019；46：931-9.

4) 山北高志ほか．掌蹠膿疱症に対する扁桃摘出術の有効性．口咽科 2009；22：49-54.

5) Kawamura T, et al. A multicenter randomized controlled trial of tonsillectomy combined with steroid pulse therapy in patients with immunoglobulin A nephropathy. Nephrol Dial Transplant 2014；29：1546-53.

Behçet 病

Behçet 病（以下 BD）は，全身の諸臓器に発作と寛解を繰り返す原因不明の炎症性疾患である[1,2]．口腔内アフタ性潰瘍，結節性紅斑や毛嚢炎様皮疹などの皮膚症状，ぶどう膜炎，外陰部潰瘍を 4 大症状として，さらに副症状として関節炎，腸管病変，精巣上体炎，血管炎，中枢神経病変をきたす．臓器病変をきたす型である腸管型・血管型・神経型を特に別個に分類する．多くの症状は発作性に出現し，再燃と寛解を繰り返しながら慢性に経過する．特にぶどう膜炎の反復による失明，臓器障害の進行による生命予後の悪化が問題であり，これらを阻止することが治療目的となる．病因として内因（遺伝的要因）と環境要因（感染など）が複合的にかかわることによる異常な免疫反応が考えられており，近年これが遺伝学的に裏付けられつつある．シルクロード沿いの地域に多く，20〜40 歳代の発症が多く，やや女性に多い．本邦での有病率は 10 万人あたり 13.5 と報告され，北海道，東北に多く，北高南低の分布を示す．新難病制度以降，約 15,000 人の患者数である．

診断と治療の考え方

BD は多臓器に障害を及ぼす全身性疾患であり，病変ごとに治療法が策定されてきた．血液検査，画像検査，組織学的検査などに特異的な所見はなく，単一の所見からは診断できない．そのため患者個々における経過中の多様な臨床像，重症度，病型を考慮して診断と治療を行う．日本では昭和 40 年代に始まった難病対策事業と時を同じくして研究と治療が進化した．そのような背景から厚生労働省診断基準（**表 1**）[2] が長年使用されている．この基準の大原則は「非典型例はとりあげない」ことであり，特異例の扱いがしばしば問題になる．口腔内アフタ，眼病変（ぶどう膜炎），皮膚病変（毛嚢炎・結節性紅斑・表在性血栓性静脈炎），陰部潰瘍を主症状に，関節炎・副睾丸炎・血管病変・腸管病変・神経病変を副症状にあげている．参考所見として HLA-B51，A-26 について記載されているが，BD を確定させるものではない．国際的には国際基準（ISG 基準，1990年）（**表 2**）[3] が用いられるが，再発性口腔内アフタ性潰瘍を必須とし，他症状・所見のうち 2 項目以上があれば BD と診断するもので，特異度が高い．2008 年には欧州リウマチ学会（EULAR）基準[4]，2014 年 に は International Team for the Revision of the International Criteria for BD（ITR-ICBD）基準（**表 3**）が発表されたが，これは症状・所見によってスコアリングを行う基準で，ISG 基準よりも感度に優れる．

ガイドライン策定の背景

BD は，診療科の枠を越えて診療を行う必要があり，多領域にわたり治療法を熟知することが望ましい．しかしながら希少疾患であるために専門外の領域まで十分な知識を得るのは困難であった．また既存の国際基準，欧州基準は，有病率や人種差，治療薬の承認や医療制度の差異などの問題から本邦での使用には疑問や不足があった．そのような背景から，本邦の実情に合い，すべての医療従事者に実用的な情報を幅広く統括した all in one のガイドライン（以下 GL）の策定をコンセプトとし，「ベーチェット病診療ガイドライン2020」が上梓された[1]．なお BD では患者数の少なさや，病態の不可逆性などの観点から臨床試験が困難であるため，エビデンスレベルの高い科学的根拠が十分に得られない．そこでこの GL では，科学的根拠と，各クリニカルクエスチョン（CQ）の推奨に対する専門医の同意度（投票）によって治療推奨度を決定づけている．

表 1　厚生労働省ベーチェット病診断基準

1. 主要項目
(1) 主症状
　①口腔粘膜の再発性アフタ性潰瘍
　②皮膚症状
　　(a) 結節性紅斑様皮疹
　　(b) 皮下の血栓性静脈炎
　　(c) 毛嚢炎様皮疹，痤瘡様皮疹
　　　参考所見：皮膚の被刺激性亢進
　③眼症状
　　(a) 虹彩毛様体炎
　　(b) 網膜ぶどう膜炎（網脈絡膜炎）
　　(c) 以下の所見があれば(a)(b)に準じる
　　　(a)(b)を経過したと思われる虹彩後癒着，水晶体上色素沈着，網脈絡膜萎縮，視神経萎縮，併発白内障，続発緑内障，眼球癆
　④外陰部潰瘍
(2) 副症状
　① 変形や硬直を伴わない関節炎
　②精巣上体炎（副睾丸炎）
　③回盲部潰瘍で代表される消化器病変
　④血管病変
　⑤中等度以上の中枢神経病変
(3) 病型診断の基準
　①完全型：経過中に4主症状が出現したもの
　②不全型：
　　(a) 経過中に3主症状，あるいは2主症状と2副症状が出現したもの
　　(b) 経過中に定型的眼症状とその他の1主症状，あるいは2副症状が出現したもの
　③疑い：主症状の一部が出現するが，不全型の条件を満たさないもの，及び定型的な副症状が反復あるいは増悪するもの
　④特殊病変：完全型または不全型の基準を満たし，下のいずれかの病変を伴う場合を特殊型と定義し，以下のように分類する．
　　(a) 腸管（型）ベーチェット病—内視鏡で病変（部位を含む）を確認する．
　　(b) 血管（型）ベーチェット病—動脈瘤，動脈閉塞，深部静脈血栓症，肺塞栓のいずれかを確認する．
　　(c) 神経（型）ベーチェット病—髄膜炎，脳幹脳炎など急激な炎症性病態を呈する急性型と体幹失調，精神症状が緩徐に進行する慢性進行型のいずれかを確認する．

2. 検査所見
　参考となる検査所見（必須ではない）
(1) 皮膚の針反応の陰・陽性
　　20〜22Gの比較的太い注射針を用いること
(2) 炎症反応
　　赤沈値の亢進，血清CRPの陽性化，末梢血白血球数の増加，補体価の上昇
(3) HLA-B51の陽性（約60%），A26（約30%）．
(4) 病理所見
　　急性期の結節性紅斑様皮疹では中隔性脂肪組織炎で浸潤細胞は多核白血球と単核球の浸潤による．初期に多核球が多いが，単核球の浸潤が中心で，いわゆるリンパ球性血管炎の像をとる．全身的血管炎の可能性を示唆する壊死性血管炎を伴うこともあるので，その有無をみる．
(5) 神経型の診断においては髄液検査における細胞増多，IL-6増加，MRIの画像所見（フレア画像での高信号域や脳幹の萎縮像）を参考とする．

（難病医学研究財団難病情報センター. 厚生労働省ベーチェット病診断基準. http://www.nanbyou.or.jp/entry/330[2) をもとに作成)

表 2　国際ベーチェット病診断基準（ISG 基準）

所見	定義
再発性口腔内アフタ性潰瘍	医師あるいは患者により観察された小アフタ性，大アフタ性あるいはヘルペス様潰瘍が最低年 3 回繰り返す
＋以下の 2 つの所見	
再発性外陰部潰瘍	医師あるいは患者により観察されたアフタ性潰瘍またはその瘢痕
眼病変	眼科医により観察された前部ぶどう膜炎，後部ぶどう膜炎，細隙灯検査での細胞性硝子体混濁あるいは網膜血管炎
皮膚病変	医師あるいは患者により観察された結節性紅斑，あるいは副腎皮質ステロイド薬非服用の思春期以後の患者で医師により観察された毛包炎様皮疹，丘疹膿疱性病変，座瘡様結節
針反応陽性	24〜48 時間後に医師が判定する

いずれの所見も他の原因によるものを除く．
(日本ベーチェット病学会監．水木信久，竹内正樹編．ベーチェット病診療ガイドライン 2020．診断と治療社；2020[1]／Criteria for diagnosis of Behçet's disease. International Study Group for Behçet's Disease. Lancet 1990；335：1078-80[3] より)

表 3　国際ベーチェット病診断基準（ITR-ICBD 基準）

徴候/症状	点数
眼病変	2
外陰部潰瘍	2
口腔内アフタ性潰瘍	2
皮膚病変	1
神経症状	1
血管症状	1
針反応陽性	1*

＊：針反応は任意であり，もともとのスコアシステムには含まれない．しかし，針反応を施行し，陽性の場合には 1 点追加する．
ポイントスコアシステム：4 点以上でベーチェット病．
(日本ベーチェット病学会監．水木信久，竹内正樹編．ベーチェット病診療ガイドライン 2020．診断と治療社；2020[1] より)

何が大きく変わったか

1．TNF 阻害薬

　2007 年，BD の難治性ぶどう膜炎に，抗ヒト TNFαモノクローナル抗体製剤のインフリキシマブ（レミケード®）が保険適用となり，2015 年には全病型に適応拡大された．また，同アダリムマブ（ヒュミラ®）が，2013 年に腸管型，2016 年にぶどう膜炎に対して適応拡大された．病態機序に立脚した分子標的薬治療が可能となったことで，難治である BD の病態を効率的に制御し，特にぶどう膜炎の発作・進行に伴う失明を抑制できるようになった．この革命的進歩が GL に反映さ

れている．

2．アプレミラスト

　2019 年，尋常性乾癬等の治療に使用されてきたホスホジエステラーゼ（PDE）4 阻害薬アプレミラスト（オテズラ®）が「局所療法で効果不十分な BD による口腔潰瘍」に対して保険適用となり，GL でもアプレミラストを含む治療アルゴリズムとなった．PDE は細胞内の cAMP や cGMP を介して細胞内カルシウム濃度を上げる．なかでも PDE4 は免疫担当細胞に存在し，TNF，インターロイキン 17，23 といった炎症性サイトカインの産生にかかわる．これを阻害することにより炎症性サイトカインの産生を抑制するのがアプレミラストである．国際共同第 III 相無作為化二重盲検ランダム化比較試験では，アプレミラスト使用群では口腔内潰瘍が有意に改善した．

GL に基づいた口腔咽頭病変（皮膚粘膜症状）の扱い

　BD では，ほぼ全例で再発性口腔内アフタ性潰瘍が惹起され，他症状に先行し初発症状となることが多い．口唇，頬粘膜，歯肉，口蓋に好発する．初期には口腔内，口唇の浮腫状病変のみであるが，その後周囲の発赤と，白色調の偽膜と潰瘍を生じ，活動期では摂食や発声に影響するほどの

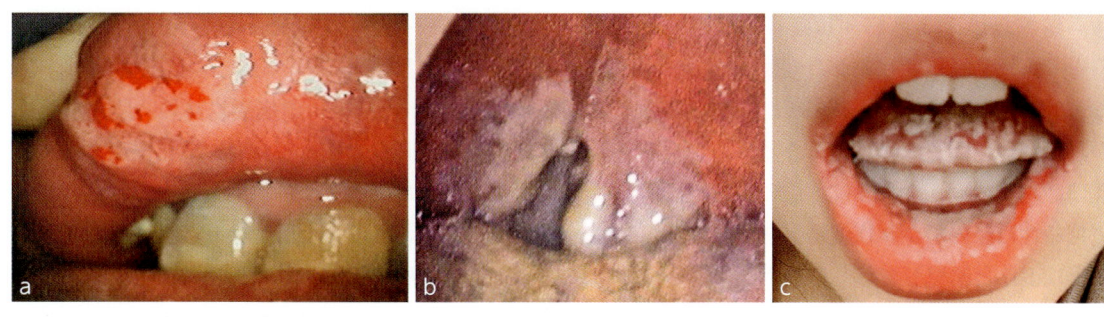

図1　Behçet 病の口腔咽頭所見
限局した口内炎様所見で，口唇に好発（a：20歳，男性）することが多い．進行例では偽膜を伴う潰瘍病変（b：22歳，女性）や非常に広汎に多発する舌粘膜病変（c：23歳，女性）をきたし，しばしば反復・遷延し治療抵抗し，コントロールに難渋する．

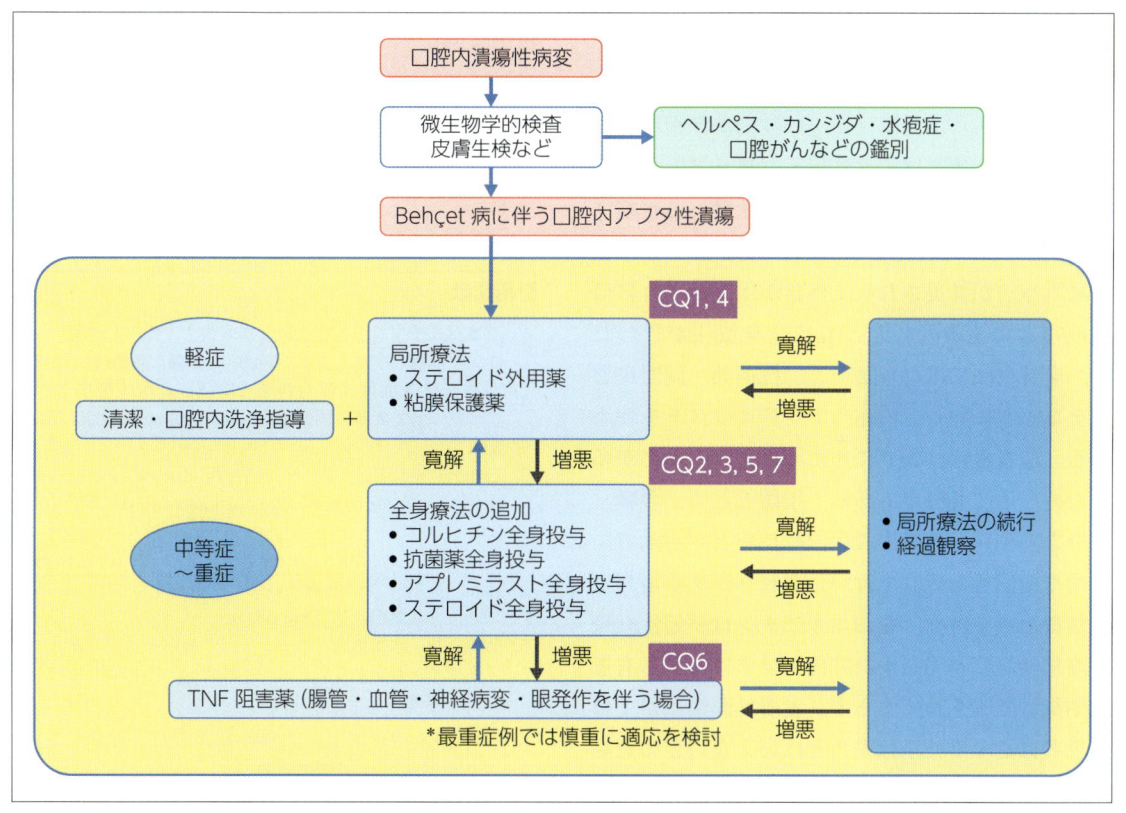

図2　Behçet 病口腔内潰瘍の治療アルゴリズム
CQ1（副腎皮質ステロイド外用薬）：エビデンスレベル 1b，推奨度 A．有意に改善，投与を強く推奨．
CQ2（副腎皮質ステロイド全身投与）：同 5，C1．選択肢の一つとして考慮．
CQ3（コルヒチン）同 2，B．投与を推奨．
CQ4（粘膜保護薬）：同 2，B．レバミピド，スクラルファートの投与を推奨．
CQ5（抗菌薬）：同 3，C1．コルヒチン単独よりもペニシリン併用群で有意に改善．治療の選択肢の一つとして考慮．
CQ6（TNF 阻害薬）：同 1b，C1．有効性が期待でき，適応を慎重に考慮しつつ選択肢として提案．有用性を示す多くの報告があるが，保険適用がないことから使用を慎重に考慮する．
CQ7（アプレミラスト）：同 1b，B．投与を推奨．
（日本ベーチェット病学会監．水木信久，竹内正樹編．ベーチェット病診療ガイドライン 2020．診断と治療社；2020[1]　より）

強い痛みを伴う（**図1**）．しばしば長期にわたり消退・再燃を繰り返しながら継続する．頻回に繰り返すことが特徴で，ISG 基準においては，12か月に３回以上口腔内アフタを認める場合を再発性口腔内アフタとしている[3]．BD との鑑別として再発性口腔内アフタ性潰瘍があげられるが，視診上は BD と酷似しており鑑別困難である．また他の鑑別としてヘルペス性口内炎，カンジダ性口内炎，扁平苔癬，天疱瘡，薬剤性口内炎，白板症などがあるが，特に単一部位に発生するものは鑑別のために生検を検討する．なお潰瘍病変の原因として疲労，ストレス，ビタミン不足などが示唆されている．

GL で示される治療アルゴリズムを**図2**に示す．軽症であれば清潔保持，口腔内洗浄指導に加えて副腎皮質ステロイド外用薬（トリアムシノロン貼付剤，軟膏，デキサメタゾン軟膏）と粘膜保護薬内服（レバミピド，スクラルファート）による局所療法が推奨される．摂食が困難な場合には輸液などの全身管理とともに全身療法が行われる．全身療法にはコルヒチン，抗菌薬，副腎皮質ステロイドに加え，前述のアプレミラストを使用する．潰瘍病変は長期にわたり再発することが多いため，予防も肝要である．予防として，含嗽，歯磨きの励行，口腔内の保湿維持などが有効で，齲歯や歯周炎の確認を行い，これらがある場合には歯科治療を行う．なおコルヒチンは結節性紅斑と陰部潰瘍に有効だが口腔内アフタに対する有意な効果は証明されておらず，皮膚粘膜症状が主体の患者に対する使用は妥当とはいえないとの意見もある[5]．

今後の課題

GL では，口腔・咽頭病変以外の，陰部潰瘍，皮膚病変，眼病変，血管病変，消化器病変，神経病変，関節病変ならびに精巣上体炎それぞれについても概念と治療選択について詳説され，各病系に対する治療が整備された．特に症例の多い眼病変ではステロイド，コルヒチン，シクロスポリンなどの使用が体系化され，さらに TNF 阻害薬を使用できるようになり，視力予後が格段に改善した．しかしながら前述のごとく，BD においては複数の病変を抱えていることも少なくない．本疾患の克服においては単に GL に頼って診療を行うということではなく，十分な診療科間の連携のもと，多角的なアプローチと個別化した治療が必要であると考えられる．

（吉岡哲志）

引用文献

1) 日本ベーチェット病学会監．水木信久，竹内正樹編．ベーチェット病診療ガイドライン2020．診断と治療社；2020．
2) 難病医学研究財団難病情報センター．厚生労働省ベーチェット病診断基準．http://www.nanbyou.or.jp/entry/330．
3) Criteria for diagnosis of Behçet's disease. International Study Group for Behçet's Disease. Lancet 1990；335：1078-80.
4) Hatemi G, et al. 2018 update of the EULAR recommendations for the management of Behçet's syndrome. Ann Rheum Dis 2018；77：808-18.
5) 竹内正樹，水木信久．ベーチェット病臨床研究の流れ：ガイドライン策定からレジストリ研究へ．日本臨牀 2021；79(6)：800-4.

口腔アレルギー症候群

ガイドラインの概要

　食物アレルギーとは，食物によって引き起こされる抗原特異的な免疫学的機序を介して生体にとって不利益な症状が惹起される現象である．「食物アレルギー診療ガイドライン」は，2005 年に初版が日本小児アレルギー学会から刊行，2012 年，2016 年と改訂され，現在 2021 年版が発行されている．2021 年版の主な改定の特徴は，①小児から成人までの幅広い領域をカバー，②ガイドラインの構成を EBM，総論，各論，社会生活支援の大きく 4 部構成にした，③作成手法を Minds に準拠し，経口免疫療法と食物経口負荷試験に関する 4 つのクリニカルクエスチョンを設定して，システマティックレビューに基づいて推奨を作成している．2021 年版は，全 18 章，本文 283 ページとなっており，アレルギーを専門外とする医師が深く理解しようとするにはかなりの時間と労力を必要とする[1]．

　そこで，「食物アレルギー診療ガイドライン 2021」を非専門医でも理解しやすくするためにダイジェスト版が同じく日本小児アレルギー学会から刊行されている[2]．図表を中心に再構成しており，ポイントだけを抜き出し，簡単な解説を付けたものになっており，日本小児アレルギー学会の HP から web にて無料で閲覧可能になっている．今回は，ダイジェスト版を参考に口腔アレルギー症候群について解説する．

口腔アレルギー症候群

　口腔アレルギー症候群は，食物抗原によって口腔粘膜を中心とした症状（**図 1**）を発現する IgE 依存性の即時型アレルギー症状である[3]．幼児期から成人に認められ，主に野菜・果物・大豆などで起こり，緩解しにくく，まれにアナフィラキ

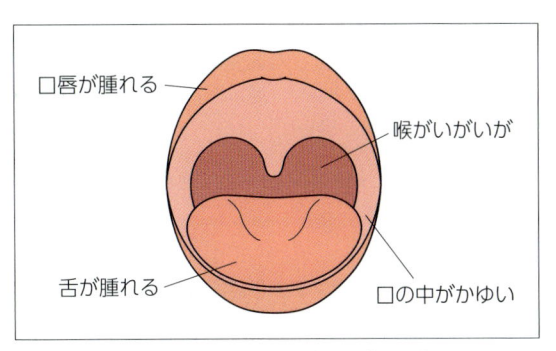

図 1　口腔アレルギー症候群（OAS）の症状

（口唇が腫れる／喉がいがいが／舌が腫れる／口の中がかゆい）

シーショックを起こす（**表 1**）．口腔アレルギー症候群の原因は，相同性が高く多種の食物や花粉に共通して存在する抗原（食物アレルゲンタンパク質ファミリー）が介在することが多い．食物アレルゲンタンパク質ファミリーに感作されると，幅広い交差反応を誘発してさまざまな食物にアレルギー反応を起こすようになる．

花粉・食物アレルギー症候群

　「食物アレルギー診療ガイドライン 2021」には口腔アレルギー症候群を臨床型とする病態として，花粉・食物アレルギー症候群（pollen-food allergy syndrome：PFAS）が明記されている．PFAS は，花粉感作後に，花粉と交差抗原性を有する植物性食物を経口摂取してアレルギー症状をきたす病態を指し，主に生の果物や野菜・大豆（特に豆乳）により誘発される（**表 2**）．PFAS は，抗原の交差反応が原因であるため一人の患者が複数のアレルギー原因食物をもつことが多く，カバノキ科花粉感作によるバラ科果物アレルギー（リンゴやモモなど）やイネ科花粉やキク科花粉感作によるウリ科果物アレルギー（メロン・スイカなど）が代表的である（**表 3**）．治療の基本は原因食物の除去であるが，主な原因アレルゲンで

表1　IgE 依存性食物アレルギーの臨床型分類

臨床型	発症年齢	頻度の高い食物	耐性獲得（寛解）	アナフィラキシーショックの可能性	食物アレルギーの機序
食物アレルギーの関与する乳児アトピー性皮膚炎	乳児期	鶏卵，牛乳，小麦など	多くは寛解	(+)	主に IgE 依存性
即時型症状（蕁麻疹，アナフィラキシーなど）	乳児期〜成人期	乳児〜幼児： 鶏卵，牛乳，小麦，ピーナッツ，木の実類，魚卵など 学童〜成人： 甲殻類，魚類，小麦，果物類，木の実類など	鶏卵，牛乳，小麦などは寛解しやすい その他は寛解しにくい	(++)	IgE 依存性
食物依存性運動誘発アナフィラキシー（FDEIA）	学童期〜成人期	小麦，エビ，果物など	寛解しにくい	(+++)	IgE 依存性
口腔アレルギー症候群（OAS）	幼児期〜成人期	果物，野菜，大豆など	寛解しにくい	(±)	IgE 依存性

FDEIA：food-dependent exercise-induced anaphylaxis，OAS：oral allergy syndrome.
アレルギー症状が出現する状況を「臨床型」として分類した．FDEIA と OAS は，成人を中心に高頻度で認めることから従来の「特殊型」の区分を削除した．
（食物アレルギー研究会．食物アレルギーの診療の手引き 2020．https://www.foodallergy.jp/care-guide2020/より）

表2　食物以外の抗原感作による食物アレルギー

病態の名称	感作	誘発	臨床型	アナフィラキシーのリスク	原因アレルゲン
花粉・食物アレルギー症候群 （pollen-food allergy syndrome：PFAS）	花粉	生果物，野菜	OAS	+/−	PR-10，プロフィリン
	カバノキ科花粉	大豆（豆乳）	OAS，FDEIA	++	PR-10(Gly m 4)
ラテックス・フルーツ症候群（latex-fruit syndrome：LFS）	ラテックス	アボカド，栗，バナナ，キウイフルーツ	アナフィラキシー	+	ヘベイン (Hev b 6)
α-Gal アレルギー	マダニ咬傷	牛肉，豚肉	遅発型 IgE 依存性食物アレルギー	++	galactose-α-1, 3-galac-tose (α-Gal)
PGA アレルギー	クラゲ刺傷	納豆	遅発型 IgE 依存性食物アレルギー	++	poly-γ-glutamic acid (PGA)
bird-egg 症候群	鳥類（羽毛・糞）	鶏肉，鶏卵	即時型症状	+	Gal d 5
pork-cat 症候群	ネコ	豚肉，牛肉，羊肉	即時型症状	+	Fel d 2
加水分解小麦による FDEIA	加水分解小麦含有石鹸	小麦	FDEIA	++	Tri a 20 Tri a 21

FDEIA：food-dependent exercise-induced anaphylaxis，OAS：oral allergy syndrome，PR-10：pathogenesis-related protein-10.
食物アレルギーが成立する機序（病態）による分類と，それによって引き起こされる臨床型を一覧した．
（海老澤元宏ほか監．日本小児アレルギー学会 食物アレルギー委員会．食物アレルギー診療ガイドライン 2021 ダイジェスト版．https://www.jspaci.jp/guide2021/[2) より)

表3 花粉・食物アレルギー症候群に関与する花粉と植物性食品

花粉			交差反応に関与する主なプロテインファミリー	交差反応が報告されている主な食物
科	属	種		
カバノキ科	ハンノキ属	ハンノキ オオバヤシャブシ	Bet v 1 ホモログ (別名：PR-10) プロフィリン（頻度は低い）	バラ科（リンゴ，モモ，サクランボ，ナシ，アンズ，アーモンド），マメ科（大豆，ピーナッツ，緑豆もやし），マタタビ科（キウイフルーツ），カバノキ科（ヘーゼルナッツ）など
	カバノキ属	シラカンバ		
ヒノキ科	スギ属	スギ	Polygalacturonase	ナス科（トマト）
イネ科	アワガエリ属 カモガヤ属	オオアワガエリ カモガヤ	プロフィリン	ウリ科（メロン，スイカ），ナス科（トマト），マタタビ科（キウイフルーツ），ミカン科（オレンジ），マメ科（ピーナッツ）など
キク科	ブタクサ属	ブタクサ	プロフィリン	ウリ科（メロン，スイカ，ズッキーニ，キュウリ），バショウ科（バナナ）など
	ヨモギ属	ヨモギ	プロフィリン	セリ科（セロリ，ニンジン，スパイス類：クミン，コリアンダー，フェンネルなど），ウルシ科（マンゴー）など

特定の花粉にアレルギーを有する場合に，右に示す植物性食品による食物アレルギーを合併しやすい．ただし，この組み合わせ以外でも症状が誘発されることがある．
（海老澤元宏ほか監．日本小児アレルギー学会 食物アレルギー委員会．食物アレルギー診療ガイドライン 2021 ダイジェスト版．https://www.jspaci.jp/guide2021/[2)](より）

表4 保険収載されている食物アレルゲンコンポーネント特異的 IgE 抗体検査

粗抗原	コンポーネント
卵白	Gal d 1 （オボムコイド）
牛乳	Bos d 4 （α-ラクトアルブミン）
	Bos d 5 （β-ラクトグロブリン）
	Bos d 8 （カゼイン）
小麦	Tri a 19 （ω-5 グリアジン）
大豆	Gly m 4 （PR-10）
ピーナッツ	Ara h 2 （2S アルブミン）
クルミ	Jug r 1 （2S アルブミン）
カシューナッツ	Ana o 3 （2S アルブミン）

PR-10：pathogenesis-related protein-10.
粗抗原に加え，アレルゲンコンポーネント特異的 IgE 抗体の測定により，より精度の高い診断が可能となる．
（海老澤元宏ほか監．日本小児アレルギー学会 食物アレルギー委員会．食物アレルギー診療ガイドライン 2021 ダイジェスト版．https://www.jspaci.jp/guide2021/[2)](より）

ある Bet v 1 ホモログ（別名：PR-10）やプロフィリンは熱に不安定であるため，症状が口腔に限局することが多く，加熱調理された加工食品で

あれば摂取できることが多い．しかし，大豆に含まれる Bet v 1 ホモログの Gly m 4 は 30 分以上の加熱をしないと抗原性が喪失しないため，豆乳や数分加熱しただけのモヤシなどを摂取するとアナフィラキシーショックを起こすことがあるので注意が必要である[4)]．アナフィラキシーショックを起こした場合はアドレナリンの筋肉注射が治療の基本となる[5)]．PFAS の診断には，新鮮な果物や野菜を用いた prick-to-prick test が有用である．大豆の PFAS では Gly m 4 特異的 IgE 抗体測定は保険収載されている食物アレルゲンコンポーネント特異的 IgE 抗体検査になっており，診断の補助になる（**表4**）．食物アレルギーの原因食物は，0 歳群で鶏卵，牛乳，小麦が圧倒的に多いが，1，2 歳群では魚卵類，木の実類，3～6 歳群では木の実類，魚卵類，落花生（ピーナッツ），7～17 歳群では果物類，甲殻類，木の実類が特徴的であり（**表5**），小学生以上では PFAS による食物アレルギーの発症が多いと考えられる．

表5　新規発症の原因食物

	0歳 (1,356)	1, 2歳 (676)	3〜6歳 (369)	7〜17歳 (246)	≧18歳 (117)
1	鶏卵 55.6%	鶏卵 34.5%	木の実類 32.5%	果物類 21.5%	甲殻類 17.1%
2	牛乳 27.3%	魚卵類 14.5%	魚卵類 14.9%	甲殻類 15.9%	小麦 16.2%
3	小麦 12.2%	木の実類 13.8%	落花生 12.7%	木の実類 14.6%	魚類 14.5%
4		牛乳 8.7%	果物類 9.8%	小麦 8.9%	果物類 12.8%
5		果物類 6.7%	鶏卵 6.0%	鶏卵 5.3%	大豆 9.4%

原因食物は，年齢群ごとに大きく異なった．0歳群で鶏卵，牛乳，小麦が圧倒的に多いが，1, 2歳群では魚卵類，木の実類，3〜6歳群では木の実類，魚卵類，落花生（ピーナッツ），7〜17歳群では果物類，甲殻類，木の実類が特徴的であった．
（海老澤元宏ほか監．日本小児アレルギー学会　食物アレルギー委員会．食物アレルギー診療ガイドライン2021 ダイジェスト版．https://www.jspaci.jp/guide2021/[2] より）

患者の社会生活支援

　アレルギー疾患対策基本法が2015年に施行され，アレルギー疾患への対策は法律により定められるところとなった．アレルギー疾患を有する児が学校・幼稚園，保育所などにおいて何らかの配慮を希望する場合は，「生活管理指導表」を提出する．医師はガイドラインに習熟し，児の生活に関する取り組みや状況について，共有すべき必要な情報を記載する必要がある．学校給食における対応は安全性の確保を最優先とする．このため給食提供は，家庭で行う必要最小限の除去とは異なり，完全除去か解除かの二者択一による対応を基本とする．医師は，学校・幼稚園，保育所などにおけるアレルギー対応委員会などやアドレナリン自己注射薬を含めた緊急時対応に対して，積極的かつ適切な助言・指導を行うことが期待されている．宿泊や外食を伴う学校行事・海外旅行などにあたっては，現地の食物アレルギーに対する社会事情や救急医療体制，予定される食事内容などについて十分な情報収集などの事前準備を行う必要がある．

（大澤陽子）

引用文献

1) 海老澤元宏ほか監．日本小児アレルギー学会　食物アレルギー委員会．食物アレルギー診療ガイドライン2021．協和企画；2021.
2) 海老澤元宏ほか監．日本小児アレルギー学会　食物アレルギー委員会．食物アレルギー診療ガイドライン2021 ダイジェスト版．https://www.jspaci.jp/guide2021/
3) Muluk NB, Cingi C. Oral allergy syndrome. Am J Rhinol Allergy 2018；32（1）：27-30.
4) Mittag D, et al. Soybean Allergy in Patients Allergic to Birch Pollen：Clinical Investigation and Molecular Characterization of Allergens. J Allergy Clin Imunol 2004；113（1）：148-54.
5) 海老澤元宏ほか．アナフィラキシーガイドライン2022．日本アレルギー学会；2022．https://www.jsaweb.jp/uploads/files/Web_AnaGL_2023_0301.pdf

顎関節症

顎関節症とは

　顎関節症とは，①顎関節や咀嚼筋（咬筋，側頭筋，内側および外側翼突筋のほかに顎二腹筋，胸鎖乳突筋を含む）の疼痛，②顎関節雑音，③開口障害ないし顎運動異常を主要症候とする障害の診断名である．病態は咀嚼筋痛障害，顎関節痛障害，顎関節円板障害および変形性顎関節症であり，上記の症候①〜③のうち，少なくとも1つ以上を有し，類似の症状を呈する疾患が除外された場合に顎関節症と診断する．画像所見で顎関節の形態異常を認めたとしても主要症候を有しない場合は顎関節症とは診断しない[1]．

　鑑別を要する疾患としては，特に歯や歯周疾患，耳疾患，神経痛などがあげられる（**表1**）．原因不明であるが女性に多い特発性下顎頭吸収（下顎頭の吸収変化と著明な体積減少により前歯部開咬，すなわち前歯でかめない状況になる[2]）や，咀嚼筋腱・腱膜過形成症（咬筋や側頭筋などの腱・腱膜が過形成することにより閉口筋の伸展が制限され開口障害をきたす疾患[3]）などには注意が必要である．

病因

　さまざまな因子が発症や症状の永続化に関係するとされている（**表2**）．

顎関節症の病態分類

1. 咀嚼筋痛障害（I 型）

　咀嚼筋痛とそれによる機能障害を主徴候とするもので，主症状として筋（咬筋，側頭筋など）痛，運動時痛，顎運動障害がある．

表1　顎関節症と鑑別を要する疾患あるいは障害

A. 顎関節の疾患あるいは障害
- 先天異常・発育異常（下顎骨関節突起欠損や肥大など）
- 外傷
- 腫瘍

B. 咀嚼筋の疾患あるいは障害
- 筋萎縮，筋肥大，咀嚼筋腱・腱膜過形成症

C. 顎関節・咀嚼筋の疾患あるいは障害以外の疾患
- 隣接臓器の疾患（歯および歯周疾患，耳疾患，鼻副鼻腔疾患など）
- 神経系疾患（三叉神経痛，舌咽神経痛など）
- 自己免疫疾患（関節リウマチ，多発性筋炎など）
- 頭痛
- 精神神経学的疾患

表2　顎関節症の発症，維持・永続化に関与する寄与因子の種類

1.	解剖要因	顎関節や咀嚼筋の構造学的脆弱性
2.	咬合要因	不良な咬合関係
3.	外傷要因	打撲，転倒，交通外傷
4.	精神的要因	精神的緊張，不安，抑うつ
5.	行動要因	1) 日常的な習癖：上下歯列接触癖，頬杖，下顎突出癖，爪かみなど 2) 食事：硬固物咀嚼，片咀嚼 3) 就寝時：ブラキシズム（クレンチング〈かみしめ〉，グラインディング〈歯ぎしり〉），就寝時の姿勢，手枕や腕枕 4) スポーツ 5) 音楽：楽器演奏，歌唱 6) 社会生活：PC作業，重量物運搬

2. 顎関節痛障害（II 型）

　顎関節痛とそれによる機能障害を主徴候とするもので，顎運動時の顎関節痛や顎運動障害が惹起された病態である．

3. 顎関節円板障害（III 型）

　関節円板の位置異常ならびに形態異常に継発す

る機能的ないし器質的障害である．主病変部位は関節円板と滑膜であり，関節円板の転位・変性・穿孔・線維化により生じるとされる．関節円板が前方にずれた状態を関節円板前方転位と呼び，開口時に関節円板が復位するもの（復位性関節円板前方転位/IIIa 型），復位しないもの（非復位性関節円板前方転位/IIIb 型）に大別される．開口時に下顎頭が前方転位した関節円板下に復位する際，カクッと音が鳴ることをクリックと呼ぶ．

4. 変形性顎関節症（IV 型）

退行性病変を主徴候とした病態で，主病変部位は関節軟骨，関節円板，滑膜，下顎頭，下顎窩にあり，病理変化は軟骨破壊，肉芽形成，骨吸収，骨添加である．臨床症状として，関節雑音（クレピタス〈捻髪音〉：持続時間の長い摩擦音），顎運動障害，顎関節部の痛み（運動時痛，圧痛）のうちいずれか一つ以上の症状を認める．

■ 診断の概要[4]

まず痛みや開口障害，関節雑音などの症状を問診し，症状の発現部位（顎関節や咀嚼筋）を確認する．痛みについては自発痛か誘発痛（運動時痛）かも確認する．次に患者に開閉口させて開閉口路がまっすぐか左右どちらかに偏位していないかを確認する．最大開口量を計測する（40 mm を正常開口量の目安とする）．患者の外耳道前方約 1 cm に指を当て，開閉口運動時に感じる雑音を確認する．「カクッ」という音はクリックと呼ばれ，復位性顎関節円板前方転位の診断根拠の一つとなり，「ジャリジャリ」という音はクレピタスと呼ばれ，変形性顎関節症の診断根拠となる．画像検査はパノラマ X 線撮影で下顎頭の変形などを，Schuller 氏法（側斜位経頭蓋撮影法）で開閉口時における下顎頭と下顎窩の位置関係などと評価する．関節円板の転位や変形は MRI で評価するが，MRI での精査は治療方針の決定に必須ではないため，検査するかどうかは症例に応じて判断する．

■ 治療の概要[5]

1. 顎関節症の説明とセルフケアの指導

顎関節症患者に対する管理目標は疼痛の軽減，機能や正常な日常活動の回復，病因に対する曝露の減少である．顎関節症患者の自然経過を調べた研究では，顎関節症は時間経過とともに改善し，自覚症状は保存的治療によって良好に緩和することがほとんどである[1]．よって，治療においてはまず病態と病因の説明を丁寧に行い患者自身に十分理解してもらい，自分で生活を改善し悪習癖を是正するという意識づけが重要である．急性期の場合は疼痛と運動障害の改善が治療目標となり，初期治療により症状が完全消失することも多く，治療に対する患者の満足が得られやすい．一方で慢性期の患者では症状が完全に消失することは期待しにくく，症状が悪化した場合に可及的な症状軽減を目標としつつ，患者の精神状態にも気を配る必要がある．期待される治療経過をそのつど説明しておくことも重要である．

表 2 に示した習癖で是正可能なものであれば是正を指導する．特に，病的寄与因子として歯列接触癖（tooth contacting habit：TCH）は疼痛の原因として指摘しやすいため，患者が無意識のうちに習慣的に上下歯列を接触している可能性がある場合，是正するよう指導する．

2. 基本治療

成人の顎関節症（筋痛または関節痛）に対する初期治療は，自己開口訓練およびスタビライゼーション型口腔内装置（スプリント）の装着である．開口訓練は正常な顎運動を回復することを目標とし，1 日に数回，最大開口運動を繰り返す．開口運動は疼痛や拮抗筋の反射的収縮を引き起こすことがないように，できるだけゆっくりスムーズに行うよう指示する．練習中あるいは練習後に持続性の自発痛が出現した場合は開口訓練は中止する．

スタビライゼーション型スプリントは通常上顎に装着する（**図 1**）．目的は咀嚼筋の緊張緩和お

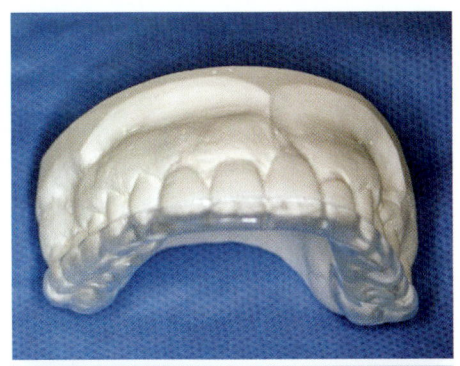

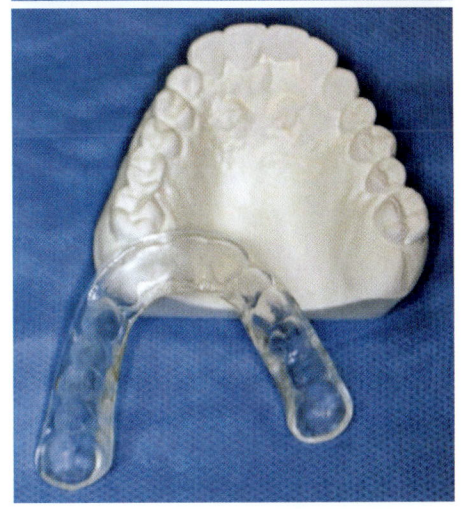

図1 スタビライゼーション型スプリント

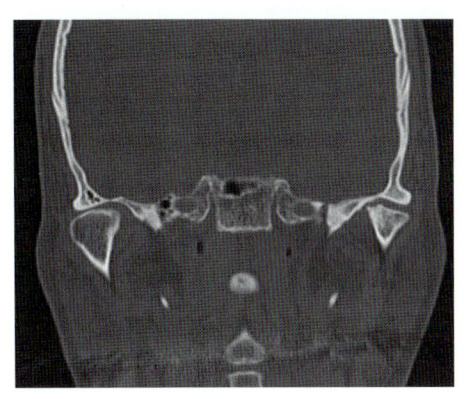

図2 症例の CT 画像

急性クローズドロックとは復位性関節円板前方転位が非復位性関節円板前方転位に移行した状態で，突然開口障害を生じ疼痛を伴うことが多い．問診としてクリックの既往を確認する．急性クローズドロックでは開口量が 20〜30 mm に制限されることが多く，疼痛が激しければ鎮痛薬を併用して自己開口訓練により顎関節の可動化を目指すが，早期に専門病院受診を勧めてもよい．

症例提示

症例 78 歳，女性

主訴：左顎関節部痛

初診時の現症：開閉口時に左側耳前部に疼痛を認めた．開口量は 38 mm であった．CT 画像で左側下顎頭の扁平化と骨硬化像を認めた（図2）．

診断：顎関節症 II・IV 型

治療方針：開口訓練指導と消炎鎮痛薬の処方

初診から 6 か月後，開閉口時の疼痛は軽減し，スムーズな開閉口が可能となった．

今後の課題

スプリント療法を含む保存的治療の適応や効果について，また外科的介入が必要となる症例の診断や術後結果の評価について，さらなるエビデンスの蓄積が必要である．

（明石昌也）

よび顎関節部への荷重負担の軽減である．治療のゴールはあくまで咀嚼筋痛の軽減なので，それを適用前に患者に説明し理解してもらわねばならない．さらに，適切に作製・調整および使用されない場合は疼痛の悪化等の害が生じる可能性，また適切に使用しても睡眠中の呼吸状態の悪化等のリスクがあることも説明し，治療開始前に同意を得る必要がある．日中を含む長時間の使用は下顎位の変化等の副作用が出やすいので避けるように説明する．基本的に睡眠時に装着するよう指示し，作製・調整においては均等な咬合接触を付与することが重要である．

疼痛が激しい症例では，一般的な消炎鎮痛薬の投与を検討する．患者の訴えが疼痛のない関節雑音（クリック）のみの場合，クリックは治療の必要性はなく，また消失させることが治療目標とはならないことを説明し，理解を得る．

引用文献

1) 日本顎関節学会編. 新編 顎関節症 改訂版. 永末書店；2018.
2) 難病情報センター. 進行性下顎頭吸収（PCR）. https://www.nanbyou.or.jp/entry/2401
3) 佐藤　毅，依田哲也. 咀嚼筋腱・腱膜過形成症の病態解明とトランスレーショナルリサーチへの展望. 日顎誌 2020；32（1）：18-22.
4) 日本顎関節学会編. 顎関節症治療の指針 2020. https://kokuhoken.net/jstmj/publication/file/guideline/guideline_treatment_tmj_2020.pdf
5) 日本顎関節学会 診療ガイドライン委員会編. 顎関節症初期治療診療ガイドライン 2023 改訂版. https://www.kokuhoken.or.jp/exterior/jstmj/file/guideline_TMJ_2023.pdf

睡眠時無呼吸

■ 概要

　睡眠時無呼吸は睡眠障害のなかでも最も頻度が高い病態の一つであり，心血管障害の発症リスクや日中傾眠による交通事故といった問題からも，その診断，治療は社会的に重要な課題である．睡眠時無呼吸は呼吸努力の有無から閉塞性と中枢性に分類されるが，なかでも閉塞性睡眠時無呼吸（obstructive sleep apnea：OSA）の有病率は高く，わが国における OSA 患者数は 940 万人と推定されている[1]．一方，中枢性睡眠時無呼吸（central sleep apnea：CSA）の有病率は OSA と比較し，きわめて少ないと考えられているものの，しばしば心不全や脳血管障害などの循環器疾患に合併する．

　このような背景から，2010 年には循環器領域の診療に携わる医師を対象とした「循環器領域における睡眠呼吸障害の診断・治療に関するガイドライン」が発行され，2023 年に最新版に改訂された[2]．また，2020 年には日本呼吸器学会よりクリニカルクエスチョン形式の「睡眠時無呼吸症候群（SAS）の診療ガイドライン 2020」[3] が発刊された．本項では，主に耳鼻咽喉科領域で問題となる OSA について，これらの診療ガイドラインを中心に診療のポイントを解説する．

■ 診療のポイント

1.　OSA の診断基準

　「睡眠障害国際分類第 3 版（International Classification of Sleep Disorders：ICSD-3）」では成人 OSA の診断基準は，①眠気，疲労感等の自覚症状がある場合，夜間無呼吸により覚醒する場合，家族やベッドパートナーにいびきや無呼吸を指摘されている場合，または，合併症（高血圧，気分障害，認知機能障害，冠動脈疾患，脳卒中，

うっ血性心不全，心房細動，2 型糖尿病）を有する場合は，1 時間あたり 5 回以上の閉塞性優位な呼吸イベント，②上記の症状や合併症を伴わない場合，1 時間あたり 15 回以上の閉塞性優位な呼吸イベントが認められる場合に診断される．なお，閉塞性呼吸イベントには，閉塞性無呼吸，混合性無呼吸，低呼吸，呼吸努力関連覚醒反応が含まれる．

　小児では，いびき，努力性・奇異性呼吸，眠気や多動，学習障害といった症状に加え，1 時間あたり 1 回以上の閉塞性呼吸イベントが認められるか，あるいは低換気と閉塞性低呼吸の基準を満たす場合に OSA と診断される．

2.　重症度分類

　米国睡眠医学会ガイドラインに基づき，成人では，1 時間あたり呼吸イベントが 5 以上 15 未満は軽症に，15 以上 30 未満では中等症に，30 以上では重症に分類される．また，小児では，1 時間あたり呼吸イベントが 1 以上 5 未満は軽症に，5 以上 10 未満では中等症に，10 以上では重症に分類される．

3.　検査
a.　睡眠検査

　睡眠検査機器は Type 1 から Type 4 に分類される．Type 1 は監視下の睡眠ポリグラフ検査（polysomnography：PSG）で，OSA の診断の標準法とされてきたが，ICSD-3 では，成人 OSA の診断のための検査法に Type 2 および Type 3 の携帯型装置（out of center sleep testing：OCST）がこれに加わった．Type 2 は非監視下 PSG と同義であり，Type 3 は呼吸気流含む 4 チャンネル数の検査機器で，わが国における簡易モニターを指す．Type 4 は 1 ないし 2 チャンネル数の簡易モニターである．パルスオキシメータは Type 4

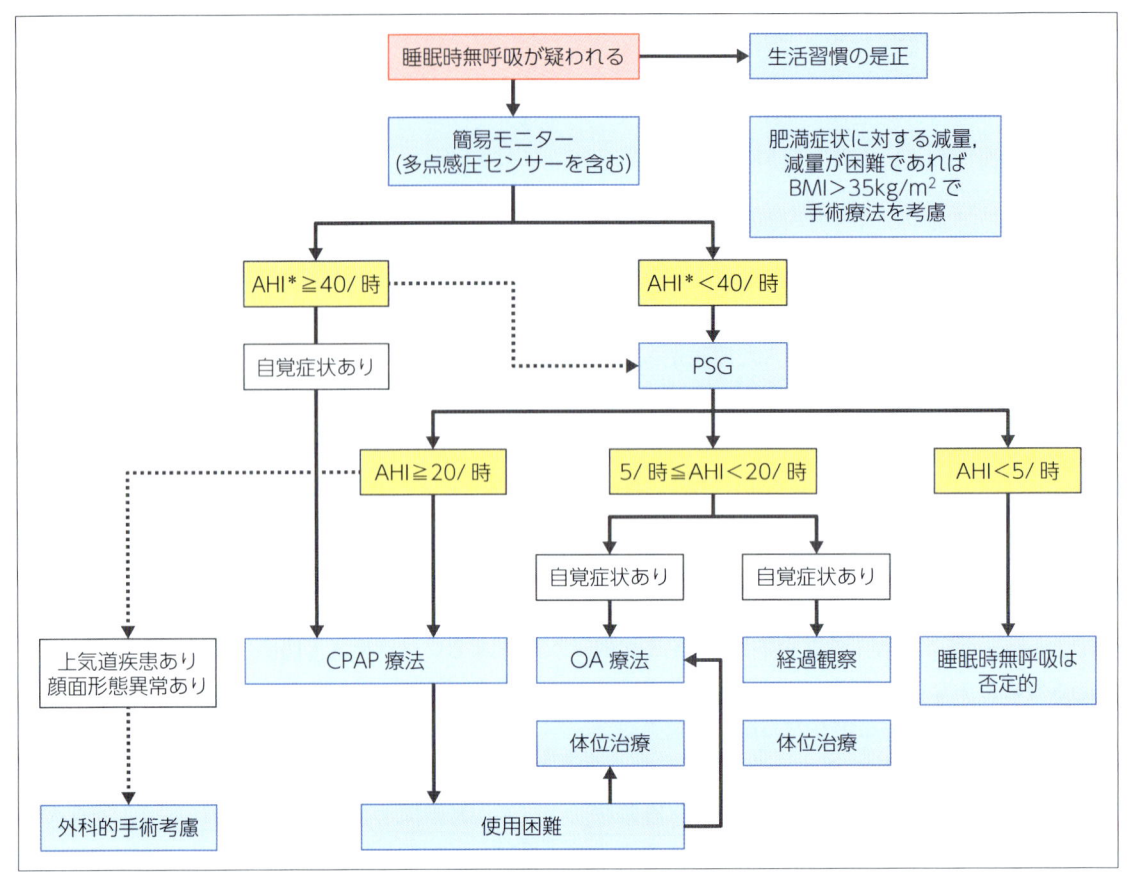

図1　保険診療を考慮した睡眠時無呼吸の診断と治療のアルゴリズム
＊：AHI には PSG の AHI，簡易モニターの REI が含まれる．
(日本呼吸器学会監．睡眠時無呼吸症候群（SAS）の診療ガイドライン 2020．南江堂；2020[3]）より)

に分類され，無呼吸は判定できないが，スクリーニング検査に利用されている．

　簡易モニターでは脳波による覚醒反応が評価できないため，診断には無呼吸低呼吸指数（apnea hypopnea index：AHI）の代わりに呼吸イベント指数（respiratory event index：REI）を用いる．REI は，総睡眠時間ではなく記録時間（総睡眠時間＋眠るまでの時間＋中途覚醒時間）に基づいた呼吸イベントの頻度であり，AHI よりも過小評価されやすい．また，簡易モニターは，覚醒反応に基づく低呼吸や呼吸努力関連覚醒反応（respiratory effort related arousal：RERA）を判定できない．さらに，簡易モニターは CSA の診断には使用できない．心不全や脳血管障害などの循環器疾患を合併する場合は，CSA が混在する

ことが多いため，簡易モニターのみで評価することは困難であり PSG を実施することが望ましい．

　小児 OSA では PSG のみが確定診断に有用とされているが，小児の PSG が施行可能な施設は限られており，問診，局所初見，画像検査と OCST（Type 3 または 4）の生波形を組み合わせて総合的に評価する必要がある．

b．画像検査

　上気道疾患は OSA の症状や治療効果に影響を及ぼすため，上気道の評価は重要である．内視鏡検査や鼻腔通気度検査はスクリーニングに適する．顎顔面形態の評価にセファログラム（頭部 X 線規格写真）が用いられる．

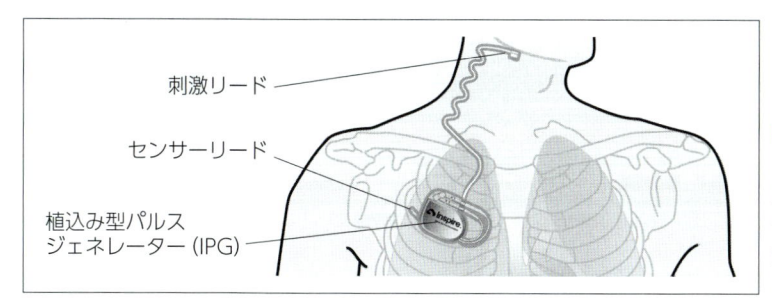

**図2 植込み型舌下神経刺激装置
（Inspire®）**
肋間の圧センサーが吸気相を検知して
舌下神経に電気刺激を送り，吸気時に
気道を拡大して閉塞を防止する。
(Inspire Medical Systems Inc より提供)

4. 治療

「睡眠時無呼吸症候群（SAS）の診療ガイドライン 2020」[3] で示されている，保険診療における適応を考慮した睡眠時無呼吸の診断と治療のアルゴリズムを**図1**に示す．これに加え，2021 年にはCPAP 不忍容に対する治療法として，舌下神経電気刺激療法が保険収載された．

a. 生活習慣の是正

減量は OSA の根治療法になりえるが，標準治療と並行して行う必要がある．食事療法や運動療法による生活習慣への介入のほか，高度肥満に対する肥満外科手術（bariatric surgery）がある．また，就寝前の飲酒の禁止や，禁煙が推奨される．

b. CPAP 療法

中等症以上の OSA に対する標準治療は持続気道陽圧（continuous positive airway pressure：CPAP）療法であり，簡易モニターで REI≧40/時，PSG で AHI≧20/時であれば保険適用となる．CPAP 療法は対症療法であり，継続使用することで治療効果が得られる．日中の眠気を改善させ，高血圧や心血管イベントの頻度を抑制するためには，1 晩あたり 4 時間以上の CPAP 使用が適切とされている．CPAP アドヒアランスに影響する因子には，年齢，性別，社会的地位などの患者背景，OSA 重症度，精神的要因，CPAP導入時の印象や CPAP の副作用などがあげられる[4]．なかでも鼻疾患に関連する副作用の頻度が多く，CPAP 患者の 3 人に 1 人は鼻科治療を要する[5]．鼻閉を伴う患者には，CPAP の加湿加温機能や鼻噴霧用ステロイドの使用を，また，鼻中隔弯曲症等の解剖学的異常があれば，手術の適応を

考慮する．

c. OA 療法・体位療法

PSG で 5/時≦AHI＜20/時の場合，CPAP 不忍容に対しては口腔内装置（oral appliance：OA）療法が適用となる．また，仰臥位の AHI が側臥位の 2 倍以上になる OSA は体位依存性 OSA と呼ばれ，軽症例や CPAP，OA の不忍容には，代替治療としての体位療法が推奨される．

d. 手術療法

上気道疾患を合併する場合，手術適応を検討する．鼻科手術では AHI 改善は認めないものの，日中傾眠や QOL は改善する．また，CPAP 至適圧が降下し，CPAP アドヒアランスの改善が期待できる．CPAP 不忍容や CPAP 療法が奏功しない場合に行われるサルベージ手術に，咽頭形成術や顎顔面形態手術，舌下神経電気刺激療法（**図2**）がある．咽頭形成術は，Freidman 舌位分類 I（口蓋扁桃肥大があり軟口蓋所見に異常がない）の非肥満例がよい適応である．レーザー口蓋垂口蓋形成術（laser-assisted uvlopalatoplasty：LAUP）は治療効果が確認されず，瘢痕拘縮による気道狭窄のリスクがあるため，OSA の治療として推奨できない．

▌ 症例提示

症例　閉塞性睡眠時無呼吸
　　　（40 歳代，女性，BMI 32.5）

主訴：いびき，熟睡感の欠如

合併症：高血圧，脂質異常症，鼻中隔弯曲症

簡易モニター：REI 15.8/時，3%酸素飽和度低下指数（oxygen desaturation index：ODI）18.1/時，

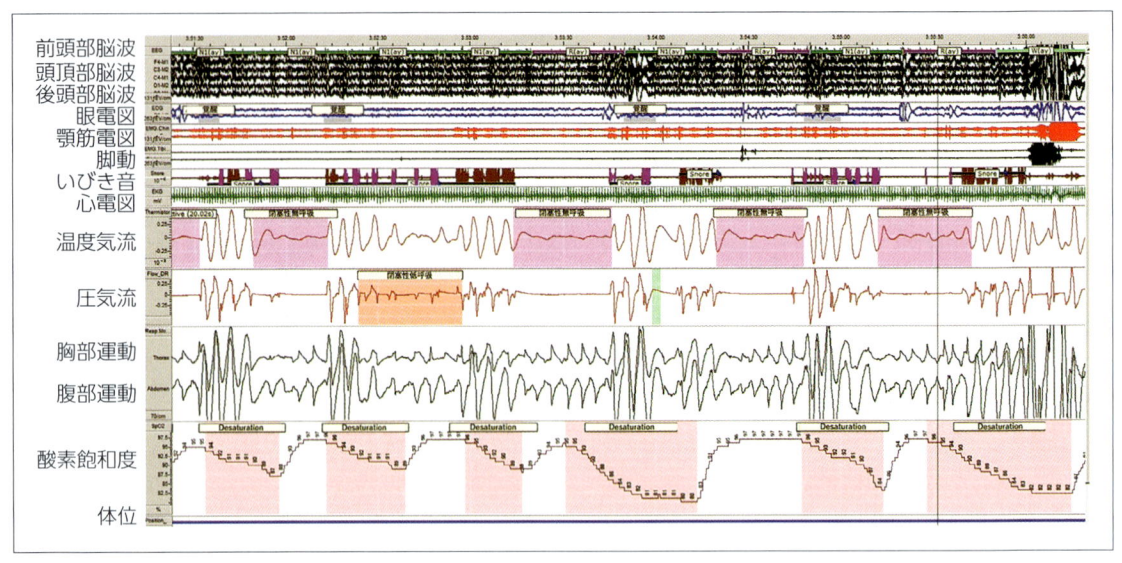

図3　PSG の波形（OSA）
閉塞性低呼吸（気流センサーの減弱），閉塞性低呼吸（気流センサーの平坦化）が観察され，酸素飽和度の低下や覚醒反応を伴う.

最低 SpO_2 72%

PSG（図3）：総睡眠時間 463 分，睡眠効率 87%，AHI 45.3/時（OAI 25.7/時，CAI 0.0/時，HI 19.6/時），3% ODI 42.0/時，最低 SpO_2 78%，覚醒反応指数 27.2/時

診断：重症の OSA

治療方針：CPAP 導入，鼻中隔矯正術

臨床のポイント

　簡易モニターは過小評価されやすいため，非常に重症な典型例を除けば診断のためには PSG が必要．鼻症状による CPAP 不忍容には鼻科治療が必要.

▌今後の課題

　上気道疾患に対する手術の適応やタイミングに関してはコンセンサスが得られていない．また，

小児 OSA の多くは扁桃肥大等の解剖学的要因によるが，年齢や基礎疾患の有無等により治療方針は異なり，診断・治療に対する標準的指標の確立が望まれる.

（本間あや）

引用文献

1）Benjafield AV, et al. Estimation of the global prevalence and burden of obstructive sleep apnoea：a literature-based analysis. Lancet Respir Med 2019；7（8）：687-98.
2）合同研究班参加学会　日本循環器学会ほか．2023 年改訂版循環器領域における睡眠呼吸障害の診断・治療に関するガイドライン．https://www.j-circ.or.jp/cms/wp-content/uploads/2023/03/JCS2023_kasai.pdf
3）日本呼吸器学会監．睡眠時無呼吸症候群（SAS）の診療ガイドライン 2020．南江堂；2020.
4）Chang JL, et al. International Consensus Statement on Obstructive Sleep Apnea. Int Forum Allergy Rhinol 2023；13（7）：1061-482.
5）Inoue A, et al. Nasal function and CPAP compliance. Auris Nasus Larynx 2019；46（4）：548-58.

睡眠時無呼吸の治療

成人閉塞性睡眠時無呼吸（obstructive sleep apnea：OSA）の治療は保存治療と外科治療があり，中等症以上の場合，第一の治療選択は長期成績を含め効果が確認される経鼻持続陽圧呼吸療法（continuous positive airway pressure：CPAP）と認識され，ほかの治療は代替え治療の位置づけとなる．治療効果の評価は，予後，心・血管リスク因子など合併症への効果，QOL，眠気などの自覚症状への効果，客観的重症度指標および睡眠構造の改善，さらには治療の副作用などを考慮し総合的に判断すべきである．また，CPAP，口腔内装置（oral appliance：OA）などの保存治療では，長期管理における評価も考慮する必要がある．現在，国内の診療ガイドラインは日本呼吸器学会[1]と日本循環器学会[2]，OAについては日本睡眠歯科学会の診療ガイドライン[3]がある．国際的には米国睡眠学会による臨床指針[4-6]やコンセンサスステートメント[7]を参照することが多い．

経鼻持続陽圧呼吸療法（CPAP）

CPAPはわが国では，1998年より保険収載され，日中の眠気，倦怠感などの自覚症状を認め，かつ終夜ポリグラフ検査（polysomnography：PSG）で無呼吸低呼吸指数（apnea hypopnea index：AHI）が20以上，簡易モニターでAHI 40以上の場合にCPAPの適応となる．臨床ガイドラインでは，眠気，QOL，高血圧に対して治療が推奨され，アドヒアランスを良好に維持することが重要となる．しかしながら，CPAPのアドヒアランスは60〜70％程度とされ，最近では代替え治療も含めた総合的な治療戦略が重要とされる．

口腔内装置（OA）

OAは2004年から保険収載された．本邦の適応基準はCPAP治療の適応とならない軽〜中等症の症例（AHI 5以上20未満），あるいはCPAPが使用できない症例とされ，，医科で適応診断後，歯科に作成を依頼する．診療ガイドライン[3,5]において，AHIの改善が確認され，またAHIに関して短期的効果はOAよりCPAPが優位であるが，OAは長期的なコンプライアンスに優れているので，使用効率対効果では同等であるとされる．

外科治療

2021年に米国睡眠学会（AASM）は，以下の①〜④について睡眠外科医へのコンサルテーションに関する臨床ガイドラインを公表した[6]．①PAP不耐または受容しない患者に対する代替え治療としての睡眠外科的治療（強い推奨），②肥満患者の代替え治療としての減量手術（強い推奨），③CPAPアドヒアランス低下患者に対するサポートとしての睡眠外科治療（条件付き推奨），④上気道の解剖学的異常を合併する手術予定患者に対する（周術期のリスク管理目的での）初期治療としてのPAP治療（条件付き推奨）．本邦のガイドライン[2,3]ではOSAの治療開始前に上気道疾患の有無についての診察が勧められており，上気道疾患を合併する場合は疾患の種類と治療の目的，手技により対応が分かれる．

OSAに合併する上気道疾患では，第一に，腫瘍や鼻副鼻腔炎など疾患自体に治療適応がある場合，OSAと並行，あるいは優先して治療を行う．第二はCPAPの受容，継続に影響する鼻疾患などに対しては，上述③に従い，サポート手術として行う．第三は上述①に位置付けられる，サル

ベージ手術で，上気道の軟組織手術，舌下神経電気刺激療法，顎顔面手術などがある．外科治療に際しては期待される効果と副作用を十分に説明し，同意を得たうえで，安全管理下に行うことが必要である．

1. 鼻手術[7]

鼻手術の効果は少数の RCT で，CPAP の至適圧の降下と使用時間の延長が報告されている．一方，鼻手術単独では重症度（AHI）の改善は認めないが，自覚的眠気（Epworth Sleepiness Scale：ESS）や自覚的睡眠の質，QOL において有意な改善を認める．したがって，CPAP 治療など標準治療のサポートとして治療全体のなかで適切な適応，タイミングで行うことが有効である．

2. 咽頭形成術[7]

口蓋垂軟口蓋咽頭形成術（uvulopalatopharyngoplasty：UPPP）はメタ解析において 8 か月後に AHI は 35.66 から 13.91 に，ESS は 11.65 から 5.08 に改善した．また，CPAP 脱落者を対象とした RCT 前向きコホートによると，術後 6 か月で AHI は 47.9 から 20.8/時，ESS は 12.4 から 5.3 に有意に改善したと報告される．近年では barbed pharyngoplasty（palate suture suspension）（図 1）がより効果が高く，副作用の少ない方法として提案され，メタ解析では AHI は 69%，ESS は−6.8 有意に減少し，外科基準での成功率は 85.2% であった．一方，いびき治療であるレーザー治療（laser-assisted uvulopalatoplasty：LAUP）は治療効果が確認されず，瘢痕拘縮による気道狭窄出現の報告があり奨められない治療である．

3. 顎顔面手術[7]

上下顎骨前方移動術（maxillomandibular advancement surgery：MMA）や舌骨上筋群牽引術（genio-hyoid advanecement：GA）が，単独あるいは組み合わせで行われる．MMA の効果について，システマティックレビューでは，AHI

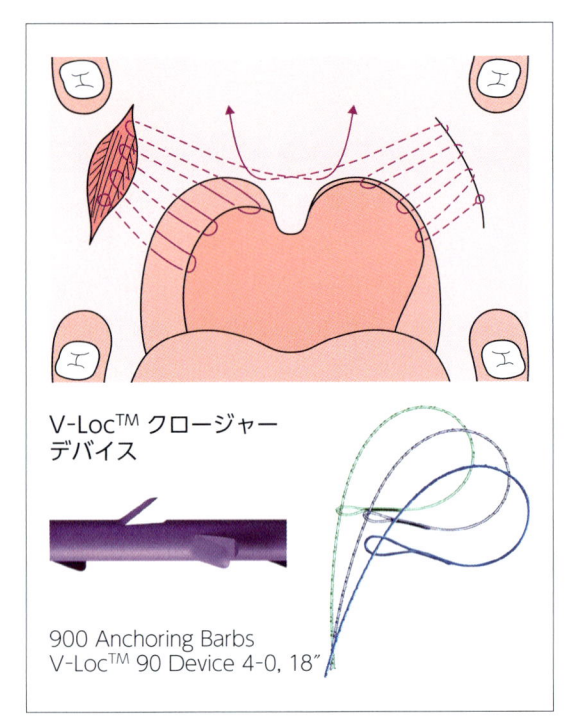

V-Loc™ クロージャーデバイス

900 Anchoring Barbs
V-Loc™ 90 Device 4-0, 18″

図 1 barbed pharyngoplasty：CWICKs
（写真：コヴィディエンジャパン株式会社より提供）

は術前 57.3 から術後 10.4 と報告され，短期効果は CPAP と同等とされる．MMA は侵襲を伴うため，スタンフォード大学の外科治療戦略では第二段階手術に位置づけられている[8]．したがって，第一段階手術として軟組織手術の後，効果が不十分な場合，利点と欠点を患者に十分説明したうえで，同意を得て適応することが推奨される．

4. 埋め込み型舌下神経刺激療法[7]

舌下神経刺激療法は OSA の機能要因である咽頭開大筋群の反応性に着目した治療法で，2014年に米国で FDA が認可，2018 年に本邦の薬事承認を取得し，2021 年に保険収載された．Inspire Medical Systems 社の Inspire2 では，肋間に埋め込まれた圧センサーが呼吸運動から吸気相を検知し，パルスジェネレーターが運動神経である舌下神経に電気刺激を送り，吸気時に気道を拡大し閉塞を防止する．2014 年には多施設前向臨床試験（STAR trial）が行われ，12 か月の AHI は，29から 9/時に 68% 減少し，その後，3 年，5 年後の

表1　埋め込み型舌下神経刺激療法の算定要件

(1)　以下のアからキの全てを満たす閉塞性睡眠時無呼吸症候群患者に対し，関係学会の定める舌下神経電気刺激装置適正使用指針に基づき，舌下神経電気刺激装置を植え込む手術を実施した場合，本区分の所定点数を準用して算定する.
　　ア　無呼吸低呼吸指数が 20 以上の閉塞性睡眠時無呼吸症候群であること.
　　イ　CPAP 療法が不適又は不忍容であること.
　　ウ　扁桃肥大等の重度の解剖学的異常がないこと.
　　エ　18 歳以上であること.
　　オ　BMI が 30 未満であること.
　　カ　薬物睡眠下内視鏡検査で軟口蓋の同心性虚脱を認めないこと.
　　キ　中枢性無呼吸の割合が 25%以下であること.
(2)　(1)の舌下神経電気刺激装置を植え込む手術については，関係学会の定める舌下神経電気刺激装置適正使用指針に基づき，耳鼻咽喉科又は頭頸部外科について 5 年以上の経験を有し，本治療に関する所定の研修を修了している常勤の医師が実施すること. なお，当該医師の所定の講習修了を証する文書の写しを診療報酬明細書に添付すること.

フォローアップによる有効性が報告された. 2019 年には STAR trial（n=126），German cohort（n=60），US cohort（n=97），ADHERE registry（n=301）の計 584 人の成績がまとめられ，外科治療基準で 77.1%の効果が報告された. 舌下神経刺激療法は上記①に位置付けられ，今後，本邦でも標準治療である CPAP の代替えとして，CPAP が奏功しない患者への臨床応用が期待される.

■ 症例提示

症例　BMI 24.0（63 歳，男性）

主訴：熟睡感不足，日中眠気，睡眠時の無呼吸

経過：X−5 年に他院で OSA と診断され CPAP を開始したが，効果の認識なく，息苦しさで継続できず，X 年に CPAP 以外の治療法の相談目的で当院を紹介受診となった.

主観的アンケート：ピッツバーグ睡眠質問票（PSQI）：7/21，ESS：8/24

検査所見：咽頭所見では軟口蓋 Freidman 分類 1/5，口蓋扁桃 Brdosky 分類 1/5. 顎顔面形態分析（セファログラム）は SNA：92.9，SNB：88.3，Fx：90.2，MP-H：18.8，PNS-P：39.8，PAS：18.8 と顎顔面形態に異常認めず. 鼻腔通気度検査は総合鼻腔抵抗値 0.135 pa/cm^3/秒. PSG では AHI 50.0/時（89%が閉塞性呼吸イベント），CT90：8.7%，ArI：41.9/時と重症 OSA と診断. 薬物睡眠内視鏡検査（drug induced sleep endos-

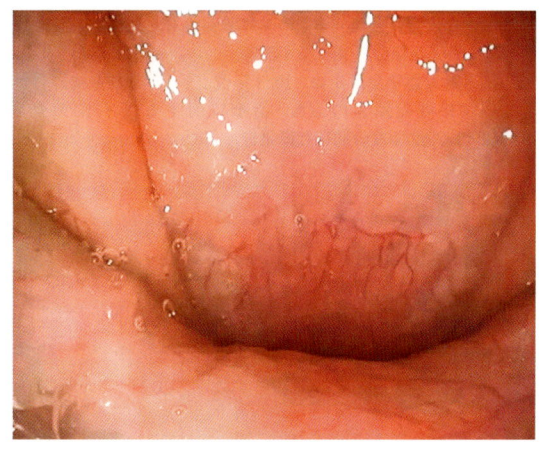

図2　症例の薬物睡眠内視鏡（drug induced sleep endoscopy：DISE）所見
軟口蓋レベルで前後型の閉塞を認めた.

copy：DISE）にて軟口蓋レベルで前後型の閉塞を認めた（**図2**）.

　以上から算定要件を満たすと判断し，舌下神経電気刺激装置埋め込み術を施行した.

術後の経過：術後 8 か月後の PSG にて AHI：11.7/時，CT 90：0%，ArI：17.5/時と改善.

主観的アンケート：PSQI：0/21，ESS：5/24 と主観的な睡眠，眠気も改善.

　術後 1 年後の使用率 92%，平均使用時間 6.2 時間，無呼吸はなく，日中の眠気も認めていない.

臨床のポイント

　表1に示した本邦の保険診療科における算定基準に従い，適応基準を判断する.

今後の課題

　保存治療と外科治療を含めた総合的な治療戦略を考慮することが重要であり，外科手術については総合的治療戦略のなかで各手術について適応基準を明らかにし，適切なタイミングで行うことを心がける必要がある.

（千葉伸太郎）

引用文献

1) 日本呼吸器学会，厚生労働科学研究費補助金難治性疾患政策研究事業「難治性呼吸器疾患・肺高血圧症に関する調査研究」班監，睡眠時無呼吸症候群（SAS）の診療ガイドライン作成委員会編．睡眠時無呼吸症候群（SAS）の診療ガイドライン 2020．南江堂；2020.

2) 日本循環器学会ほか編．2023年改訂版 循環器領域における睡眠呼吸障害の診断・治療に関するガイドライン（2021-2022年度合同研究班報告）．https://www.j-circ.or.jp/cms/wp-content/uploads/2023/03/JCS2023_kasai.pdf

3) 日本睡眠歯科学会編．閉塞性睡眠時無呼吸症に対する口腔内装置に関する診療ガイドライン（2017年改訂版）．https://jadsm.jp/iryo/guideline_pdf/guideline_2017.pdf

4) Patil SP, et al. Treatment of Adult Obstructive Sleep Apnea with Positive Airway Pressure：An American Academy of Sleep Medicine Clinical Practice Guideline. J Clin Sleep Med 2019；15（2）：335-43.

5) Ramar K, et al. Clinical Practice Guideline for the Treatment of Obstructive Sleep Apnea and Snoring with Oral Appliance Therapy：An Update for 2015．J Clin Sleep Med 2015；11（7）：773-827.

6) Kent D, et al. Referral of adults with obstructive sleep apnea for surgical consultation：an American Academy of Sleep Medicine clinical practice guideline. J Clin Sleep Med 2021；17（12）：2499-505.

7) Chang JL, et al. International Consensus Statement on Obstructive Sleep Apnea. Int Forum Allergy Rhinol 2023；13（7）：1061-482.

8) Liu SY, et al. Surgical Algorithm for Obstructive Sleep Apnea：An Update．Clin Exp Otorhinolaryngol 2020；13（3）：215-24.

5章

喉頭疾患

音声障害

「音声障害診療ガイドライン 2018 年版」の概略

「音声障害診療ガイドライン 2018 年版」[1] は，音声障害の定義と分類，疫学，検査と診断法，治療を示し，本邦の音声障害診療の現状を考慮したエビデンスに基づいて，ガイドライン作成委員会のコンセンサスが得られた診療を推奨している．また，下記に示す Clinical Question（CQ）が作成され，各 CQ ごとにエビデンスレベルに基づいた推奨度などが記載されている．

CQ1 GRBAS 尺度による音声評価は有用か？
CQ2 自覚的評価 VHI と V-RQOL は有用か？
CQ3 喉頭内視鏡検査は有用か？
CQ4 喉頭ストロボスコピーは有用か？
CQ5 音響分析は有用か？
CQ6 空気力学的検査は有用か？
CQ7 筋緊張性発声障害に対する薬物療法の位置づけは？
CQ8 心因性発声障害に対する治療にはどのようなものがあるか？
CQ9 音声障害に副腎皮質ステロイドの使用は推奨されるか？
CQ10 音声治療はどのような音声障害に対して有効か？
CQ11 片側声帯麻痺に対する手術治療の効果は？
CQ12 手術治療後の音声治療は有用か？

「音声障害診療ガイドライン 2018 年版」のポイント

1. 音声障害の定義と分類

日常の診療での音声障害患者の病因は多岐にわたる．音声障害の定義は，American Academy of Otolaryngology-Head Neck Surgery の Clini-cal Practice Guideline：Hoarseness（Dysphonia）（Update）Executive Summary[2] によると，「音質，声の高さ，声の大きさ，発声努力などの変化により，コミュニケーションを損なう，あるいは声の QOL が低下する」とある．「音声障害診療ガイドライン 2018 年度版[1] での音声障害分類は American Speech-Language Hearing Association（ASHA）の Classification Manual for Voice Disorders-I[3] を基にし，本邦における診療に即した音声障害の分類表が作成された．この音声障害分類表を**表1**[1] に示す．

分類のポイントは，その他の音声障害に機能性発声障害を含めたことである．機能性発声障害とは，誤った発声習慣に基づく発声障害であり，過緊張性発声障害，低緊張性発声障害，変声障害，器質的異常がない仮声帯発声，心理的・精神疾患に分類された心因性発声障害などが含まれる．音声障害患者のデータ管理に疾患のコード番号を用いると，データ上の疾患抽出が楽であり，多施設共同研究等にも有用である．

2. 音声障害の疫学[1,4]

本邦における音声障害の頻度についてまとまった報告はないが，米国では人口の 3 分の 1 が過去に音声障害を経験したことがあり，約 7% の人が何らかの音声障害をもつと報告されている．また，音声障害は逆流性食道炎を合併している場合や女性に多く，プロフェッショナルボイスユーザーでその頻度が高い．教師の約 6 割が過去に何らかの音声障害を経験したことがあり，本邦での教師の音声障害に対する自覚頻度も高い傾向にあると報告されている．高齢者では，非特異的な嗄声と声帯麻痺の頻度が年齢とともに上がり，声帯良性病変と急性・慢性喉頭炎の頻度が下がる．男性では喉頭がんや声帯麻痺の割合が高く，女性では急性喉頭炎や非特異的音声障害の割合が高い．

表1　音声障害分類表

大分類	中分類		小分類	
1000	喉頭の組織異常			
	1100	喉頭の腫瘍性病変・異形成[1]	1110	異形成（白板症を含む）
			1120	喉頭悪性腫瘍（上皮内癌を含む）
			1130	喉頭乳頭腫[1]
			1140	その他の腫瘍
	1200	声帯粘膜の異常	1210	声帯結節
			1220	声帯ポリープ
			1230	声帯囊胞
			1240	ポリープ様声帯
			1250	声帯瘢痕
			1260	声帯溝症
			1270	喉頭肉芽腫
			1280	その他の声帯粘膜異常[2]
	1300	声帯の血管病変	1310	声帯出血
			1320	声帯の血管拡張性病変
	1400	先天性あるいは成長・加齢に伴う喉頭異常	1410	喉頭横隔膜症
			1420	喉頭軟弱症
			1430	加齢性声帯萎縮
			1440	その他の先天性・成長・加齢に伴う喉頭異常[3]
	1500	喉頭の瘢痕・狭窄[4]	1510	声門下狭窄[4]
			1520	声門狭窄／喉頭狭窄[4]
2000	喉頭の炎症性疾患			
	2100	輪状披裂関節炎・輪状甲状関節炎		
	2200	喉頭粘膜の急性炎症[5]	2210	急性喉頭炎[5]
			2220	急性声門下喉頭炎[6]
			2230	急性喉頭蓋炎[6]
	2300	咽喉頭逆流症		
	2400	喉頭知覚過敏[7]		
	2500	その他の喉頭炎症性疾患		
3000	喉頭の外傷			
	3100	喉頭枠組み内部の外傷	3110	喉頭粘膜外傷[8]
			3120	披裂軟骨脱臼症
	3200	喉頭枠組みの外傷		
4000	全身性疾患			
	4100	内分泌・代謝性疾患[9]	4110	甲状腺機能低下症
			4120	甲状腺機能亢進症
			4130	性ホルモン障害
			4140	成長ホルモン分泌亢進症
			4150	その他の内分泌・代謝性疾患
	4200	免疫疾患	4210	上気道のアレルギー性疾患
			4220	後天性免疫不全症候群
			4230	膠原病[10]
			4240	その他の免疫疾患[11]
	4300	筋骨格系の疾患	4310	線維筋痛症
			4320	その他の筋骨格系疾患[12]
	4400	脱水症		

表1　音声障害分類表（つづき）

5000	音声障害を来す呼吸器・消化器疾患				
	5100	呼吸器疾患	5110	気管支喘息	
			5120	慢性閉塞性肺疾患	
	5200	消化器疾患	5210	胃食道逆流症	
	5300	呼吸器感染性疾患	5310	肺炎	
			5320	結核	
			5330	真菌症	
			5340	その他の感染性疾患[13]	
6000	心理的疾患・精神疾患[14]				
	6100	身体症状症および関連症群	6110	心因性発声障害[15]	
			6120	その他の身体症状症および関連症群[16]	
	6200	抑うつ障害群	6210	うつ病／大うつ病性障害	
			6220	その他の抑うつ障害群[17]	
	6300	性別違和（性同一性障害）			
	6400	その他の心理的疾患・精神疾患[18]			
7000	神経疾患				
	7100	末梢神経・神経筋接合部障害	7110	上喉頭神経麻痺	
			7120	片側声帯麻痺[19]	
			7130	両側声帯麻痺[19]	
			7140	重症筋無力症	
			7150	その他の中枢神経障害	
	7200	中枢神経障害	7210	内転型痙攣性発声障害[20]	
			7220	外転型痙攣性発声障害[20]	
			7230	混合型痙攣性発声障害[20]	
			7240	音声振戦[20]	
			7250	パーキンソン病	
			7260	その他の中枢神経障害[21]	
8000	その他の音声障害（機能性発声障害を含む）[22]				
	8100	筋緊張性発声障害[23][24]	8110	過緊張性発声障害[25]	
			8120	低緊張性発声障害[25]	
	8200	変声障害[26]			
	8300	仮声帯発声[23]			
	8400	奇異性声帯運動[23]			
	8500	その他			
9000	原因不明の音声障害				

注釈：コード番号は ASHA 分類とは異なる.

注釈：ASHA 分類からの主な変更点・追加点

1) 中分類を悪性腫瘍から腫瘍性病変・異形成に変更し，乳頭腫を含めた.
2) 粘膜上皮下線維性病変，靱帯線維性病変を省略し，その他の声帯粘膜異常を加えた.
3) 猫鳴き症候群を省略し，その他の先天性・成長・加齢に伴う喉頭異常を加えた.
4) 中分類として喉頭の瘢痕・狭窄を加え，声門下狭窄，声門狭窄/喉頭狭窄を移動した.
5) 急性喉頭炎を喉頭粘膜の急性炎症に変更し，細分類に急性喉頭炎を加えた.
6) 音声障害を来す呼吸器・消化器疾患に分類されていたが，喉頭の炎症性疾患へ移動した.
7) いわゆる irritable larynx を指す.
8) 挿管性喉頭粘膜外傷を削除し，喉頭粘膜外傷に含めた.
9) 内分泌疾患を内分泌・代謝性疾患に変更した.
10) 全身性エリテマトーデス，シェーグレン症候群，強皮症，多発血管炎性肉芽腫症を膠原病としてまとめた.
11) 慢性疲労性症候群を省略し，その他の免疫疾患を加えた.

表1　音声障害分類表（つづき）

12) エーラス・ダンロス症候群を省略し，その他の筋骨格系疾患を加えた．

13) 百日咳，ジフテリア，副鼻腔炎，上気道炎，真菌症，梅毒，ハンセン病，放線菌症を省略し，その他の感染性疾患を加えた．

14) DSM-5 に対応した疾患/障害名に変更した．

15) 転換性障害を心因性発声障害に変更した．

16) 身体表現性障害，疼痛性障害，心気症を省略し，その他の身体症状症および関連症群を加えた．

17) 双極性障害を省略し，その他の抑うつ障害群を加えた．

18) 虚偽性障害，無言症，不安障害，心因性多飲症などを省略し，その他の心理的疾患・精神疾患を加えた．

19) 不全麻痺と完全麻痺を統合した．

20) 中分類の運動障害に分類されていたがこの中分類を削除し，中枢神経障害に組み入れた．

21) 筋萎縮性側索硬化症，ワレンベルグ症候群，多発性硬化症，ミオクローヌス，多系統萎縮症，進行性核上性麻痺，ハンチントン舞踏病，中枢性両側喉頭麻痺を省略し，その他の中枢神経障害を加えた．

22) 機能性発声障害を含むことを明記した．

23) 細分類から中分類に移動した．

24) 誤った発声習慣に基づく機能性発声障害を指す．

25) 筋緊張性発声障害に過緊張性発声障害と低緊張性発声障害を含めた．

26) 先天性あるいは成長・加齢に伴う喉頭異常から移動した．

(日本音声言語医学会，日本喉頭科学会編．音声障害診療ガイドライン 2018 年版．金原出版；2018[1] より)

音声障害患者の診断には，疫学の知識も必要である．

3.　音声障害の検査と診断法[1,4]

a.　問診

受診の動機，音声障害の状態，症状発現の契機と経過，随伴症状，既往歴，生活歴，社会生活習慣，服薬の内容などを聴取する．音声に影響を及ぼす薬剤は多くはないが，音声障害の原因となりうる薬物の把握は必要である．

b.　聴覚心理的評価

GRBAS 尺度は本邦で作られ，世界中で広く使用されている．持続的音声の特徴を評価するが，痙攣性や振戦性の音声，声の翻転，二重声，硬起声あるいは失声などの評価は別途必要である．

c.　自覚的評価

音声障害が患者の生活の質に与える影響を検討するため，Voice Handicap Index（VHI），VHI-10 および Voice-Related Quality of Life（V-RQOL）の日本語版試案が作成され，日本音声言語医学会推奨版として公開されている．

VHI は声の障害による社会生活上の制約を認める機能的側面，自分の声に対する感情的な反応を反映した感情的側面，および喉頭の違和感など発声に関する身体的認識を反映した身体的側面の 3 カテゴリーに分けられ，最終的に各 10 項目ずつの計 30 の質問項目から成る．

さらに，これから 10 項目に絞った VHI-10 も簡便な自覚的評価法として使用されている．

嗄声の自覚度を評価した V-RQOL は治療効果に対する反応性が鋭敏である．また，VHI は音声障害患者個々の特徴を抽出するのに向いているのに対し，V-RQOL は音声障害の疾患群としての特徴を抽出するのに向いている．

d.　内視鏡検査

咽喉頭の詳細な観察・記録を目的に，経鼻軟性鏡や，硬性鏡による検査が行われている．特にストロボスコピーは，発声時の音源である声帯運動と粘膜波状運動を詳細に観察できる．

e.　空気力学的検査

空気力学的検査は発声動態の総合的分析を行う検査であり，最長発声持続時間（MPT），発声時平均呼気流率（MFR），声域検査，声の強さ，声門下圧などの測定を行う．発声時の空気力学的動態や効率を評価することができ，音声障害患者の経過観察や治療効果の判定に有用である．

f.　ボイスプロファイル

さまざまな声の高さ，強さで発声させ，声の高

さと強さおよび呼気流率を同時に測定する検査である．声の高さと強さ，高さと呼気流率，強さと呼気流率の関連を評価することができる．

g. 音響分析

音声信号を解析して音声障害の定量的評価を行う客観的評価方法である．サウンドスペクトログラム，基本周期と振幅のゆらぎ，喉頭雑音，ケプストラム分析法などの検査が行われており，経過観察や治療効果判定に用いられる．

h. 喉頭筋電図

針電極を内喉頭筋に刺入し，筋電図計により活動電位を経時的に観察し記録する．喉頭筋自体あるいは支配神経の活動様式を定性的，定量的に評価する目的で行われている．声帯麻痺の診断や予後診断には有用であるが，検査手技には熟練を要する．

4. 音声障害の治療[1,4]

a. 薬物療法

細菌感染による声帯炎や喉頭炎では抗菌薬が使用され，声帯の出血や発赤にはトラネキサム酸が，気道粘膜修復および痰の粘性低下を目的にカルボシステインが用いられる．

また，咽喉頭痛により発声動作が制限されるか，不適切な発声法の誘発を避ける目的で非ステロイド系消炎薬が有効な場合もある．

副腎皮質ステロイドは，内服，吸入，ネブライザー，静脈内投与，局所注入とさまざまな投与方法があるが，副作用を併発する可能性があり，投与量，投与期間には注意を要する．

ボツリヌストキシン（BT）は痙攣性発声障害に対して，内喉頭筋内局所注入療法が有効であり，筋電図モニター下に，経皮的に責任筋にアプローチする方法が用いられている．

プロトンポンプ阻害薬は，胃食道逆流症が発声障害の原因あるいは増悪因子と考えられるものに使用が推奨される．

抗不安薬は心因性発声障害など，心理的要因や精神疾患に基づく音声障害に対して有効な場合があるが，心理療法や音声治療との併用が推奨される．

る．

b. 音声治療

音声治療は誤った発声習慣（誤用）および，発声にかかわる不適切な行動（濫用）を直接的，間接的に適切な方向に導く治療方法である．直接訓練（音声訓練）は発声行動の生理的側面へのアプローチであり，症状（病態）対処的に行われる場合と，一連のプログラムとして包括的に行われる場合がある．間接訓練（声の衛生指導）は不適切な発声行動の背景となる生活習慣・環境要因に対するアプローチである．

c. 手術治療

音声障害に対する手術は，①良性の器質的声帯病変，②声門閉鎖不全，③痙攣性発声障害や機能性発声障害，④悪性疾患が疑われる病変が対象である．手術方法として，喉頭微細手術，喉頭枠組み手術，局所麻酔下の喉頭内視鏡手術が行われている．

①器質的声帯病変

声帯ポリープ，ポリープ様声帯，声帯嚢胞，声帯結節，声帯溝症などの良性の器質的声帯病変では嗄声を生じる．保存的治療で病変の改善が期待できない場合には手術を考慮する．

②声門閉鎖不全

声帯麻痺，声帯萎縮や欠損による声門閉鎖不全では嗄声をきたす．声帯の容積や緊張度を増大させる声帯内注入術や声帯内自家筋膜移植術，声帯を正中移動させる声帯内方移動術などが行われる．片側声帯麻痺では声帯内注入術や甲状軟骨形成術Ⅰ型が，声門間隙が大きな例では披裂軟骨内転術，あるいは披裂軟骨内転術と甲状軟骨形成術Ⅰ型の併用が有効である．

③痙攣性発声障害や機能性発声障害

内転型に対してはBTの甲状披裂筋内注入，甲状軟骨形成術Ⅱ型，甲状披裂筋切除術などが行われる．

④悪性疾患が疑われる病変

嗄声は悪性疾患の一症状として現れる場合があり，確定診断のために生検や病変切除を必要とする．

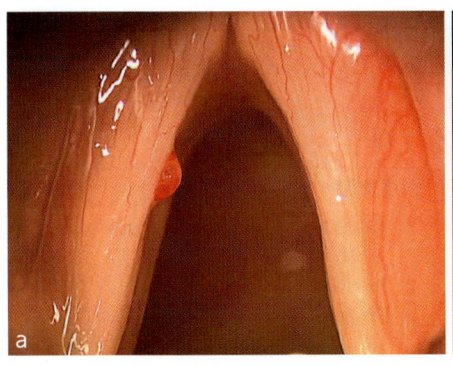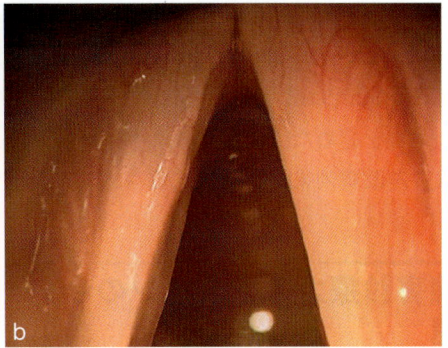

図1　左声帯ポリープ切除前（a）と切除後（b）

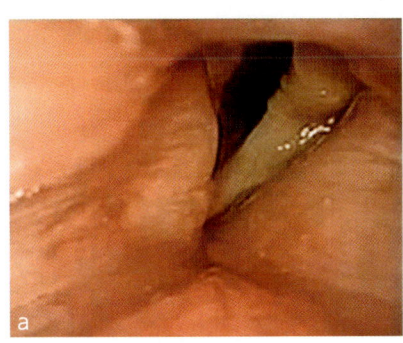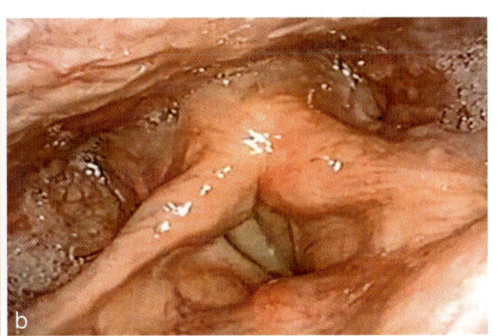

図2　発声時喉頭内視鏡所見
a：手術前．b：手術後．
手術前には発声時に広い声門間隙と声帯のレベル差を認めたが，手術後は発声時の声門間隙と声帯レベル差は消失した．

症例提示：基本的症例と応用編・難治例

基本的症例（36歳，女性）

主訴：嗄声

治療経過：喉頭内視鏡検査で左声帯ポリープを認め，喉頭微細手術で声帯ポリープ切除術を施行した．手術時の声帯所見を**図1**に示す．術前の音声検査は，G1R1B0A0S0，VHI-10：25，V-RQOL：32.5，MPT：18.5秒，MFR：125mL/秒，F0 range：14 semitone，SPL range：17dB，PPQ：0.68%，APQ：2.19%，jitter：1.16%，shimmer：3.39%，NHR：0.11であり，術後はG0R0B0A0S0，VHI-10：11，V-RQOL：72.5，MPT：16.2秒，MFR：132 mL/秒，F0 range：28 semitone，SPL range：22 dB，PPQ：0.5%，APQ：1.52%．jitter：0.85%，shimmer：2.12%，NHR：0.07と，空気力学的検査は手術の前後で異常を認めなかったが，他はすべてのパラメータで改善を認めた．手術による音声改善を示すには，GRBAS尺度（CQ1），VHIとV-RQOL（CQ2），音響分析音声検査（CQ5），空気力学的検査（CQ6）は有用である．

難治症例（61歳，男性）

食道がん術後の反回神経麻痺で当科を紹介された．

治療経過：左反回神経麻痺を認め，左披裂軟骨内転術と甲状軟骨形成術I型を施行した．初診時と術後の喉頭内視鏡所見を**図2**に，術前術後の音声検査の結果を以下に示す．術前の音声検査は，G3R1B3A0S3，MPT：3.5秒，MFR：482 mL/秒，F0 range：12 semitone，SPL range：11 dB，PPQ，APQ，jitter，shimmer，NNEa：すべての音響分析値は測定不能であり，術後はG0R0B0A0S0，

MPT：25.4 秒，MFR：136 mL/秒，F0 range：21 semitone, SPL range：23 dB, PPQ：0.15%，APQ：0.48%．NNEa：-26.9 dB と，すべてのパラメータで著明な改善を認めた．片側声帯麻痺に対する手術治療は音声改善効果が期待できる（CQ11）．

音声障害診療ガイドラインの今後の課題

「音声障害診療ガイドライン 2018 年版」は，音声障害の定義と分類，疫学，検査と診断法，治療について，本邦の現状をエビデンスに基づいて作成された．今後は，音声障害診療について新た

なエビデンスによる一歩踏み込んだガイドラインの作成が求められる．

（梅野博仁）

引用文献

1) 日本音声言語医学会，日本喉頭科学会編．音声障害診療ガイドライン 2018 年版．金原出版；2018.
2) Stachler RJ, et al. Clinical Practice Guideline：Hoarseness（Dysphonia）（Update）. Otolaryngol Head Neck Surg 2018；158：S1-42.
3) Verdolini K, et al, eds. Classification Manual for Voice Disorder-I. Psychology Press；2013. p.19-26.
4) 梅野博仁．〈音声障害診療ガイドライン 2018〉概略と私の利用法．MB ENT 2019；236：110-6.

痙攣性発声障害

疾患と治療の概要

　痙攣性発声障害は，内喉頭筋の不随意収縮により，発話における音声の異常をきたす疾患である．

　原因は不明で，一般的に喉頭の局所性ジストニアが本態とされており，動作特異性，定型性，感覚トリックなどの臨床的特徴が認められる．「内転型」「外転型」「混合型」の3病型に分類され，内転型が全体の90〜95％を占めるのに対し，外転型は約5％，両者の症状が混在する混合型はきわめてまれである．内転型は声門閉鎖筋の不随意収縮により声門の過閉鎖をきたす疾患で，「過緊張性」「努力性」などと表現される声質が特徴である．また，発話中の音声途絶や不自然で唐突な声の高さの変化を呈す．一方，外転型は声門開大筋の不随意収縮により声門の開大をきたす疾患で，「気息性」と表現される囁き様の発声，音声途絶の反復が特徴である[1,2]．

　治療選択肢として，内喉頭筋に対するボツリヌス毒素製剤の注射（ボトックス®療法），および手術（甲状軟骨形成術2型，甲状披裂筋切除術など）があげられる．

　ボトックス®療法は，医師主導治験が国内で実施され2018年5月保険診療を開始された．またチタンブリッジ®を用いた甲状軟骨形成術2型についても2015年から医師主導治験が実施され2017年12月にチタンブリッジ®は医療機器として承認され，2018年7月から保険診療が開始された．

　ボトックス®療法の薬機承認要件として本剤についての講習を受け，安全性および有効性を十分に理解し，本剤の施注手技に関する十分な知識・経験のある医師によってのみ用いられるよう，必要な措置を講じることとされ，詳細は製造販売元のwebに示されている[3]．またチタンブリッジ®を用いた甲状軟骨形成術2型は，実施施設基準と実施医の基準が示され，安全に治療が実施できるようにチタンブリッジ®を用いた甲状軟骨形成術2型の使用マニュアルが作成され，日本喉頭科学会および日本耳鼻咽喉科学会で承認されている．

■ ボトックス®の痙攣性発声障害への投与方法[3]

1. 効能または効果[4]

　末梢の神経筋接合部における神経終末内でのアセチルコリン放出抑制により神経筋伝達を阻害し，筋弛緩作用を示す．神経筋伝達を阻害された神経は，軸索側部からの神経枝の新生により数か月後には再開通し，筋弛緩作用は消退する．

2. 用法および用量[5]

　用法および用量は，内転型と外転型で異なる．

a. 内転型

初回投与：片側の甲状披裂筋に2.5単位

再投与：片側または両側の甲状披裂筋に片側あたり最大2.5単位（両側投与の場合は合計で最大5.0単位）

b. 外転型

初回投与：片側の後輪状披裂筋に5.0単位

再投与：片側の後輪状披裂筋に最大5.0単位

c. 経過観察と再投与

　ボツリヌス療法の効果は通常，投与後2〜3日で現れ，1〜2週で安定する．したがって，投与後1〜2週に近い時点で経過観察を行い，効果と副作用の有無を確認することが推奨される．

　効果持続期間は通常3〜4か月であり，効果減弱後は再投与を行う．中和抗体産生のリスクを低減するため，再投与時の投与間隔は12週以上とする必要がある．

　片側投与に比べ，両側投与では効果・副作用が

ともに強く現れる傾向にあり，両者の選択においても，有効性と安全性のバランスに配慮する必要がある．

また，外転型に対して両側の後輪状披裂筋に投与した場合，声門の閉鎖・狭窄による呼吸困難などを生じる可能性があり，禁忌である．

3. ボトックス® の注射方法[6]

a. 内転型への投与（甲状披裂筋）

輪状軟骨の上縁において，正中から5 mm ほど外側を刺入点とし，外側へ30°，上方へ30° の角度を目安として針を進めていくと，輪状甲状間膜を貫通する手ごたえがあり，そこからわずかに針を進めると，甲状披裂筋に到達する．

注射針が甲状披裂筋に到達したら，「声を出す」「息をこらえる」といった動作を患者に行わせる．筋電図により筋活動を確認できたら，薬液を注入する．

b. 外転型への投与（後輪状披裂筋）

投与側とは反対の方向へ，患者の頭部を回旋させ，指で頸動脈を保護しながら，輪状軟骨の後面（頸部回旋しているので側面）を狙って注射針を刺入し，輪状軟骨に到達した時点で，やや針先を引く（**図1**）．注射針が後輪状披裂筋に到達したら，「鼻すすり」を患者に行わせ，筋電図により筋活動を確認できたら，薬液を注入する．

4. 外転型痙攣性発声障害治療時の注意点

投与前には内視鏡検査を行い，声帯の動き具合と声門の広さを確認する．通常は，異常な緊張が強い側の後輪状披裂筋を投与筋として選択する（左右差がみられる場合）．

投与前の検査では，反対側の声帯が十分に動くことも確認しておく．薬剤の筋弛緩作用により，投与側の声帯が動かなくなった場合，反対側の声帯の動きが悪いと，喘鳴や呼吸困難を生じる可能性がある．

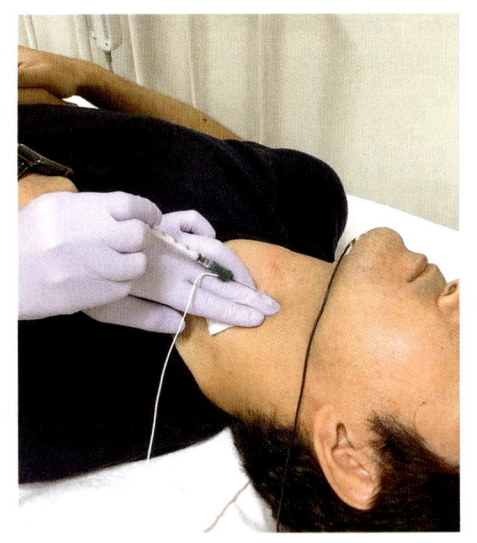

図1　外転型痙攣性発声障害へのボトックス® の注射方法

チタンブリッジ® を用いた甲状軟骨形成術2型の使用マニュアル[7]

1. 適応について

a. 手術適応患者（以下の条件をすべて満たすこと）

①日本耳鼻咽喉科学会認定の耳鼻咽喉科専門医により内転型痙攣性発声障害と診断された患者

②自覚的または他覚的に努力性発声や声の途切れを1年以上有する内転型痙攣性発声障害患者

③音声障害に対する専門的知識を有する耳鼻咽喉科医または言語聴覚士が音声指導・音声訓練を実施したが無効な患者

b. 禁忌

①チタンに対する過敏症の既往歴のある患者

②局所麻酔による手術が施行できない患者

c. 慎重な判断が必要な患者

①嚥下障害，喉頭麻痺や声帯に器質病変を有している患者

②A型ボツリヌス毒素の甲状披裂筋内注入療法を繰り返し受けている，または薬効の影響がある患者

③内転型痙攣性発声障害に対する手術の既往歴

がある患者

　④重篤な合併症を有する患者

　⑤治療を要する精神疾患または知的機能障害がある患者

　⑥アルコール依存や薬物乱用の経歴をもつ患者

　⑦妊娠中の患者

2. 実施施設と実施医基準

a. 実施施設基準

　①常勤の耳鼻咽喉科頭頸部外科学会専門医 2 名以上で，このうち 1 名以上は実施医基準を満たすこと

　②音声障害に対する言語聴覚士による音声指導，音声訓練（連携医療施設も含む）が可能であること

b. 実施医基準（以下の条件をすべて満たすこと）

　①耳鼻咽喉科専門医取得後，5 年以上の耳鼻咽喉科領域の臨床および手術経験があること

　②喉頭枠組み手術 20 例以上の手術経験を有し，日本喉頭科学会の主催，指導のもと，製造販売業者が共催する手術講習会を受講していること

3. 標準手技概要

a. 麻酔

　0.5～1％エピネフリン含有リドカイン注射液を使用

　【注意】輪状甲状筋付近には注入しない．

b. 皮膚切開

　甲状軟骨上縁と輪状軟骨下縁の中央で長さ約 3～5 cm ほど皮膚横切開を加え，甲状軟骨と輪状軟骨の一部を露出する．

c. 甲状軟骨正中切開

　患者の右側，左側，頭部側等あらゆる方向から確認し，正確な正中ラインを決めた後に，甲状軟骨正中縦切開を行う．

　【注意】軟骨下の内軟骨膜・軟部組織を損傷しないように注意する．

　甲状軟骨が石灰化した年長者や男性では，甲状軟骨切開にドリルを必要とする場合がある．

d. 甲状軟骨切開縁の剝離

　甲状軟骨を左右や前方に牽引する目的で 4-0 ナイロンを甲状軟骨切痕付近に左右通しておく．甲状軟骨下縁中央付近を一部切開し，軟骨下縁と正中切開端を内軟骨膜と軟骨の間で外耳道剝離子などを用い，数 mm 程度外側に剝離する．甲状軟骨正中切開断端をモスキートペアン，スペーサー等のデバイスで徐々に広げ，種々の発声，出にくい言葉の発声を試みながら開大幅を調節し，症状が消失することを確認する．

　【注意】前交連部の靱帯付着部は剝離すると声が低くなることがあるので注意する．また前交連付近は気道内腔との距離がほとんどないため，手術器具で損傷して気道内腔が開放されないように慎重に操作する．

e. チタンブリッジのサイズ選択

　モスキートペアン，スペーサー等で確認した開大幅のサイズのチタンブリッジを選択し，甲状軟骨下縁から剝離した部位に沿ってチタンブリッジを 1 個挿入し，前交連より上方部にも 1 個挿入する．患者の発声しにくい文章を用い，詰まりなくスムーズに言えることを確認後に 4-0 ナイロン糸を使用しチタンブリッジと軟骨を縫合固定する．

　チタンブリッジのサイズは，上下それぞれ選択し，症状が消失し嗄声がないサイズとするが，最終判断は患者と術者が納得したものとする．軟骨断端開大の幅は，狭いと声の詰まりが残り，広すぎると気息性の嗄声がみられる．

　【注意】チタンブリッジの破損につながるため，曲げ加工は最小限にとどめる．

f. 閉創

　剝離した前頸筋群を元に戻し，閉創する．

　【注意】前交連頭側などで気道内腔と交通した場合は，必要に応じてドレーン留置を行う．

▌症例提示

症例 1　外転型痙攣性発声障害（42 歳，男性）

症状：声の抜け，失声

治療歴：ジストニア

治療経過：経皮的に輪状軟骨の後面をねらい，筋電図下で左後輪状披裂筋へボトックス®5.0単位を注入した（**図1**）．2日目に声の抜けは軽減し，その効果は1か月時点をピークに2か月まで継続し，3か月目には声の症状が元に戻り，再度5.0単位を継続している．

臨床のポイント1

症状改善が得られる症例は，本治療の良い適応である．

症例2　内転型痙攣性発声障害（21歳，女性）[8]

症状：声の詰まりと震え

治療経過：2年前から症状が出現し，当院でボトックス®療法を受けていたが，治療初期の嗄声と注射を3か月ごとに行うことを嫌い，甲状軟骨形成術2型を実施した症例である．通常ボトックス®療法効果が完全に消失する時期に手術を行うが，本例では患者の強い希望により注射後4か月半で手術を行った．患者は術後3か月までは結果に満足していたが，その後症状が再発したため，ボトックス®療法を再開せざるをえなかった．

臨床のポイント2

ボトックス®療法を受けている患者に対して甲状軟骨形成術2型を行う場合は，手術実施時期を慎重に検討する必要がある．

今後の課題

痙攣性発声障害の症状は変動もしくは場面特異的に変化することやボトックス®療法の効果も症例ごとに変化するが，注射容量や施術間隔に保険診療上制限があり，制限の緩和のため検討が必要である．またチタンブリッジ®を用いた甲状軟骨形成術2型などの手術だけでは症状をコントロールできない症例もあることから，治療法の組み合わせ方法や病因に対しても加療できるような新規療法の開発が望まれる．

（讃岐徹治，竹本直樹）

引用文献

1) Sanuki T. Spasmodic dysphonia：An overview of clinical features and treatment options. Auris Nasus Larynx 2023；50：17-22.
2) 厚生労働省科学研究費「痙攣性発声障害の診断基準および重症度分類策定に関する研究」班. 痙攣性発声障害診断基準および重症度分類. https://www.jslp.org/pdf/SD_20180105.pdf
3) GSK. ボトックス　痙攣性発声障害　投与方法. https://gskpro.com/ja-jp/products-info/botox/sd/dosage/
4) A型ボツリヌス毒素製剤. 2022年11月改訂（第2版）. https://www.info.pmda.go.jp/go/pack/1229404D1020_1_13/
5) Hyodo M, et al. Botulinum toxin injection into the intrinsic laryngeal muscles to treat spasmodic dysphonia：A multi-center, placebo-controlled, randomized, double-blinded, parallel-group comparison/open-label clinical trial. Eur J Neurol 2021；28：1548-56.
6) 熊田政信. 痙攣性発声障害の治療― Botulinum Toxin 注入術. 喉頭 2014；26：87-91.
7) 日本喉頭科学会. 甲状軟骨形成術2型におけるチタンブリッジの使用マニュアル. http://www.larynx.jp/pdf/manual01.pdf
8) Sanuki T, Takemoto N. Comparison of Botulinum Toxin Injections and Type 2 Thyroplasty for Adductor Spasmodic Dysphonia. Laryngoscope 2023；133：3443-8.

吃音

吃音とは

　吃音は，語頭音の繰り返し，引き伸ばし，発話の阻止（ブロック）を中核症状とする発話の流暢性の障害である[1]．発声・発話器官自体には，偶然の併存を除いて解剖的・機能的問題がない．一般には「どもり」といわれるもので，傷病名としては「吃音症」（F98.5）である．

　原因として，発達性，神経原性，心因性，薬剤性などがあるが，ほとんどは発達性吃音である．神経原性は脳腫瘍や脳外傷など，後天性の中枢神経損傷による．心因性は精神的なストレスやショックによって成人期に発症するものをいう[2]．吃音と鑑別すべき疾患として，構音障害，言語発達遅滞，発達障害，場面緘黙症，脳性麻痺，知的障害，発声障害等がある．ただし，吃音症は症状診断であり，これらと重複することもある．なお，小児で繰り返しが語尾のみに出現する場合は，非定型非流暢として吃音としないことがあり，約半数に ASD を伴う．

　発達性吃音は，言語能力が急に発達する 2〜3 歳をピークとして幼児期に最も発症（発吃）しやすい．発達性吃音は発達障害者支援法の支援対象なので，小児期（18 歳未満）の発症で原因が特定困難な場合は，便宜上発達性に分類することが多い．なお，DSM-5-TR[3] の「小児期発症流暢症（吃音）（F80.81）」は，発吃年齢を 7 歳までとしており，発達障害者支援法の発達性の定義より発吃年齢が狭いことと，現時点では傷病名マスターに F80.81 がないことに注意が必要である．

　吃音があると，中核症状以外に，発話に伴って顔面や身体を動かす随伴症状（随伴運動）や，中核症状を止めようと努力したり回避しようとする行動を伴うことがあり[1]，これらが中核症状より目立つこともある．また，小児期から長く続くと，社会の偏見（スティグマ）や差別を受けるこ

とで心理的にコンプレックスとなり，思春期以降に社交不安症やうつを続発する症例も多い．

吃音にかかわる診療ガイドライン

　吃音のガイドラインとしては，「幼児吃音臨床ガイドライン第 1 版（2021）」[4] がある．近年，発達性吃音についての急速な基礎的・臨床的研究の進歩があり，幼児期の治療法が複数確立してきているが，そのような情報は吃音の専門家以外には共有されていなかった．本ガイドラインは国立研究開発法人日本医療研究開発機構（AMED）の研究により作成された．本項では，この「幼児吃音臨床ガイドライン第 1 版（2021）」を中心に述べる．

　なお，学齢期以降の吃音の診療ガイドラインはない．上述のように，特に学齢期以降は，社会との関係や心理面で複雑な側面が出てきて個別性が大きくなるため，いずれの治療方法も単独では有効率が低く，エビデンスレベルと有効率の高い治療研究が少ない[5]．吃音の専門家向けの系統的レビュー論文や特定の臨床的側面についての治療方法についての論文や書物はあるものの，吃音の非専門家が容易に参照して臨床に使えるようなガイドラインはない．

「幼児吃音臨床ガイドライン第 1 版（2021）」の目指すところ

　吃音は幼児の約 1 割に発症するが，一般医療機関では重症度の評価や家庭での対応方法の指導ができず，様子見の指示をするだけのことが多い．幼児期は自然治癒が約 8 割あるので，多数を占める軽度症例はこの対応でも許容されるが，遷延する症例では保護者の不安が大きく，様子見のみの指示では重症化しても再診の機会を逃すこともあ

る．経過観察だけでよい軽度症例も含めて，吃音の治療ができる数少ない施設に受診が集中し，治療の必要な症例が受診できないことも起きる．個別症例には早期治療が合理的ではあるものの，現有の不十分な医療資源では，必要な診療が受けられない症例も多い．そこで，以下の2つを主要な目標とした．

（1）日本語で最新の知識を，基礎研究も含めて網羅的に掲載し，吃音臨床のレベルアップを図る．

（2）できるだけ多くの医療機関等に吃音臨床に積極的に関与してもらい，希望しても受診できない症例を減らせるようにする．

「幼児吃音臨床ガイドライン第1版（2021）」のポイント

1. 吃音についての基礎的知識

双生児研究などから，発達性吃音の発症要因の7割以上が遺伝性であることが明らかになった．これにより，周囲の者が吃音とみなすことで吃音になるという「吃音診断起因説」が否定されており，親の愛情不足や育て方は発吃の原因にならないことと，吃音をタブー視しないようにと保護者に伝える必要がある．

2. 最新の治療方法

幼児の吃音への介入としては，環境調整法，Demands and Capacities Model（DCM）に基づいた治療（RESTART-DCM），Lidcombe Program（LP）の3つが重点的に説明されている．環境調整法は患児の発話環境を整えるもので，これによって患児が発話意欲をそがれることなくコミュニケーションに参加できるようにする．吃音が幼児期に治癒しない症例においても，環境調整によって吃音の悪影響を最小化できる．

RESTART-DCM は，言語や感情の負荷を下げる対応を周囲の大人が行い，児のさまざまな能力を発達させることで児の発話の流暢性を促進し，必要であれば直接的な言語療法を併用する．

LP は，遊びや絵本を使った親子1対1の15分程度のセッションを自宅で毎日もち，流暢な発話を褒めて改善する方法である．LP は，指定された研修を受けた言語聴覚士のみが指導できる．

RESTART-DCM と LP は，ともに治癒率が約7割であり，自然治癒率とほぼ同じではあるが，発吃早期の自然治癒を除外した症例に対する治療結果であり，また，改善までの期間が自然経過より有意に短くなるので，有効であるとされている．ただし，これらの介入が，長期的にみて自然治癒率より高い治癒率になるのかは，まだ検証されていない[6]．

3. 一般医療施設と吃音治療施設の連携モデル

吃音の治療施設が不足する現状で全体の治癒率を上げるには，できるだけ自然治癒まで待ち，残った症例と重症度が高く介入が必要な症例のみ治療することである．軽度の吃音であれば，環境調整のみで自然治癒を待つ方針は，保護者も納得しやすい．経過中に悪化すれば治療施設に紹介する体制が取れれば，大多数の軽度症例は治療施設にかかる必要がなく，吃音の治療を行わない一般医家でも対応できる．ガイドラインでは，このような役割分担を設定した施設間連携モデルを提案している（**図1**）．それを実施可能にするため，吃音について十分な経験がない臨床家に向けて，吃音の教科書的な解説の章を設けて幼児吃音の全体像を把握しやすくするとともに，治療施設に紹介する基準を明示している．

4. 併存症のある場合の対応

吃音のある幼児の半数に，言語発達遅滞や構音障害を認める．また，他の発達障害（ASDやADHD など）が2割前後に併存する．吃音より優先して早期介入をすべき併存症もあり，その判断に参考となる事項が記載されている．なお，併存症のある症例の対応方法は，併存症がない場合に比べて，エビデンスレベルが低いことに留意が必要である．

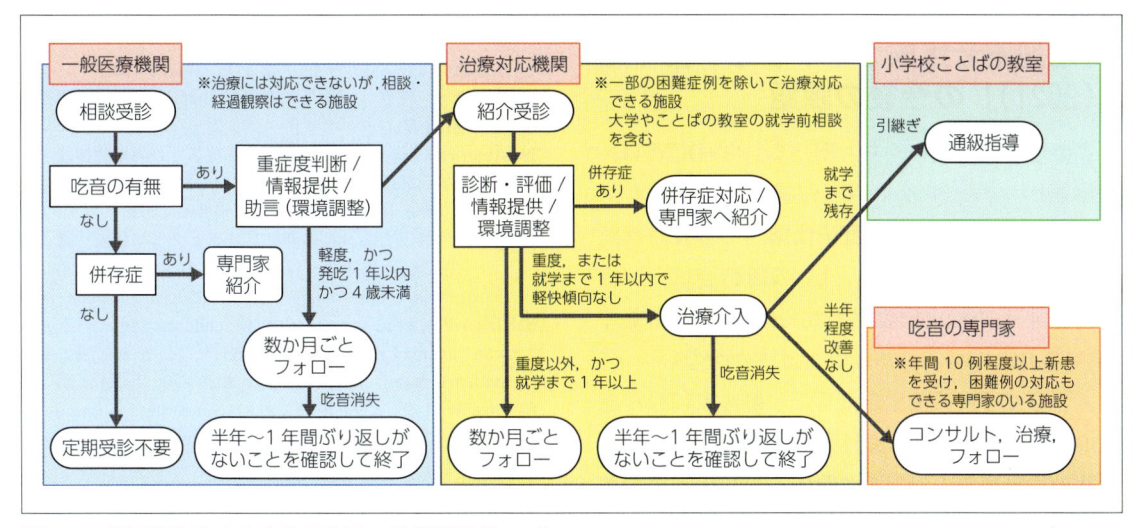

図1　一般医療施設と吃音治療施設の施設間連携モデル
（発達性吃音〈どもり〉の研究プロジェクト〈代表：森　浩一〉．幼児吃音臨床ガイドライン第1版〈2021〉；2021．https://plaza.umin.ac.jp/kitsuon-kenkyu/guideline/[4] より）

診療ガイドラインによる重症度別対応方針

1. 軽度症例への対応

　「軽度」とは，力の入らない（声に「緊張」のない）繰り返しのみで，随伴症状がなく，自分の症状へのネガティブな表現（「言えない，真似された」など）がないことを原則とする．もし吃音の重症度判定や言語発達障害・構音障害等の併存に疑問がある場合は，言語聴覚士に評価を依頼する．

　軽度の症例は言語や情緒，執行能力の発達に伴って吃音が軽快する可能性が高いので，保護者が同意すれば，数か月ごとの経過観察で改善を待つだけで十分な対応となる．環境調整のために，保護者には，ガイドライン添付資料4の家族のための説明書を手渡し，保育所や幼稚園用に，添付資料2の幼稚園・保育所・認定こども園の先生への説明書も手渡す．

　軽快すればその後，半年程度再発がないことを確認し，終了とする．再発の場合も，軽度であれば環境調整を確認しながら，経過観察とする．経過観察中に悪化があれば，治療ができる施設に紹介する．また，就学の1年〜1年半前までに改善傾向がないようであれば，治療が必要かどうか，治療可能な施設に照会する．

2. 中等度・重度症例への対応

　軽度以外は吃音の治療が可能な施設に紹介する．言語聴覚士のいる医療施設等だけでなく，大学教育学部や小学校ことばの教室の就学前相談でも対応していることがある．併存症についても，自院で対応できない場合は適宜紹介する．

　医療施設においては，治療は主に言語聴覚士が担当する．環境調整を確認・継続しながら，エビデンスのある方法で介入を行う．介入開始後3か月程度までに軽快傾向がみられないようであれば，まずは家庭での実施状況を確認し，問題がないならその治療法の有効性が低いと判断して，他の治療法に切り替える．6か月以上の治療で改善傾向がみられない場合は，幼児吃音の治療経験が豊富な専門家に相談する．吃音が就学時まで持続する場合は，小学校の特別支援教育コーディネーターに連絡を取る．

「幼児吃音臨床ガイドライン第 1 版 (2021)」の今後の課題

主要な介入方法のうち，RESTART-DCM は，日本語のマニュアルや国内の講習会がないが，DCM に基づく類似の治療法は国内でも行われ，部分的には講習会もある．LP の講習会は，国内では毎年 1 回程度開催されているが，実臨床で LP を実施している言語聴覚士はまだ少ない．

できるだけ自然治癒を待ち，一般医家に軽度症例の対応を分担してもらうという戦略的対応は，現状の治療資源の逼迫を改善するための提案であり，意図どおりに吃音の治療施設の過負荷が軽減され，受診希望児の円滑な診療ができるようになるかどうかは今後の課題である．

（森　浩一）

引用文献

1) 小澤恵美ほか. 吃音検査法 第 2 版. 学苑社；2016.
2) 森 浩一. 吃音（どもり）の評価と対応. 日耳鼻 2020；123：1153-60.
3) American Psychiatric Association 原著, 日本精神神経学会監. 高橋三郎ほか監訳, 染矢俊幸ほか訳. DSM-5-TR 精神疾患の診断・統計マニュアル. 医学書院；2023.
4) 発達性吃音（どもり）の研究プロジェクト（代表：森 浩一）. 幼児吃音臨床ガイドライン第 1 版（2021）；2021. https://plaza.umin.ac.jp/kitsuon-kenkyu/guideline/
5) Brignell A, et al. Interventions for children and adolescents who stutter：A systematic review, meta-analysis, and evidence map. J Fluency Disord 2021；70：105843.
6) Onslow M, et al. The Fifth Croatia Stuttering Symposium：Part I. Treatments for early stuttering. J Fluency Disord 2024；79：106022.

咽喉頭酸逆流症

「胃食道逆流症（GERD）診療ガイドライン2021」[1]について

胃食道逆流症（gastroesophageal reflux disease：GERD）は，胃食道逆流（gastroesophageal reflux：GER）により引き起こされる食道粘膜傷害と，煩わしい症状のいずれかまたは両者を引き起こす疾患であり，食道粘膜傷害を有する「逆流性食道炎」と，症状のみを認める「非びらん性逆流症（nonerosive reflux disease：NERD）」に分類される．

GERD診療ガイドラインは，日本消化器病学会によって2009年に初版が編纂され，2015年に「胃食道逆流症（GERD）診療ガイドライン2015」が改訂第2版として出版された．さらに，逆流性食道炎の新規治療薬であるカリウムイオン競合型アシッドブロッカー（potassium-competitive acid blocker：P-CAB）が世界に先駆けて本邦で開発されたことから，新たな知見データを加え，P-CABの位置付けを示すため2021年4月に「胃食道逆流症（GERD）診療ガイドライン2021」が改訂第3版として発刊された．

「胃食道逆流症（GERD）診療ガイドライン2021」では，Background Question（BQ），Clinical Question（CQ），Future Research Question（FRQ）に分けてエビデンスの質の評価を行っている．第1章から第8章まであり，疫学，病態，診断，内科的治療，外科的治療，上部消化管術後食道炎，非定型的症状および食道外症状，Barrett食道について記載されている．

「胃食道逆流症（GERD）診療ガイドライン2021」のポイント[1,2]

日本人のGERDの有病率は約10%で，GERDの誘発因子は，激しい肉体運動，脂肪摂取の増加，過食，肥満，円背，ストレス，LES（下部食道括約筋）圧を低下させる薬剤（カルシウム拮抗薬や亜硝酸塩など）である．GERDによる食道粘膜傷害の内視鏡的重症度は，自覚症状とは必ずしも一致しない．食道裂孔ヘルニアや食道運動障害は食道の過剰な胃酸曝露の原因となる．症状のみを認めるNERDは女性が多く，食道裂孔ヘルニアの合併が少なく，低体重の人が多い．NERDでは近位食道への酸注入に対して，逆流性食道炎と比較してより強い症状を訴える．

GERDとの関連性が確立している非定型的症状（食道外症状）として喉頭炎，咳嗽，喘息があり，関連性が推測されている症状として咽頭炎，鼻副鼻腔炎，再発性中耳炎があげられる．食道外症状が出現する機序として，胃内容物がUES（上部食道括約筋）を越えることによる直接刺激と，食道内逆流により迷走神経を介した知覚過敏が誘発される可能性が考えられている．慢性咳嗽や喉頭炎などの食道外症状には酸以外の咽頭逆流の関与が強く示唆されている．

GERDの診断と治療のフローチャートを図1に示す．「胃食道逆流症（GERD）診療ガイドライン2021」では，プロトンポンプ阻害薬（proton pump inhibitor：PPI）に加えて，P-CAB（VPZ：ボノプラザン）を治療フローに入れていることが特筆すべき点である．NERDは逆流性食道炎よりもPPIの有効性が低く，酸以外のGERによる胸やけ出現例や機能性胸やけ患者が含まれているためと考えられている．NERDに対してP-CABが有効な可能性があるが，現段階では検証中である．アルギン酸や制酸薬はGERDの一時的症状改善効果がある．GERD患者への生活指導として，肥満者への減量，喫煙者に対する禁煙指導，遅い夕食の回避，就寝時の頭位挙上はGERDの治療に有効とされており，必ず行うべきである．

PPIあるいはP-CAB抵抗性NERDに対して，

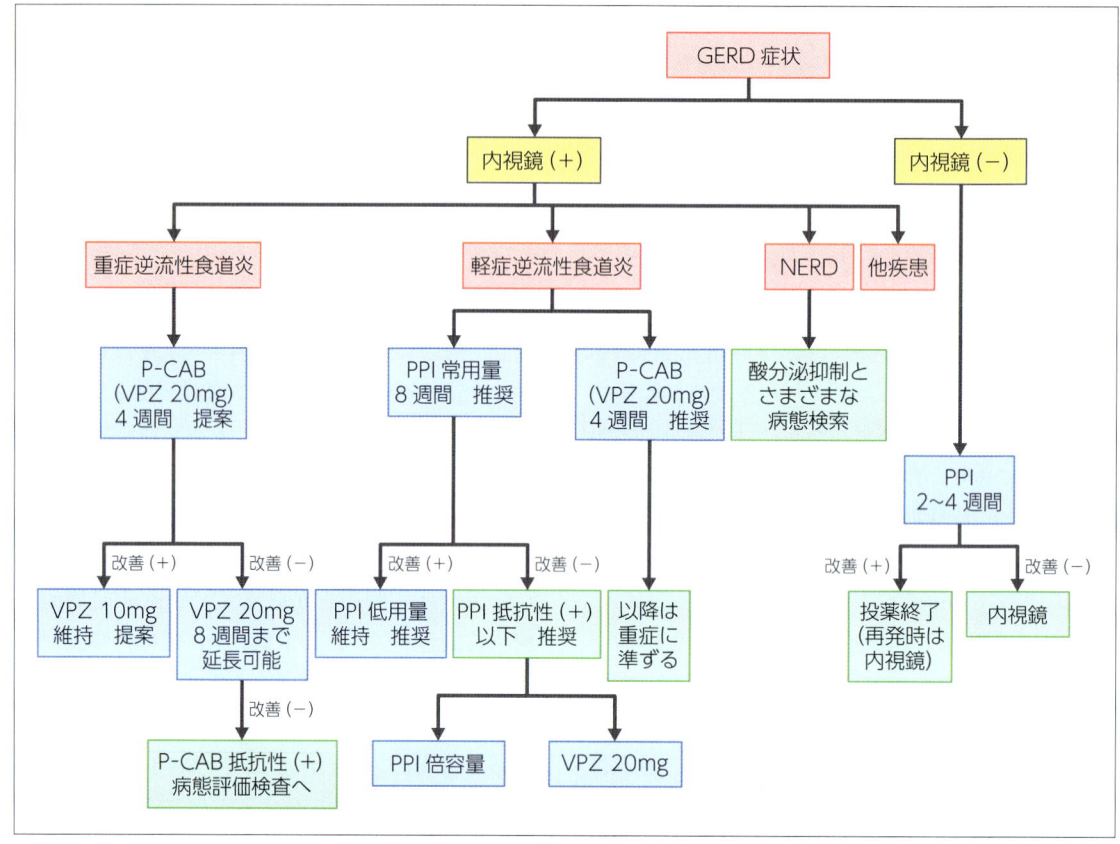

図1　胃食道逆流症の診断と治療のフローチャート

GERD：胃食道逆流症，NERD：非びらん性逆流症，PPI：プロトンポンプ阻害薬，P-CAB：カリウムイオン競合型アシッドブロッカー，VPZ：ボノプラザン.

(春田明子，中島典子. 日大医誌 2022；81：179-85[2] より)

アコチアミドの追加投与による GERD 改善効果が報告されているが，消化管運動機能改善薬や漢方薬と PPI との併用でも症状改善の上乗せ効果が期待できる．PPI 抵抗性 GERD，長期的な PPI 維持投与を要する GERD，GER を起因とした食道外症状を有する GERD は，外科的治療の検討が推奨されている．薬剤抵抗性 GERD の要因として，好酸球性食道炎，食道運動障害，心理的要因，機能性胸やけ，逆流過敏性食道などが報告されており，胆汁と GER との関連も指摘されている．

咽喉頭酸逆流症と GERD

1995 年に本邦では GERD のなかでも特に耳鼻咽喉科領域の症状を訴えるものを，咽喉頭酸逆流症（laryngopharyngeal reflux disease：LPRD）と称するようになり，胃酸逆流に関連した耳鼻咽喉科領域の主な症状・疾患として，①咽喉頭異常感（globus sensation），②嗄声，③慢性の咳嗽，④耳痛，⑤喉頭肉芽腫などがあげられている[3]．LPRD の病態として，逆流した胃酸により粘膜傷害を引き起こす直接障害説と，下部食道への逆流が食道粘膜を刺激し，迷走神経を介する神経反射により咽喉頭症状を引き起こす反射説がある[1]．LPRD の内視鏡検査所見として，披裂間粘膜の肥厚や披裂部粘膜の腫脹，声帯突起部の肉芽腫，重症になると喉頭全体の粘膜腫脹を呈することがある[4]（**図 2**）．また，喉頭だけでなく，耳管や上咽頭にも胃酸逆流による影響が指摘されており，胃

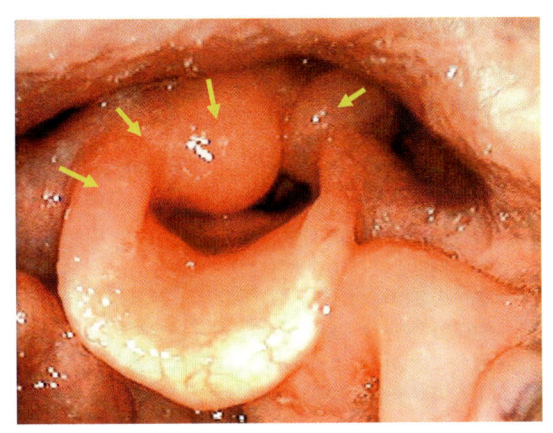

図2　咽喉頭酸逆流症（LPRD）による喉頭全体の粘膜腫脹

両側披裂部から右側披裂喉頭蓋襞，喉頭蓋にかけて粘膜腫脹（矢印）を認める.

食道逆流により，耳管狭窄症や急性中耳炎，滲出性中耳炎，後鼻漏感が生じうるとされている.

　小児においては，喉頭軟弱症に PPI やヒスタミン H_2 受容体拮抗薬の投与が検討されることがある. 胃食道逆流が喉頭粘膜の器質的な粘膜異常の悪化因子と想定されるためである[5]. 喉頭軟弱症の披裂型（Type 1），披裂喉頭蓋ひだ型（Type 2），喉頭蓋型（Type 3）[6] のうち，披裂型は他のタイプと比較して PPI や姿勢調整による喉頭への効果が期待できると考えている.

酸分泌抑制薬について[7]

　消化性潰瘍や胃食道逆流症に対して，1980年代に酸分泌抑制薬として H_2 受容体拮抗薬が開発され，治療成績を向上させた. しかし，日中の酸分泌抑制力の低下，長期服用における耐性発現，認知機能低下，腎機能低下例での減量の必要性といった問題点などが指摘されていた. 続いて開発されたプ PPI は，胃壁細胞のプロトンポンプに抑制的に作用し，胃酸の分泌を抑制する薬剤である. 1991年から本邦でも使用できるようになり，強力な酸分泌抑制作用と肝代謝という特徴から臨床で使用しやすく，効果発現がやや遅いものの，H_2 受容体拮抗薬のいくつかの問題点を大幅に改善した. 2015年に，プロトンポンプの作用に必要なカリウムイオンを競合的に阻害することで胃酸分泌を抑制する，新しい作用機序の P-CAB（ボノプラザン）が世界で初めて本邦で開発された. 現在本邦では**表1**に示すような PPI が使用されている. これらの薬剤は肝代謝であるため，腎機能障害時においても減量の必要はないとされるが，高齢者や腎障害のある患者では注意しながら投与することが望ましい. 注射剤はオメプラゾールとランソプラゾールの2種類のみであり，小児に適応があるのはエソメプラゾールのみである. 経管投与しやすいのは混濁用顆粒のあるエソメプラゾールや，簡易懸濁法でも比較的使用しやすいボノプラザンがあげられる. PPI は肝代謝の性質上，併用注意薬が多いが，最近では，PPI と非ステロイド抗炎症薬の併用や，PPI とセファロスポリン系抗菌薬またはフルオロキノロン系抗菌薬の併用が，急性腎障害リスクの上昇に関係することが報告されており，PPI を併用する場合には，注意しなければならない[8].

表1　プロトンポンプ阻害薬（PPI）の種類と特徴

薬品名	オメプラゾール	ランソプラゾール	ラベプラゾール	エソメプラゾール	ボノプラザン
先発医薬品名	オメプラゾール	タケプロン®	パリエット®	ネキシウム®	タケキャブ®
代謝	主に肝代謝	主に肝代謝	主に肝代謝	主に肝代謝	主に肝代謝
製剤	錠剤：10mg，20mg	カプセル，OD錠：15mg，30mg	錠剤：5mg，10mg，20mg	カプセル，顆粒：10mg，20mg	錠剤：10mg，20mg
注射剤	20mg	30mg	−	−	−
経管投与	粉砕・腸溶性	OD錠	×	懸濁用顆粒	簡易懸濁法
特徴	併用注意薬剤が多い	OD錠や注射剤があり用途別の選択肢が多い	薬剤相互作用が少ない	小児に適応がある	効果発現が早い　他の PPI と異なる機序

プロトンポンプ阻害薬の長期投与で注意すべき病態[1,7]

　胃酸に関連した疾患は長期にわたる治療が必要なため，PPI を長期投与されることが多い．PPI の長期投与では，「消化管感染症・腸内細菌への影響」と「薬物相互作用」を考慮しなければならない．PPI 服用者では腸管感染症や dysbiosis（腸内細菌叢の異常）のリスクを増大させる可能性が報告されている．また，1 年間を超える PPI 使用の際には，必ず内視鏡による胃粘膜の評価が必要である[9]．

- 胃粘膜病変：噴門型ポリープ，敷石状胃炎など
- 慢性腎臓病
- 腸管感染症，偽膜性腸炎
- 消化管悪性腫瘍
- 肝疾患
- 骨折（カルシウム吸収低下）
- 循環器系疾患
- 認知症
- その他

咽喉頭酸逆流症に対するプロトンポンプ阻害薬の使用とその他の治療方法

　前述のような機序から，LPRD に対して PPI が投与されることが多い．しかしながら，LPRD に対して，PPI 投与による症状改善や喉頭肉芽腫縮小効果など薬剤投与の有効性が報告される一方で，有効性を否定する報告もあり，「胃食道逆流症（GERD）診療ガイドライン 2021」では GERD の食道外症状への PPI の有効性については一定の見解が得られていない．2022 年に発表されたメタアナリシス[10] でも PPI 投与群とプラセボ群では咽喉頭症状改善に有意差を認めなかったことなどから，LPRD に対する PPI の治療効果については，確定していないといわざるをえない[1]．慢性咳嗽や咽頭炎などの食道外症状には酸以外の咽頭逆流（胆汁酸など）の関与が強く示唆されて

表 2　咽喉頭酸逆流症に対する生活指導

食事中の注意
A．胃酸逆流に影響を与える可能性のある食品を控える
・アルコール（特に赤ワイン）
・カフェイン入りの飲料（コーヒー，茶，炭酸飲料など）
・脂肪分や蛋白質の多い食事
・酸性の食物・飲物
・香辛料などスパイシーな食物
・糖分の多い食物
B．食事のパターン（構成や頻度・タイミング）を変える
・過食や早食いによる胃の拡張を予防する
・1 回の食事量を減らし，少量頻回の食事にする
就寝前 3 時間は食事を控える
・就寝の 4 時間前までに食事をすませることが望ましい
就寝時に少し上半身を高くする
ストレスを避ける
肥満に注意し，適度な運動を行う

いることも，これらの意見を支持する．これらのエビデンスや副作用の観点から，LPRD に対して PPI を漫然と長期投与することは避けるべきである．

　LPRD に対しては，PPI による胃酸逆流の抑制だけでなく，食道運動障害や胆汁逆流への対応にも留意すべきであり，モサプリドクエン酸塩や六君子湯を PPI と併用すると効果的かもしれない．P-CAB の効果については今後の検証が必要であるが，LPRD への効果が期待される．加えて，食事様式の適正化，ライフスタイルの改善など生活指導と薬剤治療を併用することが望ましく[1]，PPI の不要な使用を避けるためにも，**表 2** のような生活指導が重要であることを忘れてはならない[11]．

今後の課題

　LPRD の背景には GERD だけでなく食道運動障害を忘れてはならない．病態の詳細な把握のためには，上部消化管内視鏡検査や 24 時間食道インピーダンス・pH モニター検査に加えて，高解像度内圧検査（HRM）による食道精査を行うことが望ましい．LPRD と食道運動障害との関連に

ついては，さらなる検討が必要である．

（上羽瑠美）

引用文献

1) 日本消化器病学会編．胃食道逆流症（GERD）診療ガイドライン 2021（改訂第 3 版）．南江堂；2021.

2) 春田明子，中島典子．胃食道逆流症（GERD）診療ガイドライン 2021 の概説．日大医誌 2022；81：179-85.

3) 渡邊雄介ほか．咽喉頭異常感症に対するプロトンポンプインヒビターの使用経験．日気食会報 1995；46（6）：505-8.

4) 塩谷彰浩，平林秀樹．喉頭・咽頭逆流症（LPRD）の現状．日耳鼻 2019；122（4）：398-402.

5) Carter J, et al. International Pediatric ORL Group（IPOG）laryngomalacia consensus recommendations. Int J Pedetr Otorhinolaryngol 2016；86：256-61.

6) Olney DR, et al. Laryngomalacia and its treatment. Laryngoscope 1999；109（11）：1770-5.

7) 上羽瑠美．プロトンポンプ阻害薬．大森孝一，藤枝重治編．耳鼻咽喉科 薬物治療ベッドサイドガイド．プラクティス耳鼻咽喉科の臨床 3．中山書店；2023．p.263-6.

8) Ikuta K, et al. Association of proton pump inhibitors and concomitant drugs with risk of acute kidney injury：a nested case-control study. BMJ Open 2021；11（2）：e041543.

9) Yibirin M, et al. Adverse effects associated with proton pump inhibitor use. Cureus 2021；13：e12759.

10) Jin X, et al. Meta-analysis of Proton Pump Inhibitors in the Treatment of Pharyngeal Reflux Disease. Comput Math Methods Med 2022；2022：9105814.

11) Piesman M, et al. Nocturnal reflux episodes following the administration of a standardized meal. Does timing matter? Am J Gastroenterol 2007；102（10）：2128-34.

サルコイドーシス

喉頭サルコイドーシスの概略

　サルコイドーシスは原因不明の多臓器類上皮肉芽腫性疾患であり，若年者から高齢者まで幅広い年齢層で発症する．また肺門縦隔リンパ節や肺，眼，皮膚，神経，筋，心臓，腎臓，骨，消化器などさまざまな臓器で罹患し，その臨床経過が多様であることが特徴の一つである．病理学的特徴として，乾酪壊死を伴わない類上皮細胞肉芽腫が認められ，肉芽腫を形成する他疾患を除外する必要がある．

　頭頸部領域では，鼻腔や副鼻腔，咽頭，喉頭，唾液腺などさまざまな部位に発生する．特に喉頭病変においては全体の約 0.5〜0.67％程度と報告されており[1]，その罹患部位は喉頭蓋 68％，仮声帯 44％，披裂部 35％，声帯 24％，声門下 18％と報告されている[2]．そのため耳鼻咽喉科診療において目にする機会はきわめてまれであるが，実際に遭遇し診断に難渋した場合は喉頭サルコイドーシスの存在も念頭においておく必要がある．

症状と所見

　サルコイドーシスは全身疾患であるため，その臨床経過もさまざまであるが，喉頭病変においては嗄声や咳嗽，咽喉頭異常感，発声障害，嚥下障害といった上気道狭窄に伴う症状を呈し，時に喘鳴や呼吸困難感など緊急対応を要する場合も存在する．喉頭内視鏡所見においては turban-like appearance という喉頭蓋のびまん性腫脹[3,4]を呈することが特徴である（図1）[5]．初診時には急性喉頭炎や急性喉頭蓋炎と鑑別を要する場合があるが，サルコイドーシスは黄〜蒼白調で無痛性である一方で，喉頭蓋炎は発赤・疼痛を伴うため臨床症状によって鑑別できる可能性がある[1]．

検査と診断

　サルコイドーシスの特徴的な検査所見として，両側肺門リンパ節腫脹，血清アンジオテンシン変換酵素（ACE）活性やリゾチーム値，可溶性インターロイキン 2 受容体（sIL-2R）高値，ツベルクリン反応陰性，^{67}Ga citrate シンチグラムや ^{18}F-フルオロデオキシグルコース（^{18}F-FDG）PET における著明な集積所見，気管支肺胞洗浄検査におけるリンパ球増加または CD4/CD8 比高値，血清あるいは尿中カルシウム高値などがあげられる[1]．

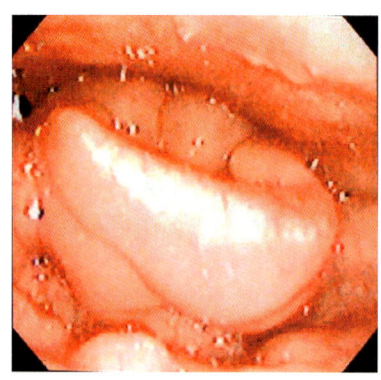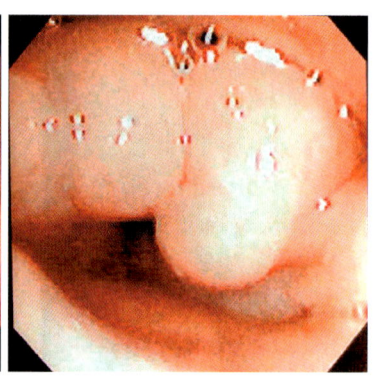

図1　びまん性腫脹（turban-like appearance）を呈した喉頭蓋
（飯村慈朗ほか．日耳鼻 2008；111：701-4[5]より）

表1　サルコイドーシスの診断基準

【組織診断群】
全身のいずれかの臓器で壊死を伴わない類上皮細胞肉芽腫が陽性であり，かつ既知の原因の肉芽腫および局所サルコイド反応を除外できているもの．特徴的検査所見および全身の臓器病変を十分検討することが必要である．

【臨床診断群】
①類上皮細胞肉芽腫病変は証明されていないが，呼吸器，眼，心臓の3臓器中のうち2臓器以上において本症を強く示唆する臨床所見を認め，かつ特徴的検査所見（A）の5項目中2項目以上が陽性のもの．
②心臓以外の臓器にサルコイドーシスの所見を認めず，心臓に類上皮細胞肉芽腫病変は証明されていないが，心臓病変所見の主徴候（a）から（e）の5項目のうち，（d）を含む4項目以上が陽性のもの．

（A）特徴的検査所見
①両側肺門縦隔リンパ節腫脹
②血清アンジオテンシン変換酵素（ACE）活性高値または血清リゾチーム値高値
③血清可溶性インターロイキン-2受容体（sIL-2R）高値
④ Gallium-67 citrate シンチグラム（^{67}Ga citrate シンチグラム）または ^{18}F-フルオロデオキシグルコース PET（^{18}F-FDG/PET）における著明な集積所見
⑤気管支肺胞洗浄検査でリンパ球比率上昇，CD4/CD8 比が 3.5 を超えて上昇

（B）呼吸器・眼・心臓における臨床所見
1）呼吸器病変を強く示唆する臨床所見
呼吸器系病変は肺胞領域の病変（胞隔炎）および気管支血管周囲の病変，肺門および縦隔リンパ節病変，気管・気管支内の病変，胸膜病変を含む．
下記の①または②がある場合，呼吸器病変を強く示唆する臨床所見ありとする．
①両側肺門縦隔リンパ節腫脹（BHL）
② CT/HRCT 画像において，気管支血管周囲，小葉間隔壁，胸膜，小葉中心部などのリンパ路に沿った部位（広義間質）に多発粒状陰影を認める．

2）眼病変を強く示唆する臨床所見
眼病変所見の6項目中2項目以上有する場合，眼病変を強く示唆する臨床所見ありとする．
①肉芽腫性前部ぶどう膜炎（豚脂様角膜後面沈着物，虹彩結節）
②隅角結節またはテント状周辺虹彩前癒着
③塊状硝子体混濁（雪玉状，数珠状）
④網膜血管周囲炎（主に静脈）および血管周囲結節
⑤多発するろう様網脈絡膜滲出斑または光凝固斑様の網脈絡膜萎縮病巣
⑥視神経乳頭肉芽腫または脈絡膜肉芽腫

3）心臓病変を強く示唆する臨床所見
心臓病変所見（徴候）は主徴候と副徴候に分けられ，以下の①または②のいずれかを満たす場合，心臓病変を強く示唆する臨床所見とする．
①主徴候5項目中2項目以上が陽性の場合．
②主徴候5項目中1項目が陽性で，副徴候3項目中2項目以上が陽性の場合．

（1）主徴候
（a）高度房室ブロック（完全房室ブロックを含む）または致死性心室性不整脈（持続性心室頻拍，心室細動など）
（b）心室中隔基部の菲薄化または心室壁の形態異常（心室瘤，心室中隔基部以外の菲薄化，心室壁の局所的肥厚）
（c）左室収縮不全（左室駆出率50％未満）または局所的心室壁運動異常
（d）^{67}Ga citrate シンチグラフィまたは ^{18}F-FDG/PET での心臓への異常集積
（e）Gadolinium 造影 MRI における心筋の遅延造影所見

（2）副徴候
（a）心電図で心室性不整脈（非持続性心室頻拍，多源性あるいは頻発する心室期外収縮），脚ブロック，軸偏位，異常Q波のいずれかの所見
（b）心筋血流シンチグラフィ（SPECT）における局所欠損
（c）心内膜心筋生検：単核細胞浸潤および中等度以上の心筋間質の線維化

（日本サルコイドーシス/肉芽腫性疾患学会編．サルコイドーシス診療の手引き 2023．克誠堂出版；2023[1] より）

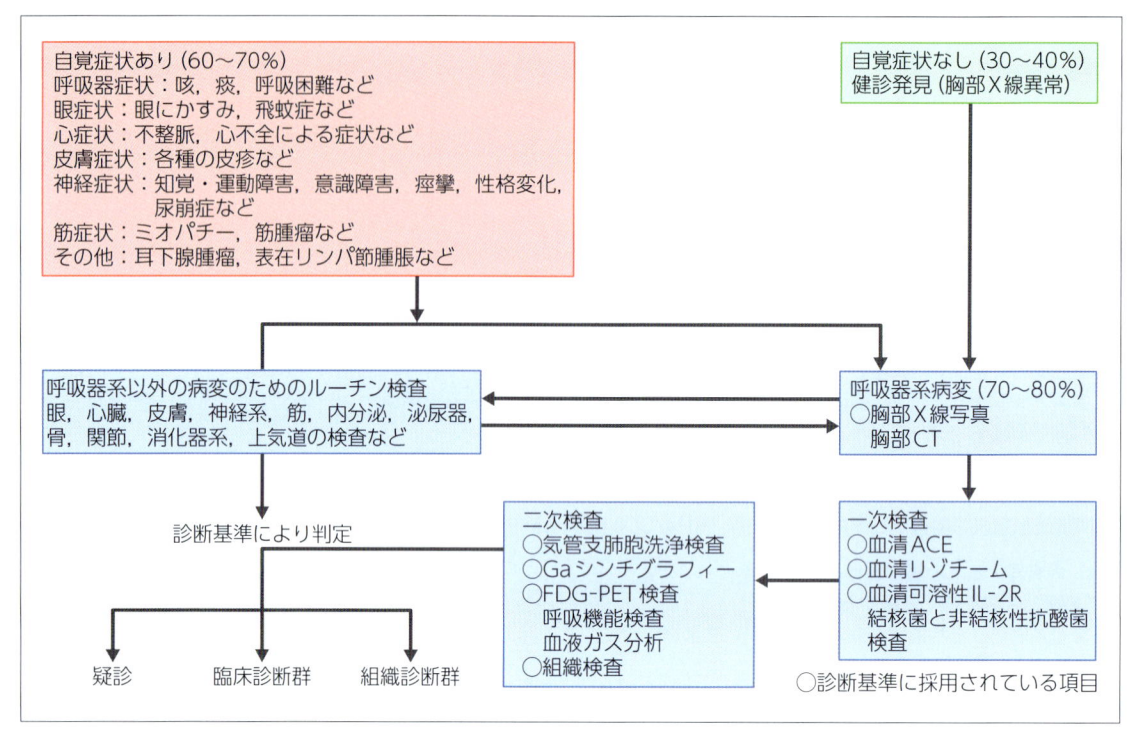

図2　サルコイドーシス診断のアルゴリズム
(日本サルコイドーシス/肉芽腫性疾患学会編. サルコイドーシス診療の手引き 2023. 克誠堂出版；2023[1] より)

本症は 1979 年に厚生省の難病に指定され，1989 年に厚生省特定疾患びまん性肺疾患調査研究班・サルコイドーシス分科会より診断基準が発表された．以来さまざまな改定を経て 2015 年 1 月に新たな難病法が施行され，2023 年に日本サルコイドーシス/肉芽腫性疾患学会によって「サルコイドーシス診療の手引き 2023」[1] が策定された．**表1**にその診断基準を示す．また本症は特に呼吸器科，眼科，循環器科領域における自覚症状が多いため，診断基準でも臨床診断群として独立している．一方で喉頭サルコイドーシスは ACE などの検査所見は正常なことが多く，確定診断には組織生検により非乾酪性類上皮細胞肉芽腫の証明を行うことが重要となる[4]．そのため，診断基準においては組織診断群に分類され，組織生検によりサルコイドーシスと診断した場合は**図2**に示した診断アルゴリズムに従って各種検査や全身検索を行い他の臓器病変の有無を確認する必要がある．

治療と予後

サルコイドーシスは約 65～85％が発症後数年で自然消退するため，軽症例は無治療か吸入ステロイドで経過観察する[5]．進行例においては経口ステロイド治療が中心となるが，重症化して上気道閉塞により窒息の危険性が高い場合は外科的治療や気管切開が必要となる[6]．ステロイドの初期投与量や減量，維持量，使用期間については確立されたプロトコルはないが，「サルコイドーシス診療の手引き 2023」に使用例について記載されているため**表2**に示す．喉頭サルコイドーシスにおいては症状や所見によって低用量から中用量のステロイド治療を開始し，長期間投与による副作用が問題となるため可能な限り減量し中止を検討する．

ステロイド以外の治療法としては，メトトレキサートやアザチオプリンなどの免疫抑制薬や TNF-α 阻害薬が有効との報告もあるが，わが国

表2　プレドニゾロン（PSL）の使用例

1. 中用量ステロイド治療
    ① PSL 20〜30 mg/日で開始して4週間継続する．
    ②反応が良好であれば，4週ごとに5 mg/日ずつ減量し，PSL 10 mg/日まで行い，その後は4週ごとに2.5 mg/日ずつ減量する．
    ③可能な限り中止を検討する．中止が困難な場合でも最小維持量 PSL 2.5〜5 mg/日を目指す．
    ④反応不良で PSL 5 mg/日以下に減量できない場合や PSL の有害事象で減量を要する場合などには MTX などの免疫抑制剤を併用し，ステロイドをできる限り減量する．
2. 低用量ステロイド治療
    ① PSL 10 mg/日で開始して12週間継続する．
    ②反応が良好であれば，12週ごとに2.5 mg/日ずつ減量し，PSL 5 mg/日まで行い，その後は反応良好であれば12週ごとに2.5 mg/日ずつ減量し，慎重な減量が必要と判断した場合には，12週ごとに1 mg/日ずつ減量する．
    ③可能な限り中止を検討する．中止が困難な場合でも最小維持量 PSL 2〜3 mg/日を目指す．
    ④反応不良で PSL 5 mg/日以下に減量できない場合や PSL の有害事象で減量を要する場合などには MTX などの免疫抑制剤を併用し，ステロイドをできる限り減量する．

（日本サルコイドーシス/肉芽腫性疾患学会編．サルコイドーシス診療の手引き 2023．克誠堂出版；2023[1] より）

ではステロイド代替薬でサルコイドーシスに保険適応のある薬物はなく，特に TNF-α 阻害薬は全身のサルコイドーシス類似の反応が出現することもあり注意を要する．いずれにしても，他科と連携しながら治療に臨む必要があると考える．

喉頭サルコイドーシスの生命予後は比較的良好であるが，初診時の所見のみでは推測できないため，最初の3年間は3〜6か月に1回の定期検査，その後は少なくとも2〜5年間の経過観察を行う必要がある[5]．

今後の課題

耳鼻咽喉科医として，サルコイドーシスの喉頭病変に出会う機会は非常にまれであり，その報告数も非常に少ない．今後も引き続き症例の蓄積が必要である．

（松永崇志，鈴木正志）

引用文献

1) 日本サルコイドーシス/肉芽腫性疾患学会編．サルコイドーシス診療の手引き 2023．克誠堂出版；2023．
2) Bower JS, et al. Manifestations and treatment of laryngeal sarcoidosis. Am Rev Respir Dis 1980；122：325-32.
3) Neel 3rd HB, McDonald TJ. Laryngeal sarcoidosis：Report of 13 patients. Ann Otol Rhinol Laryngol 1982；91：359-62.
4) Tsubouchi K, et al. Spontaneous Improvement of Laryngeal Sarcoidosis Resistant to Systemic Corticosteroid Administration. Respirol Case Rep 2015；3（3）：112-4.
5) 飯村慈朗ほか．診断に苦慮した喉頭サルコイドーシスの1症例．日耳鼻 2008；111：701-4.
6) Plaschke CC, et al. Clinically isolated laryngeal sarcoidosis. Eur Ach Otorhinolaryngol 2011；268：575-80.

遺伝性血管性浮腫

ガイドラインの背景

血管性浮腫とは突発的に起こる皮下組織・真皮深層に発症する浮腫と定義される．遺伝性血管性浮腫（hereditary angioedema：HAE）はその名のとおり遺伝性背景をもって発症する血管性浮腫のことである．1888 年 Osler が 5 世代にわたって血管性浮腫を呈した 1 家系を発表し，1963 年にはこの病態が補体 C1-inhibitor（C1-INH）の機能低下により発症することが報告された[1]．C1-INH は C1 インアクチベーターや C1 エステラーゼインヒビターとも呼ばれ，補体 C1 の活性化を抑制する補体制御分子である．さらに接触相の内因性凝固反応，カリクレイン-キニン系，線溶系など複数の活性経路に作用する[2]．従来，C1-INH の蛋白質量低下をきたす HAE1 型と C1-INH の蛋白質量は正常であるが機能異常を呈する HAE2 型と分類されてきたが，その分類に当てはまらないタイプ，つまり C1-INH に異常を認めない HAE が報告され，HAE with normal C1-INH；HAEnCI（HAE3 型）という新しい疾患概念が確立された．「遺伝性血管性浮腫診療ガイドライン 改訂 2023 年版」[1]では，その原因となる遺伝子異常によって HAE を大別し，HAE1 型/2 型（HAE-C1-INH）と HAE3 型（HAEnCI）としている（**表 1**）．また治療法の進歩も目覚ましい．従来の治療法は発作時の急性期治療として C1-INH 製剤（ベリナート® P 静注用）が基本であったが，これに加え，2018 年にブラジキニン B2 受容体拮抗薬（イカチバント：フィラジル®）が発作時の治療薬として，2021 年に経口血漿カリクレイン阻害薬（ベロトラルスタット：オラデオ®），2022 年に血漿カリクレインに対する完全ヒト型モノクローナル抗体の皮下注射製剤（ラナデルマブ：タクザイロ®），C1-INH の皮下注射製剤（ベリナート® 皮下注用）が長期予防薬として承認され治療薬の選択肢が増えている．しかしながら HAE はまれな疾患であるため，医師を含めた医療従事者に診断や治療法が周知されていない現状がある．本ガイドラインは HAE 患者の診断と治療の標準化を目標としている．

HAE の原因・病態

ヒト C1-INH は第 11 番染色体に存在する *SERPING1* 遺伝子にコードされ，この C1-INH 遺伝子変異によって HAE1 型と HAE2 型が発症する．HAE1 型/2 型を合わせて HAE-C1-INH と

表 1 HAE の分類と特徴

	従来の分類	C1-INH 活性	C1-INH 蛋白濃度	C4 蛋白濃度	原因遺伝子	男女比（男：女）	浮腫の部位	増悪因子
HAE-C1-INH	HAE 1 型	↓	↓	↓	*SERPING1* 遺伝子	4：6	四肢＞顔面	外傷，抜歯，ストレス，感染，妊娠，ACE 阻害薬
	HAE 2 型	↓	↑/→	↓				
HAEnC1	HAE 3 型	→	→	→	*F12* 遺伝子 *ANGPT1* 遺伝子 *PLG* 遺伝子 *KNG1* 遺伝子 *MYOF* 遺伝子 *HS3ST6* 遺伝子	多くが女性	顔面，腹部舌が多い	妊娠，エストロゲン製剤

HAE は遺伝子異常によって分類されるようになり，原因遺伝子を HAE の後に付ける呼び方が広まりつつある．

定義し，HAE 患者の 95％以上を占める．一方，HAEnCI については 2006 年に凝固 XII 因子（*F12*），2018 年にアンギオポエチン 1（*ANGPT1*），2018 年にプラスミノーゲン（*PLG*），2019 年キニノーゲン 1（*KNG1*）の 4 つの遺伝子異常が報告され，それぞれ変異遺伝子を併記して HAE-F12，HAE-ANGPT1，HAE-PLG，HAE-KNG1 と呼ばれている．近年では，そのほかにミオフェリン遺伝子（*MYOF*），ヘパラン硫酸 3-O-硫酸基転移酵素 6 遺伝子（*HS3ST6*）の報告もあり遺伝子解析が進んでいる．HAE-C1-INH と HAEnCI の臨床症状については発作性の浮腫が顔面や四肢の皮膚，消化管や喉頭に反復する点は類似しているが，HAEnCI については特に女性に多く，顔面や舌に出現する頻度が比較的高い点が特徴である（**表 1**）．ブラジキニン（bradykinin）は HAE の発作性浮腫を惹起する重要なメディエーターである．ブラジキニンは 1949 年に Rocha らが発見しギリシャ語の遅い「brady」と運動「kinin」をつなぎ合わせて命名した物質で，主に血漿および組織におけるカリクレイン-キニン系で産生され循環調節や血管拡張・浮腫，炎症，痛みなどの多くの生理的役割を有している[3]．HAE はブラジキニンの産生亢進あるいは機能亢進により血管の局所的拡張と血管透過性による組織腫脹を伴う血管反応（血管性浮腫）を反復する病態で，HAE-C1-INH は外傷，抜歯，ストレス，感染，妊娠，ACE 阻害薬によって増悪し，HAEnCI は妊娠やエストロゲン製剤が増悪因子として強く関与しているといわれている．新しい知見として，HAE-ANGPT1 と HAE-MYOF はブラジキニン非依存性の血管透過性亢進が原因との報告もあり，遺伝子の解明が進むにつれて，その原因遺伝子によって病態や臨床所見が異なることもわかってきた．

HAE の診断

本ガイドラインで HAE 診断のアルゴリズムが提示されている（**図 1**）．発作は最大 24 時間で最大となり数日で自然に跡形もなく消失するが，消化管や喉頭に浮腫が生じれば，急性腹症や呼吸困難をきたし，特に上気道に関しては適切に処置しなければ窒息によって致死的になる可能性があり，HAE 患者の 50％は一生のうちに一度は喉頭浮腫を経験するとの報告もある[4]．このことから耳鼻咽喉科医としては喉頭浮腫への早急な対応が求められるが，抗ヒスタミン薬やステロイド治療に抵抗性である喉頭浮腫の場合には，呼吸困難や急性腹症の反復歴や，家族歴の有無，発作の誘発要因や内服歴などをきめ細かく聴取することで，HAE を鑑別診断にあげることは比較的容易である．病歴や家族歴を有する患者については積極的に HAE を疑って，C1-INH 活性の測定や，血中の補体 C4 蛋白量を測定する．特に，C4 については HAE-C1-INH であれば発作時にほぼ 100％の症例で低下しており，その検査の利便性からもスクリーニング検査として有用である（**図 1**）．診断基準としては，①血管性浮腫による症状，② C1-INH 活性の低下（＜50％），③家族歴（同一家系内に①と②を有する者が本人以外にもいる）の①～③をすべて満たせば HAE-C1-INH と診断できる．①と②を満たし家族歴がない場合には HAE-C1-INH の孤発例もしくは後天性血管性浮腫と考えられる．また①と③はあるが，C1-INH 活性が正常な場合で，アレルギーや蕁麻疹を認めずかつ抗ヒスタミン薬やステロイド投与にも反応しない血管性浮腫であった場合に HAEnCI と診断する．C1-INH 蛋白質定量は HAE1 型と 2 型を区別するために施行を考慮するが，保険適用外検査であることに留意する．また補体欠損症遺伝子検査において HAE 関連の 4 遺伝子（*SERPING1*，*F12*，*ANGPT1*，*PLG*）検査は保険適応である．さらに HAE は原発性免疫不全症候群（指定難病 65）の一つであり，指定難病として申請が可能である．

HAE の治療法

わが国で保険適用がある HAE 発作時治療薬は，ヒト血漿由来濃縮 C1-INH 製剤であるベリナー

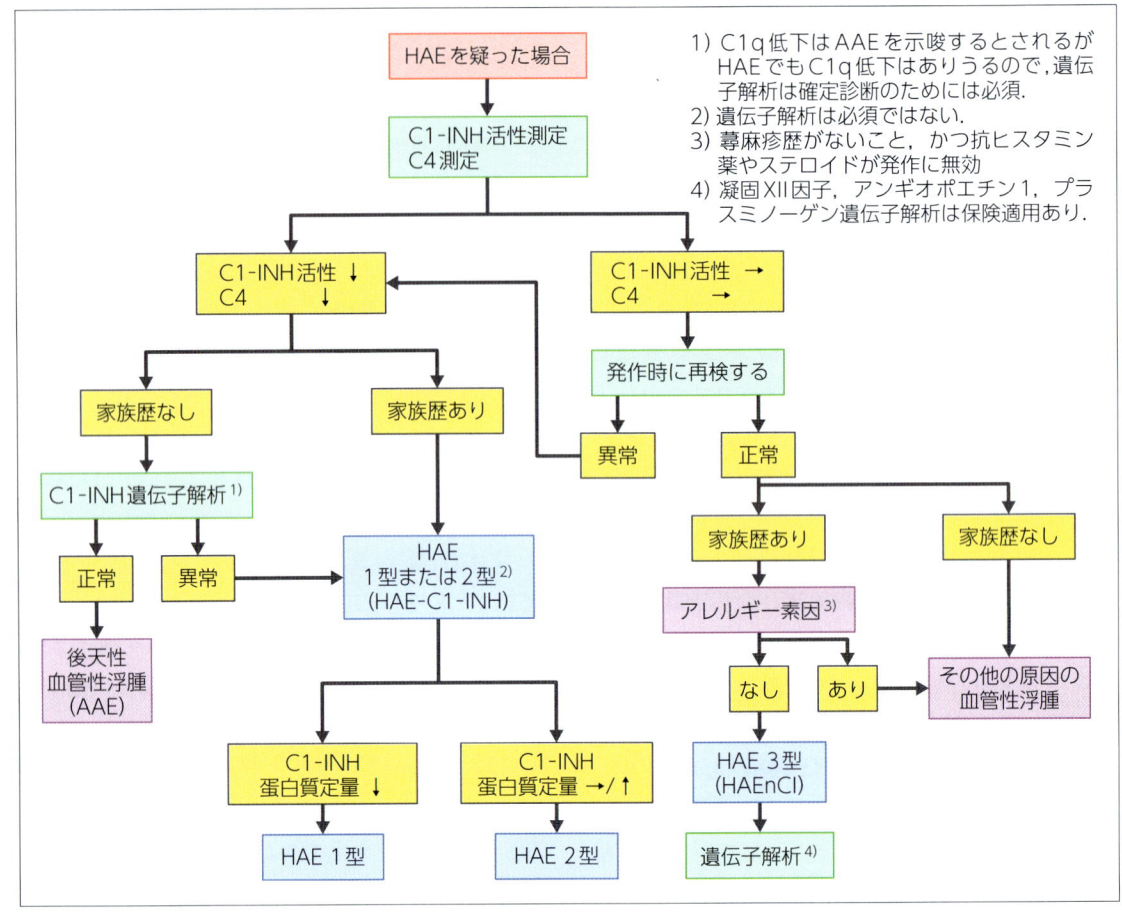

図1　HAE 診断のアルゴリズム

HAE を疑った場合，スクリーニングとして補体 C4 蛋白量の測定と C1-INH 活性を測定し，アルゴリズムに従って診断する．
（堀内孝彦ほか．補体 2023；60：103-31[1]）より）

ト®P 静注用，ブラジキニン B2 受容体拮抗薬であるイカチバント（フィラジル®）があげられる．短期発作予防に関しては 2017 年 3 月ベリナート®P 静注用が保険適用として認められ，歯科治療や侵襲を伴う手術前 6 時間以内に C1-INH 製剤を予防的に投与することが望ましいとされている．長期発作予防としてはベロトラルスタット（オラデオ®），ラナデルマブ（タクザイロ®），C1-INH 皮下注製剤（ベリナート®皮下注用）が承認され，4 週間に 1 回ないし 2 回以上の発作のある患者には大きな効果が証明された．しかしながら長期予防を行っても上気道発作を含む発作は発生する可能性がありオンデマンド治療薬を効果的に行うため自己投与などの指導も推奨され

る[5]．なお米国では 2008 年に C1-INH 製剤である Cinryze™，2017 年に HAEGARDA® が発作予防薬として承認されているが，本邦においては未承認である．

症例提示

症例　50 歳代，女性

本症例は，24 時間以内に呼吸苦症状（喉頭浮腫）が増悪し，残念ながら C1-INH 製剤等の治療薬投与が間に合わず輪状甲状靱帯切開術の施行となった教訓的な症例である．

主訴：顔面から頸部の腫脹，呼吸苦．

現病歴：幼少期より特に誘因なく口唇や顔面の浮

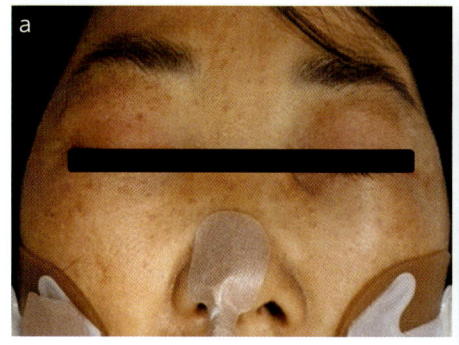
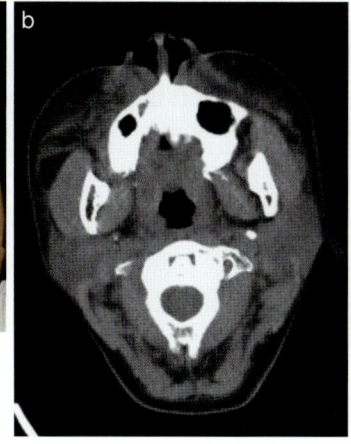
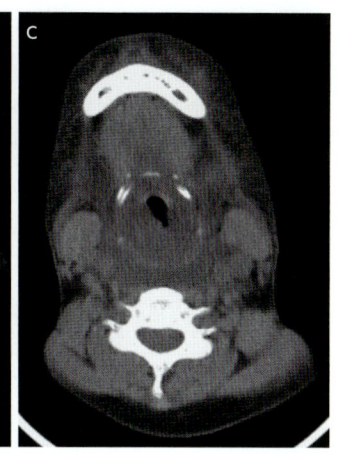

図2　症例の初診時所見
a：両側眼瞼，両側頬部を中心に顔面の浮腫が著明である．
b：頬部単純 CT．頬部皮下脂肪織の低 CT 領域が目立ち浮腫性変化が強い．
c．咽喉頭部単純 CT．咽頭喉頭部粘膜下の低 CT 領域が目立ち浮腫による気道狭窄を伴っている．

腫を自覚し，自然消退を繰り返していた．今回の発作の 10 年前には喉頭浮腫による呼吸苦を生じ，アナフィラキシーの診断で気管挿管および入院歴があったが翌日には症状が改善した．第 1 病日夕方から特に誘因なく顔面の腫脹を自覚した．第 2 病日午前に顔面の腫脹の改善なく近医耳鼻咽喉科を受診し喉頭浮腫を指摘され，前医総合病院を紹介受診，H2 受容体拮抗薬，抗ヒスタミン薬，副腎皮質ホルモン製剤の投与を開始するも，精査中に呼吸苦の増悪あり，救急医による輪状甲状靱帯切開を施行された．遺伝性血管性浮腫の可能性を疑われ C1-INH 製剤のある当院へ転院となった．

初診時所見：**図2**に初診時所見を示す．

内服薬：高血圧症に対してロサルタンカリウム（ARB 製剤）．

血液検査所見：（　）内は基準値を示す．
C4：2.7 mg/dL（11〜31），C1-INH 活性：27%（70〜130），CRP：0.05 mg/dL（0.00〜0.14），プロカルシトニン：0.03 ng/mL（0〜0.49）．

治療経過：

第 2 病日　輪状甲状靱帯切開後転院
　　　　　　ICU にて治療開始，鎮静後に経口挿管管理とする
　　　　　　ベリナート® 投与開始

第 5 病日　タクザイロ® 投与開始
第 6 病日　抜管
第 7 病日　ICU 退室
第 11 病日　経口摂取開始
第 14 病日　退院

診断：診断基準の①血管性浮腫による症状，②C1-INH 活性の低下（<50%以下）を満たすが，③家族歴がなかった．しかし幼少期からの発作の繰り返しなどを考慮して，孤発性の HAE-C1-INH と診断された．HAE-C1-INH では *de novo* mutation による孤発例を 25% に認める．原発性免疫不全症候群（指定難病 65）の申請の方針となり，長期予防薬であるタクザイロ® を開始すると同時に，急性発作時に備えてフィラジル® の自己注射の方針となった．

HAE ガイドラインの展望と課題

耳鼻咽喉科医か否かにかかわらず，喉頭浮腫に関しては生命予後にかかわり最も注意すべき病態であるが，本疾患を知っていれば気管切開などの侵襲的処置を回避できる可能性が高い．前述のとおり，治療の選択肢が増えており，迅速な診断，適切な治療が施行されれば患者の予後は良い．

　本ガイドラインの治療目標は疾病負荷のない日常生活を可能な限り目指すこととしており，早期診断・早期介入のもと，患者のそれぞれの発作頻度や生活環境，仕事環境，医療機関へのアクセスなどを総合的に判断し，新規承認薬を含めたさまざまな治療戦略を駆使しながら治療の適正化に努めるべきである．

（多田紘恵，近松一朗）

引用文献

1) 堀内孝彦ほか. 遺伝性血管性浮腫（Hereditary angioede-ma：HAE）診療ガイドライン 改訂 2023 年版. 補体 2023；60：103-31.
2) 堀内孝彦ほか. 遺伝性血管性浮腫の病因としての C1 インヒビター：その構造，機能から治療薬の開発まで. 新薬と臨牀 2023；72：387-400.
3) 岩本和馬，秀 道広. ブラジキニン（Bradykinin）. アレルギー 2017；66（6）：813-4.
4) Bork K, et al. Clinical studies of sudden upper airway obstruction in patients with hereditary angioedema due to C1 esterase inhibitor deficiency. Ann Intern Med 2003；163：1229-35.
5) Maurer M, et al. The international WAO/EAACI guideline for the management of hereditary angioedema-The 2021 revision and up date. Allergy 2022；77（7）：1961-90.

嚥下障害

診療ガイドラインの概要

　近年，超高齢化社会の進行や各種の神経筋疾患患者の生命予後の延長などを背景に，嚥下障害患者が急速に増加している．嚥下障害患者においては，経口的に必要な量の食事摂取ができないほか，誤嚥による肺炎発症のリスクがあり，医療・介護の現場でその対応が大きな課題となっている．しかし，嚥下障害は患者ごとに原因や病態がさまざまで，さらに嚥下障害患者の裾野はきわめて広いことから，一部の嚥下障害診療の専門家だけでこれらの患者に対応することはできず，標準的な診断・治療の手順や方法を医療者が共有することが求められる．このことから，2008年に一般耳鼻咽喉科医を対象として「嚥下障害診療ガイドライン」（以下，本CPG）が作成された．本CPGは本邦ではもとより，世界でも嚥下障害を対象とした初の診療ガイドラインである．その後，新たな情報も取り入れながら2012年に内容が一部改訂され，さらに2018年には対象者を嚥下障害診療にかかわるすべての医療者に広げるとともに，最新の知見も含めてより実践的な内容に改訂された．

　本CPGでは，嚥下障害患者に対する初期評価の手順を示すとともに，その結果に基づいて，①外来での経過観察，②外来での嚥下指導，③嚥下機能の精査や治療目的により専門的な医療機関へ紹介，④評価や治療の適応外と判断，のいずれかへの対応を行うための手順を示している[1]．これにより，嚥下障害を専門としない医療者でも嚥下障害患者，もしくはそれが疑われる患者に適切な初期対応を行えるよう支援することを目的としている．嚥下機能検査としては嚥下内視鏡検査を重視し，必要に応じて嚥下造影検査を実施するとしており，嚥下内視鏡検査および嚥下造影検査の代表的所見の動画を添付していることが特徴である．また，2018年版では嚥下訓練や外科的治療などの治療についても，その適応や内容について具体的に記載している．

診療ガイドラインのポイント

1. 初期評価

　嚥下機能評価の目的は，嚥下障害の原因診断，障害様式と重症度の判定，より詳細な嚥下機能検査の適応判断，嚥下訓練や外科的治療などの適応判断であり，それらを念頭におきながら以下の手順で評価を進める．

a. 問診

　嚥下障害に関連する症状として，食物嚥下時には嚥下困難（飲み込みにくい），嚥下時のむせ，鼻咽腔逆流，嚥下時痛などが，嚥下後には食物残留感，湿声，喀痰増加などがある．また，持続的な喀痰や発熱などの呼吸器感染症状，食物摂取量の減少，食事時間の延長なども嚥下障害を疑わせる症状である．本CPGではこれらの症状を確認するための問診票の例を提示している．普段の経口摂取の状況，既往歴・基礎疾患，日常行動（ADLなど）・生活様式などの聴取も，嚥下障害の病態把握や対応決定にとって重要である．

b. 精神・身体機能の評価

　意識レベルや認知機能の低下，失語・失行・失認などの高次脳機能障害は，摂食行為や嚥下能力，および対応方針の選択に影響を及ぼす．意識レベルの低下は，Japan Coma Scale（JCS）により評価する．認知機能の評価法としては，改訂長谷川式簡易知能評価スケール（HDS-R）やmini-mental state examination（MMSE）が用いられることが多い．

　身体運動機能では頸部，上肢，体幹などの運動機能と呼吸機能が重要である．前者の機能低下があると摂食行為に支障をきたすとともに，嚥下障

表1　嚥下内視鏡検査における観察項目

1. 検査食を用いない状態での観察	
1) 器質的異常	咽頭, 喉頭での形態異常や腫瘍の有無
2) 鼻咽腔閉鎖	空嚥下や発声時の鼻咽腔の閉鎖状況
3) 咽頭・喉頭の運動	咽頭麻痺や声帯麻痺の有無, 不随意運動の有無
4) 唾液貯留や食物残留	喉頭蓋谷や梨状陥凹における貯留
5) 咽頭・喉頭の感覚	内視鏡での刺激による咳反射等
2. 着色水を用いた嚥下状態の観察	
1) 早期咽頭流入	嚥下を指示する前の咽頭への流入の有無
2) 嚥下反射の惹起のタイミング	着色水嚥下時のホワイトアウトのタイミング
3) 咽頭残留	嚥下運動終了後の着色水残留の程度
4) 喉頭流入・誤嚥	喉頭あるいは気管内への着色水流入の有無

害に対するリハビリテーションの実施にも支障がある. 呼吸機能の低下は誤嚥物や下気道分泌物の喀出力低下につながり, 嚥下性肺炎の発症や嚥下障害の増悪につながる.

c. 口腔・咽頭・喉頭の診察

　嚥下器官である口腔・咽頭・喉頭の診察では, 運動機能のみならず感覚機能の評価も重要である. 問診中の会話や母音の持続発声により, 開鼻声などの構音障害, 嗄声, 湿声などの有無も確認する. また, 口腔・咽頭の衛生状態や湿潤性, 舌や軟口蓋の運動性, および舌圧子などの刺激による咽頭絞扼反射の惹起性を観察する. 咽頭絞扼反射は咽頭の感覚機能を反映しており, 嚥下反射の惹起にかかわっている.

　次いで鼻咽腔, 中咽頭, 下咽頭, 喉頭を内視鏡下に観察し, 鼻咽腔閉鎖や咽頭および喉頭の運動性, 器質的病変の有無を観察する. 下咽頭の唾液貯留は嚥下障害の程度を判定するうえで重要な所見だが, 咽頭や喉頭に麻痺や器質的病変があると患側の唾液貯留が健側に比べて多くなる. このような左右差の把握も重要である.

　嚥下障害を主訴とする患者のなかには, 口腔・咽頭・喉頭の丁寧な診察により原疾患の診断に至る例がある. 舌の萎縮や運動障害, 線維束性収縮などの所見により筋萎縮性側索硬化症の診断に至る例, 頸椎骨棘増殖や下咽頭・頸部食道がんによる食物通過障害と診断される例もまれではない.

d. 嚥下機能検査

①簡易検査

　簡易検査は専用の検査機器を用いずに嚥下機能を簡便に評価する方法で, 反復唾液飲みテスト（RSST）, 水飲みテスト（常温水 30 mL, 冷水 3 mL など）, 食物テスト, 血中酸素飽和度モニターなどがある. 簡易検査は誤嚥の検出を指標とするが, 嚥下障害の病態, すなわち嚥下障害の原因や障害様式・程度を客観的に評価することはできない[1]. したがって, 本 CPG では簡易検査を補助的な嚥下機能検査法と位置づけ, 嚥下内視鏡検査などを実施できる場合には省略できるとしている.

②嚥下内視鏡検査

　嚥下内視鏡検査は嚥下機能を評価するうえで有用な検査であり, 本 CPG では最も重視している. 検査では嚥下器官の非嚥下時の状態の観察と, 少量の着色水や食物を嚥下させた際の観察を行う（表1）. 下咽頭などの唾液残留の程度や検査食嚥下後のクリアランスなどに加えて, 咽頭や喉頭の感覚機能および嚥下反射の惹起性の評価がポイントになる. 2018 年版ではスコア評価法（兵頭スコア）[2] も提示されており, 嚥下機能の客観的評価や経口摂取の可否の判断に活用できる.

③嚥下造影検査

　嚥下造影検査は造影剤嚥下時の嚥下器官の運動や造影剤の動きを観察する検査で, 嚥下内視鏡検査では評価が難しい口腔期や食道期の観察も行え

る．嚥下機能検査としては最も有用性が高いが，ベッドサイドや外来診察室では行えないことなどから，本CPGでは嚥下内視鏡検査の結果に基づいて必要性を判断したうえで実施することとしている．嚥下反射の惹起性がよいにもかかわらず咽頭クリアランスが不良な例や誤嚥が高度な例，嚥下困難感や嚥下痛が長期間持続あるいは進行し咽頭や食道の器質的疾患が疑われる例などでは嚥下造影検査を考慮する．

2. 治療

a. 口腔ケア

嚥下障害患者においては，口腔内の食物残留や粘膜乾燥により口腔・咽頭の衛生状態が悪いことが多い．嚥下性肺炎は口腔内の雑菌が誤嚥に伴って下気道に侵入することで発症することから，口腔の衛生状態を改善させることは肺炎発症のリスク軽減につながる．また，気道防御反射である咳嗽反射の誘発閾値を低下させることによって，嚥下性肺炎の危険性を低下させる効果もある．本CPGでも嚥下障害に対する治療の一環として口腔ケアを実施することを推奨している[1]．

b. 嚥下指導・嚥下訓練（リハビリテーション）

リハビリテーションは嚥下障害治療において主要な役割を担う．治療目標を設定し嚥下障害の病態に応じて継続的に実施することがポイントとなる．嚥下訓練には食物を用いない間接訓練（基礎訓練）と実際に食物を用いた直接訓練（経口摂取訓練）がある．嚥下訓練は代償的アプローチと治療的アプローチに分けられ，前者では嚥下姿勢や食形態の調整・選択などにより，嚥下反射の惹起遅延への対応と咽頭残留の軽減を目指す．治療的アプローチは，嚥下機能検査に基づいて嚥下障害の様式を評価し，それに応じてさまざまな訓練法のなかから適切な方法を選択し，組み合わせて行うことがポイントになる（表2）．呼吸訓練や肺理学療法も有用で，呼吸筋トレーニングにより咳嗽呼出量の増加，誤嚥の改善に効果がある[3]．

一方，嚥下障害に対する嚥下訓練のエビデンスは乏しく，頭部挙上訓練の有効性を示したShakerらの報告[4]などに限られる．リハビリテーションは嚥下障害治療において重要な役割を担うが，障害が広範で高度な場合には十分な治療効果が得られないことも多い．意識レベルや認知

表2　口腔・咽頭期の主な異常所見と嚥下訓練法

障害様式	訓練法	期待される効果
舌運動障害	姿勢調整（リクライニング位）	重力を利用して食塊を咽頭へ移送
舌根運動障害	構音訓練、舌の可動域拡大訓練	舌運動の巧緻性と舌圧の増大
	アンカー強調嚥下法	舌根運動の補強
	舌前方保持嚥下	咽頭後壁運動の強化
鼻咽腔閉鎖不全	ブローイング法	軟口蓋挙上の補強
喉頭閉鎖不全	息こらえ嚥下	息こらえ，発声，咳嗽の訓練による喉頭閉鎖の補強
喉頭挙上障害	Mendelsohn法	喉頭挙上時間の延長
	頭部挙上訓練（Shaker法）	舌骨上筋群強化による喉頭挙上と食道入口部開大の促進
	強い息こらえ嚥下	喉頭挙上の補強
	頸部前屈位	喉頭閉鎖の強化
食道入口部開大障害	頭部挙上訓練（Shaker法）	舌骨上筋群強化による喉頭挙上と食道入口部開大の促進
	食道バルーン法	食道入口部の機械的開大
	頸部回旋位	食道入口部の受動的開大
	顎突出嚥下法	随意的な喉頭牽引による食道入口部の開大
喉頭麻痺・咽頭麻痺	頸部回旋位	健側咽頭を広げて食塊を誘導
	頸部側屈位・側臥位	重力を利用して食塊を健側咽頭へ誘導
	息こらえ嚥下	喉頭閉鎖の補強

表3　嚥下障害に対する外科的治療

1.　嚥下機能改善手術	
1)　咽頭内圧上昇	咽頭弁形成術，咽頭縫縮術，咽頭壁補強術，甲状軟骨側板切除術
2)　食道入口部開大	輪状咽頭筋切断術，喉頭挙上術
3)　喉頭挙上	喉頭挙上術，舌骨下筋群切断術
4)　喉頭閉鎖の強化	声帯内方移動術：披裂軟骨内転術，甲状軟骨形成術Ⅰ型 声帯充填術：声帯内注入術，筋膜挿入術 喉頭蓋管形成術
2.　誤嚥防止手術（気管と食道の分離）	
1)　喉頭温存	喉頭レベルでの閉鎖：喉頭蓋披裂部縫合術，仮声帯縫着術，声帯縫合術，喉頭閉鎖術 気管レベルでの閉鎖：喉頭気管分離術，気管食道吻合術
2)　喉頭非温存	喉頭摘出術

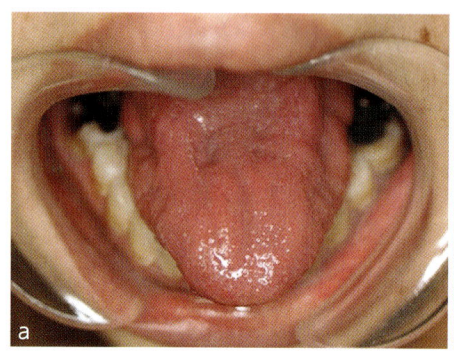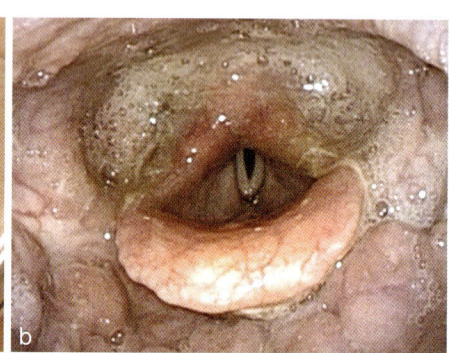

図1　症例1：筋萎縮性側索硬化症症例
a：舌の萎縮と線維束性収縮を認める．
b：梨状陥凹には唾液貯留が多く，声帯の緊張低下も認める．

機能の障害が高度な場合には，リハビリテーションの実施さえ困難である．その適応と限界を見極めた対応が求められる．

c.　外科的治療

保存的治療により回復困難な高度の嚥下障害に対する治療法として外科的治療がある．障害された咽頭期の嚥下機能を補い経口摂取機能の回復を目的とした嚥下機能改善手術と，高度な嚥下障害に対して嚥下性肺炎を回避することを目的とした誤嚥防止手術がある（**表3**）．嚥下機能改善手術には輪状咽頭筋切断術，喉頭挙上術，声帯内方移動術などがあり，適応や術式は咽頭期の障害様式に応じて決定される[5]．誤嚥防止手術は誤嚥を防止するとともに炎症状態，栄養状態，精神状態なども有意に改善し，患者および家族の QOL 改善

を得ることができる．

■ 症例提示

症例1　59歳，女性

約3年前より飲水時の嚥下困難感を自覚していた．嚥下困難は徐々に進行して，約半年前からは食物も飲み込みにくくなってきた．食事中の誤嚥はほとんどない．また，数か月前からはろれつ困難の自覚もある．

口腔所見で舌萎縮を認め，線維束性収縮もみられた．内視鏡検査で声帯麻痺や咽頭麻痺はないものの，両側声帯の緊張性が低下しており梨状陥凹には唾液貯留が多かった（**図1**）．着色水嚥下では，嚥下反射の惹起性は良好なものの咽頭クリア

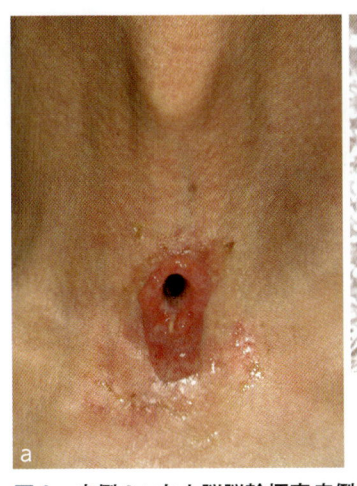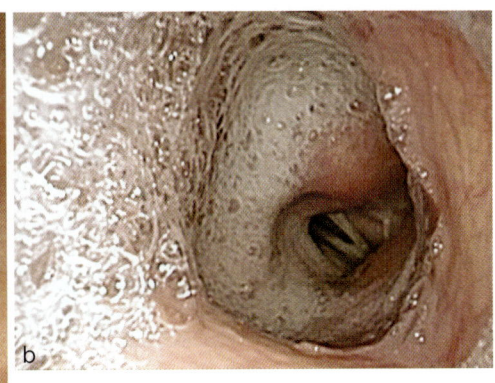

図2　症例2：右小脳脳幹梗塞症例
a：高位気管切開と気管切開口に肉芽形成を認める．
b：中咽頭から梨状陥凹には多量の唾液貯留を認める．

ランスの低下を認めた．運動ニューロン疾患を疑い神経内科へ紹介したところ，筋電図検査等により筋萎縮性側索硬化症と診断された．

解説

神経筋疾患では，嚥下困難や咽喉頭違和感を初発症状とすることが少なくない．鼻咽腔閉鎖不全や舌運動障害による構音障害を伴うことも多い．嚥下内視鏡検査や嚥下造影検査では咽頭収縮不全や咽頭クリアランスの低下などを呈する．口腔や咽頭の丁寧な観察が診断につながる．

症例2　70歳，男性

4か月前に右小脳脳幹梗塞を発症し，気道管理目的で気管切開術を受けた．その後，嚥下障害に対して約3か月間嚥下訓練を受けるも，経口摂取機能の回復が得られないため紹介受診した．

意識は清明で認知機能も良好，軽度の失調はあるが自力歩行は可能であった．気管切開は輪状軟骨直下に設けられ（図2），カフ付き気管カニューレを装着されていた．気管切開口には肉芽形成があり，経鼻胃管による栄養管理を受けていた．嚥下内視鏡検査では梨状陥凹の唾液貯留が多量であったが，声門閉鎖反射や嚥下反射の惹起は比較的良好であった．着色水嚥下時には誤嚥が高度で咽頭クリアランスも不良であった．

入院のうえ，排痰呼吸訓練を約1週間行った後，カフなしカニューレに変更すると嚥下時の誤嚥が軽減した．そこで，気管切開口を下方へ再形成し，嚥下反射誘発訓練や頸部回旋による代償的嚥下訓練を行うことで，嚥下機能は徐々に改善し，入院の4週後に経鼻胃管を抜去，7週後に気管切開を閉鎖し，9週後には軟飯軟菜を全量経口摂取できるようになり自宅退院した．

解説

気管切開口が高位に設置され，カフ付きカニューレを装着されていたことから，嚥下機能の改善が阻害されていた例である．気管切開は喉頭挙上を阻害したり，気道の感覚閾値を上昇させたりすることからその必要性を判断し，可能であればスピーチカニューレへの変更や，気管切開口の閉鎖を考慮する．これにより嚥下機能の改善が促進されることがある．

症例3　66歳，男性

左延髄梗塞による嚥下障害を発症し，他院にて約3か月間にわたり嚥下訓練を受けるも，ごく少量のとろみ水以外は経口摂取できず，胃瘻造設を受けた．その後も嚥下機能の改善が得られないため，発症から8か月後に紹介受診した．

意識レベルおよび認知機能は良好である．左咽

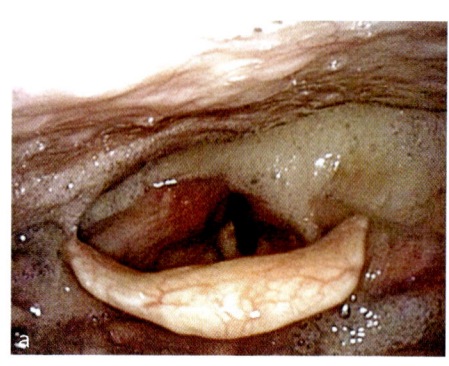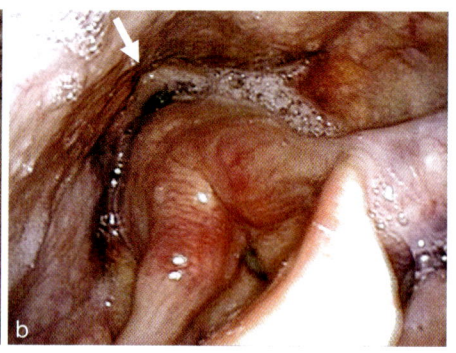

図3　症例3：左脳幹梗塞症例
a：左側優位に梨状陥凹に多量の唾液貯留を認める.
b：嚥下機能改善術後には安静時にも食道入口部が開大し（矢印），梨状陥凹の唾液貯留もごくわ
　ずかになっている.

頭麻痺による鼻咽腔閉鎖不全，左声帯麻痺を認める．嚥下内視鏡検査では左側優位に梨状陥凹の唾液貯留が多量で（**図3**），着色水嚥下時の誤嚥も高度であるが，声門閉鎖反射の惹起は比較的よい．嚥下造影検査では嚥下反射の惹起遅延，左側優位の食道入口部通過障害と誤嚥を認める．患者および家族ともに経口摂取を望んでいる．

　経口摂取回復を目的に嚥下機能改善手術を行った．両側輪状咽頭筋切断術，喉頭挙上術，左披裂軟骨内転術を併用し，術後1週後より経口摂取訓練を開始した．徐々に経口摂取ができるようになり，1か月後には全粥による経口摂取自立が可能になり自宅退院した．術後4年あまり経過するが，経口摂取は継続できており，誤嚥性肺炎の発症もない．

解説

　遷延する嚥下障害に対して嚥下機能改善手術が奏功した例である．認知機能が良好で経口摂取の意欲が高かったこと，嚥下障害が主に咽頭期の障害であったことから，嚥下機能改善手術の適応と判断した．

今後の課題

　嚥下障害はさまざまな原因疾患に起因し，その障害様式や程度も症例によって大きく異なる．さらに，治療や対応においては年齢，認知機能，ADL，リハビリテーション環境，介護環境なども考慮しなければならない．本CPGではこれらを包括した対応指針は示されていない．また，嚥下障害の治療に関するエビデンスレベルの高い文献も限られている．一方で近年は，嚥下器官の感覚刺激や嚥下関連筋の筋力増強を目的とした薬物治療や神経筋電気刺激療法などの新たな治療法が報告されており，これらに関するエビデンスも収集しつつ，本CPGの改訂が進められている．

（兵頭政光）

引用文献

1) 日本耳鼻咽喉科学会編．嚥下障害診療ガイドライン 2018年版．第3版．金原出版；2018.
2) 兵頭政光ほか．嚥下内視鏡検査におけるスコア評価基準（試案）の作成とその臨床的意義．日耳鼻 2010；113：670-8.
3) Hegland KW, et al. Rehabilitation of swallowing and cough functions following stroke：An expiratory muscle strength training trial. Arch Phys Med Rehabil 2016；97：1345-51.
4) Shaker R, et al. Rehabilitation of swallowing by exercise in tube-fed patients with pharyngeal dysphagia secondary to abnormal UES opening. Gastroenterology 2002；122：1314-21.
5) Ito H, et al. Clinical Significance of Surgical Intervention to Restore Swallowing Function for Sustained Severe Dysphagia. J Clin Med 2023；12：5555.

6章

頭頸部疾患

Sjögren 症候群

Sjögren 症候群（SS）は唾液腺や涙腺などの外分泌腺にリンパ球が浸潤し，それに伴い，腺組織が特異的に障害を受ける自己免疫疾患であり，口腔乾燥症（ドライマウス）や眼乾燥症（ドライアイ）を主症状とする[1]．

臨床分類と疫学 （図1）

SS は他の膠原病を合併しない一次性 SS と，関節リウマチ（RA）や全身性エリテマトーデス（SLE）などの膠原病を合併する二次性 SS に大別される．さらに一次性 SS は，病変が涙腺や唾液腺などの外分泌腺に限局し，ドライアイやドライマウスなどの腺症状（乾燥症状）のみを呈する腺型と，病変が外分泌腺以外の全身諸臓器におよび，多彩な臓器病変や検査異常を呈する腺外型に分かれる．

2011 年のデータでは SS の有病率は 0.05％である．平均年齢は 60.8 歳±15.2 歳，男性／女性の比率は 1/17.4 と圧倒的に女性に多い．病型は一次性／二次性が 58.5％/39.2％であり，一次性 SS のうち腺型／腺外型は 69.1％/24.7％（不明 6.2％）であった．二次性 SS に合併する膠原病では RA が 38.7％で最多であり，次いで SLE が 22.2％であった．

病因

SS の病因はいまだ明らかではなく，遺伝性素因（HLA 抗原），内分泌異常（女性ホルモンの欠乏），免疫異常，Epstein-Barr ウイルスやヒト T 細胞性白血病ウイルス 1 型（HTLV-1）などのウイルス感染といった環境要因などの関与が示唆されているが，これらの因子が複合的に絡み合っているのではないかと考えられている．

病理学的特徴

病理組織学的には，小葉内導管周囲のリンパ球浸潤のほか，小葉内および小葉間間質の線維化や脂肪変性などがみられる．組織分類としては Greenspan 分類が広く用いられており（表1），grade 3 以上を SS として有意な所見として判断

表1　Sjögren 症候群の組織分類（Greenspan 分類）

grade	所見
0	変化のみられないもの
1	軽度の細胞浸潤をみるもの
2	中等度の細胞浸潤で 1 focus/4 mm^2 未満
3	1 focus/4 mm^2
4	1 focus/4 mm^2 以上

1 focus とは，小葉間導管周囲に 50 個以上の単核細胞（リンパ球，大食細胞，形質細胞）浸潤がみられることをさす．

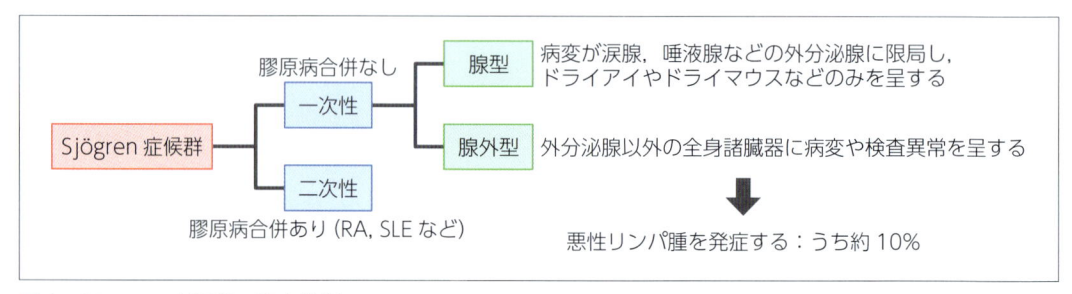

図1　Sjögren 症候群の臨床分類
RA：関節リウマチ，SLE：全身性エリテマトーデス.

表2　Sjögren 症候群の厚生省改訂診断基準（1999 年）

1. 生検病理組織検査で次のいずれかの陽性所見を認めること
    A) 口唇腺組織で $4\,mm^2$ あたり 1 focus（導管周囲に 50 個以上のリンパ球浸潤）以上
    B) 涙腺組織で $4\,mm^2$ あたり 1 focus（導管周囲に 50 個以上のリンパ球浸潤）以上
2. 口腔検査で次のいずれかの陽性所見を認めること
    A) 唾液腺造影で Stage1（直径 1 mm 未満の小点状陰影）以上の異常所見
    B) 唾液分泌量低下（ガム試験にて 10 分間 10 mL 以下またはサクソンテストにて 2 分間 2 g 以下）があり，かつ唾液
       腺シンチグラフィーにて機能低下の所見
3. 眼科検査で次のいずれかの陽性所見を認めること
    A) シルマー試験で 5 分間に 5 mm 以下で，かつローズベンガル試験で van Bijsterveld スコア 3 以上
    B) シルマー試験で 5 分間に 5 mm 以下で，かつ蛍光色素試験で陽性
4. 血清検査で次のいずれかの陽性所見を認めること
    A) 抗 Ro/SS-A 抗体陽性
    B) 抗 La/SS-B 抗体陽性
[診断基準] 上記 4 項目のうち，いずれか 2 項目以上を満たす

(Fujibayashi T, et al. Mod Rheumatol 2004；14（6）：425-34[3] より)

される[2]．免疫組織学的には唾液腺や涙腺に浸潤するリンパ球は CD4 陽性 T 細胞が優位であり，これらの細胞が Fas/FasL を介して導管上皮細胞のアポトーシスを促進させ，腺組織を破壊する．リンパ球浸潤が高度になると，B 細胞の割合が上昇し，血清中に自己抗体（抗 Ro/SS-A 抗体，抗 La/SS-B 抗体，抗核抗体値〈ANA 値〉，リウマトイド因子〈RF〉）が出現する．その後，腺外組織にもリンパ球が浸潤するようになると，偽リンパ腫や高γグロブリン血症を引き起こし，最終的に悪性リンパ腫を発症する．

診断基準と診断の流れ

SS の診断基準は，国内では厚生省改訂診断基準（1999 年）（表2）[3]，国際的にはアメリカ・ヨーロッパ改訂分類基準（AECG）（2002 年），アメリカリウマチ学会分類基準（ACR）（2012 年）がある．厚生省改訂診断基準の 4 項目のうち，いずれか 2 項目以上を満たせば SS と診断する感度は82.8%，特異度は 87.9% であった[3]．

耳鼻咽喉科・頭頸部外科医としては医療面接で乾燥症状（ドライマウス，ドライアイ），全身症状（発熱，倦怠感，関節痛など），検査異常（白血球減少，γグロブリン高値），腺外病変（間質

性肺炎，神経障害，リンパ節腫脹，皮疹など）など，SS を疑う所見を得た際には，抗 SS-A 抗体および抗 SS-B 抗体を血液検査で測定する．そのうえで口唇腺の生検による病理組織診断もしくは唾液腺造影や唾液分泌能試験（ガムテスト）を行う．悪性リンパ腫の合併が疑われる場合には大唾液腺の生検を考慮する．

眼科的検査では，Schirmer 試験，BUT（涙腺層破壊時間），ローズベンガル染色，リサミングリーン染色，フルオレセイン染色を行うことが，診断率の向上および病態の把握に有用である可能性がある．なお，口腔乾燥症状は SS 診断における特異度は低く，唾液分泌量や口唇腺生検との相関も明らかではない．

全身症状 （表3）

腺外型 SS ではさまざまな特徴的な全身症状をきたす．皮膚病変では環状紅斑や皮膚血管炎，腎病変では間質性腎炎や遠位尿細管性アシドーシスや糸球体腎炎があり，24% に腎不全がみられる．末梢神経では，多発性神経炎，脳神経障害，中枢神経では脳症や無菌性髄膜炎がみられる．肺では気管支拡張症や間質性肺炎がみられ，5 関節未満の対称性関節炎をきたすのが特徴的である．

表3　Sjögren 症候群の症状とその特徴

部位	病変	特徴
皮膚	皮膚血管炎	皮膚紫斑がみられ，組織では皮膚破砕性血管炎の所見
	環状紅斑	顔面が最も多く，上腕，頸部，下肢など
腎	間質性腎炎 遠位尿細管性アシドーシス	低カリウム性周期性四肢麻痺，腎性疝痛，腎不全
	糸球体腎炎	浮腫，ネフローゼ，腎不全，蛋白尿，血尿
末梢神経	多発性神経炎	感覚神経障害が多い
	脳神経障害	視神経，三叉神経，顔面神経，舌咽・反回神経の順に多い
中枢神経	脳症 無菌性髄膜炎	頭痛，認知障害，気分障害
肺	気管支拡張症など末梢気道病変 間質性肺炎	呼吸困難，咳嗽，喀痰，胸痛，発熱
関節	5関節未満の対称性関節炎	近位指節間関節，中手指節関節，手根関節に多い

検査

1. 血液検査

抗 Ro/SS-A 抗体，抗 La/SS-B 抗体，RF，ANA 値は SS 診断の感度，特異度を向上させる．ただし，抗 La/SS-B 抗体が単独陽性はまれであり，まず抗 Ro/SS-A 抗体を測定するのがよい．抗セントロメア抗体（ACA）陽性は血管障害，抗 CCP 抗体陽性は関節炎症状と関連がある．白血球減少は SLE との合併例に多い．橋本甲状腺炎合併 SS は悪性化しにくい可能性がある．

2. 画像診断

唾液腺エコー検査，唾液腺 MRI 検査，唾液腺シンチグラフィー検査，唾液腺造影検査が SS の診断と重症度の評価に有用である．

3. 予後に関連する合併

一次性 SS において悪性リンパ腫による死亡率は約 1.0% であった．そのなかで粘液関連リンパ組織（MALT）リンパ腫，辺縁帯リンパ腫（MZL）の発症率が高い．悪性リンパ腫合併のリスク因子は，唾液腺腫脹，紫斑，血清 C3 低下，血清 C4 低下であった．

小児例の特徴

反復性耳下腺腫脹，自覚的および他覚的な口腔・眼の乾燥症状は，小児 SS を示唆する所見である．小児 SS の腺外症状としては，関節症状，皮疹，倦怠感，Raynaud 現象，発熱，リンパ節腫脹などがある．また，尿細管アシドーシス，消化管潰瘍は頻度が低いものの重要な合併症として考慮しておく必要がある．

小児 SS でも抗 Ro/SS-A 抗体や ANA 値は診断感度が高い．RF，高 γ グロブリン血症，抗 La/SS-B 抗体も診断に有用である．耳下腺シアログラフィー（MR シアログラフィーを含む），口唇小唾液腺生検は腺病変を反映し，診断感度が高い．唾液腺シンチグラフィー検査，Schirmer テスト，角結膜染色試験も腺病変を反映する検査である．

治療

1. 口腔乾燥症状に対する薬物療法

a. ムスカリン受容体刺激薬

セビメリン塩酸塩とピロカルピン塩酸塩は，唾液分泌量を増加させ，口腔乾燥症状の改善に有用であり，いずれも SS に保険適用となっている．副作用の嘔気，多汗，悪寒，動悸の出現に注意を

要する.

b. 麦門冬湯

　唾液分泌量を改善させ，口腔症状および口腔粘膜異常を改善させる可能性がある．副作用は生じにくい.

c. 口腔保湿剤

①ジェル状口腔保湿剤

　唾液分泌量の増加効果はないが，口腔乾燥症状および口腔粘膜異常を改善させる可能性がある．リキッド，ジェルのように異なる口腔保湿剤を組み合わせて使用すると，唾液分泌量，口腔乾燥症状，口腔粘膜異常を改善させる可能性がある.

②人工唾液（国内製）

　口腔乾燥症状を改善させる可能性がある.

③アズレンスルホン酸ナトリウム

　唾液分泌量を増加させる可能性があるが，口腔乾燥症状，口腔粘膜異常を改善させる効果が乏しい.

　ジェル状口腔保湿剤と国内製人工唾液は消化器症状に関連する有害事象が生じうる.

2. 再発性唾液腺腫脹に対する治療

a. 抗菌薬

　再発性唾液腺腫脹に効果がある可能性がある.

b. 副腎皮質ステロイド

　再発性唾液腺腫脹に効果がある可能性がある．口腔乾燥症状も改善させる可能性があるものの，明らかな唾液分泌量・涙液分泌量の改善などの腺病変に対する効果は認められない．一方，感染症を増加させる可能性があり，長期間の全身投与は推奨されない．しかし，腺外病変（肺・腎・中枢神経・関節・皮膚・筋病変）に対しては改善させる可能性がある.

c. 耳下腺洗浄療法

　唾液腺内視鏡を用いて唾液腺を洗浄し，拡張し，ステロイドを注入する方法である．唾液腺腫脹，唾液分泌に改善効果がある可能性がある.

3. ドライアイに対する治療

a. 点眼薬

　いずれの点眼薬も重大な有害事象は認められていない.

①レバミピド点眼薬

　角結膜障害・ドライアイを改善させる可能性がある.

②ジクアホソルナトリウム点眼薬

　角結膜障害・ドライアイを改善し，涙液量を改善させる可能性がある．視機能の改善効果は認められない.

③ヒアルロン酸ナトリウム点眼薬

　角結膜障害，ドライアイを改善させる可能性がある.

b. 涙点プラグ治療

　涙の排出口である涙点に栓（プラグ）をすることで十分な涙が目にとどまるようにする治療である．涙液量の改善，角膜上皮障害，ドライアイを改善させる可能性がある.

4. その他の薬剤

a. 免疫抑制薬

①ミゾリビン

　唾液分泌量・乾燥自覚症状を改善させる可能性がある.

②メトトレキサート

　乾燥自覚症状を改善させる可能性がある.

③シクロホスファミド

　肺，腎，中枢神経病変を改善させる可能性がある.

b. 生物学的製剤

①リツキシマブ

　腺病変および腺外病変，自覚症状の改善の可能性がある.

②アバタセプト

　腺機能および腺外病変を改善させる例もある.

症例提示

症例　40 歳代，女性

症状：口渇と全身倦怠感がひどくなり，人間ドックで RF 陽性を指摘され，当院内科に受診した．抗 Ro/SS-A 抗体 陽性，抗 La/SS-B 抗体 陰性，IgG 2,291 mg/dL↑，IgA 507 mg/dL↑，IgM 90 mg/dL，IgG 446 mg/dL，P-ANCA 陰性，C-ANCA 陰性，赤沈 1 時間値 25 mm↑であった．レイノー症状や関節痛の自覚はなかったが，ドライアイもあり，Sjögren 症候群が疑われ，当科紹介となった．

診断：口腔内粘膜の乾燥が著明であり，同日に下口唇より局所麻酔下に小唾液腺生検術を施行したところ，Greenspan 分類の grade 4 の診断であった．Schirmer 試験では，右 21 mm，左 16 mm，BUT は 2～3 秒であったが，SS と診断された．

治療経過：薬物指導を行い，ムスカリン受容体刺激薬と人工唾液を処方し，症状の改善を得られた．その後，定期的に顎下腺炎を繰り返すものの，抗菌薬と消炎鎮痛剤で対症療法を行っている．

（東野正明）

引用文献

1) 住田孝之：厚生労働科学研究費補助金難治性疾患等政策研究事業 自己免疫疾患に関する調査研究班編．シェーグレン症候群診療ガイドライン 2017 年版．診断と治療社；2017.
2) Greenspan JS, et al. The histopathology of Sjögren's syndrome in labial salivary gland biopsies. Oral Surg Oral Med Oral Pathol 1974；37（2）：217-29.
3) Fujibayashi T, et al. Revised Japanese criteria for Sjögren's syndrome（1999）：availability and validity. Mod Rheumatol 2004；14（6）：425-34.

IgG4 関連疾患

ガイドラインの概要

　IgG4 関連疾患は全身性・慢性炎症性のリンパ増殖性疾患であり，高 IgG4 血症と腫大した罹患臓器への著明な IgG4 陽性形質細胞浸潤および線維化を特徴とする疾患である[1]．多様な臓器に病変形成がみられるが，好発部位として涙腺・唾液腺があげられる．Sjögren 症候群との異同が議論になった時代もあるが両者の臨床像は異なる．IgG4 涙腺・唾液腺炎は高齢者に多く，およそ 4 分の 3 は 60 歳以上の高齢者である．男女比はほぼ等しく，腺腫脹の程度が強い一方で腺機能低下が比較的軽度である．また，嗅覚障害を伴う症例や特徴的な鼻副鼻腔炎を伴う症例も少なくない[2]．

　これまで本邦で用いられてきた 2 つの診断基準として包括診断基準（**表 1**）[3]および臓器別診断基準（**表 2**）[4]が示されている．この 10 年間ほどで本疾患の臨床像の詳細が明らかになってきており，より実臨床に即した診断基準として，いずれも 2020 年に改訂されている．診断にはどちらの診断基準を用いても問題ないが，包括診断基準で

表 1　IgG4 関連疾患包括診断基準の診断項目（2020 年改訂）

(1)　臨床的及び画像的診断：単一* または複数臓器に特徴的なびまん性あるいは限局性腫大，腫瘤，結節，肥厚性病変を認める（*リンパ節が単独病変の場合は除く）
(2)　血清学的診断：高 IgG4 血症（135 mg/dL 以上）を認める
(3)　病理学的診断：以下の 3 項目中 2 つを満たす．
①著明なリンパ球，形質細胞の浸潤と線維化を認める
② IgG4 陽性形質細胞浸潤：IgG4/IgG 陽性細胞比 40％以上かつ IgG4 陽性形質細胞が 10/HPF を超える
③特徴的な線維化，特に花莚状線維化あるいは閉塞性静脈炎のいずれかを認める
上記のうち，(1) + (2) + (3) を満たすものを確定診断群（definite），(1) + (3) を満たすものを準確診群（probable），(1) + (2) のみを満たすものを疑診群（possible）とする．
注釈 1：臓器別診断基準の併用 本基準で，準確診群（probable），疑診群（possible）であっても IgG4 関連疾患臓器別診断基準で確定診断されたものは，IgG4 関連疾患確診群（definite）と判断する．
注釈 2：除外診断 1. できる限り組織診断を行い，各臓器の悪性腫瘍（癌，悪性リンパ腫等）や類似疾患（Sjögren 症候群，原発性硬化性胆管炎，Castleman 病，二次性後腹膜線維症，多発血管炎性肉芽腫症，サルコイドーシス，好酸球性多発血管炎性肉芽腫症等）を鑑別することが重要である． 2. 高熱，高 CRP，好中球増多等を呈する場合，感染性・炎症性疾患を除外することが重要である．
注釈 3：病理学的診断 1. 経皮・内視鏡下針生検に比べ，摘出・部分切除標本では，IgG4 陽性細胞数は通常多く認められる．本疾患は，共通する病理像が特徴ではあるが，数値にこだわりすぎない総合的な評価が重要である． 2. 花莚状線維化（storiform fibrosis）は，炎症細胞浸潤と小型紡錘形細胞からなる花莚状の錯綜配列を示し，様々な程度の線維化を伴う病変である．一方，閉塞性静脈炎（obliterative phlebitis）は，炎症細胞による線維性の静脈閉塞と定義される．両者とも，IgG4 関連疾患の診断のために有用である．したがって，病理診断項目における②を伴わない①と③は，IgG4 染色や IgG 染色が不良例に適用される．
注釈 4：ステロイド反応性 　IgG4 関連疾患は，通常，ステロイド治療に良好な反応性を示すが，診断的治療を積極的に推奨するものではない．一方，ステロイド治療に全く反応しない場合は診断を再考する必要がある．

(Umehara H, et al. Mod Rheumatol 2021；31：529–33[3]より)

表2 IgG4 関連涙腺・唾液腺炎の診断基準（改訂）

1. 涙腺，耳下腺あるいは顎下腺の腫脹を持続性（3ヶ月以上）に認める.
   a. 対称性，2ペア以上
   b. 1箇所以上
2. 血清学的に高 IgG4 血症（135 mg/dL 以上）を認める.
3. 涙腺あるいは唾液腺生検組織* に著明な IgG4 陽性形質細胞浸潤（IgG4 陽性/IgG 陽性細胞が 40%以上，かつ IgG4 陽性形質細胞が 10/hpf を超える）を認める.

診断は，項目 1a＋項目 2 または項目 3 を満たすもの，ないしは項目 1b＋項目 2＋項目 3 を満たすものを確診とする．全身性 IgG4 関連疾患の部分症であり，多臓器病変を伴うことも多い．鑑別疾患に，サルコイドーシス，多中心性 Castleman 病，多発血管炎性肉芽腫症，悪性リンパ腫，癌などがあげられる．したがって，項目 1a＋項目 2 で確診とされる場合も可能であれば生検を施行することが望ましい.

（注釈＊）生検組織には口唇腺を含む

（厚生労働省難治性疾患等政策研究事業 IgG4 関連疾患の診断基準並びに診療指針の確立を目指す研究班．IgG4 関連涙腺・唾液腺炎診断基準．2020[4]）より）

包括的に診断し，さらに臓器別診断基準で症例を拾い上げていくコンセプトとなっている．診断に際して悪性疾患や類似疾患（mimicker）を鑑別することが重要視されており，組織診断がなくとも診断は可能なケースもあるが，できる限り組織診断を行うことが推奨されている．一方，欧米においては診断基準ではなく，研究や治験を目的とした均一な集団の抽出を目的とした分類基準（classification criteria）が推進され，IgG4 関連疾患に対する分類基準[5] が 2019 年に作成されている．国際的に発信する際は，この分類基準を満たしていることが求められるようになっており，日本の臨床現場でも使用される機会が増えつつある.

治療はステロイドが第一選択となるが，国際的にも治療に関するガイドラインをはじめとする統一されたコンセンサスはまだ確立されていない.

診断のポイント

耳鼻咽喉科領域で診断する機会が多い IgG4 涙腺・唾液腺炎は，対称性かつ持続性に 2 ペア以上の涙腺・唾液腺の腫脹を認め，高 IgG4 血症が認められれば診断可能である（表2）．腺腫脹が 1 か所のみの場合は生検が必須となる．比較的低侵襲な口唇小唾液腺生検でも診断は可能であるが，約 4 割の症例には口唇腺に特異的所見が認めら

ない点に留意したい[6].

血清 IgG4 高値（135 mg/dL 以上）はほぼ必発であり，血清 IgG4 値以外では高ガンマグロブリン血症（特に IgG 高値），IgE の上昇，好酸球増多，可溶性 IL-2 レセプター値の上昇などを認めることがある．ただし高 IgG4 血症は必ずしも本疾患に特異的ではない点には注意が必要である.

画像検査所見としては，罹患臓器のびまん性・限局性腫大や結節性・肥厚性病変を認める．本疾患は全身性の疾患であることから，全身 CT などの全身精査を行うのが望ましい．PET-CT 検査も全身の臓器障害のスクリーニングに有用であるが，保険適用外である．超音波エコー検査も有用で，腫脹唾液腺において血流豊富な結節状低エコーまたは深部ほど正常像に移行していく網状低エコー所見のほか，唾液腺の輪郭が凹凸で不整，全体的もしくは部分的にエコー輝度がきわめて低い低エコー領域が認められることが多い.

症例提示

症例 65歳，男性

主訴：両上眼瞼および両顎下部腫脹（図1）

現病歴：半年ほど前から持続する無痛性の両側上眼瞼および顎下部の腫脹を認めるため受診した.

血液検査所見：白血球数 8,200/mm^2，CRP 陰性，血性アミラーゼ 102 U/L，IgG 2,210 mg/dL,

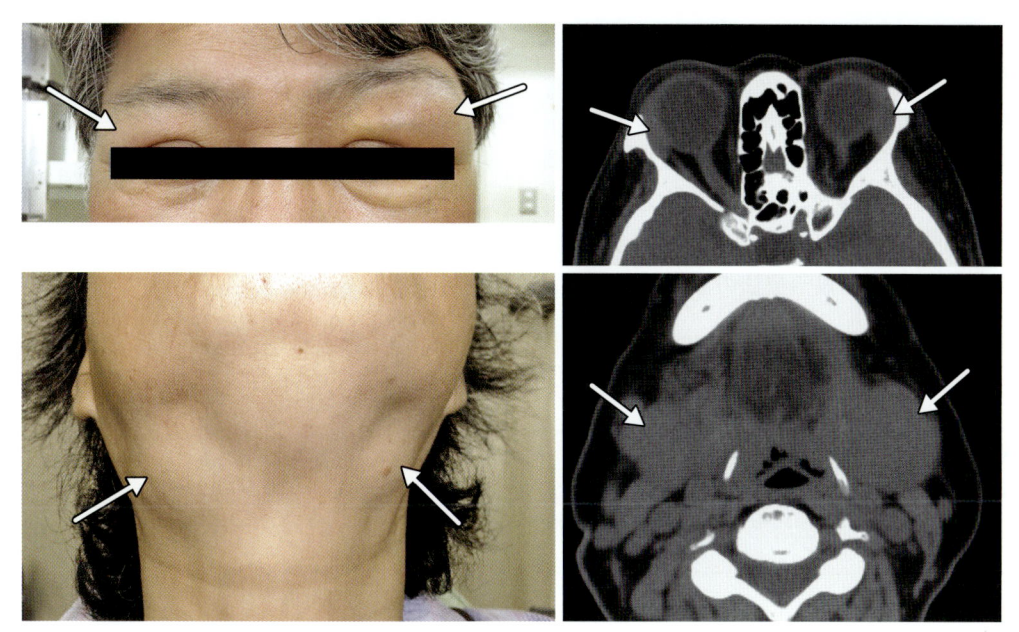

図1　IgG4 関連涙腺・唾液腺炎症例
両側の涙腺および顎下腺の腫脹を認める.

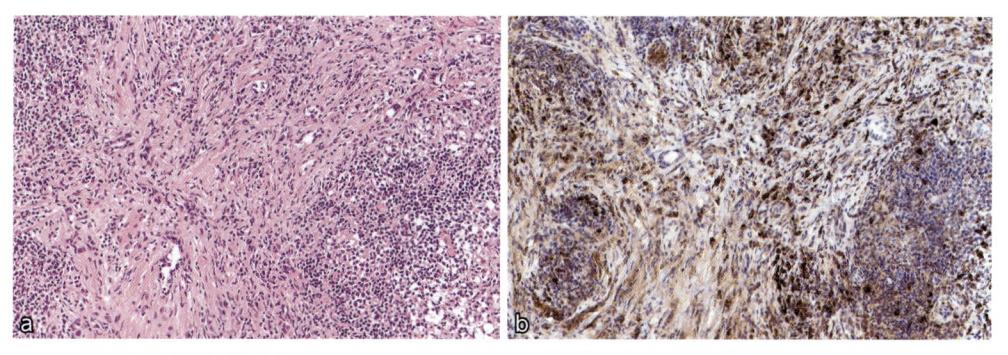

図2　顎下腺の病理組織学的所見
a：HE 染色，200 倍. b：IgG4，200 倍.
高度の線維化と多数の IgG4 陽性形質細胞浸潤を認める.

IgG4 382 mg/dL, IgE 172 mg/dL, 抗 SS-A 抗体陰性，抗 SS-B 抗体陰性，可用性 IL-2 受容体 722 U/mL

臨床検査所見：サクソンテスト 1.7 g/2 分
病理組織学的所見：腫脹した顎下腺からの組織生検を行い，著明な IgG4 陽性形質細胞浸潤（IgG4 陽性/IgG 陽性細胞が 40%以上および IgG4 陽性形質細胞が 10/hpf 以上）および線維化を認めた（**図2**）.

臨床のポイント

包括診断基準（**表1**），臓器別診断基準（**表2**）のいずれの診断項目 1+2+3 を満たす確診（definite）症例である. 全身検索の結果，自己免疫性膵炎を認めた.

今後の課題

診断基準の充実により，本疾患の診断については高い診断率が得られるようになってきた. 一方

で，治療については本邦ではステロイドが第一選択となるが，維持療法が必要となる症例も多く，ステロイド長期投与に関連する一般的な副作用について注意と対応が求められる．免疫抑制剤の併用はアザチオプリンのみが保険適用内と解釈できるが，エビデンスは十分とはいえない．今後のさらなる病態解明と新規治療法の開発が課題である．

（高野賢一）

引用文献

1) Takano K, et al. Recent advances in knowledge regarding the head and neck manifestations of IgG4-related disease. Auris Nasus Larynx 2017；44：7-17.

2) Takano K, et al. New insights into chronic rhinosinusitis associated with IgG4-related disease. Auris Nasus Larynx 2023；51：356-60.

3) Umehara H, et al. The 2020 revised comprehensive diagnostic（RCD）criteria for IgG4-RD. Mod Rheumatol 2021；31：529-33.

4) 厚生労働省難治性疾患等政策研究事業 IgG4 関連疾患の診断基準並びに診療指針の確立を目指す研究班. IgG4 関連涙腺・唾液腺炎診断基準. 2020.

5) Wallace ZS, et al. The 2019 American College of Rheumatology/European League Against Rheumatism Classification Criteria for IgG4-Related Disease. Arthritis Rheumatol 2020；72：7-19.

6) Takano K, et al. Clinicopathological analysis of salivary gland tissue from patients with IgG4-related disease. Acta Otolaryngol 2016；136：717-21.

耳下腺がん

診療ガイドラインの概要

「頭頸部癌診療ガイドライン 2022 年版」[1] には耳下腺がんを対象に病期診断と治療アルゴリズムが提示されている．臨床的特徴，診断，放射線治療，薬物療法に関する記述は唾液腺がん全体に関連した内容が記載されている．

唾液腺がんの特徴は，病理組織像がきわめて多彩，かつ，組織型により生物学的悪性度が規定されることである．WHO 病理分類に基づいた正確な病理診断が，治療方針の決定および予後予測に重要である．術前検査として，画像検査と穿刺吸引細胞診（FNAC）などの病理学的検査により悪性度の診断を行い，これをもとに治療方針を決定する．

耳下腺がんの治療の中心は手術である．T1〜T4a が根治治療の適応とされ，部分切除術，葉切除術（浅葉，深葉），全摘術，拡大全摘術のいずれかが選択される．「頭頸部癌診療ガイドライン 2013 年版」以降，耳下腺がんにおける顔面神経の取り扱いは，麻痺がなければ原則として温存することと，切除した場合は可能な限り即時再建を行うことが推奨されている．N＋症例では全領域の頸部郭清を行う．高悪性度がんでは，N0 症例における予防的頸部郭清術と術後補助放射線治療の施行を検討することが推奨されている．根治切除不能例では根治的放射線治療や粒子線治療を考慮してよい．薬物治療として，確立した標準治療は存在しないが，近年では唾液腺がんにおけるさまざまな遺伝子異常が報告されており，病理組織診断に有用なだけでなく，分子標的治療の標的分子となる可能性がある．

対象ガイドラインのポイント

2022 年版のガイドラインは，2009 年初版以来，3 回目の改訂である．耳下腺がんの分野は，これまで改訂のなかで，最も多くの項目で，追加と更新がなされた．

2022 年版では，冒頭に代表的病理組織型ごとの臨床的特徴が記載されている．耳下腺の切除範囲，予防的頸部郭清術，術後放射線治療の適応は，病期分類だけでなく病理組織型も考慮して検討することが推奨されている．

術前検査として画像検査，病理学的診断検査の提示が新設された．画像検査では，超音波，CT，MRI，FDG-PET の検査種別の特徴が記載されており，その特性を理解して検査を行うべきである．病理学的診断検査の項には，FNAC では良性診断症例のなかには低悪性度がんが潜んでいる可能性があること，コア針生検は FNAC で診断不能症例において利点があること，凍結切片を用いた術中迅速診断は切除断端やリンパ節等悪性細胞の有無の検索には有用であるが，腫瘍本体の良悪性診断に用いる場合は注意が必要であることが記載された．

耳下腺がんの原発巣に対する術式の分類は，初版以来変更はなされていない．予防的頸部郭清術は，I 期でも高悪性度群ならば考慮してよいと記載がある．その対象とされる代表的高悪性度がんは，旧版の「扁平上皮がん，粘表皮がん（高度性度），腺がん」から，2022 年版では「唾液腺導管がんや粘表皮がん（高度性度）」へ変更された．より現状に即した組織型が提示された．また，本版から，予防郭清の範囲は Level I〜III の選択的頸部郭清も選択肢であることと，耳下腺原発の腺様嚢胞がんの頸部転移は低頻度であることから予防郭清を省略できる可能性が提示された．

術後放射線治療の適応として，旧版の病理学的高悪性度群や切除断端陽性に加え，2022 年版では，局所進行例と頸部リンパ節転移陽性例が追加された．

薬物療法では，分子病理診断の発展を反映した治療内容が提示された．第Ⅱ相試験の結果ではあるが，HER2，アンドロゲン受容体，*NTRK* 融合遺伝子を標的とした，トラスツズマブ＋ドセタキセル，リュープロレリン＋ビカルタミド，ラロトレクチニブ，エヌトレクチニブの薬剤名が提示された．またプラチナ製剤とタキサン系抗がん剤の併用も考慮してもよいとされている．

症例提示

症例1　耳下腺がん（分泌がん）（基本的症例）

治療経過

耳下腺腫瘍に対し耳下腺部分切除が施行され腺房細胞がんと診断されていた．5年後，局所再発のため当科を受診（**図1a**）．病理診断レビューを行い分泌がんと診断が変更された（**図1b**）．低悪性度唾液腺がんと考えられ，再発病変であるが，耳下腺全摘や顔面神経切除は行わず，耳下腺部分切除術を施行した．術後の病理検査でも分泌がんと診断され，がん遺伝子パネル検査にて *ETV6-NTRK* 融合遺伝子を認めた．低悪性度がんと確定したため，術後補助治療は施行しなかった．再発病変に対する手術後5年を経過し，現在までの明らかな再発を認めていない．

臨床のポイント1

過去に腺房細胞がんや腺がん NOS と診断されていた症例が，現在の診断基準では，それぞれ分泌がん，唾液腺導管がんと分類される症例がある[2]．特に再発転移を生じた症例では，過去の病理組織型診断と臨床的経過との整合性を検討する．

症例2　耳下腺がん（唾液腺導管がん）（40歳，男性）

治療経過

2か月来の左頸部腫瘤にて前医を受診．画像検査と頸部リンパ節生検で，左耳下腺深葉唾液腺導管がん，cT2N2bM0，HER2 強陽性と診断された

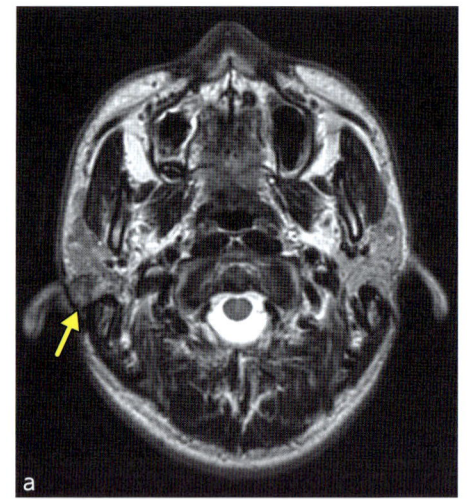
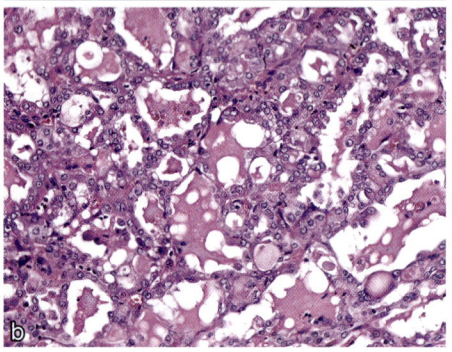

図1　症例1：耳下腺がん（分泌がん）
a：再発時 MRI 所見．
b：初発時腫瘍 HE 染色病理写真．比較的均一で軽度の異型性を示す腫瘍細胞が濾胞状，微小嚢胞状に増殖しており，管腔内に好酸性分泌物を容れている．

（**図2g, h**）．原発巣は内頸動脈と接し（**図2a**），左頸部には，上から下内神経，および鎖上まで無数のリンパ節転移を認めた（**図2b, c**）．切除可能な高悪性度耳下腺がんは切除と術後放射線治療が標準治療であるが，N2b 以上の唾液腺導管がんでは，2年無増悪生存率が11％，再発部位は遠隔転移が半数以上との報告がなされていることから，抗 HER2 治療（トラスツズマブ＋ドセタキセル）による化学療法で治療を開始することとした．6コース投与後，MRI では耳下腺深部に嚢胞状病変の残存を認め，RECIST 判定では安定（SD）であったが，造影増強効果は消失していた（**図2d, e**）．PET-CT では原発巣，頸部リンパ節

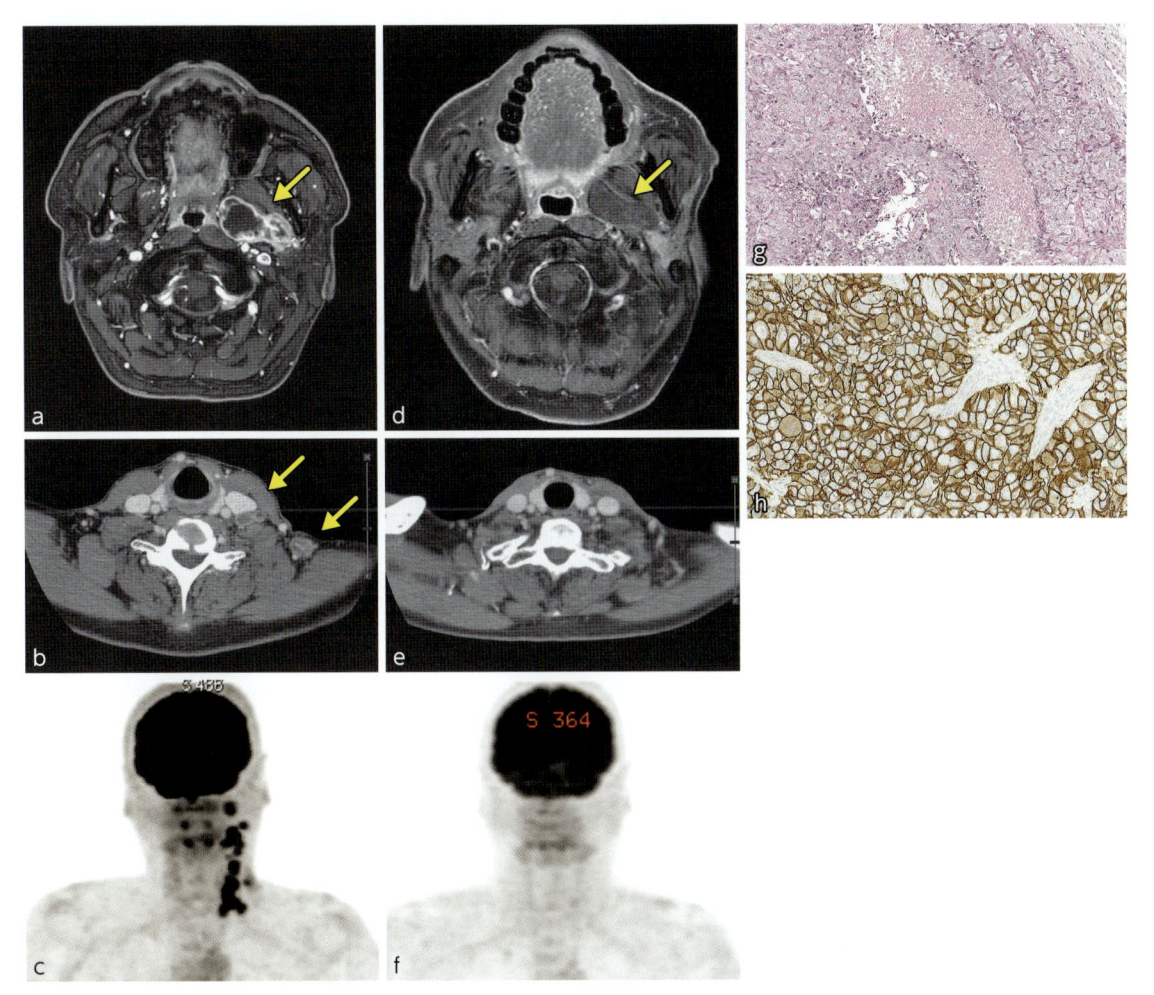

図2　症例2：耳下腺がん（唾液腺導管がん）

a：治療前 MRI 原発巣.

b：治療前 CT 頸部転移.

c：治療前 PET-CT.

d：トラスツズマブ＋ドセタキセル6コース投与後 MRI 原発巣. 腫瘍サイズは著変ないが, 造影増強効果が消失した.

e：トラスツズマブ投与後 CT. リンパ節転移は消失.

f：トラスツズマブ投与後 PET-CT. FDG 異常集積を認めない.

g：生検標本 HE 染色写真. リンパ節内に, 壊死を伴って充実胞巣状から管状に増殖する腫瘍が認められる. 腫瘍細胞は核小体明瞭な腫大核と淡好酸性胞体を有している.

h：生検標本 HER2 免疫組織化学染色. スコア3＋と判定される.

とも, FDG が消失し, Complete Metabolic Response と判断された（**図2f**）. 唾液腺導管がんでは, *de novo* に比べ, 多形腺腫由来で HER2 陽性率が高いため, 多形腺腫成分の残存と考えられた. もともと十分な切除マージンを確保した原発巣切除は困難と考えられたので, 局所の根治を狙った放射線治療と, 治療後の2年間の抗 HER2 治療継続（トラスツズマブ単独維持治療）の方針とした. 予定どおり治療を完遂し, 以後経過観察としている.

7年経過後, MRI では耳下腺深部の囊胞性病変の非常に緩徐な縮小傾向を認め, PET-CT では Complete Metabolic Response が維持されている.

臨床のポイント2

　切除可能な高悪性度唾液腺がん（耳下腺がん）の標準治療は切除術と術後放射線治療である．多発頸部転移を有する唾液腺導管がんでは，根治治療後の2年無増悪生存率が11%，そのうち約半数が遠隔転移を生じていたと報告されている[3]．再発転移 HER2 陽性例に対する抗 HER2 治療（トラスツズマブ＋ドセタキセル）の奏効率は70%と報告されている．今後，術前術後（根治放射線前後）の補助治療としての効果の検証も必要である．

今後の課題

　唾液腺がんでは，組織型ごとに特徴的な免疫組織化学染色，特異的な遺伝子変異を認めることが数多く報告されるようになった．これらの手法を，病理診断にも治療にも活用できるようにするため，保険診療制度による支援体制の向上，さらなる研究体制の充実，医療者の知識の普及が望まれる．

　現行の唾液腺がんの診療ガイドラインは，国内外のガイドラインともに，推奨される治療方針は，後方視解析研究と臨床第 II 相試験の結果をもとに記述されている．現在提示されている根治治療のアルゴリズムでは，高悪性度がんであれば，病期 I〜IVB までの症例が，結果的に同じ術式，同じ治療方針を選択しうることが可能である．前向き比較試験を行うことが困難であるので，詳細な病理学的検索に基づいた多施設による診断や治療に関する研究が必要である．

（多田雄一郎）

引用文献

1) 日本頭頸部癌学会編. 頭頸部癌診療ガイドライン 2022 年版. 第 4 版. 金原出版；2022.

2) Rooper LM, et al. The Decline of Salivary Adenocarcinoma Not Otherwise Specified as a Tumor Entity：Reclassification Using Contemporary Immunohistochemical Profiling and Diagnostic Criteria. Am J Surg Pathol 2021；45：753-64.

3) Otsuka K, et al. Clinical Outcomes and Prognostic Factors for Salivary Duct Carcinoma：A Multi-Institutional Analysis of 141 Patients. Ann Surg Oncol 2016；23：2038-45.

慢性・亜急性甲状腺炎

慢性甲状腺炎（橋本病）

■ 診療ガイドラインの概要

　本邦においては，日本甲状腺学会から診断ガイドラインが示されている[1]．本症の確定診断は，古くは病理組織学的特徴が中心であったが，ガイドラインでは，臨床症状として，甲状腺のびまん性腫大や甲状腺機能低下症の症状があり，抗甲状腺自己抗体「抗サイログロブリン（Tg）抗体，抗甲状腺ペルオキシダーゼ（TPO）抗体」が陽性であれば，本症と診断してよいとしている．抗甲状腺自己抗体が陰性の場合，診断のためには甲状腺超音波検査や甲状腺穿刺吸引細胞診検査を追加する．

■ 診療ガイドラインのポイント

1. びまん性甲状腺腫大

　通常びまん性の甲状腺腫大をきたすことが多いが，軽症例や萎縮性に進行した例では甲状腺腫を触知しない．本症の経過中に甲状腺腫が急速に増大する場合は，悪性リンパ腫の合併を考えなければならない．

2. 抗甲状腺自己抗体

　本症は甲状腺濾胞細胞に対する臓器特異的自己免疫疾患である．主たる標的抗原は Tg と TPO であり，患者の大半で血中に抗 Tg 抗体，ないしは抗 TPO 抗体が認められる．成人女性の約 3～10％の高頻度に認められる．その際，同じく自己免疫性甲状腺疾患であり，これらの抗体が陽性となることがあるバセドウ病を除外する必要がある．

3. 甲状腺機能低下症

　本症は甲状腺機能低下症の主たる原因疾患である．甲状腺機能低下症が進行すると，代謝低下により，全身倦怠感，全身の浮腫，耐寒性の低下，体重増加などが生じる．甲状腺機能は，半数以上で正常範囲内であるが，病態の進行に伴い TSH 値の上昇，FT4 値の低下を認めるようになる．中等度以上では代謝低下を反映して高コレステロール血症，GPT 等の肝酵素，CK 等の筋原性酵素の上昇を認めるようになる．

4. 甲状腺超音波検査

　本症では，病初期に甲状腺内部に粗雑なエコー像が認められ，進行するに従い，内部エコーが不均一となり，低下してくるため，参考所見となる．

5. 穿刺吸引細胞診

　リンパ球浸潤や上皮細胞の好酸性変化が認められれば本症と診断できる．

■ 症例提示

症例1　基本的症例（45歳，女性）

家族歴：母方の従姉妹にバセドウ病

現病歴：会社検診で，甲状腺腫と高脂血症を指摘され近医受診，甲状腺疾患の精査を勧められ当院紹介となった．海藻類が好物である．

現症：脈拍 68 bpm，体温 36.4℃．皮膚はやや乾燥．甲状腺はやや硬く，びまん性の腫大を認める．心肺異常所見なし．両下腿に浮腫を認めず．

血液検査：血沈 15 mm/1 時間（14 以下），CK 185 IU/L（50～180），総コレステロール 247 mg/dL（120～220），中性脂肪 164 mg/dL（40～150）

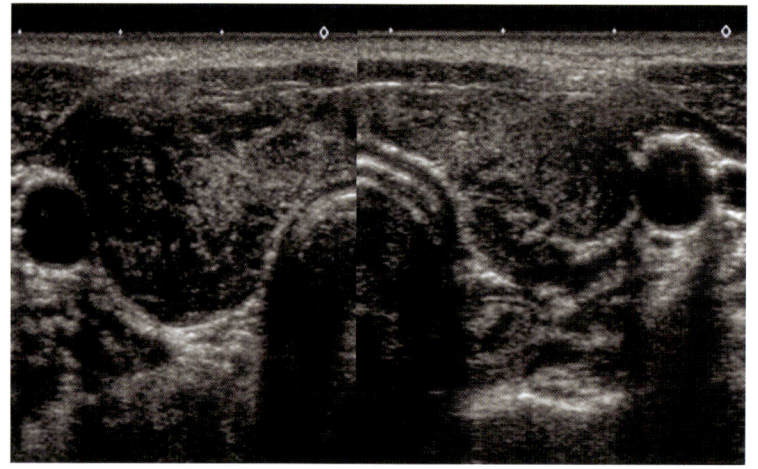

図1　慢性甲状腺炎（基本的症例）
甲状腺推定体積 26 mL（5〜17），腫瘍の合併は認めず，内部エコーは全体に粗雑で，一部表面から背側にかけて低下していた．

甲状腺機能検査：TSH 19.65 μIU/mL（0.61〜4.23），FT4 0.8 ng/dL（0.9〜1.7），FT3 2.4 pg/mL（2.3〜4.0），抗 Tg 抗体 250 IU/mL（〜40），抗 TPO 抗体 84 U/mL（〜28）

甲状腺超音波：図1

考察：本症例は比較的軽度の甲状腺機能低下症であり，早急に甲状腺ホルモン補充療法を開始する必要はない．海藻多食があり，ヨード過剰摂取による一過性の甲状腺機能低下症の可能性もある．この場合，ヨード制限のみで機能低下症が改善することがある．ヨード制限で改善しない場合，甲状腺ホルモン補充を開始する．

症例2　難治症例（52歳，女性）

現病歴：橋本病でレボチロキシン 50 μg の投与を行っていた．頸部腫脹の増大，疼痛，発熱症状が出現し，近医受診．非ステロイド抗炎症薬（NSAIDs：ロキソプロフェン）を処方されたが，改善せず，当院を受診した．

現症：脈拍 72 bpm，体温 36.7℃．甲状腺は硬く，びまん性の甲状腺腫大を認め，圧痛を認めた．心肺異常所見なし．両下腿に浮腫を認めず．

血液検査：白血球 6,660/μL（3,500〜9,000），血沈 51 mm/1 時間（14 以下），CRP 13.7 mg/dL（≦0.5）

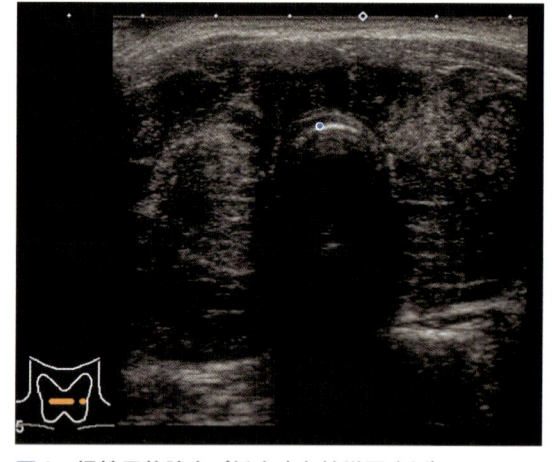

図2　慢性甲状腺炎（橋本病急性増悪症例）
甲状腺推定体積 120.5 mL（5〜17），腫瘍の合併は認めず，内部エコーは全体に粗雑で，所々に低エコー領域を認めた．

甲状腺機能検査：TSH 2.08 μIU/mL（0.61〜4.23），FT4 1.07 ng/dL（0.9〜1.7），FT3 2.91 pg/mL（2.3〜4.0），抗 Tg 抗体 ≧4,000 IU/mL（〜40），抗 TPO 抗体 ≧600 U/mL（〜28）

甲状腺超音波：図2

考察：抗甲状腺自己抗体が著明高値で，前頸部痛，超音波所見から橋本病の急性増悪と考えられ，NSAIDs での治療効果が乏しいため，プレドニゾロン（PSL）を開始した．PSL 減量時に症状が再燃し，休薬が困難であるため，甲状腺全摘術

を施行した.

診療ガイドラインの今後の課題

本症の診断の基本は抗甲状腺自己抗体陽性の確認であるが, 抗 Tg 抗体は陽性率が高いが[2], 亜急性甲状腺炎でもかなり陽性が多い等[3], 抗体陽性のみで本症と診断することには問題がある可能性がある. また, 現在のガイドラインは診断のみであり, 治療についての指針は作成されていない.

（伊藤　充）

引用文献

1) 日本甲状腺学会編. 甲状腺疾患診断ガイドライン 2021. 慢性甲状腺炎（橋本病）の診断ガイドライン. https://www.japanthyroid.jp/doctor/guideline/japanese.html
2) Hamada N, et al. Measuring thyroglobulin autoantibodies by sensitive assay is important for assessing the presence of thyroid autoimmunity in areas with high iodine intake. Endocr J 2010；57：645-9.
3) Omori N, et al. Association of the ultrasonographic findings of subacute thyroiditis with thyroid pain and laboratory findings. Endocr J 2008；55：583-8.

亜急性甲状腺炎

診療ガイドラインの概要

本邦においては, 日本甲状腺学会から亜急性甲状腺炎の診断ガイドラインが示されている[1]. また, 2016 年に米国甲状腺学会からもガイドラインが発表されている[2].

本邦の診断ガイドラインでは, 臨床症状のうち有痛性甲状腺腫は必須であり, 加えて検査所見で①炎症反応（CRP または赤沈高値）, ②甲状腺中毒症所見（遊離 T4 高値, TSH 低値）を認めれば, 本症の疑い, ③甲状腺超音波検査で疼痛部に一致した低エコー域を認めれば, 確定診断となる.

女性に好発し, 40〜50 歳に発症のピークがある. 病因に関しては, ウイルスによる感染が有力視されているが, 依然不明のままである. 無治療でも多くは数か月で寛解するが, 高熱や頸部痛のため副腎皮質ステロイドなどの抗炎症薬の投与が必要なことが多い.

診療ガイドラインのポイント

1. 有痛性甲状腺腫, 炎症反応

前頸部痛が特徴的所見で, 通常, 1〜2 週間持続し, その後 2〜3 週間かけて改善していく. その経過中, 疼痛がしばしば甲状腺の対側葉にも移動することがあり, クリーピングともいわれる. 鑑別すべき疾患として, 橋本病の急性増悪, 囊胞への出血, 急性化膿性甲状腺炎, 未分化がんを除外する必要がある.

2. 甲状腺中毒症所見

甲状腺の炎症の進展により, 破壊性の甲状腺中毒症状を呈することが多く, 動悸, 息切れ, 体重減少といった中毒症状は過半数の症例で認められる. 甲状腺機能は, 中毒症の時期を経過し, 一部は一過性の機能低下症を経て, 大半の症例で正常化する.

症例提示

症例　基本的症例（45 歳, 女性）

主訴：発熱 , 頸部痛

臨床経過：来院 3 週間前に発熱, 咽頭部痛等, 上気道炎症状が出現したが自然軽快した. 7 日前より発熱, 前頸部痛があり近医を受診. NSAIDs を投与され, 頸部痛は改善したが 39℃ 台の発熱は収束せず, 血液検査で甲状腺中毒症を指摘され, 当院紹介となった.

検査所見：白血球 $10,700/\mu L$（3,500〜9,000）, CRP $9.93\,mg/dL$（≦0.5）, TSH＜$0.005\,\mu IU/mL$

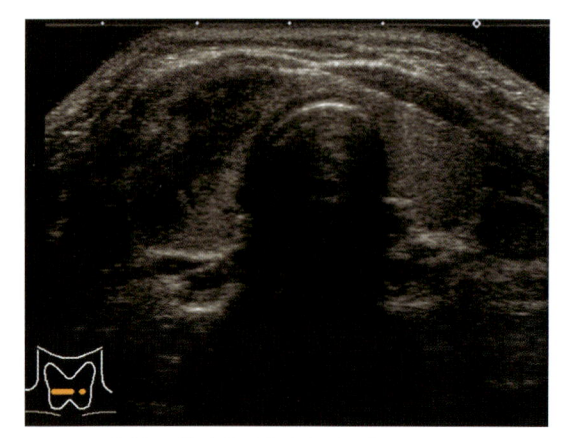

図3　亜急性甲状腺炎（基本的症例）
甲状腺推定体積 22 mL（5〜17），甲状腺右葉を中心に炎症性低エコー域を認める．左葉の非炎症部は正常甲状腺像であった．

（0.61〜4.23），FT4 7.14 ng/dL（0.9〜1.7），抗サイログロブリン抗体，抗 TPO 抗体，TSH レセプター抗体はいずれも陰性

甲状腺超音波：**図3**

考察：上気道炎症状が先行し，頸部痛があり，甲状腺中毒所見を認め，甲状腺自己抗体が陰性，超音波所見から，亜急性甲状腺炎と診断した．プレ

ドニゾロン 15 mg/日の投与を開始した．開始後1日で解熱し，その後プレドニゾロンを漸減し約6週で中止した．

診療ガイドラインの今後の課題

　現在の本邦におけるガイドラインは診断のみである．また，近年，COVID-19 流行に伴い本症や本症に類似した非定型甲状腺炎が世界的に報告されている[3]．治療方法やこれら新病態を含めた包括的なガイドラインが作成される必要がある．

（伊藤　充）

引用文献

1) 日本甲状腺学会編．甲状腺疾患診断ガイドライン 2021．亜急性甲状腺炎（急性期）の診断ガイドライン．https://www.japanthyroid.jp/doctor/guideline/japanese.html
2) Ross DS, et al. 2016 American Thyroid Association Guidelines for Diagnosis and Management of Hyperthyroidism and Other Causes of Thyrotoxicosis. Thyroid 2016；26：1343-421.
3) Muller I, et al. SARS-CoV-2-related atypical thyroiditis. Lancet Diabetes Endocrinol 2020；8：739-41.

バセドウ病

バセドウ病のガイドラインは，2006 年に「バセドウ病薬物治療のガイドライン 2006」として発刊されたのが最初である．その後，2007 年に刊行された「バセドウ病 [131]I 内用療法の手引き」を合体して改訂された「バセドウ病治療ガイドライン 2011」が 2011 年に発刊された．その後，8 年ぶりに最新の知見を盛り込んだ「バセドウ病治療ガイドライン 2019」が刊行された[1]．

「バセドウ病治療ガイドライン 2019」の作成においては，システマティックレビューを活用した Minds や Grade の手法が取り入れられている．記載は Clinical Question（CQ）形式に基づいており，教科書的な内容である 39 項目の Background CQ（BCQ）と臨床的に重要であるがまだ結論の出ていない課題を対象とする 6 項目の Foreground CQ（FCQ）から構成されている（**表 1**）[1,2]．また，本ガイドラインの改訂では，「手術」と「妊娠」に関する記載が複数の BCQ の項目として新たに行われている．本項では，耳鼻咽喉科臨床に関連の深いと思われる項目を中心に解説する．

薬物療法

20 の BCQ と 3 つの FCQ が記載されているが，そのなかで変更点があったり，重要と考えられる点について述べる．

1. 抗甲状腺薬治療の第一選択は何か？

回答として，「妊娠初期（器官形成期の妊娠 4 週 0 日から 15 週 6 日）を除き，チアマゾールとする．」と記載されている．チアマゾールの催奇形性を考慮した結果である．チアマゾール内服中に妊娠が判明した場合，妊娠 9 週 6 日までであれば，チアマゾールをすみやかに中止し，患者の状態に応じて休薬またはプロピルチオウラシルや無

機要素薬に変更する．プロピルチオウラシルの催奇形性の有無についてはまだ確定的ではないが，チアマゾールの奇形より軽症のようである．

2. チアマゾールの初期服用量と ヨウ化カリウムの併用

「バセドウ病治療ガイドライン 2011」では，治療効果と副作用の観点から重症例（FT4 5.0 ないし 7.0 ng/dL 以上）と非重症例での 2 群に分け，それぞれのチアマゾールの初期投与量を 30 mg/日と 15 mg/日としていた．しかしながら，チアマゾール 30 mg/日のほうがチアマゾール 15 mg/日よりも無顆粒球症や薬疹の頻度などの副作用が有意に高いという問題が残っていた[3]．一方，重症と考えられる症例でチアマゾール 30 mg/日とチアマゾール 15 mg/日にヨウ化カリウム 50 mg 併用を比較した検討では FT4 正常化までの期間にはほぼ差がなく，副作用は併用群のほうが有意に少ないことが認められた[4]．以上より，重症と考えられる例ではチアマゾール 30 mg/日で開始することは避け，チアマゾール 15 mg/日にヨウ化カリウム 50 mg を併用することが推奨されている．なお，機能正常化後は先にヨウ化カリウムを中止し，チアマゾール単独治療にする．

[131]I 内用療法

[131]I 内用療法の適応は，患者の年齢，妊娠の可能性，甲状腺の大きさ，眼症の有無などを考慮することは以前と変更がない．

1. 禁忌・適応とされる年齢は？

「バセドウ病治療ガイドライン 2019」では，年齢と挙児計画について具体的に明記された．5 歳未満は絶対的禁忌とされ，6～18 歳以下では他の治療法が困難である場合のみ容認される．

表1　CQ 一覧

BCQ		
	1	薬物療法の適応は？
	2	抗甲状腺薬治療の第一選択は何か？
	3	抗甲状腺薬の投与方法は？
	4	未治療時の甲状腺機能に応じて抗甲状腺薬の初期服用量を選択するのか？
	5	抗甲状腺薬の減量方法は？
	6	抗甲状腺薬中止の目安は？
	7	抗甲状腺薬中止後の経過観察の方法は？
	8	無機ヨウ素薬単独療法の投与方法は？
	9	抗甲状腺薬と無機ヨウ素薬併用療法の有効性は？
	10	抗甲状腺薬と L-サイロキシン併用療法の適応は？
	11	甲状腺中毒症状のコントロール方法は？
	12	炭酸リチウムの適応は？
	13	抗甲状腺薬使用中の注意点は？
	14	抗甲状腺薬の副作用の特徴と注意点は？
	15	抗甲状腺薬にて治療開始前に必要な説明は？
	16	抗甲状腺薬による皮膚症状の特徴と対処法は？
	17	無顆粒球症の発見方法と対策は？
	18	抗甲状腺薬による肝障害の対処法は？
	19	抗甲状腺薬による ANCA 関連血管炎の早期発見と対処法は？
	20	抗甲状腺薬変更時の注意点は？
	21	喫煙のバセドウ病への影響は？
	22	バセドウ病の増悪因子は？
	23	バセドウ病の合併症と対処法は？
	24	甲状腺中毒性周期性四肢麻痺（TPP）の治療と予防は？
	25	潜在性甲状腺機能亢進症の治療方針は？
	26	^{131}I 内用療法の適応と禁忌，注意は？
	27	^{131}I 内用療法の甲状腺機能に対する目標は？
	28	^{131}I 内用療法の前処置はどのようにするか？
	29	^{131}I の投与線量はどのように決めるか？
	30	^{131}I 内用療法後の経過観察はどのように行うか？
	31	^{131}I 内用療法の再治療の適応は？
	32	^{131}I 内用療法後，挙児計画はいつから許可するか？（女性の場合）
	33	甲状腺眼症を有する場合の ^{131}I 内用療法の注意点は？
	34	外科治療として甲状腺全摘術は推奨されるか？
	35	術前の準備は？
	36	妊娠を避けるべき状態とは？
	37	妊娠中のバセドウ病の治療方針と管理方法は？
	38	TSH 受容体抗体高値時の留意点は？
	39	新生児バセドウ病（甲状腺機能亢進症）の治療は？
FCQ	1	妊娠初期における薬物治療は，第一選択薬として何が推奨されるか？
	2	無顆粒球症に G-CSF は推奨されるか？
	3	抗甲状腺薬服用中および治療後にヨウ素制限を行うか？
	4	18 歳以下のバセドウ病患者に ^{131}I 内用療法は推奨されるか？
	5	授乳中のバセドウ病患者に MMI，PTU，無機ヨウ素薬は推奨されるか？
	6	^{131}I 内用療法後，挙児計画はいつから許可するか？（男性の場合）

（日本甲状腺学会編．バセドウ病治療ガイドライン 2019．南江堂；2019[1]／日本甲状腺学会．CQ 一覧．https://www.japanthyroid.jp/doctor/img/basedou_2019cq.pdf[2] より）

2. 治療後の挙児計画はいつから許可するか？

a. 女性の場合

治療後の母体の甲状腺機能安定と ^{131}I の体内からの排出と十分な減衰を考慮して，治療後6か月過ぎてからの挙児計画が推奨されている．

b. 男性の場合

精子の被曝の点からは治療後4か月を過ぎてからの挙児計画が推奨されている．これは，精子形成および死滅の期間が約3〜4か月であり，それを過ぎると被曝した精子は置換されることに基づいている．一方，甲状腺機能亢進症では精子機能が低下や下垂体-性腺系の異常をきたす．したがって，甲状腺機能の安定の点からは，治療後6か月が望ましいとされている．

手術療法

今回の改訂で，手術療法に関する記載が新たに追加された．^{131}I 内用療法と同様に，手術療法の適応も，患者の年齢や社会的背景，甲状腺の大きさ，眼症や悪性甲状腺腫瘍などの合併症の有無，妊娠の可能性などを考慮することは従来と変更がない．以前は，甲状腺機能正常を目指した亜全摘術が行われていたが，最近は再発防止を意図した甲状腺全摘術が行われることが多くなった．手術療法に関して，以下の2つのBCQが取り上げられている．

1. 甲状腺全摘術は推奨されるか？

バセドウ病寛解の観点からは，再燃を完全に回避できる全摘術が亜全摘術より優れる（図1）．手術合併症として副甲状腺機能低下症，反回神経麻痺があげられるが，その頻度に関しては全摘術のほうが亜全摘術より高い傾向にある（図2）[5]．甲状腺眼症に対する影響（図1）や術後出血（図2）は両者で有意な差はなかった．以上より総合的に考えて，手術適応と考えられるバセドウ病に

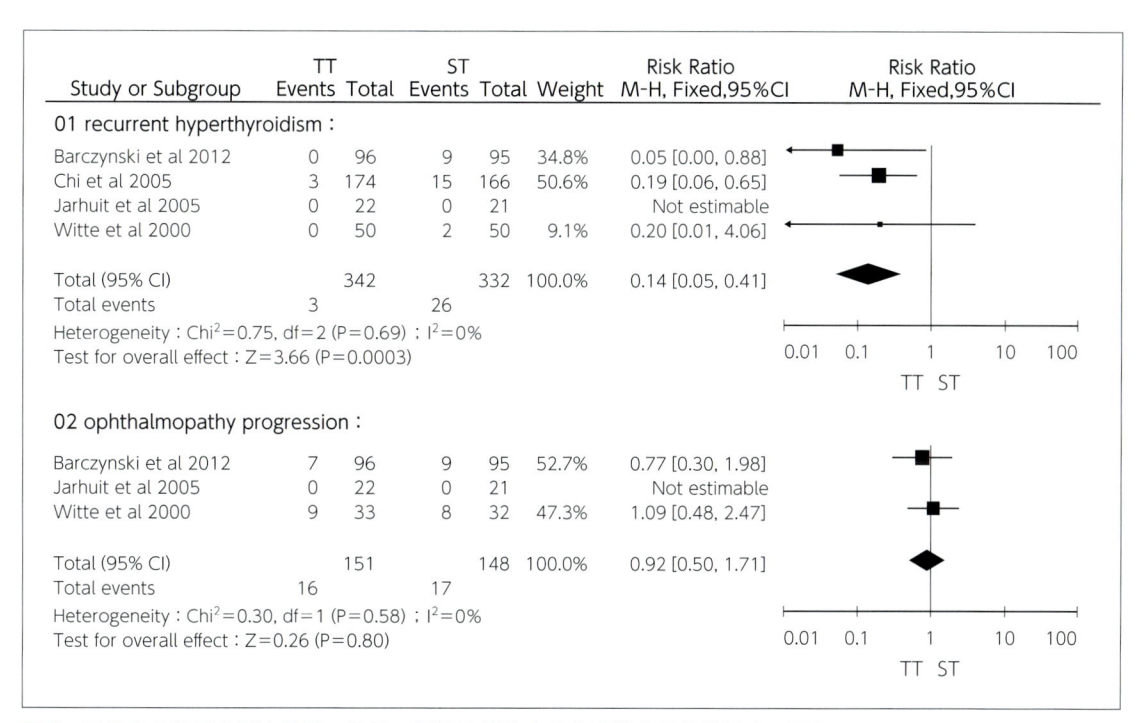

図1　甲状腺全摘術と亜全摘術の比較：甲状腺機能亢進症再燃と甲状腺眼症の悪化
TT：全摘術，ST：亜全摘術．
（日本甲状腺学会編．バセドウ病治療ガイドライン2019．南江堂；2019[1]／Guo Z, el al. Clin Endocrinol（Oxf）2013；79：739-46[5]より）

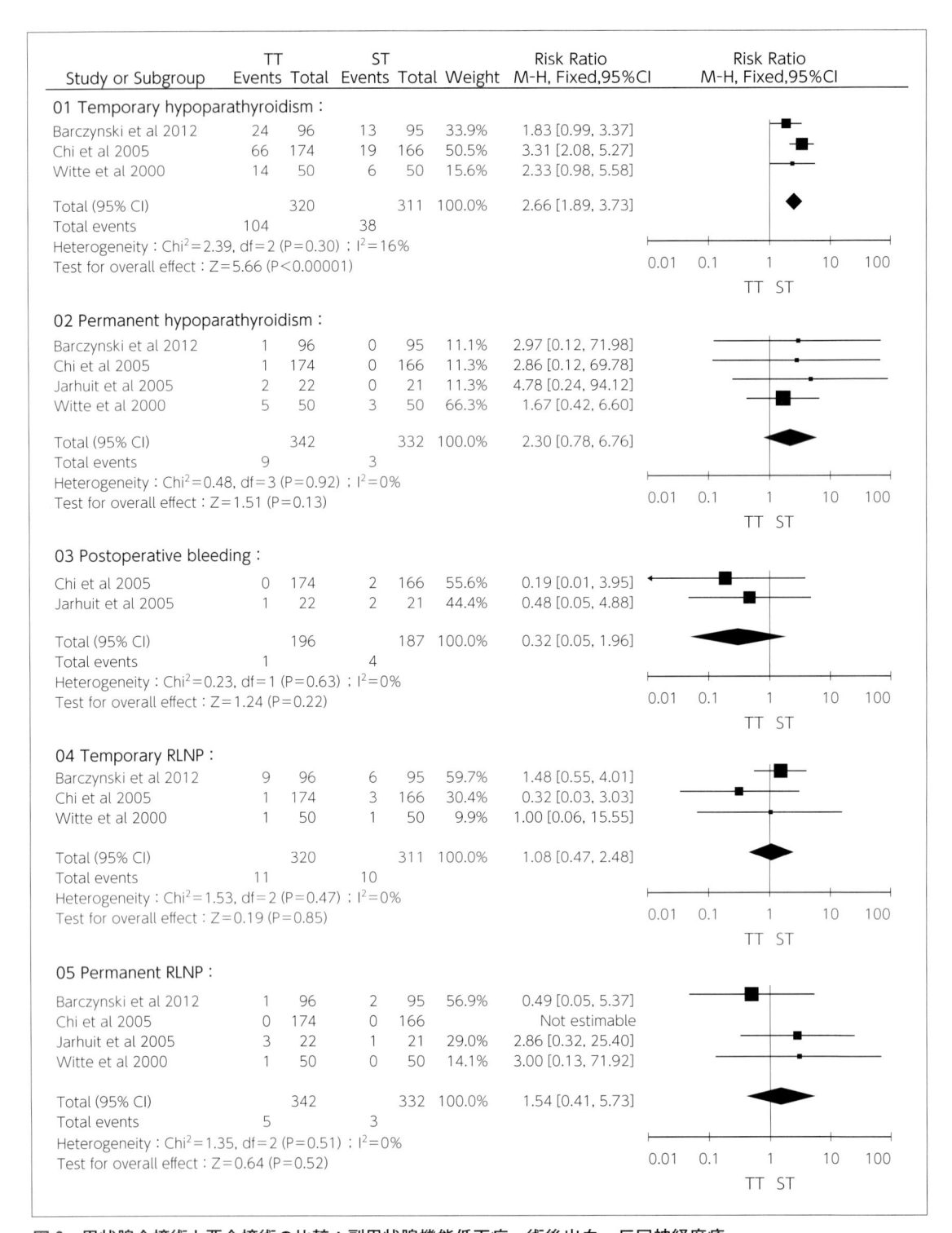

図2　甲状腺全摘術と亜全摘術の比較：副甲状腺機能低下症、術後出血、反回神経麻痺

TT：全摘術，ST：亜全摘術.

(日本甲状腺学会編．バセドウ病治療ガイドライン 2019．南江堂；2019[1]／Guo Z, et al. Clin Endocrinol（Oxf）2013；79：739-46[5]より)

対して甲状腺全摘術が推奨されるとしている.

2，術前の準備は？

回答として，以下の3点が記載されている.

- 甲状腺クリーゼの発症予防：可能な限り術前に甲状腺機能を正常にコントロールする.
- 術前の無機ヨウ素薬投与：手術7～10日前から投与すると，甲状腺腫の血流が減少し術中の出血量の減少が期待できる.
- 術前の自己貯血：巨大甲状腺腫などでの出血のリスクの高い症例で検討する.

（赤水尚史）

引用文献

1) 日本甲状腺学会編. バセドウ病治療ガイドライン 2019. 南江堂；2019.
2) 日本甲状腺学会. CQ 一覧. https://www.japanthyroid.jp/doctor/img/basedou_2019cq.pdf
3) Takata K, et al. Methimazole-induced agranulocytosis in patients with Graves' disease is more frequent with an initial dose of 30 mg daily than with 15 mg daily. Thyroid 2009；19：559-63.
4) Sato S. et al. Comparison of efficacy and adverse effects between methimazole 15 mg＋inorganic iodine 38 mg/day and methimazole 30 mg/day as initial therapy for Graves' disease patients with moderate to severe hyperthyroidism. Thyroid 2015；25：43-50.
5) Guo Z, et al. Total thyroidectomy vs bilateral subtotal thyroidectomy in patients with Graves' diseases：a meta-analysis of randomized clinical trials. Clin Endocrinol (Oxf) 2013；79：739-46.

甲状腺乳頭がん・濾胞がん・未分化がん

ガイドラインの概要

甲状腺がんの治療は手術治療が第一選択であるが，その切除範囲や追加治療の必要性については施設によって異なるため，標準治療の確立は困難であった．そのため，本邦ではエビデンスに基づく甲状腺腫瘍診療を可能にするために日本内分泌外科学会から 2024 年に「甲状腺腫瘍診療ガイドライン 2024」が発行されている[1]．また 2022 年に日本頭頸部癌学会から発行された「頭頸部癌診療ガイドライン 2022 年版」にも甲状腺がんについて掲載されている[2]．

前版の「甲状腺腫瘍診療ガイドライン 2018」は 2010 年版を改訂する形となっているが，主たる改訂点として，①乳頭がんのリスク分類を提言したこと，②放射性ヨウ素（RAI）内用療法の分類を明確にしたこと，③分子標的薬に関する記述を追加したことである．乳頭がんのリスク分類に基づいた推奨術式を選択し，術後 RAI の適応を決定することが可能である．また再発・遠隔転移症例のチロシンキナーゼ阻害薬（tyrosinekinase inhibitor：TKI）適応についてもその作用機序やエビデンス化から日常診療に適用していくことが可能である．

2024 年版は 2018 年版に記載されていない事項で新たなエビデンスが構築された項目（RAI やドライバー遺伝子変異の有無に基づく薬物療法の選択について）が CQ として新たに追加されてお

り，2018 年版の CQ を改変し，さらに発展させたものといえる．

対象ガイドラインのポイント

- ガイドラインでは，乳頭がんを生命予後に基づき，超低リスク，低リスク，中リスク，高リスクと 4 つにリスク分類している．
- 超低リスク症例は一部の症例を除き積極的経過観察の対象となりうる（**表 1**）[3]．
- 中リスク症例は予後因子や患者背景を考慮して全摘術か葉切除術かを決定する．
- 若年（55 歳未満）の高リスク症例では積極的に全摘術を施行し，術後 RAI を行う．もしくは TSH 抑制療法を行い，血清サイログロブリン値をフォローしていく．高齢（55 歳以上）の高リスク症例では症例に応じて全摘術もしくは葉切除術を選択する．
- 甲状腺がんの主たるリンパ節区域は中央区域と外側区域である．ガイドラインでは，リスク分類にかかわらず，中央区域の予防的郭清を推奨している．外側区域の予防的郭清は低リスク症例には行わないことを推奨し，中・高リスク症例ではその他の予後因子や年齢，性別などの患者背景を考慮し決定すべきであるとしている．
- 遠隔転移を伴う濾胞がんには甲状腺全摘術と術後 RAI を行う．
- 未分化がんは集学的治療が推奨されており，根

表 1 積極的経過観察の適応とならない微小乳頭がん

高リスク因子をもつ微小乳頭がん	1. 臨床的にリンパ節転移，およびきわめてまれではあるが遠隔転移がある症例
	2. 反回神経や気管浸潤が臨床的に明らかな症例
	3. 細胞診で悪性度が高いと診断される症例（きわめてまれ）
高リスクかどうかは不明であるが，経過観察には不適当な微小乳頭がん	1. 腫瘍が気管に面で接しており，浸潤を疑う症例
	2. 腫瘍が反回神経の走行経路にあると考えられる症例
	3. 未成年の症例（現時点でエビデンスがない）

（日本内分泌外科学会 甲状腺微小癌取扱い委員会．内分泌外会誌 2020；37：289-309[3] より）

治治療を施行しえた症例は術後補助療法が推奨されている.

症例提示

症例 1　高リスク乳頭がん

現病歴：近医で健康診断を受けた際に頸部腫脹を指摘，甲状腺腫瘍が疑われたため甲状腺専門病院を紹介受診した．サイログロブリンが 3,874 ng/mL と高値で細胞診により papillary carcinoma の診断を得た．喉頭内視鏡で下咽頭左側壁に腫瘍の浸潤が疑われ，手術加療目的に当科紹介受診となった．

既往歴：痔瘻

現症：甲状腺左葉に径 11 cm 大の腫瘍を触知した．下咽頭左梨状窩粘膜下に腫瘍を認め，左声帯の可動制限があり一部粘膜浸潤を疑った（**図 1**）.

検査：CT で甲状腺左葉に径 11 cm 大の腫瘤を認め，下咽頭，気管を圧排している（**図 2**）.左内深頸領域に多発リンパ節腫大を認めた．明らかな肺転移を疑う結節は認めなかった.

治療：甲状腺乳頭がん（cT4aN1bM0）の診断で手術加療の方針となった．甲状腺全摘術（左反回神経合併切除，下咽頭・食道部分切除・一期縫縮），両傍気管部郭清，左頸部郭清術，気管切開を施行した．左反回神経は頸神経ワナにて即時再建を行った．術後 14 日目より経口摂取を再開し，術後 2 か月で気管孔を閉鎖した．術後 9 か月で放射性ヨウ素内用療法（100 mCi）を施行し TSH 抑制療法を継続のうえ，現在無再発で経過観察中である.

解説

　本症例は下咽頭，食道，左反回神経への浸潤を認めた局所進行甲状腺がん症例で，2024 年版ガイドラインにも明記されている，①4 cm を超える腫瘍径と，②術前反回神経麻痺や術中の周囲組織浸潤は Ex2a 以上に相当する所見を満たしている．反回神経合併切除の適応についてはガイドライン内にあるクリニカルクエスチョン（Clinical Question：CQ）を参照することができる．CQ9-1 の解説で術前声帯麻痺の所見を認める場合には神経合併切除を行うこと，CQ9-2 で神経合併切除と同時に即時再建を行うことを推奨するとされている．本症例での反回神経の取り扱いについてはガイドラインに明記のごとく，合併切除と頸神経ワナによる即時再建を行い，術後の音声機能については良好な結果が得られている．本症例では右葉には病変はないものの高リスク症例として甲状腺全摘術と術後 RAI 内用療法を施行することが必要な症例である．また治療後は TSH 抑制療法による再発予防を図っていくことも重要となる.

症例 2　濾胞がん

現病歴：5 年以上前からの左頸部腫脹を主訴に，2023 年 3 月に前医を受診した．前頸部左側に腫瘤を触知し，左頸部にもリンパ節腫大を複数触知

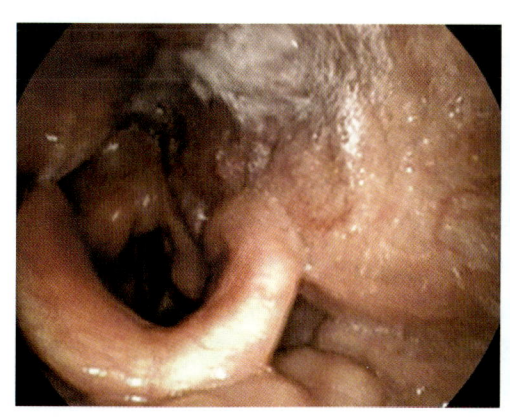

図 1　喉頭ファイバー所見

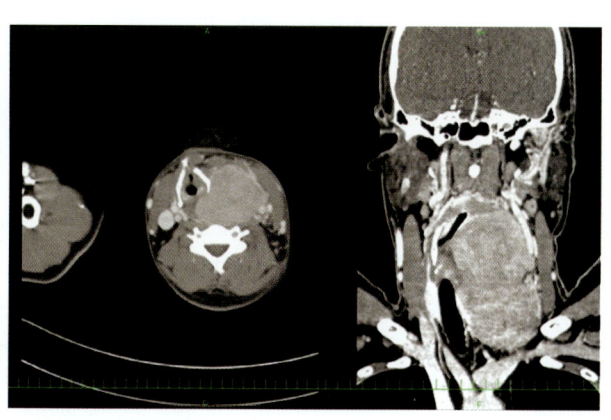

図 2　造影 CT 画像

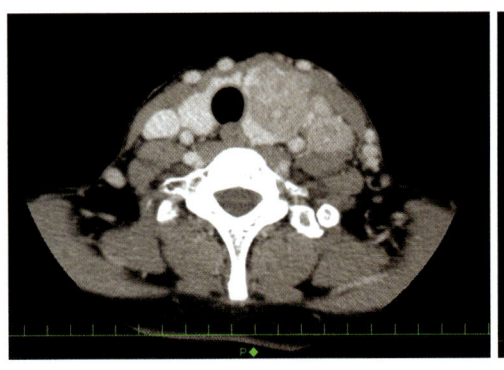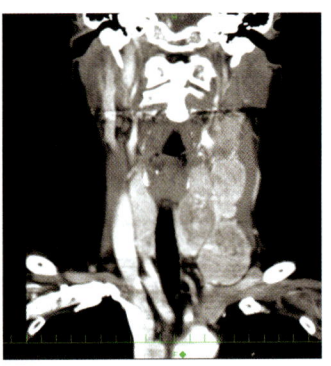

図3　造影 CT 画像

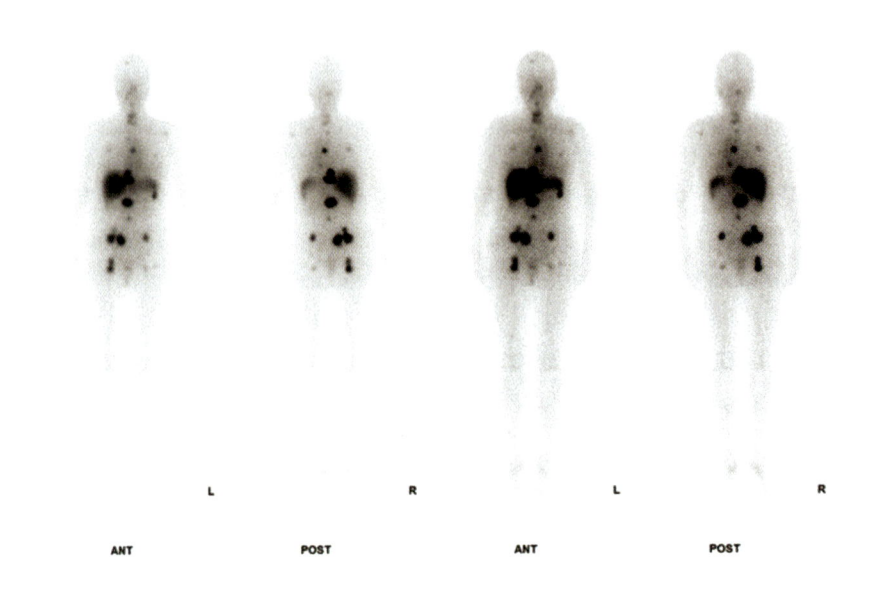

図4　放射性ヨウ素（RAI）内用療法

した．頸部超音波検査で甲状腺左葉に 26 mm，右葉に 6 mm 大の陰影を認め，両側甲状腺結節・左頸部リンパ節から細胞診を施行されたが悪性の診断には至らず，甲状腺がんの疑いで精査加療目的に当科紹介受診となった．

既往歴：特記事項なし

現症：甲状腺左葉に 37 mm 大の腫瘤を触知し，左上〜下頸部に多発リンパ節腫大を触知した．喉頭ファイバーでは明らかな声帯麻痺を認めなかった．

検査：血液検査では TSH 0.538 μIU/mL，FT4 1.01 ng/dL，サイログロブリン 28,722 ng/mL とサイログロブリン値の著明な上昇を認め，当院で

再検査した穿刺吸引細胞診は濾胞性腫瘍の診断であった．造影 CT で甲状腺左葉に最大 37 mm の腫瘍性病変を認め，表面は一部被膜外浸潤が疑われた．右葉下極に 16 mm 大の石灰化を伴う腫瘤を認めた．左頸部には 30 mm 以上の多発リンパ節腫大を認めた（**図3**）．また PET-MRI で甲状腺左葉と左頸部リンパ節のほかに，環椎，頸椎〜仙椎，肋骨，左肩甲骨，右座骨，両側腸骨，左大腿骨に転移を疑う FDG 集積を認めた．

治療：以前から腰痛を自覚していたが，画像検査で第 11 胸椎から第 2 腰椎に骨転移を認め，一部脊柱管進展が疑われたため，先行して胸腰椎転移

（Th11〜L2）に対し放射線治療（30 Gy/10 Fr）を施行した．放射線治療から2か月後に甲状腺全摘，両側傍気管郭清，左頸部郭清術を施行し，手術から3か月後に RAI 内用療法（100 mCi）を施行した．骨転移病変には RAI の取り込みが得られており（図4），2回目の放射性ヨウ素内用療法を予定している．

解説

　遠隔転移を伴う濾胞がん症例に対する初期治療は，2024年版ガイドラインのアルゴリズム4-1において全摘術と術後 RAI 内用療法が明記されている．さらに本症例では腰椎転移病変の脊柱管内進展が疑われたため，下肢麻痺のリスクを低減させるために胸椎〜腰椎への放射線外照射を先行した．CQ9-7で骨転移症例に対する骨関連リスク低減目的に骨修飾薬の使用が推奨されており，本症例も骨修飾薬の使用を開始し甲状腺全摘術と術後 RAI 内用療法を施行した．

症例3　未分化がん

現病歴：3年前ごろから右頸部腫瘤を自覚していたが放置していた．急速に右頸部腫瘤の増大を認めたため，甲状腺専門病院を紹介受診した．右頸部腫瘤からの穿刺吸引細胞診で未分化がんの診断となり，右腕頭動脈，右鎖骨に接しており手術加療について当科紹介受診となった．

既往歴：特記事項なし

現症：甲状腺右葉の硬結と右下頸部に60 mm 大の腫瘍性病変を触知した．声帯麻痺はみられなかった．

検査：造影 CT で右下頸部に径60 mm 大のリンパ節腫大を認めた．右内頸静脈，右鎖骨下静脈は途絶し右鎖骨下動脈への浸潤も疑われた（図5）．PET-MRI 検査では甲状腺右葉と右頸部リンパ節への FDG 集積のみで明らかな遠隔転移を認めなかった．

治療：甲状腺乳頭がんの右頸部リンパ節転移未分化転化として甲状腺右葉峡部切除，右頸部郭清を行った．胸骨から第1肋間への L 字切開を行い，右内頸静脈・右鎖骨下静脈合併切除，右鎖骨下動

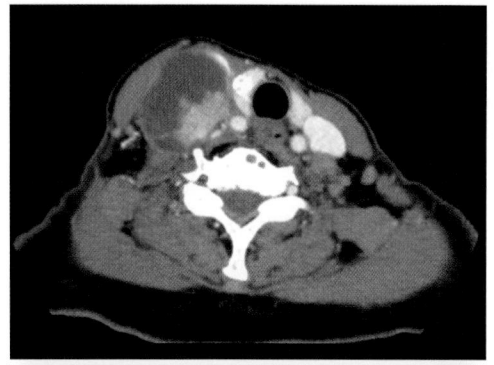
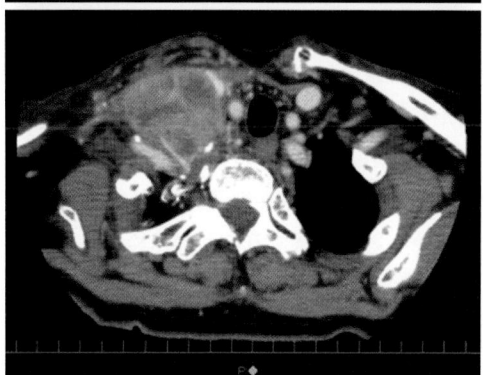
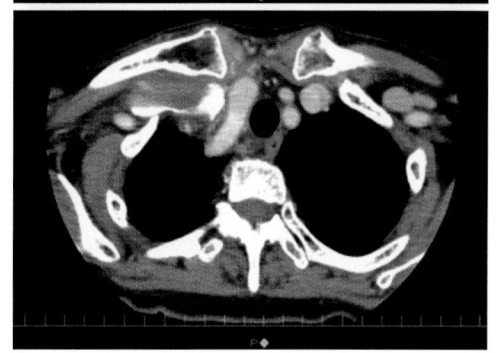

図5　造影 CT 画像

脈への浸潤も認めたため，合併切除し心臓血管外科により人工血管置換を施行した．術後1か月で術後放射線療法 66 Gy/33 Fr を施行したが，治療後早期に再発を認めた．分子標的薬の導入は大血管破綻のリスクが高く困難で BSC（best supportive care）となり緩和医療機関へ転院となった．

解説

　甲状腺未分化がんは局所進行，治療抵抗性の予後不良な腫瘍であり，2012年本邦から発表された甲状腺未分化癌研究コンソーシアムからの報告によると，甲状腺未分化がんの疾患特異的生存率

は 6 か月で 36%，1 年で 18 %とされている[4]．本症例は頸部リンパ節転移の未分化転化であり，過去の報告にもあるように甲状腺未分化がんと同様の手術対応が求められる症例であった[5]．未分化がんの治療は放射線療法，化学療法，手術療法を組み合わせた集学的治療を推奨するとされている[3]．しかしながら，腫瘍の急速な増大により手術不能の状態で受診することが多く，薬物療法が可能かどうかの判断が治療可否を分けることが多い．現在は，未分化がんに対する分子標的薬と免疫チェックポイント阻害薬を併用した臨床試験など新たな治療方法の開発や保険収載されて間もない BRAF/MEK 阻害薬の登場により診断後早期の遺伝子検査で *BRAF* 変異の有無を評価したうえで治療方針を立案することが求められている．

補足すべき点について

　本項では甲状腺乳頭がん，濾胞がん，未分化がんについて 1 例ずつ取り上げているが，甲状腺がんのなかでも分化がんと未分化がんの違い，分化がんのなかでも乳頭がん，濾胞がんについて腫瘍生物学的特徴はまったく異なるため，その腫瘍特性については十分に理解する必要がある．また，分化がんの症例においても葉切か全摘か，外側区域の予防的郭清を併施するかなど治療方針について苦慮する症例に遭遇する．疾患病期とリスク分類を行ったうえで患者背景を総合的に判断し治療方針を選択することが重要と考える．また術中のシェービングか合併切除か術後 RAI 内用療法や TSH 抑制療法の適応についてもガイドライン内の CQ にエビデンスに基づいた推奨レベルが掲載されており，それらを参考に患者の状況や希望を考慮した治療方針を決定すべきであると考える．

（手島直則）

引用文献

1) 日本内分泌外科学会 甲状腺腫瘍診療ガイドライン作成委員会編. 甲状腺腫瘍診療ガイドライン 2024. 内分泌外会誌 2024；41（Suppl 2）.
2) 日本頭頸部癌学会編. 頭頸部癌診療ガイドライン 2022 年版. 第 4 版. 金原出版；2022.
3) 日本内分泌外科学会 甲状腺微小癌取扱い委員会. 成人の甲状腺低リスク微小乳頭癌 T1aN0M0 に対する積極的経過観察の適応と方法：日本内分泌外科学会 甲状腺微小癌取扱い委員会による提言. 内分泌外会誌 2020；37：289-309.
4) Sugitani I, et al. Prognostic factors and treatment outcomes for anaplastic thyroid carcinoma：ATC Research Consortium of Japan cohort study of 677 patients. World J Surg 2012；36：1247-54.
5) Ito Y, et al. Prognosis of patients with papillary carcinoma showing anaplastic transformation in regional lymph nodes that were curatively resected. Endocr J 2008；55（6）：985-9.

甲状腺髄様がん・MEN

甲状腺髄様がん診療ガイドラインの概要

甲状腺髄様がんは，傍濾胞細胞（C細胞）に由来する甲状腺悪性腫瘍であり，全甲状腺がん中の頻度は約1〜5%である．血清の腫瘍マーカーとして，カルシトニンとCEAが用いられる．

海外のガイドラインでは，2015年に米国甲状腺学会から「甲状腺髄様がん疾患管理に関するガイドラインの改訂版」が発表されている[1]．日本からは，日本内分泌外科学会雑誌で「甲状腺腫瘍診療ガイドライン2024」のなかに，髄様がんの章が設けられている[2]．ここでは，これらガイドラインで取り上げられたテーマに沿って紹介していく．

髄様がん患者に対して，臨床上まず確認すべき点として遺伝性か否かがある．散発性が60%，遺伝性は40%程度の頻度である．遺伝性の場合，常染色体顕性遺伝形式の多発性内分泌腫瘍症2型（multiple endocrine neoplasia type 2：MEN2）が知られ，臨床的にMEN2AとMEN2Bに分類される．MEN2患者の髄様がんの生涯浸透率は90%以上あり，内分泌腫瘍のなかで最も高い頻度であるが，その他の随伴病変にも留意する必要がある（MEN2A：褐色細胞腫20〜50%，原発性副甲状腺機能亢進症5〜15%．MEN2B：褐色細胞腫80%以上，舌・口唇粘膜神経腫100%，マルファン様体型80%，巨大結腸症70%）[3]．また，随伴病変を認めない家族性髄様がんの分類に関して，最近はMEN2Aの亜型とされることが多い．

遺伝性髄様がん症例に対するRET遺伝学的検査では，98%以上でRET遺伝子の病的バリアント（変異）が認められる．一方で，家族歴や臨床的所見からは一見散発性にみえる髄様がんでも，10〜16%はRET遺伝学的検査にて遺伝性が判明する．そのため，散発性と遺伝性の判断には

RET遺伝学的検査が必須である．いずれのガイドラインでも，すべての髄様がん患者にRET遺伝学的検査を施行することが推奨されており，2016年から保険収載されている（診療報酬点数：3,880点）．

遺伝性髄様がんは，両側のC細胞領域に発生するため，臨床的に片側葉の病変であっても甲状腺全摘術が推奨されている．一方，散発性の場合，片側葉の病変であれば片葉切除術が推奨されている．また，リンパ節郭清の有無や範囲と予後の関連性について，断定的な見解は出されていないが，少なくとも生存率には関連しない．ただし，中央区域リンパ節転移はその後のQOLに影響を与える点を考慮して，中央区域の予防的リンパ節郭清は強く推奨されている．一方で，外側区域の予防的郭清は，術前の血清カルシトニン高値を呈する症例や，その他の予後因子を考慮に入れたうえで判断することが勧められている．

診療ガイドラインのポイント

RET遺伝学的検査により，本疾患の遺伝性を明らかにするだけでなく，変異のタイプから臨床病型や髄様がん発症最少年齢が異なることがわかってきた．米国甲状腺学会のガイドラインでは，未発症の変異保有者に対する予防的甲状腺全摘術の推奨年齢が提唱されている[1]．最も高いリスクレベル群（コドン918）は1歳まで，次に高いリスクレベル群（コドン634,883）では5歳までに手術が勧められている．中程度のリスクレベル群の変異の場合は5歳ごろから定期的な検査を行い，特に血清カルシトニン値が上昇してきた場合に手術が勧められている．

しかし，欧米と比較して日本人の髄様がんは性質が穏やかであること，術後合併症である永続性の反回神経麻痺や副甲状腺機能低下症は，大人よ

りも小児で起こりやすい点には留意すべきである．さらに現在の保険制度では，変異がすでに確定している家系の血縁関係者に対する *RET* 遺伝学的検査は，臨床検査で髄様がんが発症していないと自費診療の扱いになる．これら臨床的・社会的背景を勘案した日本のガイドラインでは，未発症の変異保有者に対して，一律に予防的甲状腺全摘を行うことは推奨されていない[2]．

症例提示

症例1　MEN2A（52歳，女性）

病歴：母親が甲状腺髄様がんと診断され，*RET* 遺伝学的検査にて病的バリアント（V804M）が同定された．家族スクリーニングにて，母親と同一の *RET* 遺伝子変異が認められたため，精査が行われた．頸部超音波検査にて甲状腺峡部に5 mm 大の結節病変が認められたが，細胞診では乳頭がんを疑う所見であった．血清カルシトニン，CEA は基準範囲内で，カルシウム負荷試験でも血清カルシトニンの有意な上昇は認めなかった．

微小乳頭がん合併も疑われたため，予防的甲状腺全摘および中央区域リンパ節郭清術が施行された．切除標本で，甲状腺峡部の結節以外に右葉上極に数 mm 大の結節病変が認められた（**図1a**）．同部位の病理所見は，腫瘍細胞は類円形で胞巣状に増殖し，間質にアミロイド沈着も認められ，髄様がんと診断された（**図1b**）．また，腫瘍周囲の甲状腺組織には C 細胞過形成を認め（**図1c**），腫瘍細胞はカルシトニン（**図1d**），CEA（**図1e**）に免疫組織化学染色でそれぞれ陽性を示した．

臨床のポイント1

本症例は，予防的甲状腺全摘術後に微小な髄様がんが同定された，遺伝性髄様がん（MEN2A）である．*RET* 遺伝子コドン 804 の変異において，髄様がん悪性度は中程度のリスクであり，褐色細胞腫の浸透率もあまり高くない．

症例2　MEN2B（41歳，男性）

病歴：検診で血中 CEA 高値を指摘され，胸・腹部 CT 検査を受けた．甲状腺両葉に5〜18 mm 大の結節病変が指摘され，細胞診で髄様がんが疑わ

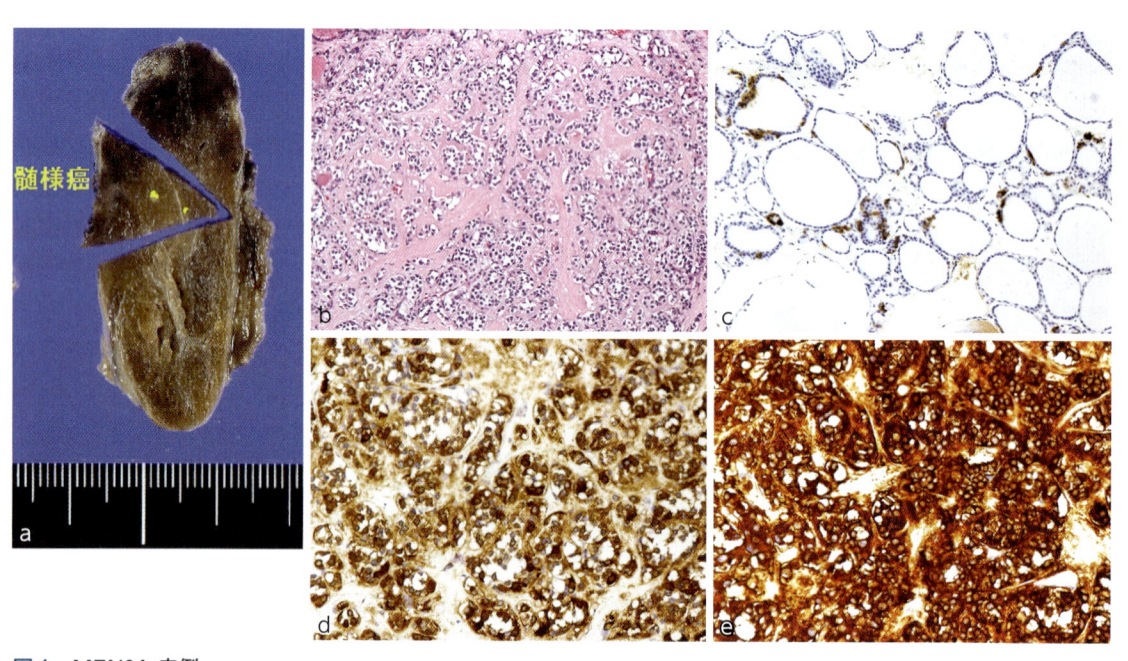

図1　MEN2A 症例
a：甲状腺切除標本．b：病理像（HE 染色）．c：カルシトニン免疫染色（腫瘍周辺の甲状腺組織）．d：カルシトニン免疫染色（腫瘍部）．e：CEA 免疫染色．

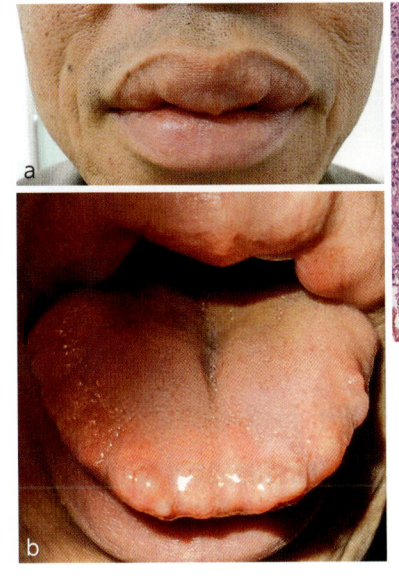
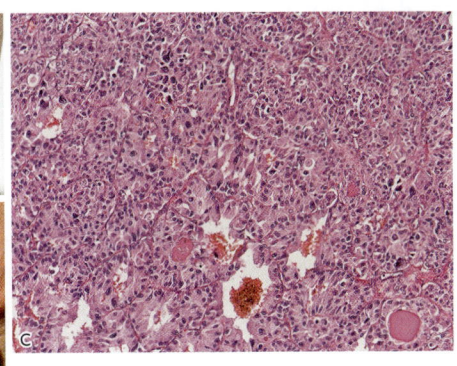

図2　MEN2B 症例
a：口唇粘膜神経腫．b：舌粘膜神経腫．c：病理像（HE 染色）．

れた．顔貌は，口唇や舌に結節状の腫大が認められる（**図2a, b**）．血清カルシトニン 152 pg/mL，CEA 15.5 ng/mL といずれも高値を示したが，尿中メタネフリン分画の有意な増加は認めなかった．*RET* 遺伝学的検査にて病的バリアント（M918T）が認められた．両親には同変異が認められないため *de novo* と考えられた．甲状腺全摘および中央区域＋両側外側区域リンパ節郭清術が施行され，病理所見で甲状腺内の結節はいずれも類円形や多稜形の腫瘍細胞が胞巣状に増殖し，髄様がんと診断された（**図2c**）．

臨床のポイント2

本症例は，髄様がんに舌・口唇粘膜神経腫を合併した MEN2B である．髄様がんの悪性度はコドン 918 が最も悪い．MEN2B のほぼ全例にこの部位の変異を認め，75% は *de novo* 変異である．もし，甲状腺手術前に褐色細胞腫が顕性化している場合は，副腎の治療を優先する．

今後の課題

髄様がん患者に対する *RET* 遺伝学的検査がガイドラインで推奨され，保険収載もされるようになった．そのため，担当医は遺伝学的検査の説明や実施が求められ，さらに結果に基づいて，悪性

度の評価や術式を含めた治療方針の説明が必要である．もし，遺伝子カウンセリングや家族スクリーニングを含めて，適切な実施体制が整っていない場合は，専門施設への紹介が望ましい．

また，進行再発髄様がんに対しては，甲状腺分化がんと違い放射性ヨウ素治療は適応でなく，放射線外照射療法の有効性も証明されていない．現在，分子標的薬のうち，マルチキナーゼ阻害薬であるレンバチニブ，バンデタニブ，ソラフェニブに加え，*RET* 遺伝子をターゲットにしたセルペルカチニブが保険適用となり，臨床で用いることができる．このように，髄様がんでは診断から治療に至るまで *RET* 遺伝学的検査が重要な位置づけにあり，十分な理解が必要である．

（西原永潤）

引用文献

1) Wells SA Jr, et al. Revised American Thyroid Association guidelines for the management of medullary thyroid carcinoma. Thyroid 2015；25：567-610.
2) 日本内分泌外科学会 甲状腺腫瘍診断ガイドライン作成委員会編. 甲状腺腫瘍診療ガイドライン 2024. 内分泌外会誌 2024；41（Suppl 2）：49-56.
3) 日本内分泌学会・日本糖尿病学会編. 内分泌代謝・糖尿病内科領域専門医研修ガイドブック. 診断と治療社；2023. p.217-9.

口腔がん

治療の概要

　口腔がんはすべての進行度において手術が標準的な治療である．口腔がんの手術はその亜部位や範囲によって多様であるが，「頭頸部癌取扱い規約 第6版」[1] に従うと以下のa〜cの組み合わせで表記される．

a. 舌の切除：①舌部分切除術，②舌可動部半側切除術，③舌可動部（亜）全摘出術，④舌半側切除術，⑤舌（亜）全摘出術

b. 下顎の切除：①下顎辺縁切除術，②下顎区域切除術，③下顎半側切除術，④下顎亜全摘出術

c. 合併切除：①口唇切除，②口腔底切除，③下歯肉切除，④頬粘膜切除，⑤皮膚切除，その他また欠損の部位・程度によっては再建手術を伴う．舌半側切除以下では，直接縫合や薄い皮弁による再建が行われる．嚥下および構音機能が著しく障害される舌亜全摘以上では隆起型の舌再建が有用である[2]．舌がん以外の頬粘膜がんや口腔底がんは切除後の再建方法が多岐にわたる．

　T1-2N0症例では原発巣切除（±頸部郭清術）が施行される．T1-2N0症例に対する予防的頸部郭清術（level I-III）は深部浸潤が高度な症例に対して行われることが多いが，適応基準について一定の見解が得られていない．T3以上の病変であればリンパ節転移の有無によらず原発巣切除＋頸部郭清術が行われる．これは局所進行がんに対しては遊離組織移植による再建が行われることが多く，頸部操作が必要となるからである．

　初発時に頸部リンパ節転移を伴う場合や，初発時に頸部リンパ節郭清術を行わずに頸部リンパ節再発した場合には，治療的郭清として全頸部郭清術（level I-V）が行われる．

　術後の病理組織検査において再発ハイリスク因子である切除断端陽性例および頸部リンパ節転移の節外浸潤陽性例では術後治療としてシスプラチ

ン併用による化学放射線療法が推奨されている．Stage III/IV で minor risk features（T4，神経周囲浸潤，脈管侵襲など）を有する患者では術後治療として放射線療法を行うことがある．

ガイドラインのポイント

1. 予防的頸部郭清術（level I-III）の適応

　T1-2N0症例に対する予防的頸部郭清術（level I-III）の適応基準については必ずしも一定の見解が得られていない．頸部リンパ節転移の予測因子として腫瘍の深達度が有用とされているが，頸部リンパ節転移をきたしやすい腫瘍の深達度のcut off 値に関しては病理標本上の深達度で3〜10 mmと報告によってさまざまである[3]．深達度の把握には触診が必須であるが，画像診断においてはMRIや超音波が推奨される[2]．

2. 術後化学放射線療法における シスプラチン投与法

　最近，本邦での第III相試験の結果によって3-weekly シスプラチン（100 mg/m^2）投与に対する weekly シスプラチン（40 mg/m^2）投与の全生存期間における非劣性および低毒性が示され[4]，再発高リスク症例の術後化学放射線療法において標準治療となりつつある．「頭頸部癌診療ガイドライン 2022年版」のCQ11-3においてもweekly シスプラチン（40 mg/m^2）投与を推奨することが記載されている[2]．また「口腔癌診療ガイドライン 2023年版」にも記載済である．weekly シスプラチン（40 mg/m^2）投与を支持する根拠として NCCN ガイドラインにも引用されている[5]．

3. センチネルリンパ節生検

　センチネルリンパ節生検は頸部リンパ節転移に

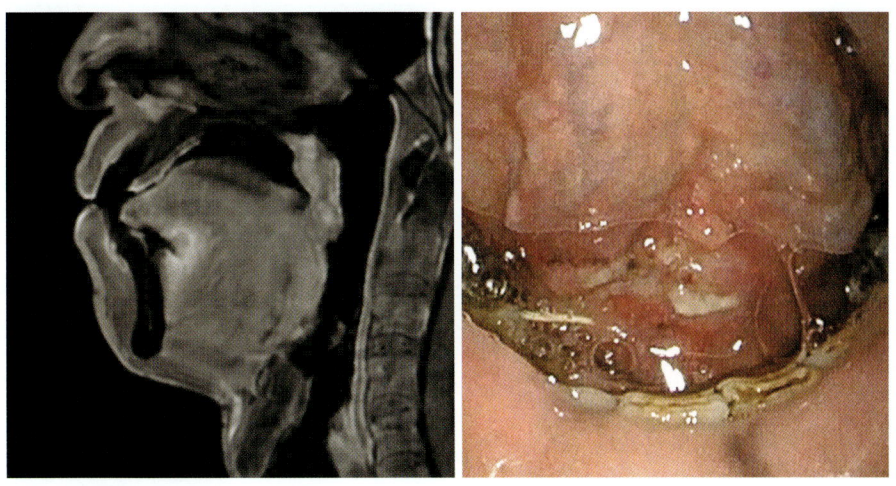

図1　原発巣の所見
MRI の計測による深達度（depth of invasion：DOI）は 6 mm.

対する信頼性の高い診断ツールであると認識されており，NCCN ガイドラインでは 2014 年の改訂以降，Stage I/II 舌がんに対するオプションに追加されている．しかし，設備，体制ともに整った限られた施設でしか行えず，米国における普及率は低く，広く一般化はされていない[2]．

　本邦においても診断薬であるテクネシウムフチン酸は頭頸部がんにも適応が拡大された．

症例提示

症例　舌口腔底がん（60 歳代，男性）

　正中（舌下面から口腔底）に存在する長径 25 mm，深達度 6 mm の T2 病変（**図1**）．画像診断（CT，MRI，PET-CT）にて N0 と診断．原発巣切除の 6 か月後，右顎下部にリンパ節転移をきたした（**図2**）．治療的頸部郭清術を行い pN1，節外浸潤なし．追加治療なく経過観察となった．

臨床のポイント

　口腔底病変はリンパ節転移の頻度は高いが，正中病変に対して両側予防郭清を行うかどうか，またその範囲も悩ましい．またセンチネルリンパ節生検でも shine-through 現象による潜在転移の見落としが起こりやすく問題となっている[6]．本症例では適切な経過観察により，遅滞なく頸部郭清

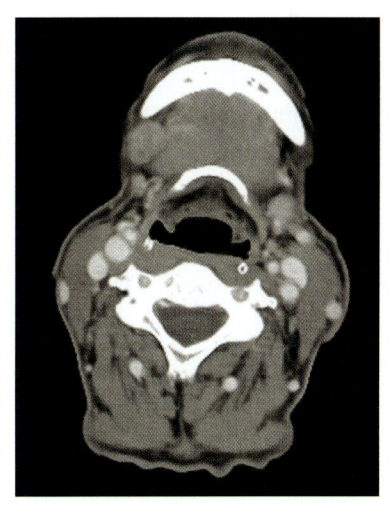

図2　後発リンパ節転移の CT 所見
右顎下リンパ節の腫脹を認める．横断像の最大径で 16 mm，最小径で 12 mm.

が実施可能であった．

今後の課題

　2015 年に報告された第 III 相試験（Mumbai study, Tata Memorial Hospital）[7] は T1-2N0 症例に対する予防的頸部郭清術を標準治療とする根拠であるが，いまだ世界の意見は分かれているのが実情である．

現在，日本においてⅠ・Ⅱ期舌がんに対する予防的頸部郭清省略の意義を検証するランダム化比較第Ⅲ相試験（JCOG1601：UMIN000030098）が進行中である．適切な診断モダリティや経過観察により，経過観察法の非劣性を示すことができれば，QOL を配慮した，より低侵襲な治療を新たな標準治療あるいはオプションとして提示することが可能となる．

センチネルリンパ節生検も同じ対象へのオプションの一つである．ガイドラインに組み込まれるようになったが，まだ広く受け入れられてはいない．放射性同位元素の使用による実施施設の制限，医療従事者への被曝の問題，医療コスト面での検証，術中迅速病理診断での微小転移がん同定の煩雑さ，困難さは今後の課題である．

日本とフランスから第Ⅲ相臨床試験の結果が報告されたが，非劣性マージンが 10〜12％と大きいことが limitation として指摘されている[8]．また 10〜15％の潜在転移の見落としもあることから，予防的頸部郭清に対する無病生存期間の非劣性について確証を得るために米国で臨床試験（NCT04333537）が開始されている．

（花井信広）

引用文献

1) 日本頭頸部癌学会編. 頭頸部癌取扱い規約 第 6 版補訂版. 金原出版；2019.
2) 日本頭頸部癌学会編. 頭頸部癌診療ガイドライン 2022 年版. 金原出版；2022.
3) Hanai N, et al. Controversies in relation to neck management in N0 early oral tongue cancer. Jpn J Clin Oncol 2019；49（4）：297-305.
4) Kiyota N, et al；Head and Neck Cancer Study Group of the Japan Clinical Oncology Group（JCOG-HNCSG）. Weekly Cisplatin Plus Radiation for Postoperative Head and Neck Cancer（JCOG1008）：A Multicenter, Noninferiority, Phase II/III Randomized Controlled Trial. J Clin Oncol 2022；40（18）：1980-90.
5) NCCN Clinical Practice Guidelines In Oncology Head and Neck Cancers. http://www.nccn.org/professionals/physician_gls/pdf/head-and-neck.pdf
6) de Bree R, et al. What is the role of sentinel lymph node biopsy in the management of oral cancer in 2020? Eur Arch Otorhinolaryngol 2021；278（9）：3181-91.
7) D'Cruz AK, et al. Elective versus Therapeutic Neck Dissection in Node-Negative Oral Cancer. N Engl J Med 2015；373：521-9.
8) Lai SY, Ferris RL. Evolving Evidence in Support of Sentinel Lymph Node Biopsy for Early-Stage Oral Cavity Cancer. J Clin Oncol 2020；38（34）：3983-6.

上・中咽頭がん

■ ガイドラインの概要

　上咽頭がんと中咽頭がんの共通点として，①ウイルス感染による発がん機序の存在，②臨床的に原発不明がん頸部リンパ節転移となりやすいこと，③抗がん剤や放射線治療への感受性が比較的良好なことがあげられる．特に②に関する留意点として，上咽頭がんと中咽頭がん（特に HPV 関連中咽頭がん）では原発巣が比較的小さい段階でリンパ節転移が進行することがあり，臨床的に原発不明がんとして遭遇することも多い．最終的に原発不明であった場合でも，転移リンパ節が Epstein-Barr ウイルス（EBV）陽性であれば上咽頭がん，HPV/p16 陽性であれば p16 陽性中咽頭がんと同等の治療が考慮される．また，がん検診などの PET 検査で上・中咽頭への集積が異常所見として指摘される機会も多く，生理的集積と思い込まずに内視鏡所見や組織生検によって慎重に判断することが必要である（**図 1**）．

　「頭頸部癌診療ガイドライン 2022 年版」（日本頭頸部癌学会編）[1] は，系統的文献検索によるエビデンスを尊重しつつ，診療現場の実情にも配慮した頭頸部がん診療の専門家のコンセンサスに基づいて作成された．放射線治療計画の詳細に関しては「放射線治療計画ガイドライン 2020 年版」（日本放射線腫瘍学会編），薬物療法については「頭頸部がん薬物療法ガイダンス 第 2 版」（日本臨床腫瘍学会編）を適宜参照する．

1.　上咽頭がん

　上咽頭がんの組織型は，角化型と非角化型に大別される．非角化型は転移の頻度が高く，治療の反応性は良好，一方，角化型は局所浸潤傾向が強く，治療の反応性がやや不良とされる．台湾・香港などの endemic 地域では非角化型が多く，EBV との関連が示唆されており，日本を含めた

non-endemic 地域では角化型が比較的多く，喫煙・飲酒などの環境要因との関連が示唆されている[1]．

　上咽頭がんは放射線感受性が比較的高いこと，および解剖学的に手術が困難な部位であることより，I〜IVA 期で放射線治療が基本であり，化学療法が適宜追加される．上咽頭がんの放射線治療として，従来は二次元ないしは三次元原体照射が行われていたが，現在多くの施設で実施されている強度変調放射線治療（intensity modulated radiation therapy：IMRT）は，腫瘍への線量集中性と正常臓器への線量低減において優れる（CQ4-1）．再発形式として遠隔転移が多いこと，化学療法の放射線増感効果が期待できることから，全身状態良好で予備機能が許せば化学療法の併用を積極的に考慮する（CQ4-2，CQ4-4）[1]．

2.　中咽頭がん

　中咽頭がんは，世界的に罹患率の増加が報告されている．頭頸部扁平上皮がん一般の発がんリスク因子として飲酒・喫煙があげられるが，中咽頭においては，さらにヒト乳頭腫ウイルス（human papillomavirus：HPV）による発がんが特徴的であり，HPV 関連の有無を判断する p16 免疫染色は必須の検査である．

　中咽頭の亜部位は，前壁（舌根・喉頭蓋谷），側壁（口蓋扁桃・扁桃窩・口蓋弓），後壁，上壁（軟口蓋下面・口蓋垂）に分類される．HPV 関連中咽頭がんは，前壁と側壁に生じることが多い．また，飲酒・喫煙を主な発がん要因とする従来の中咽頭がんに比べて放射線治療や化学療法への感受性が高く，予後が比較的良好であることが明らかとなっている．そのため現行の「頭頸部癌取扱い規約 第 6 版補訂版」[2] からは別個の疾患として記載され，HPV 関連がんは前版よりもダウンステージされた．HPV 関連の有無に加えて喫煙

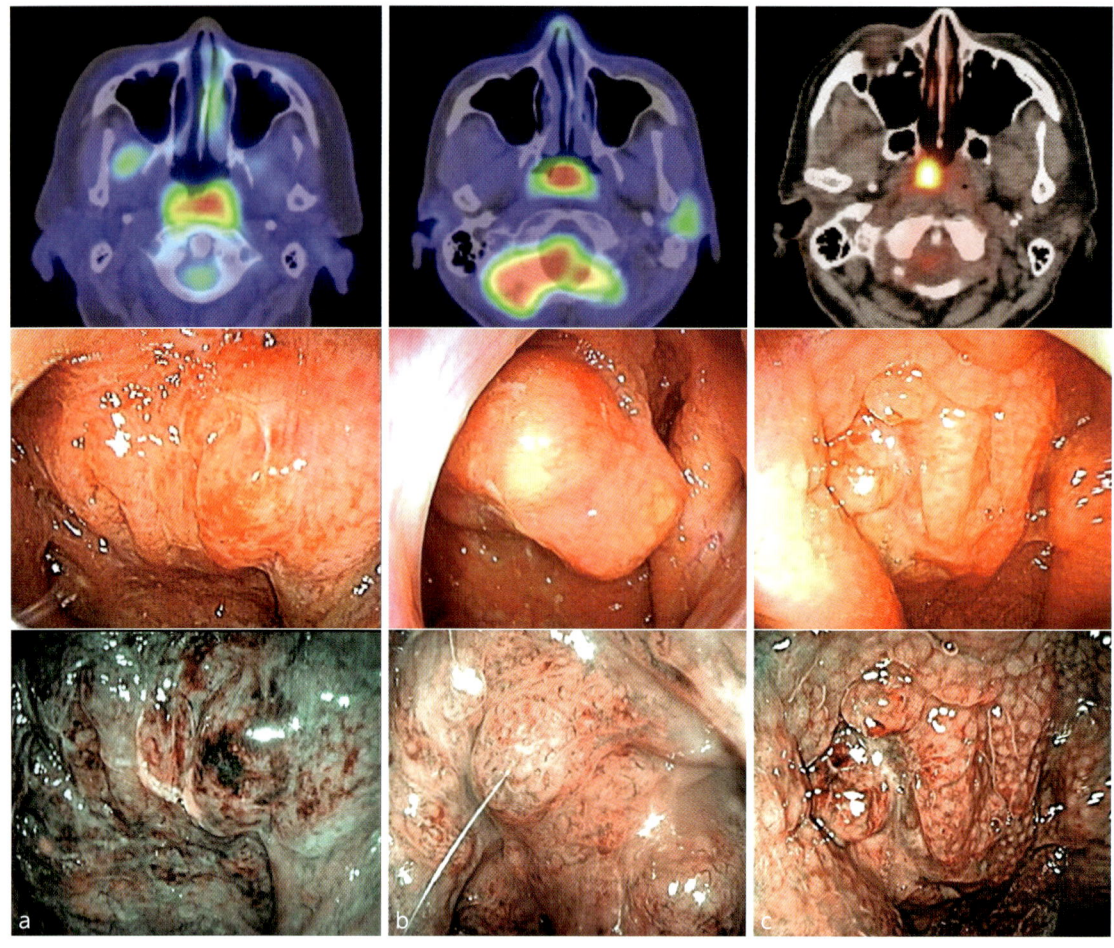

図1　健康診断の PET 検査で上咽頭の異常所見を指摘された症例
上段：PET，中段：通常光観察内視鏡，下段：狭帯域光観察内視鏡.
a：69 歳，女性. 生検にて悪性所見なし.
b：36 歳，男性. 生検にて悪性所見なし.
c：54 歳，男性. 生検にて上咽頭がん.

歴などを層別化因子とする低侵襲治療の最適化が試みられているものの，標準治療体系はいまだ確立しておらず，HPV 関連中咽頭がんに対する低侵襲治療は，現時点ではあくまで臨床試験として実施される必要がある（CQ5-1, 2）.

　現在，男性への HPV ワクチン接種は世界の 50 か国以上で公費助成されている. 本邦の「頭頸部癌診療ガイドライン 2022 年版」においては「女性のみならず男性への接種促進が期待される」[1] と記載され，日本耳鼻咽喉科頭頸部外科学会および関連学会が HPV ワクチンの男性への定期接種化を国に要望している.

■ 症例提示

症例 1　上咽頭がん（69 歳，男性）（図2）

　喫煙歴は 1 日 20 本，アルコールは酎ハイ 350 mL を毎日摂取. 左滲出性中耳炎をきっかけに上咽頭がん（左側壁，EBER（−），T2N1M0, stage II）と診断された. シスプラチン併用による根治的化学放射線療法（IMRT 70 Gy/35 fr およびシスプラチン 100 mg/m^2 3 コース）を完遂した. 3 か月目の PET 検査にて左頸部リンパ節転移の遺残が疑われ，穿刺吸引細胞診にて class V であった. 上咽頭には画像上の再発所見がなく，生検で

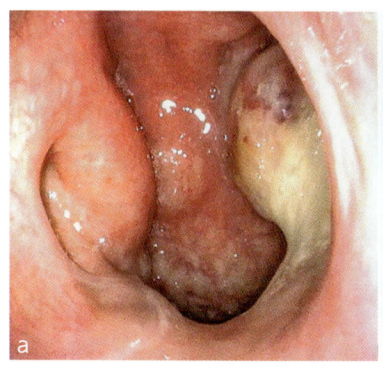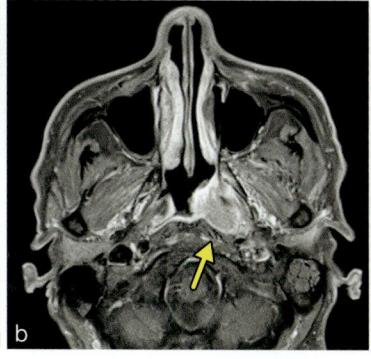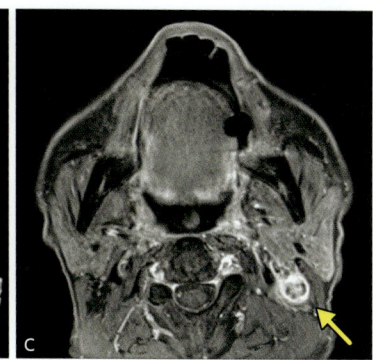

図2　症例1：上咽頭がん（左側壁）
a：上咽頭の左側壁から正中まで突出する腫瘍を認める．
b，c：造影MRIにて傍咽頭間隙へ浸潤する原発巣および頸部リンパ節転移を認める．

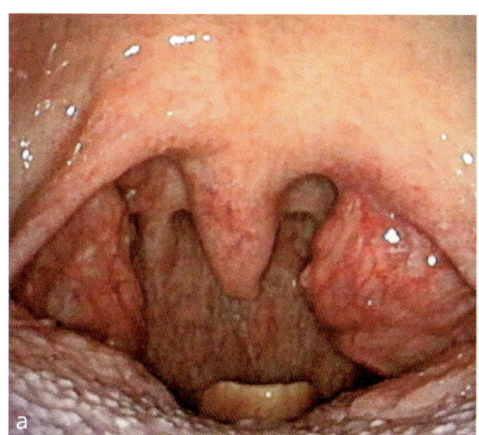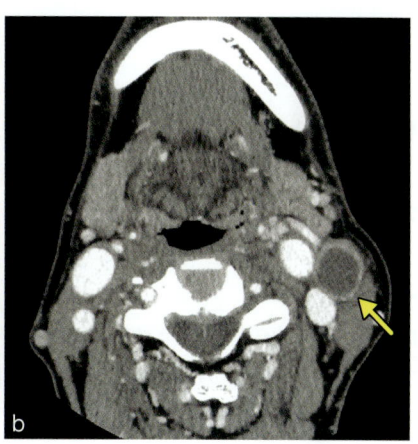

図3　症例2：p16陽性中咽頭がん（左側壁）
a：口蓋扁桃に軽度の左右差を認める．
b：造影CTにて軽度の辺縁造影効果を有するリンパ節を認めるが，単発のため嚢胞性良性疾患
と誤認しやすい．

も悪性所見がなかったため，左頸部郭清術（level IIおよびIII）を実施し，pN1（1/3，節外浸潤なし）の結果であった．原発巣を含め，慎重に経過観察を続けている．

ガイドラインのポイント

上咽頭がんに対する放射線治療では，IMRTが強く推奨される．原発巣遺残や局所再発に対する救済手術の適応は限定的であり，進行期の治療成績向上を目的として，化学放射線療法に加えて導入化学療法ないしは補助化学療法が日常臨床では頻用されている（CQ4-3）．頸部リンパ節遺残あるいは再発に対しては，救済手術として頸部郭

清術を考慮する．

症例2　p16陽性中咽頭がん（64歳，男性）（図3）

喫煙歴は1日5本，アルコールはほぼ飲まない．左首の腫れを自覚して受診した．前医内科では単純MRI所見により側頸嚢胞の疑いとされたが，当科にて左頸部の穿刺吸引細胞診を実施したところclass V，扁平上皮がんの転移が疑われた．左口蓋扁桃からの生検にて，中咽頭がん（左側壁，p16陽性，T2N1M0，stage I）の診断となった．経口的中咽頭側壁切除（口蓋扁桃拡大切除）

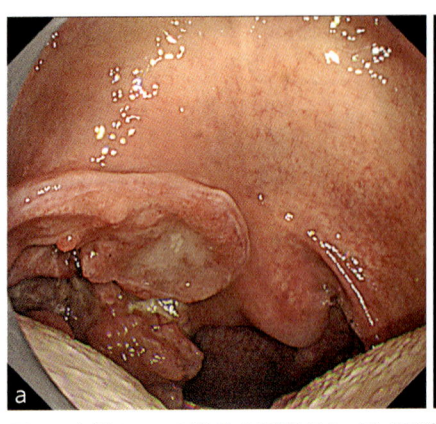 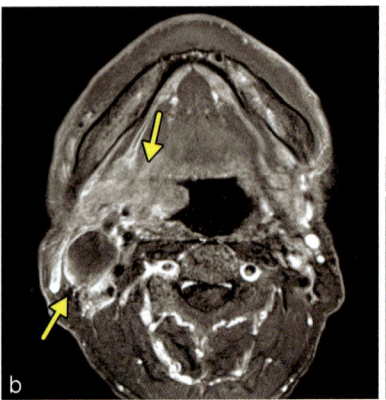 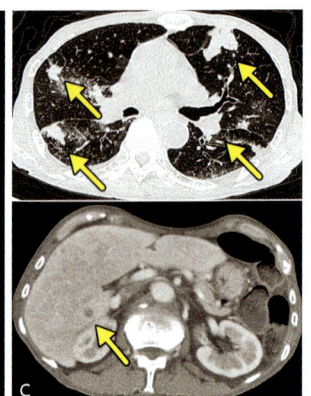

図4　症例3：p16 陰性中咽頭がん（右側壁）
a：中咽頭側壁に深い潰瘍性病変を認める.
b：造影 MRI にて深部浸潤のある原発巣，および原発巣と連続するようなリンパ節転移を認める.
c：化学放射線療法の完遂後まもなく，肺および肝臓に遠隔転移が出現した.

および左側頸部郭清術を実施し，pT2, ly0, v1, pn0, pN1（1/17，節外浸潤なし），断端陰性の結果であった．5年8か月経過観察し，再発を認めていない.

ガイドラインのポイント

本邦においては中咽頭がんの半数程度が HPV 関連がんである．HPV 関連の有無によって中咽頭がんの病期分類が異なるため，免疫染色による p16 陽性所見は，診断に必須の検査である．なお，p16 陽性所見が直接的に HPV 感染による発がんを証明しているわけではなく，厳密には PCR（polymerase chain reaction）法や ISH（*in situ* hybridization）法による HPV 配列の検出も必要であるが，現在は汎用性のある p16 免疫染色を用いることとなっている[1,2].

早期中咽頭がんに対する治療として，経口的切除術の有用性が報告されている．本邦では，経口腔的ビデオ喉頭鏡下手術（transoral videolaryngoscopic surgery：TOVS），内視鏡的咽喉頭手術（endoscopic laryngo-pharyngeal surgery：ELPS），経口的ロボット支援手術（transoral robotic surgery：TORS）などさまざまな手術法が実施されている．しかし，放射線治療あるいは化学放射線療法との比較に関する長期成績データが不十分であるため，ガイドラインでは「弱く推奨

する」にとどまっている（CQ5-3）[1].

症例3　p16 陰性中咽頭がん（73 歳，男性）（図4）

喫煙歴は1日20本，アルコールは日本酒2合を毎日摂取．のどの奥に違和感を感じたため近所の歯科を受診したところ，咽頭がんが疑われ，耳鼻咽喉科に紹介となった．精査の結果，中咽頭がん（右側壁，p16 陰性，T4aN2bM0，stage ⅣA）と診断され，シスプラチン併用による根治的化学放射線療法（IMRT 70 Gy/35 fr およびシスプラチン 100 mg/m^2 3 コース）を完遂した．しかし，3 か月後の画像検査で多発転移（肺および肝臓）の出現が確認された．免疫チェックポイント阻害薬（ニボルマブ）単剤，引き続いて抗がん剤による薬物療法を実施したが，肺転移が制御できず，治療開始後1年5か月で原病死した.

ガイドラインのポイント

進行中咽頭がんに対しては，多くの比較試験の結果から放射線単独治療に比べて化学放射線療法での治癒率向上が示されている．現時点における標準的化学放射線療法は，HPV 関連の有無にかかわらずシスプラチン併用による根治的化学放射線療法（3-weekly CDDP＋RT）である[1]．また，再発あるいは遠隔転移を有する頭頸部がんに対し

て保険適用となっている免疫チェックポイント阻害薬は, 中咽頭がんにおいても HPV 関連の有無にかかわらず有効性が認められる. 免疫チェックポイント阻害薬投与後に抗がん剤治療へ移行する治療方針も, 日常臨床で頻用されている.

　進行中咽頭がんに対して, 初回治療あるいは化学放射線療法後の救済治療として外科治療を実施する場合, 術後の嚥下機能や鼻咽腔閉鎖機能の保持が問題となる. 局所（粘膜）皮弁や遊離（筋）皮弁を再建材料として用い, 欠損形態に応じて適切な再建法を選択することが術後の機能保持につながる[1].

今後の課題

1. 上咽頭がん

　進行上咽頭がんにおいて, 化学放射線療法への導入化学療法や補助化学療法の上乗せ効果に関する多くのランダム化比較試験が実施されている. 標準治療の確立へとつながる可能性があるが, ゲ

ムシタビンやカペシタビンなど本邦では保険適用外の薬剤が含まれたり, エビデンスの多くは endemic 地域から出ているため, 解釈の際には注意を要する.

2. 中咽頭がん

　中咽頭がんの治療においては, 頭頸部領域の他部位と比べても特に摂食嚥下や会話にかかわる機能の温存が重要である. HPV 関連中咽頭がんに対する低侵襲治療を意図した臨床試験が世界的に進行中であるが, 従来の標準治療を変えうるエビデンスはいまだ示されていない.

　　　　　　　　　　　　　　　　（安藤瑞生）

引用文献

1) 日本頭頸部癌学会編. 頭頸部癌診療ガイドライン 2022 年版. 金原出版；2022. p.54-63, p.133-47.
2) 日本頭頸部癌学会編. 頭頸部癌取扱い規約 第 6 版補訂版. 金原出版：2019.

喉頭・下咽頭がん

「頭頸部癌診療ガイドライン 2022 年版」[1] の概要

　「頭頸部癌診療ガイドライン」は 2009 年に初版，2013 年第 2 版，2018 年第 3 版が発行され，今回 2022 年に第 4 版となった．喉頭がんおよび下咽頭がんについては第 3 版で N 分類に N3b（臨床的節外浸潤）が追加されたが，今回は病期診断とアルゴリズムに変更はない．総論において「臨床的特徴」「疫学的特徴」「診療の全体的な流れ」が追加され，診断技術や治療方法についてのエビデンスが増えたことにより，喉頭がんおよび下咽頭がんについて重複がんや特殊光による内視鏡診断についての記載が追加された．各治療法についてもアップデートされた．

　喉頭がんについてはクリニカルクエスチョンを改変し，T2 喉頭がんに対する化学放射線療法について追加した．エビデンスに乏しいものの放射線単独では症例によっては局所制御が不良なこともありオプションの一つとして「弱く推奨」とした．

　下咽頭がんについては経口的切除についてクリニカルクエスチョンを追加した．現在発展中の治療であり推奨度は「弱く推奨」となっている．

1. 臨床的特徴

　喉頭がんと下咽頭がんは，比較的まれな疾患である．男性に多く認められる．過度のアルコール使用および喫煙が危険因子である．下咽頭がんのうち輪状後部がんは，貧血（特に鉄欠乏性貧血）をもつ女性に多く発症する．病理組織型では扁平上皮がんが大部分を占める．食道がんや頭頸部がん，肺がんの重複がしばしば認められる．

2. 治療に必要な検査と診断

　喉頭がんの初発症状としては嗄声，のどの違和感や疼痛，呼吸苦などが多く，下咽頭がんの初発症状として頸部腫瘤，嚥下障害，嚥下痛，嗄声，耳痛などが多い．飲酒および喫煙歴の聴取が必要である．飲酒時の顔面発赤について，「コップ 1 杯程度のアルコールで発赤したことがあるか？」を聴取することにより，アセトアルデヒドの分解酵素活性を推測することができる．

　咽喉頭ファイバーで腫瘍の範囲，声帯の可動性を確認する．食道側浸潤については上部消化管内視鏡や嚥下造影を用いる．気道狭窄を認める場合は気管切開を考慮する．腫瘍より生検を行う．腫瘍が小さい場合や嘔吐反射が強い場合で局所麻酔下の生検が困難な場合は全身麻酔下の生検も考慮する．頸部リンパ節からの穿刺吸引細胞診も必要に応じて行う．リンパ節の切開生検は根治治療に影響を及ぼす可能性があるため，極力行わない．食道・肺・胃・頭頸部に重複がんが多い．頭頸部の診察，上部消化管内視鏡と頸部・胸部の造影 CT は必須である．ほとんどが扁平上皮がんであるが，紡錘細胞がん，小細胞がん，小唾液腺由来のがん，リンパ腫，肉腫，黒色腫などもまれに認められる．

3. 治療の実際

　「頭頸部癌診療ガイドライン 2022 年版」のアルゴリズムを示す（**図 1, 2**）[1].

　早期例に対しては喉頭温存を目指し，根治照射あるいは喉頭温存手術（経口的切除，外切開による切除）のいずれかを個々の症例に応じて選択する．進行例に対しては手術治療が主体となるが，解剖学的特性により喉頭摘出を余儀なくされることが多い．QOL 保持の観点から化学放射線同時併用療法や喉頭温存手術も行われる．根治性を担保しつつ喉頭機能などの QOL を考慮した診療が求められる．

　放射線治療は 60～70 Gy/30～35 回/6～7 週の

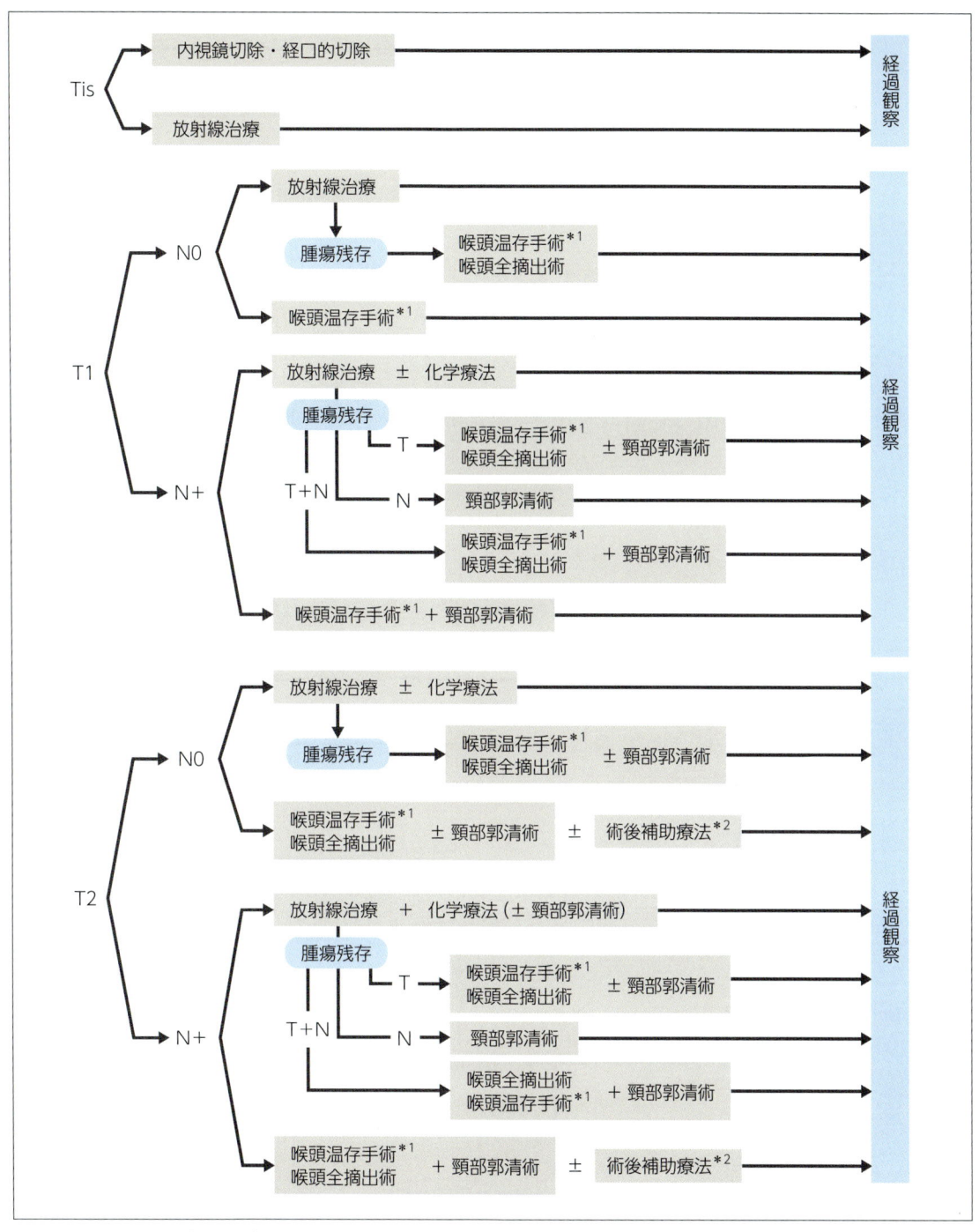

図1　喉頭がんの治療アルゴリズム

＊1：内視鏡切除術，経口的切除術，喉頭部分切除術，喉頭亜全摘出術を含む．

＊2：CQ12-1 参照．

（日本頭頸部癌学会編．頭頸部癌診療ガイドライン 2022 年版．金原出版；2022[1] より）

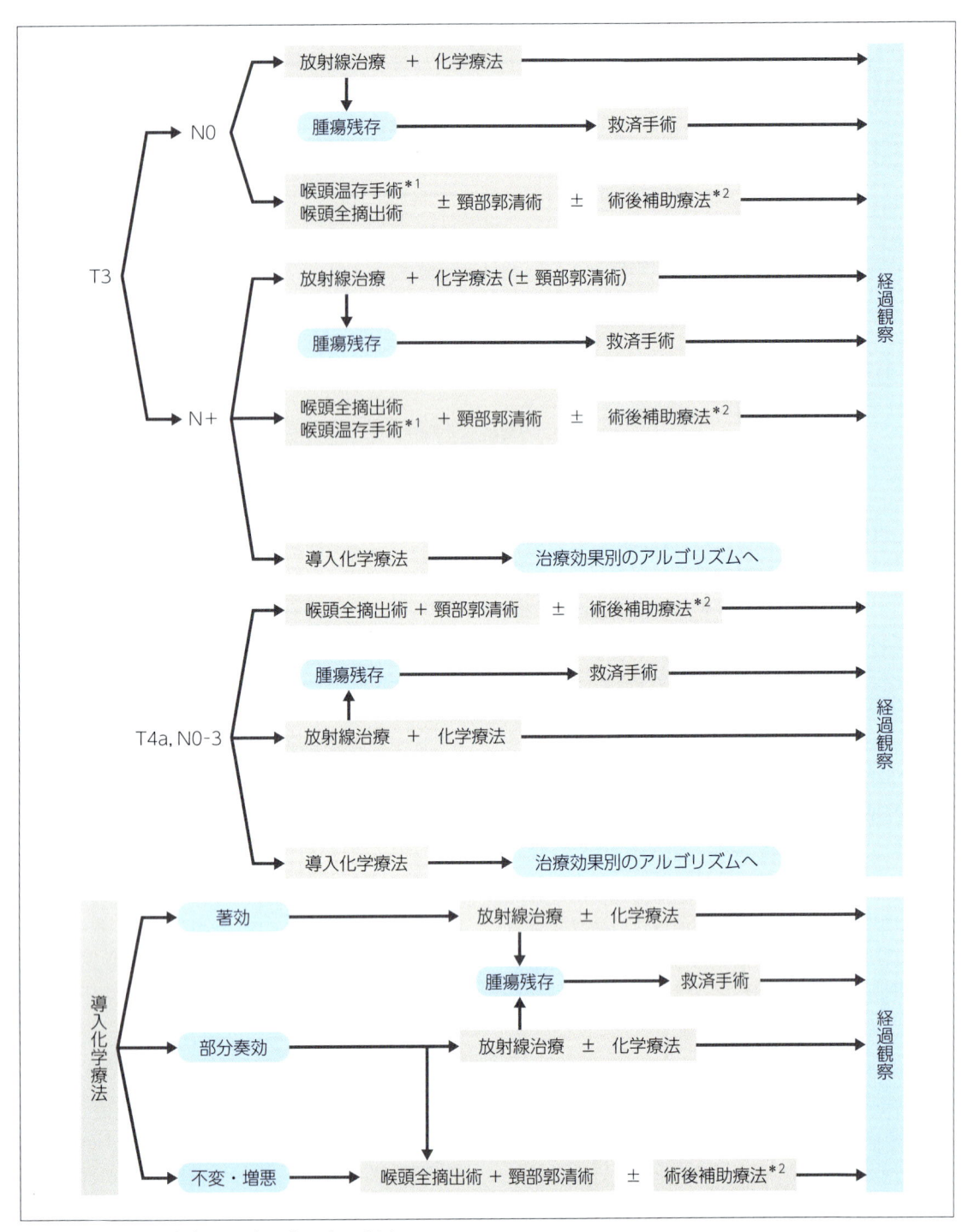

図 1 喉頭がんの治療アルゴリズム（つづき）

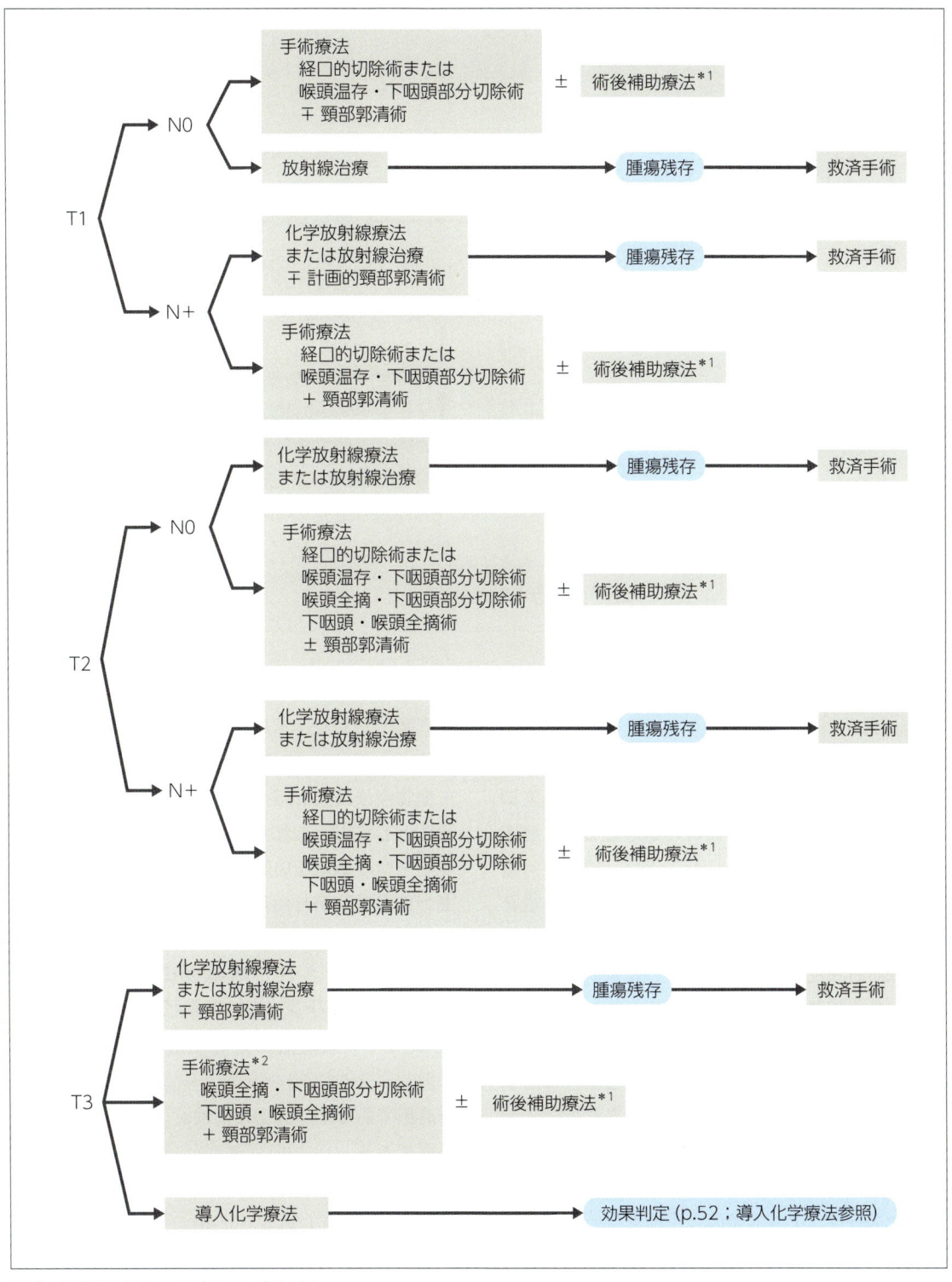

図2 下咽頭がんの治療アルゴリズム

＊1：CQ12-1 参照.

＊2：症例によっては，経口的切除術または喉頭温存・下咽頭部分切除が可能なものもある.

（日本頭頸部癌学会編. 頭頸部癌診療ガイドライン 2022 年版. 金原出版；2022[1] より）

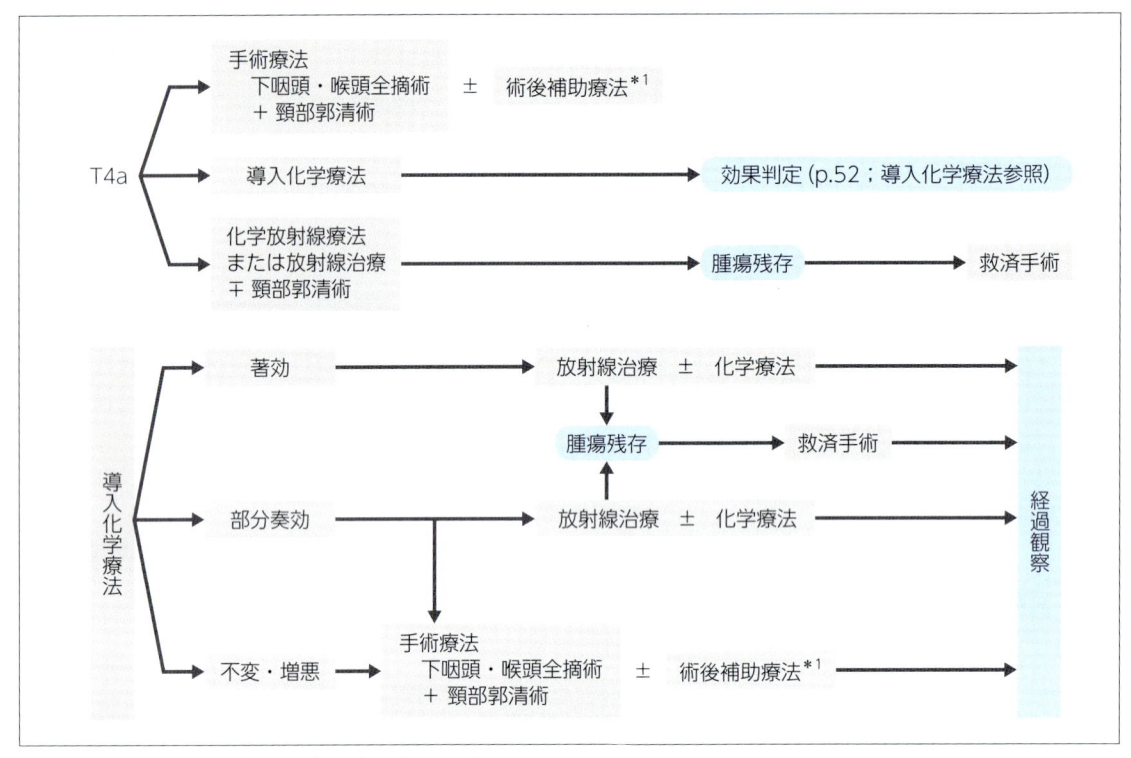

図2　下咽頭がんの治療アルゴリズム（つづき）

外照射が一般的であり，根治照射のよい適応となるのは T1，2 症例であるが，腫瘍型や亜部位によっては進行症例も根治照射の適応となる．臨床的にリンパ節転移が認められる場合，放射線治療によって頸部転移の制御が困難と判断される場合は頸部郭清術を先行し，その後頸部も含めて放射線治療を行ってもよい．米国での比較試験の結果から，放射線単独治療に比べて化学放射線療法での治癒率の向上が示されており，進行がんに対して放射線治療を行う場合は化学療法を同時併用する化学放射線療法が標準療法と考えられている．

　進行がんに対する手術として喉頭全摘出術や下咽頭・喉頭全摘出術が標準的な術式となるが，亜部位や進行度により喉頭温存手術も行われる．頸部郭清術を行う場合は内深頸領域を中心に行う．喉頭全摘出時は患側の甲状腺を切除し，少なくとも患側の気管傍リンパ節を郭清する．下咽頭・喉頭全摘出術後は咽頭の再建が多くの場合必要となる．再建法としては遊離空腸や大腿皮弁，有茎大

胸筋弁などが用いられる．

　薬物療法は放射線治療との同時併用，導入化学療法として用いられる．レジメンとしてプラチナ製剤を含む単剤ないしは多剤併用療法，分子標的薬の併用療法が行われる．

4.　今回追加された咽喉頭の経口的切除のクリニカルクエスチョン

「CQ6-2　下咽頭癌に対して経口的切除は有用か？」

→有用であるが，適切な症例および術式の選択が必要である．

推奨の強さ：弱く推奨する　エビデンスの確実性：C　合意率：56%（9/16）

　2019 年 4 月に「K374-2 鏡視下咽頭悪性腫瘍手術（軟口蓋悪性腫瘍手術を含む.）」として保険収載された経口的切除について CQ を追加した．

　最近の内視鏡の進歩に伴い，これまで発見困難であった微小病変が診断可能となっている．機器

開発により表在病変のみならず一部の浸潤がんに対しても経口的切除術が行われている．経口的切除術により喉頭機能温存率 94〜97％と良好な成績が報告されている[2-5]．国内からも表在がんに対して内視鏡的咽喉頭手術（endoscopic laryngo-pharyngeal surgery：ELPS）を施行し 3 年生存率 90％，3 年疾患特異的生存率 100％と良好な成績が報告されている[3]．メタアナリシスでは T1-4 の下咽頭がんに対して経口腔レーザーマイクロサージェリー（transoral laser microsurgery：TLM）を行った結果，97％で喉頭温存，5 年生存率 54％，疾患特異的生存率 72％との報告[5]，TLM と経口的ロボット支援手術（transoral robotic surgery：TORS）についての論文を解析し，喉頭機能温存 94.3％との報告がある．放射線治療後の遺残・再発に対する経口的切除術も報告されている[6]．

推奨決定会議では推奨の強さについて「強く推奨する」と「弱く推奨する」で意見が分かれたため投票を行い，「弱く推奨する」となった．

現在，発展中の治療法であり，適切な症例選択と適切な機器の使用，そして熟練した手技が求められる．表在がんに対する臨床試験である「頭頸部表在癌に対する経口的手術の第 II/III 相試験」が行われており，その結果が待たれる．

■ 症例提示

症例 1　右声門扁平上皮がん T1aN0（70 歳代，男性）

嗄声のため受診，右声帯に限局した腫瘍を認めた（図 3a）．声帯可動制限や領域および遠隔転移を認めず．生検で扁平上皮がんを認めた．放射線治療 60Gy/25fr を施行．治療後 2 年経過するが再発転移を認めていない（図 3b）．

臨床のポイント 1

声門がんでは小さな病変でも嗄声を自覚することが多いため早期で受診することも多い．放射線治療や経口手術で咽喉頭の機能を温存しながら根治を目指した治療を行う．

症例 2　下咽頭後壁がん Tis N0（60 歳代，男性）

食道がん治療後の上部消化管内視鏡検査で下咽頭後壁の表在病変を指摘，生検で扁平上皮がんを認めた．全身麻酔下に鏡視下咽頭悪性腫瘍切除術を施行．NBI とルゴールで病変を確認し（図 4a），粘膜下に生理食塩水を局注後に鉗子と電気メスで切除した（図 4c）．

手術当日から離床，翌日から食事開始し術後 4 日目で退院となった．同部位に再発を認めていないが（図 4b）再発および多発に注意して経過観察予定．

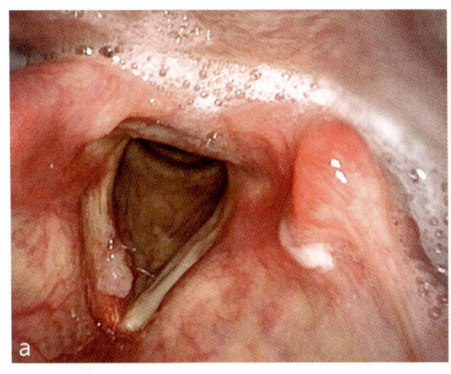
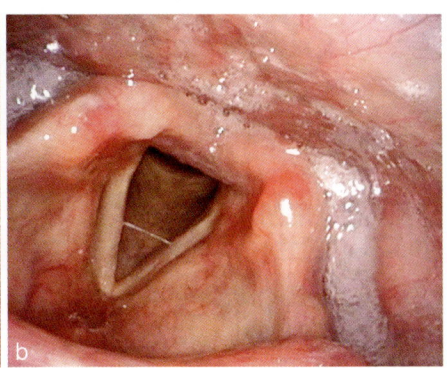

図 3　症例 1
a：治療前．b：治療後 2 年．

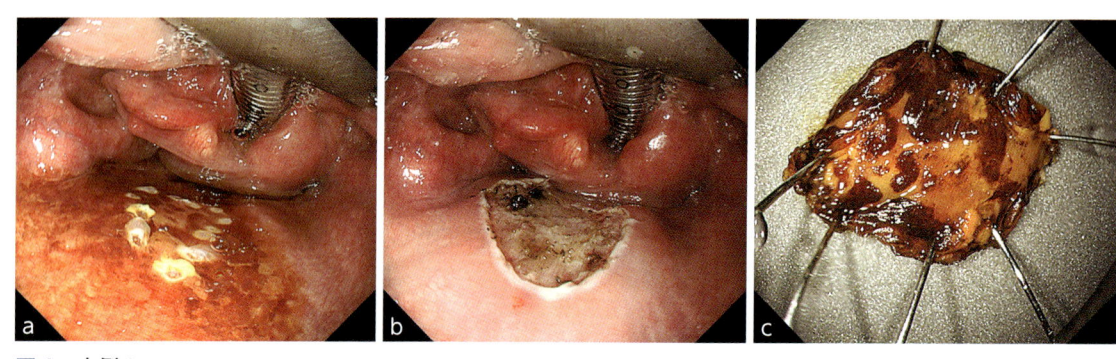

図4　症例2
a：手術時．ルゴール散布後に切除範囲をマーキング．b：切除後．c：切除標本．

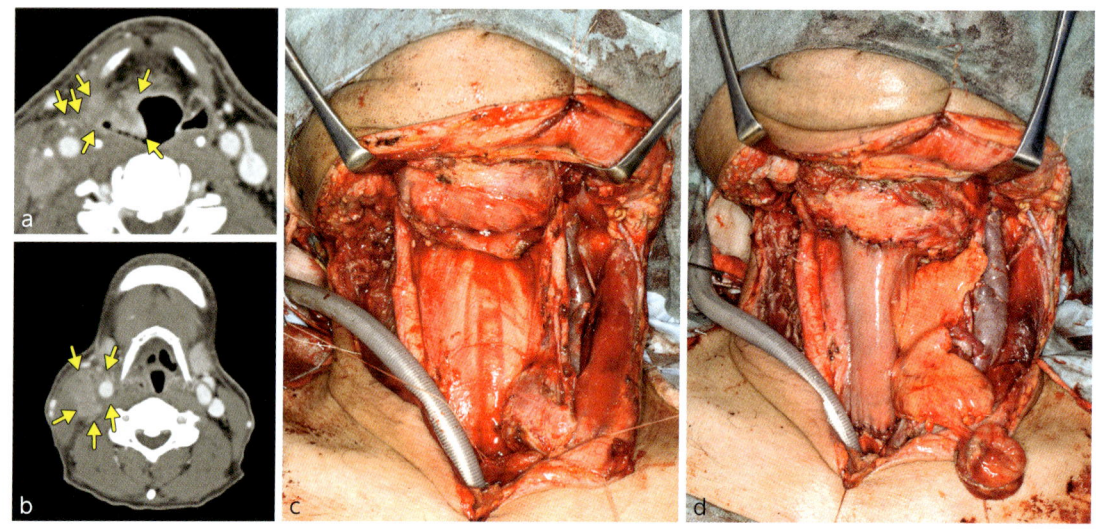

図5　症例3
a：治療前CT（局所）．b：治療前CT（リンパ節転移）．c：手術写真（切除後）．d：手術写真（遊離空腸による再建後）．

臨床のポイント2

　アルコール多飲歴がある症例では頭頸部を含む上部消化管の重複がんに注意が必要である．禁酒指導を行うとともに長期間にわたる観察が必要である．食道にルゴール不染を認める症例では半年に一度の上部消化管内視鏡検査を勧めている．

症例3　下咽頭梨状陥凹がん T4aN3b（60歳代，男性）

　頸部腫瘤と嚥下時違和感のため受診．右梨状陥凹を中心に腫瘍を認め，生検で扁平上皮がんを確認した．CTでは右梨状窩外側壁から内側壁を主体とした最大径（上下）41 mmの腫瘍を認め

（**図5a**），外側で上喉頭神経血管束が貫くレベルにおいて甲状舌骨間膜外側の脂肪の濃度上昇があり，喉頭外進展が疑われた．右レベルIIA，IIIに26 mmまでの壊死を伴ったリンパ節転移を認め（**図5b**），辺縁不整で周囲の脂肪腫混濁を伴っており節外浸潤として矛盾しない所見であった．総頸動脈〜内頸動脈と半周程度で接していた．臨床所見とあわせてT4aN3bと判断された．下咽頭喉頭全摘出術と化学放射線療法を提示，手術の方針となった．

　下咽頭喉頭全摘出術，両側頸部郭清術，甲状腺右葉切除術，遊離空腸による再建術を施行した（**図5c，d**）．右内頸静脈と右副神経，右胸鎖乳

突筋の一部は合併切除となった．遊離空腸の血管は左頸横動脈と左内頸静脈に吻合した．

　術後にシスプラチン併用の化学放射線療法を施行した．治療後3年経過するが再発転移を認めていない．食道表在がんに対して内視鏡治療を行っている．

頭頸部癌診療ガイドラインの今後

　がん診療に限らず医学は日進月歩であり，新しい診断技術や治療法，保険制度が更新されている．前版である2018年版から4年間にさまざまな臨床試験の報告や新規治療の保険収載があった．今後も新たな知見，治療方法についてアップデートされる見込みである．

（篠﨑　剛）

引用文献

1）日本頭頸部癌学会編．頭頸部癌診療ガイドライン 2022年版．金原出版；2022.

2）Park YM, et al. The First Human Trial of Transoral Robotic Surgery Using a Single-Port Robotic System in the Treatment of Laryngo-Pharyngeal Cancer. Ann Surg Oncol 2019；26（13）：4472-80.

3）Tateya I, et al. Endoscopic laryngo-pharyngeal surgery for superficial laryngo-pharyngeal cancer. Surg Endosc 2016；30（1）：323-9.

4）Weinstein GS, et al. Transoral robotic surgery：a multicenter study to assess feasibility, safety, and surgical margins. Laryngoscope 2012；122（8）：1701-7.

5）De Virgilio A, et al. The Emerging Role of Robotic Surgery among Minimally Invasive Surgical Approaches in the Treatment of Hypopharyngeal Carcinoma：Systematic Review and Meta-Analysis. J Clin Med 2019；8（2）：256.

6）Tomifuji M, et al. Salvage Transoral Videolaryngoscopic Surgery for radiorecurrent hypopharyngeal and supraglottic cancer. Auris Nasus Larynx 2017；44：464-71.

上顎洞がん

「頭頸部癌診療ガイドライン 2022 年版」[1) の概要

上顎洞がんの頻度は，頭頸部がん中 3.1% と低頻度であるが[2)]，組織型は多彩で，扁平上皮がんが約 80% を占めるものの，腺様嚢胞がん（約 5%），悪性黒色腫（約 2%）などさまざまな悪性腫瘍が発生する[3)]．一般的に頸部リンパ節転移の頻度は低く，2011～2017 年の頭頸部悪性腫瘍全国登録の集計によると 24.6%（429/1,740）である．

「頭頸部癌診療ガイドライン 2022 年版[1)]」では，診療全体の流れを新たに記載した．具体的には，医療面接での注意点として，鼻閉，頬部痛，鼻出血，頬部腫脹，視力障害，開口障害などとともに体重減少の有無，栄養状態，経口摂取量なども確認しておく．特に個人差の大きい高齢者においては，高齢者総合的機能評価（comprehensive geriatric assessment：CGA）が参考になる．

身体診察においては，鼻腔や頬部腫脹のほか，進行した場合には，眼球運動障害や眼球突出なども確認する．内視鏡検査では，鼻腔内に突出する例を除き，粘膜浮腫や鼻腔閉塞により十分な観察

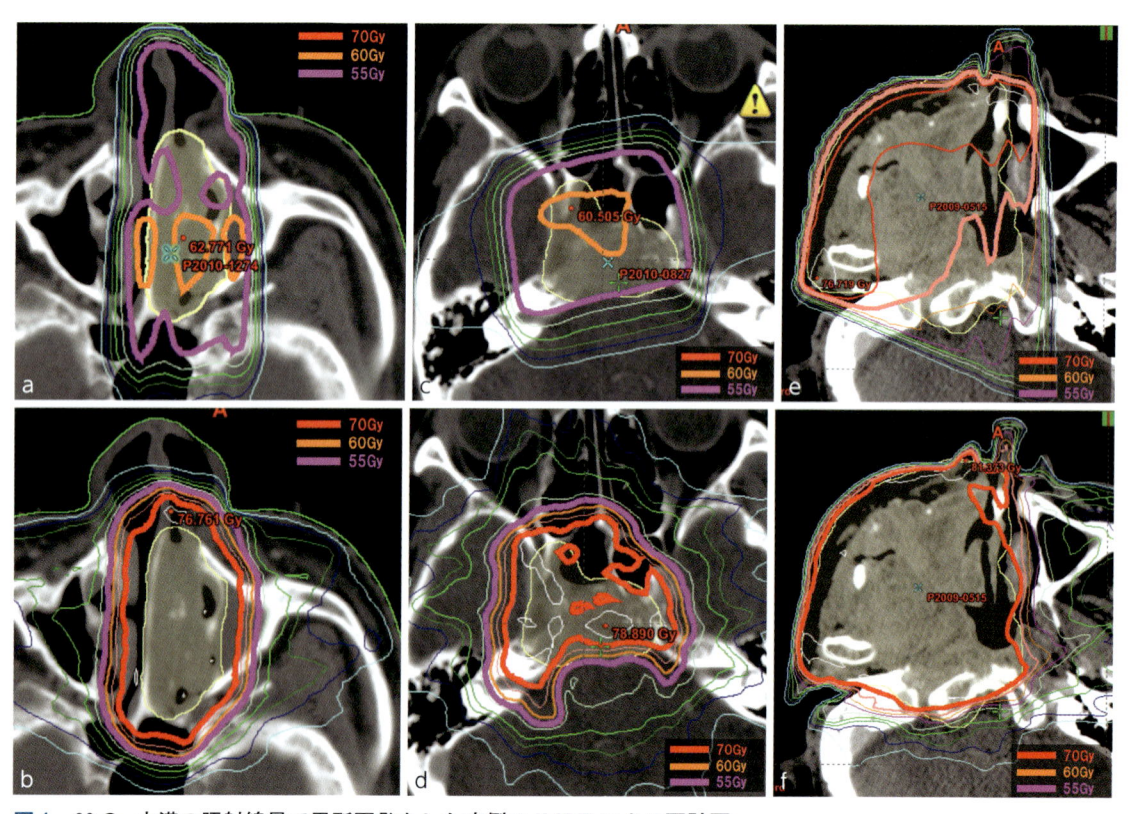

図 1　60 Gy 未満の照射線量で局所再発をした症例の IMRT による再計画
a，b：症例 1，c，d：症例 2，e，f：症例 3．3D-CRT（a，c，e）では，60 Gy の処方線量であったが，いずれも IMRT（b，d，f）では，70 Gy の処方が可能となった．
（小川武則ほか．鼻副鼻腔悪性腫瘍に対する外科治療の最適化　頭蓋底浸潤鼻副鼻腔悪性腫瘍に対する治療戦略．頭頸部癌 2017；43（4）：409-14 より）

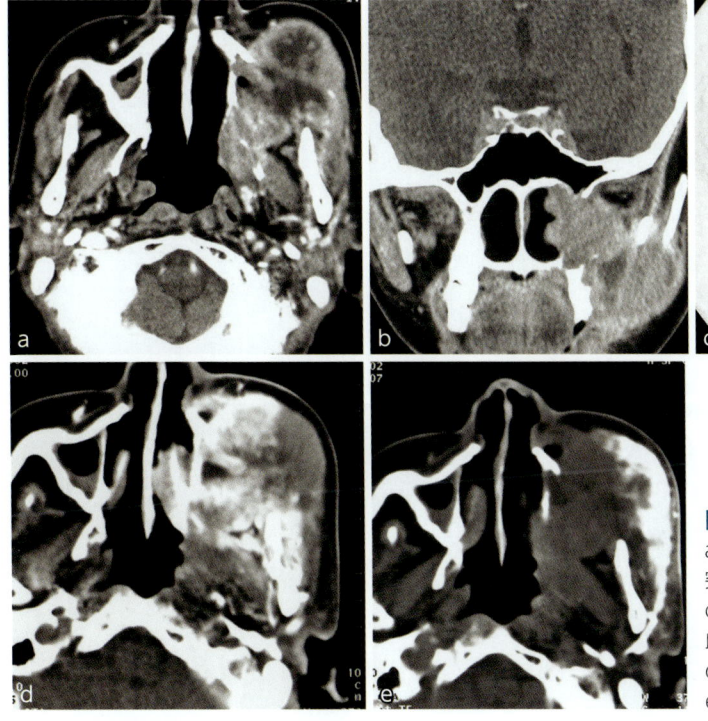
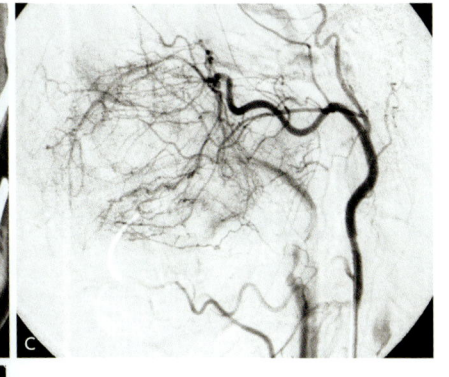

図2 超選択的動注化学放射線治療例
a, b：治療前造影 CT. 上顎洞前壁から翼状突まで進展する腫瘍を認めた.
c：DSA. 顎動脈, 顔面横動脈を中心に栄養血管を認める.
d：顎動脈 CTA.
e：顔面横動脈 CTA.

ができない場合もある.

　画像検査としては, CT, MRI などで病期分類を行う. 動注化学療法を考慮する際は, 腫瘍の栄養血管も CT アンギオグラフィーや MR-DSA などで評価しておく. エコーでは, 頸動脈石灰化なども評価する. 病理学的診断は必須であり, 鼻腔内, 鼻内視鏡下, 犬歯窩切開による生検を行うが, 鼻腔内から生検を行う場合には, 表面は正常粘膜で深部に上顎洞腫瘍がある場合も多いことに注意する.

　治療方針は, キャンサーボードに代表される専門多職種チーム (multi-disciplinary team：MDT) で検討するのが望ましい. 機能面と同時に整容面にも配慮し治療を行う必要があり, 手術, 放射線治療, 化学療法を組み合わせた集学的治療が共通した治療方針となっている.

　治療法の特徴としては, 強度変調放射線治療 (intensity modulated radiation therapy：IMRT) の有用性については, CQ3-2 で取り上げ, 視神経線量軽減のため, IMRT を推奨すること, また 2018 年 4 月からの粒子線治療の保険適用と

なった点について追加し, 粒子線治療は, 少なくとも IMRT と同程度の視神経線量低減が可能であることを追加し, 弱く推奨した.

　手術としては, 術式として上顎部分切除, 上顎全摘出, 上顎拡大全摘出, 頭蓋底手術について, 再建術について 2018 年の前版と同様に記載し, 眼窩底の欠損に対して, 眼窩内容を保持するためにチタンプレートなどの人工物, 軟組織あるいは硬性組織を用いる点を追加した. 一方, T4a の 32％にしか手術が行われていない現状（上顎全摘は 22％）ではあり, 上顎洞がん治療アルゴリズムに非手術治療を入れるべきか検討したが, 今回は超選択的動注化学放射線治療（RADPLAT 法）の掲載を見送り, CQ での記載にとどめた.

「頭頸部癌診療ガイドライン 2022 年版」[1)] のポイント

①上顎洞がんの約 80％は扁平上皮がんである.
②頸部リンパ節転移頻度は, 24.6％と低い.
③手術, 放射線治療, 化学療法を組み合わせた集

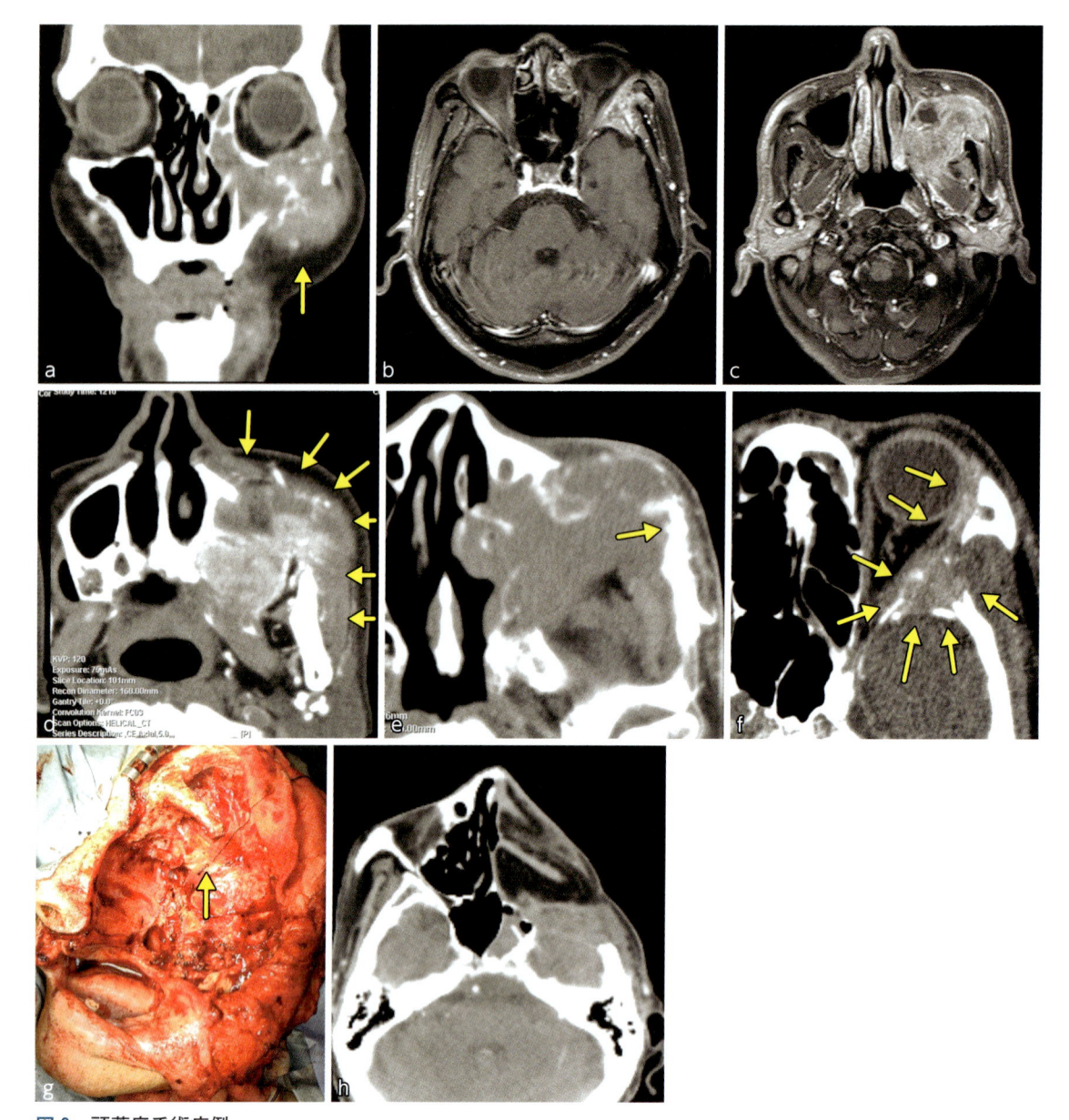

図3　頭蓋底手術症例

a, b, c：治療前画像．a：造影CT．b：ガドリニウム造影．c：MRI T1強調画像．眼窩下壁から翼状突起，中頭蓋底硬膜まで進展する腫瘍を認めた．

d, e, f：RADPLAT法におけるCTアンギオグラフィー（CTA）．d：顎動脈CTA．e：顔面横動脈CTA．f：内頸動脈CTA．腫瘍の大部分は顎動脈で栄養されていたが，前方と外側は顔面横動脈から中頭蓋底と眼窩外側は内頸動脈から栄養されていた．腎機能低下もあり，前中頭蓋底手術，拡大上顎全摘術を施行した．

g：切除後．h：切除後CT．腫瘍は硬膜浸潤を伴っており，硬膜合併切除後，再建を行った（g：矢印）．

学的治療を行う．

④視力温存のために，IMRT，粒子線治療を弱く推奨する．

症例提示

1.　IMRTの有効性を示した自験例

われわれの経験した鼻副鼻腔がん3症例の三次

元原体照射（three-dimensional conformal radiotherapy：3D-CRT）症例において，IMRT で治療後にリプランニングした線量分布を**図1**に示す．視神経線量などを同一とした場合において，3D-CRT で 60 Gy の処方線量であった症例においても，IMRT で 70 Gy 処方できた症例が存在した．

2. 超選択的動注化学放射線治療（RADPLAT 法）を施行した自験例（79 歳，女性）

頬部腫脹を主訴に来院し，CT，MRI，生検にて上顎洞扁平上皮がん（T4aN0M0）と診断した．RADPLAT 法による超選択的動注化学放射線治療を施行した（**図2**）．

3. 頭蓋底手術を施行した自験例 (69 歳，男性)

腎がんにて腎摘出の既往あり．RADPLAT 法を施行したが，内頸動脈から栄養される中頭蓋底浸潤部位があること，RADPLAT 1 回目施行後 Ccr30 台まで低下したことより，前中頭蓋底手術，拡大上顎全摘術，腹直筋皮弁再建術を施行した（**図3**）．

診療ガイドラインの今後の課題

超選択的動注化学放射線治療（RADPLAT 法）

について，JCOG1212 試験が進行中であり，次回のガイドラインではアルゴリズムでの掲載が期待される．

一方，粒子線治療と IMRT を比較すると，局所領域制御は異ならなかった[4]．毒性評価においては，眼窩内合併症の頻度において有意差を認めなかった[5]．X 線，陽子線によらず，視神経線量を閾値以下にすることができれば，視神経障害のリスクは軽減できるものと考えられる．

（小川武則）

引用文献

1) 日本頭頸部癌学会編．頭頸部癌診療ガイドライン 2022 年版．金原出版；2022.
2) 日本頭頸部癌学会．頭頸部悪性腫瘍全国登録の 2019 年度初診症例の報告書．http://www.jshnc.umin.ne.jp/pdf/HNCreport_2019.pdf
3) Fukuda K, Shibata A. A case-control study of past history of nasal diseases and maxillary sinus cancer in Hokkaido, Japan. Cancer Res 1988；48（6）：1651-2.
4) Huang D, et al. Comparison of treatment plans using intensity-modulated radiotherapy and three-dimensional conformal radiotherapy for paranasal sinus carcinoma. Int J Radiat Oncol Biol Phys 2003；56：158-68.
5) Patel SH, et al. Charged particle therapy versus photon therapy for paranasal sinus and nasal cavity malignant diseases：a systematic review and meta-analysis. Lancet Oncol 2014；15：1027-38.

がん薬物療法

診療ガイドラインの概要

　頭頸部扁平上皮がん（head and neck squamous cell carcinoma：HNSCC）の薬物療法の変遷は，再発・転移頭頸部扁平上皮がん（recurrent or metastatic head and neck squamous cell carcinoma：RM-HNSCC）を対象とした第 II 相試験の結果で，メトトレキサート（methotrexate：MTX）やシスプラチン（cisplatin：CDDP）の単剤療法が用いられるようになり，その後，さまざまな多剤併用療法が模索されるようになった．そのなかで，フルオロウラシル（fluorouracil：5-FU）とプラチナ製剤の併用療法が数ある多剤併用療法のなかでも治療効果と有害事象のバランスの取れた治療と認識され，従来の治療法との比較試験でも生存期間の延長を示すには至らなかったが奏効割合が良好であるという結果に基づき，5-FU＋シスプラチン（CF）・5-FU＋カルボプラチン（PF）が，1990 年初頭から 2000 年後半の 15 年以上の長きにわたり，RM-HNSCC に対するみなし標準治療として実地臨床で用いられてきた．

　2000 年後半に，抗上皮成長因子受容体（epidermal growth factor receptor：EGFR）抗体であるセツキシマブ（cetuximab：Cmab）が登場したことで，長く用いられてきた CF/PF 療法の時代に終止符が打たれた．そして 2016 年に抗 programmed death-1（PD-1）抗体であるニボルマブ（nivolumab：Nivo）がプラチナ製剤抵抗性の RM-HNSCC に対する標準治療となり，また 2019 年にはプラチナ製剤感受性の RM-HNSCC においても抗 PD-1 抗体であるペムブロリズマブ（pembrolizumab：Pembro）をベースとする治療に標準治療が置き換わり，この 10 年で RM-HNSCC の治療体系が大きく変化した．

　「頭頸部癌診療ガイドライン 2022 年版」[1] で

は，HNSCC に対する薬物療法について，①術後再発高リスク例に対する化学放射線療法時の併用レジメン，②局所進行例に対する導入化学療法，③ RM-HNSCC に対する免疫チェックポイント阻害薬（immune checkpoint inhibitor：ICI）を用いた緩和的化学療法，に焦点を絞ったクリニカルクエスチョン（clinical question：CQ）が設定されており，特に③については「プラチナ製剤感受性」と「プラチナ製剤抵抗性」の定義を明文化し，それぞれを対象とした治療に関する CQ が設けられている．

　本項では複数のエビデンスが出て治療体系が複雑化してきている RM-HNSCC を対象とする薬物療法に項目を絞って，これまでの治療開発の流れについて，ガイドラインには反映されていない最新の知見を含めて解説する．

最新版の診療ガイドラインのポイント

1. セツキシマブの臨床導入

　前述のように CF/PF 療法が，1990 年初頭から 2000 年後半の 15 年以上にわたり，RM-HNSCC の標準治療として実地臨床で用いられていた状況から，2000 年後半に抗 EGFR 抗体である Cmab が登場したことにより，15 年以上変化のなかった RM-HNSCC の標準治療に新しい治療法が導入されることとなった．2008 年，EXTREME 試験において，CF/PF＋Cmab 療法（CF/PF：6 コース以降は Cmab による維持療法を継続）の CF/PF 療法に対する全生存期間（overall survival：OS）の改善が示され（生存期間中央値〈median survival time：MST〉：10.1 か月 vs. 7.4 か月，ハザード比〈hazard ratio：HR〉：0.80，95％信頼区間〈confidence interval：CI〉：0.64-0.99，p=0.036），CF/PF＋Cmab 療法が RM-HNSCC

表1 RM-HNSCC を対象としたセツキシマブ併用化学療法：pivotal 試験の概要

試験	治療群	奏効割合	無増悪生存期間中央値	生存期間中央値
EXTREME	CF/PF	20%	3.3 か月	<u>7.4 か月</u>
	CF/PF＋Cmab	36% (OR：2.33, *p*<0.001)	5.6 か月 (HR：0.54, *p*<0.0001)	<u>10.1ヵ月</u> (HR：0.80, *p*=0.036)
TPExtreme	CF/PF＋Cmab	59%	6.2 か月	<u>13.4 か月</u>
	DTX＋CDDP＋Cmab	57% (OR：n.s., *p*=0.64)	6.0 か月 (HR：0.88, *p*=0.14)	<u>14.5 か月</u> (HR：0.89, *p*=0.23)

CF/PF：5-FU＋シスプラチン/5-FU＋カルボプラチン，Cmab：セツキシマブ，DTX：ドセタキセル，CDDP：シスプラチン，OR：オッズ比，n.s.：not shown，HR：ハザード比.
下線は各試験のプライマリエンドポイント.

の新たな標準治療となった．また無増悪生存期間（progression-free survival：PFS，中央値：5.6 か月 vs. 3.3 か月），奏効割合（overall response rate：ORR，36% vs. 20%）のいずれにおいても，CF/PF＋Cmab 療法で良好な結果が示された（**表1**）.

一方で CF/PF＋Cmab 療法は，5-FU の持続点滴や CDDP 投与後の補液のために長期入院を余儀なくされるため，外来や短期入院での管理が可能なレジメンとして，5-FU をタキサンに変更した治療開発が進められた．代表的なものとしてパクリタキセル（paclitaxel：PTX）＋カルボプラチン＋Cmab（PCE）療法やドセタキセル（docetaxel：DTX）＋CDDP＋Cmab（TPEx）療法があげられ，いずれの治療法も第 II 相試験にて CF/PF＋Cmab と同等の治療成績が示された．その後，CF/PF＋Cmab 療法に対する TPEx 療法（DTX＋CDDP：4 コース以降は Cmab による維持療法を継続）の優越性を検証するランダム化第 II 相比較試験（GORTEC 2014-01；TPExtreme 試験）が行われた．その結果，主要評価項目である OS における優越性を示すことができず（MST：14.5 か月 vs. 13.4 か月，HR：0.89［95% CI：0.74-1.08］，*p*=0.23），PFS（中央値：6.0 か月 vs. 6.2 か月）と ORR（57% vs. 59%）においても有意な差を示すことができなかった（**表1**）.上記の結果をもって，TPEx 療法は RM-HNSCC における alternative standard であるという結論が示されているが，この研究は統計学的に非劣性

を検証するデザインではなかったこと，TPEx 療法では G-CSF の一次予防投与を必須としていたにもかかわらず発熱性好中球減少症の発生割合が多かったこと，この 2 点に注意が必要である.

上記のようにして 15 年以上変化のなかった RM-HNSCC の標準治療が CF/PF＋Cmab をはじめとするプラチナ＋セツキシマブ併用レジメンに置き換わることになったが，標準治療であるプラチナベースのレジメンが不応となった以降の治療については，依然として治療選択肢が乏しいことが問題となっていた.

2. 抗 PD-1 抗体：プラチナ製剤抵抗性への臨床導入

上記の変遷により CF/PF＋Cmab 療法が RM-HNSCC の標準治療となったが，本治療が不応となった，いわゆるプラチナ製剤抵抗性（「再発・転移性の病態に対するプラチナ製剤を含む治療中，または治療後 6 か月以内の腫瘍増悪」，もしくは「局所進行性の病態に対するプラチナ製剤を含む集学的治療中，または治療終了から 6 か月以内の腫瘍増悪・再発」と定義）の RM-HNSCC に対する治療法の開発が長らく課題となっていた.

CheckMate-141 試験は，プラチナ製剤抵抗性の RM-HNSCC を対象として，医師選択治療群（MTX or DTX or Cmab）に対する，抗 PD-1 抗体である Nivo の有効性の検証を目的としたランダム化比較試験（randomized controlled trial：RCT）であり，従来用いられていた医師選択治療

表2　プラチナ製剤抵抗性 RM-HNSCC を対象とした抗 PD-1 抗体：pivotal 試験の概要

試験	治療群	奏効割合	無増悪生存期間中央値	生存期間中央値
CheckMate-141	MTX or DTX or Cmab	5.8%	2.3か月	<u>5.1か月</u>
	Nivo	13.3% (OR：2.49, p=n.s.)	2.0か月 (HR：0.89, p=0.32)	<u>7.5か月</u> (HR：0.70, p=0.01)
KEYNOTE-040	MTX or DTX or Cmab	10.1%	2.1か月	6.9か月
	Pembro	14.6% (OR：n.s., p=0.06)	2.3か月 (HR：0.96, p=0.325)	<u>8.4か月</u> (HR：0.80, p=0.0161)*

MTX：メトトレキサート，DTX：ドセタキセル，Cmab：セツキシマブ，Nivo：ニボルマブ，Pembro：ペムブロリズマブ，OR：オッズ比，n.s.：not shown，HR：ハザード比.
＊：データ解釈は本文参照，下線は各試験のプライマリエンドポイント.

に対する Nivo の OS における優越性が示された（MST：7.5か月 vs. 5.1か月，HR：0.70［97.73% CI：0.51-0.96］，p=0.01）（**表2**）．最新の2年 follow-up データでは，試験全体での OS（Nivo 群 vs. 医師選択治療群）が，intention-to-treat（ITT）集団で7.7か月 vs. 5.1か月（HR：0.68［95% CI：0.54-0.86］）と長期成績でも Nivo の有効性が示された．本試験における programmed death-ligand 1（PD-L1）の発現は，Dako 社の PD-L1 IHC 28-8 pharm Dx を用いた tumor proportion score（TPS）にて評価されており，PD-L1 発現別の OS のサブグループ解析では，TPS≧1% 群で MST：8.2か月 vs. 4.7か月（HR：0.55［95% CI：0.39-0.78］），TPS＜1% 群では MST：6.5か月 vs. 5.5か月（HR：0.73［95% CI：0.49-1.09］）と，PD-L1 発現ステータスにかかわらず Nivo 群における治療成績が良好な傾向が示された．

一方，同じ抗 PD-1 抗体である Pembro についても，CheckMate-141 の同様の試験デザインで有効性の検証を行った RCT である KEYNOTE-040 試験が実施されている．公表論文においては Pembro の有効性が示されたという結論となっているが，主たる解析を行った時点で，OS における HR の点推定値が事前に設定していた boundary（HR：0.80）を下回って（HR：0.82［95% CI：0.67-1.01］）おり，公表論文のデータ（HR：0.80［95% CI：0.65-0.98］）は，主たる解析時点で転帰不明であった12人の転帰を確認した後

のデータであることが明記されており，その解釈には注意を要する（**表2**）．

以上の結果から，Nivo がプラチナ製剤抵抗性の RM-HNSCC に対する標準治療となった．なお，CheckMate-141 以降の治療開発の対象は「口腔・中下咽頭・喉頭を原発とする RM-HNSCC」に限定されていくこととなった．

3. プラチナ製剤感受性例への抗 PD-1 抗体の臨床導入

KEYNOTE-048 試験は，プラチナ製剤感受性（「再発・転移性の病態に対するプラチナ製剤を含む治療歴がない」，もしくは「局所進行性の病態に対するプラチナ製剤を含む集学的治療終了から6か月以降の腫瘍増悪・再発」と定義）の RM-HNSCC を対象に，従来の標準治療であった CF/PF＋Cmab 療法に対する，Pembro 単剤療法および CF/PF＋Pembro 併用療法の有効性を検証した RCT である．主要評価項目である OS ならびに PFS について，Dako 社の PD-L1 IHC 22C3 pharm Dx を用いた combined positive score（CPS）による PD-L1 発現ごとに，CPS≧20，CPS≧1，ITT 集団と，逐次検定していくことがあらかじめ規定されていた．

第2回中間解析の結果，主要評価項目の一つである OS において，Pembro 単剤療法群の CF/PF＋Cmab 群に対する，ITT 集団における非劣性（MST：11.5か月 vs. 10.7か月，HR：0.81［95% CI：0.71-1.03］，p=0.00014），および

表3　プラチナ製剤感受性 RM-HNSCC を対象とした抗 PD-1 抗体：pivotal 試験の概要

試験	治療群	奏効割合 (%)				無増悪生存期間中央値 (月)				生存期間中央値 (月)			
		ITT	CPS<1	CPS 1~19	CPS≥20	ITT	CPS<1	CPS 1~19	CPS≥20	ITT	CPS<1	CPS 1~19	CPS≥20
KEYNOTE-048	Pembro vs. CF/PF+ Cmab	16.9 vs. 36.0	4.5 vs. 42.2	14.5 vs. 33.8	23.3 vs. 36.1	2.3 vs. 5.3 (HR:1.29, p=0.998)	2.1 vs. 6.2 (HR:4.31, p=1.0)	2.2 vs. 4.9 (HR:1.25, p=0.951)	3.4 vs. 5.3 (HR:0.96, p=0.384)	11.5 vs. 10.7 (HR:0.81, p=0.001)	7.9 vs. 11.3 (HR:1.51, p=0.962)	10.8 vs. 10.1 (HR:0.86, p=0.128)	14.9 vs. 10.8 (HR:0.61, p<0.001)
	CF/PF+ Pembro vs. CF/PF+ Cmab	36.3 vs. 36.3	30.8 vs. 39.5	29.3 vs. 33.6	42.9 vs. 38.2	4.9 vs. 5.3 (HR:0.94, p=0.259)	4.7 vs. 6.2 (HR:1.46, p=0.949)	4.9 vs. 4.9 (HR:0.93, p=0.292)	5.8 vs. 5.3 (HR:0.76, p=0.033)	13.0 vs. 10.7 (HR:0.71, p<0.001)	11.3 vs. 10.7 (HR:1.21, p=0.789)	12.7 vs. 9.9 (HR:0.71, p=0.007)	14.7 vs. 11.1 (HR:0.62, p<0.001)

Pembro：ペムブロリズマブ，CF/PF：5-FU＋シスプラチン/5-FU＋カルボプラチン，Cmab：セツキシマブ，ITT：intention-to-treat，HR：ハザード比．

CPS≧1 集団における優越性が示された（MST：12.3 か月 vs. 10.3 か月，HR：0.78［95% CI：0.64-0.96］，p=0.0086）．さらに，ITT 集団における CF/PF＋Pembro 併用療法群の CF/PF＋Cmab 群に対する OS の非劣性ならびに優越性（MST：13.0 か月 vs. 10.7 か月，HR：0.71［95% CI：0.63-0.93］，p=0.0034）が示された．一方で PFS に関しては，いずれの集団においても，Pembro 単剤療法群および CF/PF＋Pembro 併用療法群の両者ともに CF/PF＋Cmab 群に対する優越性は示されなかった（**表3**）．

また最終解析では，予定されていた 3 つの仮説（① CPS≧20 集団における CF/PF＋Cmab 群に対する CF/PF＋Pembro 併用療法群の OS の優越性，② CPS≧1 集団における CF/PF＋Cmab 群に対する CF/PF＋Pembro 併用療法群の OS の優越性，③ ITT 集団における CF/PF＋Cmab 群に対する Pembro 単剤療法群の OS 優越性）の検定が行われ，① MST：14.7 か月 vs. 11.0 か月，HR：0.60［95% CI：0.45-0.82］，p=0.0004，および② MST：13.6 か月 vs. 10.4 か月，HR：0.65［95% CI：0.53-0.80］，p<0.0001 は示されたものの，③は示されなかった．

最新の CPS ごとのサブグループ解析結果をみると，Pembro 単剤療法群は CPS≧20 集団において，CF/PF＋Cmab 群と比較し OS の良好な傾向が認められ（MST：14.8 か月 vs. 10.7 か月，HR：0.58［95% CI：0.44-0.78］，p=0.0001），その他の集団については有意な差は認められなかった．特に CPS<1 集団では，OS（MST：7.9 か月 vs. 11.3 か月，HR：1.51［95% CI：0.96-2.37］，p=0.96241）・PFS（2.1 か月 vs. 6.2 か月，HR：4.31［95% CI：2.63-7.08］，p=1.000）と，いずれの生存期間においても CF/PF＋Cmab と比較し治療成績が劣る傾向が示されていることに注意が必要である．一方，CF/PF＋Pembro 併用療法群では，CPS≧20 集団（MST：14.7 か月 vs. 11.0 か月，HR：0.60［95% CI：0.45-0.82］，p=0.00044）・CPS 1~19 集団（MST：12.7 か月 vs. 9.9 か月，HR：0.71［95% CI：0.54-0.94］，p=0.00726）において CF/PF＋Cmab 群と比較し OS の良好な傾向を認めたが，CPS<1 集団については有意な差は認められなかった（MST：11.3 か月 vs. 10.7 か月，HR：1.21［95% CI：0.76-1.94］，p=0.78932）．

以上の結果から，本項執筆時点において，CF/PF＋Pembro 療法は CPS ステータスにかかわらず，Pembro 単剤療法は CPS 陽性のプラチナ製剤感受性の RM-HNSCC に対する標準治療となっている．

4. 抗 CTLA-4 抗体＋抗 PD-1/PD-L1 抗体の治療開発

その後，他がん種にて抗 PD-1/PD-L1 抗体と

の併用効果が示されている抗 cytotoxic T-lymphocyte-associated protein 4（CTLA-4）抗体についても，RM-HNSCC を対象として治療開発が行われた．

プラチナ製剤抵抗性の RM-HNSCC を対象とした，抗 PD-L1 抗体であるデュルバルマブ（durvalumab：Durva）と抗 CTLA-4 抗体であるトレメリムマブ（tremelimumab：Treme）の有用性を検証した EAGLE 試験[2] では，医師選択治療群（MTX or DTX or Cmab or フルオロピリミジン）に対する，Durva 単剤療法および Durva＋Treme 併用療法の優越性を検証するデザインを採用していた．その結果，主要評価項目である OS において，Durva 単剤療法（MST：7.6 か月 vs. 8.3 か月，HR：0.88 [95% CI：0.72-1.08]，$p=0.20$）と Durva＋Treme 併用療法（MST：6.5 か月 vs. 8.3 か月，HR：1.04 [95% CI：0.85-1.26]，$p=0.76$）のいずれも医師選択治療群に対する優越性を示すことができなかった（**表 4**）．

CheckMate-651 試験[3] は，プラチナ製剤感受性の RM-HNSCC を対象とし，抗 CTLA-4 抗体であるイピリムマブ（ipilimumab：Ipi）と Nivo 併用療法の，CF/PF＋Cmab 療法に対する優越性を検証した RCT である．主要評価項目である ITT 集団における OS および Dako 社の PD-L1 IHC 28-8 pharm Dx を用いた CPS≧20 集団の OS，いずれにおいても優越性を示すことができなかった（ITT；MST 13.9 か月 vs. 13.5 か月，HR：0.95 [97.9% CI：0.80-1.13]，$p=0.4951$，CPS≧20；MST 17.6 か月 vs. 14.6 か月，HR：0.78 [97.5% CI：0.59-1.03]，$p=0.0469$）（**表 4**）．また OS のサブグループ解析の結果にて，Ipi＋Nivo 併用療法は CPS 陽性例で良好（MST：15.7 か月 vs. 13.2 か月，HR：0.82 [95% CI：0.69-0.97]，$p=0.787$），CPS 陰性例で不良な傾向（MST：7.9 か月 vs. 17.7 か月，HR：1.66）が示されている．KEYNOTE-048 試験の結果を含め，CPS 陰性例における免疫チェックポイント阻害薬のみによる治療を行う意義については，

それぞれの集団における患者背景や後治療の影響といった詳細なデータも踏まえての解釈が今後重要になってくるであろう．

また，KESTREL 試験[4] はプラチナ製剤感受性かつ PD-L1 高発現（Ventana 社の SP263 抗体を用いて，tumor cell の PD-L1≧50％ または immune cell の PD-L1≧25％ と定義）の RM-HNSCC を対象とし，Durva 単剤療法および Durva＋Treme 併用療法の，CF/PF＋Cmab 療法に対する優越性を検証した RCT である．主要評価項目である PD-L1 高発現群の OS において，Durva 単剤療法は CF/PF＋Cmab 療法に対する優越性を示すことができなかった（MST：10.9 か月 vs. 10.9 か月，HR：0.96 [95% CI：0.69-1.32]，$p=0.787$）．また，Durva＋Treme 併用療法についても，同様に CF/PF＋Cmab 療法に対する有用性を示すことはできなかった（MST：11.2 か月 vs. 10.9 か月，HR：1.05 [95% CI：0.80-1.39]）（**表 4**）．

最後に CheckMate-714 試験[5] は，プラチナ製剤抵抗性/感受性の RM-HNSCC を対象とし，Nivo 単剤療法に対する Ipi＋Nivo 併用療法の有用性を比較したランダム化第 II 相試験である．主要評価項目である，プラチナ製剤抵抗性群の ORR において優越性を示すことができなかった（オッズ比：0.68 [95.5% CI：0.33-1.43]，$p=0.29$）．またサブグループ解析結果から，PFS や OS においても Ipi＋Nivo 併用療法の有用性を示すことはできなかった（median PFS：2.6 か月 vs. 2.6 か月，HR：1.02 [95% CI：0.76-1.37]；MST：10.0 か月 vs. 9.6 か月，HR：1.08 [95% CI：0.80-1.46]）．一方，プラチナ製剤感受性群においても同様に有用性を示すことはできなかった（ORR：20.3％ vs. 29.5％；median PFS：2.8 か月 vs. 2.9 か月，HR：1.07 [95% CI：0.76-1.52]；MST：10.0 か月 vs. 12.9 か月，HR：1.15 [95% CI：0.80-1.65]）（**表 4**）．

以上より，本項執筆時点では RM-HNSCC における，抗 PD-1/PD-L1 抗体 ＋ 抗 CTLA-4 抗体併用戦略の臨床的意義は示されていない．

表 4 RM-HNSCC を対象とした抗 PD-1 抗体 + 抗 CTLA-4 抗体：pivotal 試験の概要

試験	治療群	奏効割合		無増悪生存期間中央値		生存期間中央値	
EAGLE	MTX or DTX or Cmab or フルオロピリミジン	17.3%		3.7 か月		<u>8.3 か月</u>	
	Durva	17.9%		2.1 か月 (HR:0.89, p=0.32)		<u>7.6 か月</u> (HR:0.88, p=0.20)	
	Durva+Treme	18.2%		2.0 か月 (HR:1.09, p=0.54)		6.5 か月 (HR:1.04, p=0.76)	
CheckMate-651		ITT	CPS≧20	ITT	CPS≧20	ITT	CPS≧20
	CF/PF+Cmab	36.8%	36.0%	6.7 か月	7.0 か月	13.5 か月	14.6 か月
	Ipi+Nivo	24.2%	34.1%	3.3 か月 (HR:1.41, p=n.s.)	5.4 か月 (HR:1.02, p=n.s.)	13.9 か月 (HR:0.95, p=0.495)	17.6 か月 (HR:0.78, p=0.047)
KESTREL	CF/PF+Cmab	50.0%		5.3 か月		<u>10.9 か月</u>	
	Durva	16.2%		2.8 か月		<u>10.9 か月</u> (HR:0.96, p=0.787)	
	Durva+Treme	25.3%		2.8 か月		11.2 か月 (HR:1.05, p=n.s.)	
CheckMate-714		Platinum-refractory	Platinum-sensitive	Platinum-refractory	Platinum-sensitive	Platinum-refractory	Platinum-sensitive
	Nivo	<u>18.3%</u>	29.5%	2.6 か月	2.9 か月	9.6 か月	12.9 か月
	Ipi+Nivo	<u>13.2% (OR:0.68, p=0.29)</u>	20.3% (OR:n.s., p=n.s.)	2.6 か月 (HR:1.02, p=n.s.)	2.8 か月 (HR:1.07, p=n.s.)	10.0 か月 (HR:1.08, p=n.s.)	10.0 か月 (HR:1.15, p=n.s.)

MTX：メトトレキサート，DTX：ドセタキセル，Cmab：セツキシマブ，Durva：デュルバルマブ，Treme：トレメリムマブ，CF/PF：5-FU+ シスプラチン/5-FU+ カルボプラチン，Ipi：イピリムマブ，Nivo：ニボルマブ，ITT：intention-to-treat，OR：オッズ比，n.s.：not shown，HR：ハザード比．
下線は各試験のプライマリエンドポイント．

5．分子標的薬＋抗 PD-1 抗体の治療開発

そして最新のものでは，他がん種にて抗 PD-1 抗体である Pembro との併用効果が示されている multi-target tyrosine kinase inhibitor（mTKI）であるレンバチニブ（lenvatinib：LEN）が，RM-HNSCC を対象として治療開発が行われた．

LEAP-010 試験は，CPS 陽性のプラチナ製剤感受性の RM-HNSCC を対象とし，Pembro 単剤療法に対する LEN＋Pembro 併用療法の有用性を比較したランダム化第 III 相試験である．本試験の主要評価項目は，OS，PFS および ORR であった．2023 年 8 月 25 日のエーザイ株式会社および Merck 社からのプレスリリースによると，1 回目の中間解析において，LEN＋Pembro 併用療法は，PFS および ORR について，Pembro 単剤療法に対し，統計学的に有意な改善を示したが，2 回目の中間解析において OS の改善を示すことができず，さらなる追跡を行っても事前に規定された OS の統計学的有意性を示すことができる可能性は低いと判断され，本試験は無効中止の判断となった．よって，本項執筆時点では RM-HNSCC における，抗 PD-1 抗体＋mTKI 併用戦略の臨床的意義は示されていない．

実臨床に即した診療ガイドラインによる症例とその考察

これまでのデータを振り返ると，従来の細胞障害性抗がん剤・分子標的薬を用いた薬物療法と，現在の標準治療である ICI を用いた薬物療法で

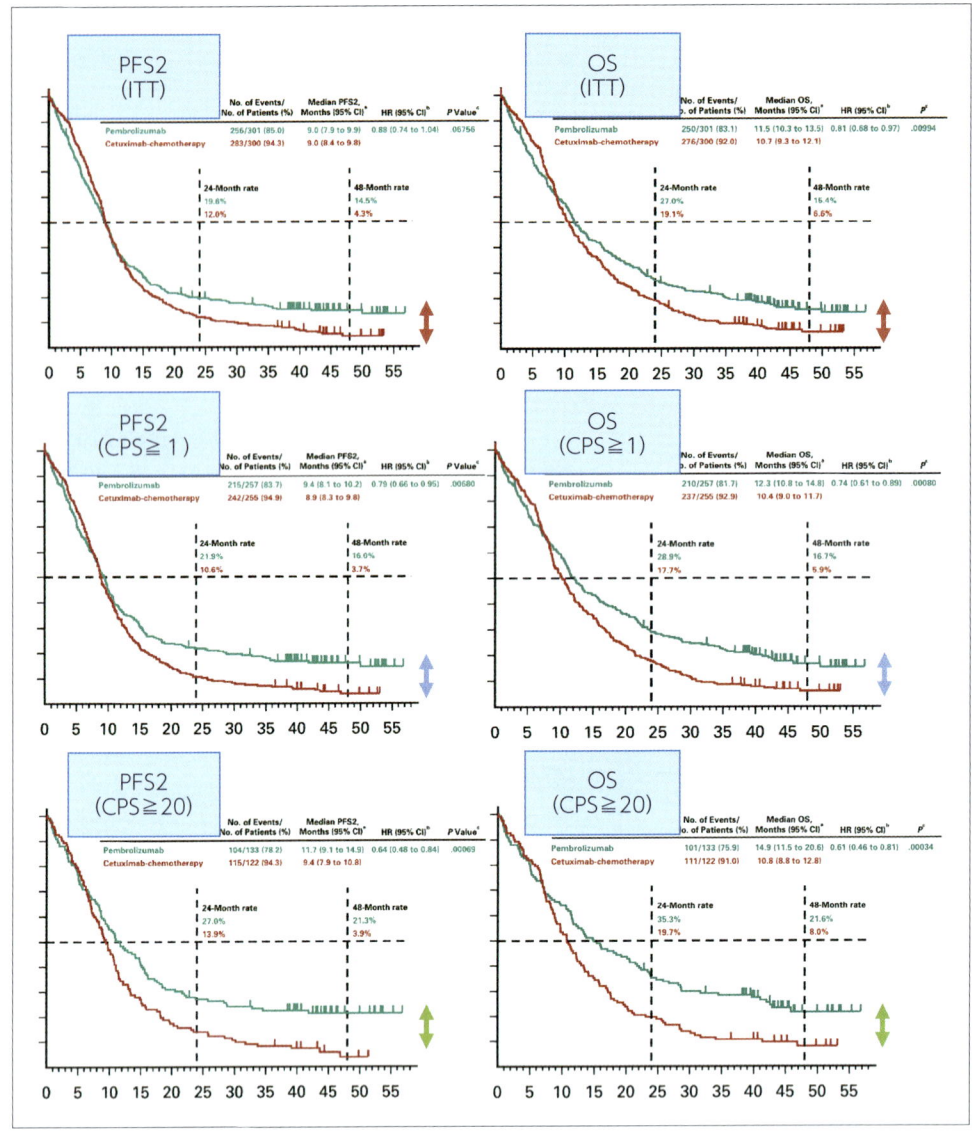

図1　KEYNOTE-048 試験における PFS2 と OS の生存曲線：Pembro vs. EXTREME
(Harrington KJ, et al. J Clin Oncol 2023；41：790-802[6]) をもとに作成)

は，OS の延長の要因が異なることがわかる．従来の薬物療法では，より高い抗腫瘍効果をもつ新規治療により PFS を延長させることが OS 延長につながっていた．一方で ICI による薬物療法においては，ORR も従来の治療と同等かそれ以下（長期的に奏効している，いわゆる durable responder は全体の 5～10％程度）であり PFS の延長も示されていないにもかかわらず，OS が延長するという従来とは違う傾向が示されている．こ

れをそのまま解釈すると「ICI はその治療が終わった後の経過に影響を及ぼすことで OS を延長させている」ということになる．

2012 年に欧州医薬品庁（European Medicines Agency：EMA）から「PFS2」という概念が提唱された．「PFS2」は一次治療開始（無作為化）から二次治療後の病性進行が認められるまで，あるいは死亡までの期間と定義されており，これを用いることで ICI 治療とその後の治療まで含めた

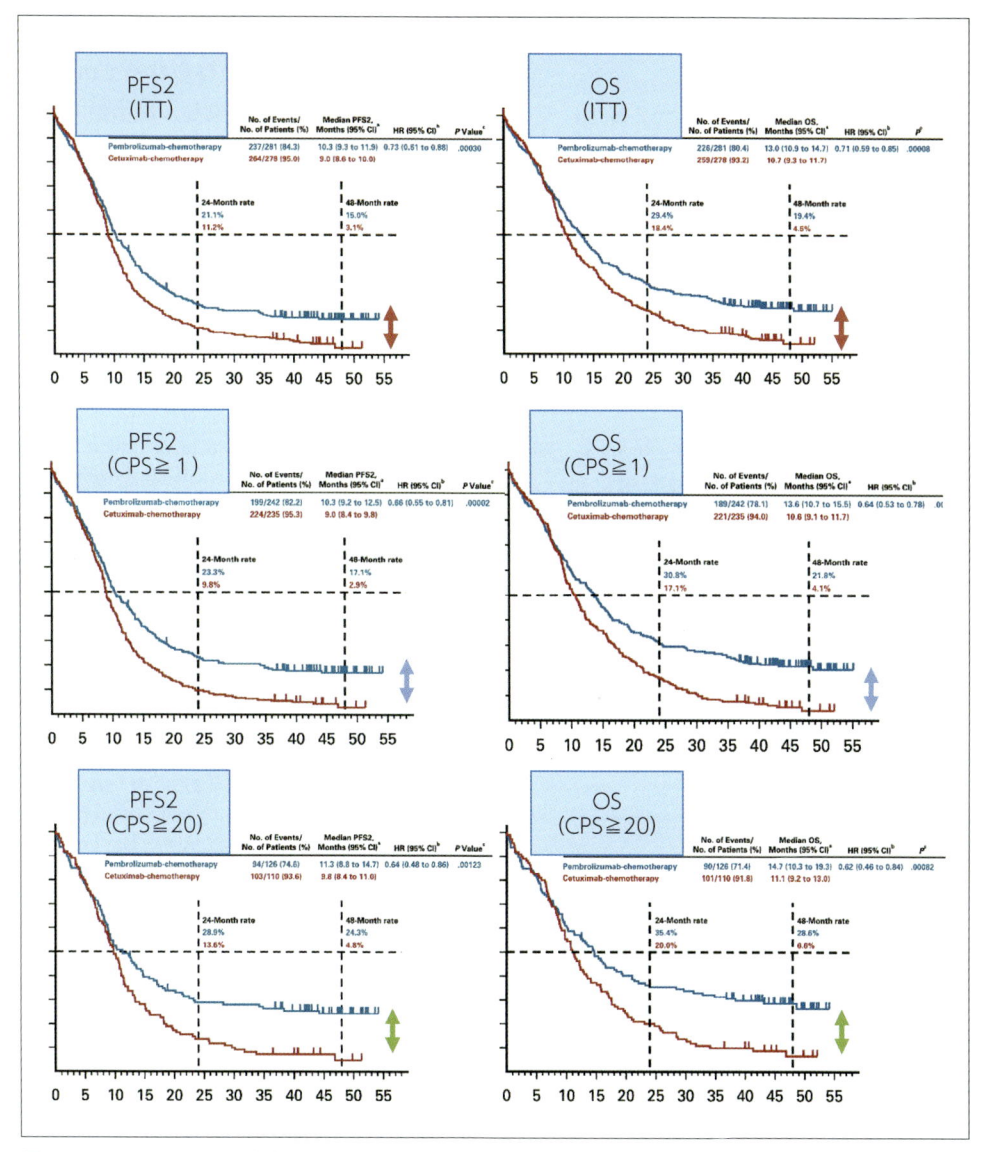

図2 KEYNOTE-048試験におけるPFS2とOSの生存曲線：CF/PF＋Pembro vs. EXTREME
(Harrington KJ, et al. J Clin Oncol 2023；41：790-802[6] をもとに作成)

効果をみることができる．KEYNOTE-048試験の最新の4年follow-upデータ[6]におけるPFS2をみると，Pembro単剤療法群はCPS≧20集団（median PFS2：11.7か月 vs. 9.4か月，HR：0.64［95% CI：0.48-0.84］，p=0.00069），CPS≧1集団（median PFS2：9.4か月 vs. 8.9か月，HR：0.79［95% CI：0.66-0.95］，p=0.0068）において，CF/PF＋Pembro併用療法群ではCPS≧20集団（median PFS2：11.3か月

vs. 9.8か月，HR：0.64［95% CI：0.48-0.86］，p=0.00123），CPS ≧1集団（median PFS2：10.3か月 vs. 9.0か月，HR：0.66［95% CI：0.55-0.81］，p=0.00002），ITT集団（median PFS2：10.3か月 vs. 9.0か月，HR：0.73［95% CI：0.61-0.88］，p=0.0003）においてPFS2の延長が認められ，その差がOSの差に近似していることから，上記の「ICIはその治療が終わった後の経過に影響を及ぼすことでOSを延長させて

いる」という推測がデータとして確認できたといえるであろう（**図1，2**）.

また KESTREL 試験のサブグループ解析にて，EXTREME 群における後治療の内容別の OS が示されており，PD-L1 高発現群と ITT 集団の両者において，EXTREME 療法の後治療として ICI が入っている集団の予後が最もよいことが示されており，RM-HNSCC において ICI が key drug であるということが再確認された. そして，本邦で行われたプラチナ製剤および Nivo 後の治療成績を検討した多施設共同研究において，salvage-line chemotherapy（SLC）施行例における良好な治療成績（SLC 施行群の ORR：36.6%，median PFS：5.4 か月［95% CI：4.6-6.1］，MST：13.0 か月［95% CI：10.8-13.5］；SLC 非施行群の MST：3.1 か月［95% CI：2.5-3.7］）が示され，SLC が予後改善に寄与している可能性が示唆された[7].

今後の課題

RM-HNSCC において ICI は key drug であり，ICI 治療後に SLC として有効な治療を行うことではじめて RM-HNSCC 患者の予後改善につながるといえる. ゆえに，「key drug を有効に使い切る」という戦略をもって治療にあたることが重要となってくる. たとえば，急速に増大する腫瘍に CPS の結果を待ってから治療を開始するという対応は，腫瘍増大による急激な体調の悪化をきたし，key drug を投与する機会を失うことにもな

りかねない. こうした場合に，CPS によらずに安定感のある治療効果が得られる Cmab ベースの治療を選択して窮地を脱し，次治療での ICI の導入タイミングを図るといった，エビデンスを知ったうえでの柔軟な対応が必要である.

（渡邉　嶺，本間義崇）

引用文献

1) 日本頭頸部癌学会編. 頭頸部癌診療ガイドライン 2022 年版. 金原出版；2022.
2) Ferris RL, et al. Durvalumab with or without tremelimumab in patients with recurrent or metastatic head and neck squamous cell carcinoma：EAGLE, a randomized, open-label phase III study. Ann Oncol 2020；31：942-50.
3) Haddad RI, et al. Nivolumab Plus Ipilimumab Versus EXTREME Regimen as First-Line Treatment for Recurrent/Metastatic Squamous Cell Carcinoma of the Head and Neck：The Final Results of CheckMate 651. J Clin Oncol 2023；41：2166-80.
4) Psyrri A. et al. Durvalumab with or without tremelimumab versus the EXTREME regimen as first-line treatment for recurrent or metastatic squamous cell carcinoma of the head and neck：KESTREL, a randomized, open-label, phase III study. Ann Oncol 2023；34：262-74.
5) Harrington KJ, et al. Efficacy and Safety of Nivolumab Plus Ipilimumab vs Nivolumab Alone for Treatment of Recurrent or Metastatic Squamous Cell Carcinoma of the Head and Neck：The Phase 2 CheckMate 714 Randomized Clinical Trial. JAMA Oncol 2023；9：779-89.
6) Harrington KJ, et al. Pembrolizumab With or Without Chemotherapy in Recurrent or Metastatic Head and Neck Squamous Cell Carcinoma：Updated Results of the Phase III KEYNOTE-048 Study. J Clin Oncol 2023；41：790-802.
7) Oka H, et al. Clinical outcomes in patient with recurrent or metastatic head and neck squamous cell carcinoma after failure of platinum and nivolumab：A multicenter retrospective study. Ann Oncol 2022；33：S853-4.

頭頸部がんに対するがん光免疫療法（頭頸部アルミノックス® 治療）

治療の概要

アキャルックス® は，キメラ型抗ヒト上皮成長因子受容体（EGFR）モノクローナル抗体（IgG1）であるセツキシマブと光感受性物質である色素 IR700 を結合させた抗体-光感受性物質複合体で，頭頸部扁平上皮がんに高発現する EGFR に選択的に結合する．点滴静注後 20～28 時間後に，BioBlade® レーザシステムを用いて波長 690 nm のレーザ光を照射する．励起された IR700 が光化学反応を起こし，すみやかな細胞膜破壊により，標的腫瘍細胞はネクローシスに至ると考えられており，この一連の治療を頭頸部アルミノックス® 治療と呼んでいる．切除不能な局所再発頭頸部がんの患者に対して行われた国内第 I 相験では，3 例中 2 例に部分奏効がみられ[1]，海外での第 I/IIa 試験では，完全奏効 13.3%，部分奏効 30.0% で，奏効率は 43.3% であった[2]．条件付き早期承認制度を利用して，2020 年に世界で初めて日本で製造販売承認を取得し，2021 年 1 月より保険診療で使用可能となった．

頭頸部アルミノックス® 治療は，日本頭頸部外科学会により厳密に条件が定められており，施設の初回施術において指導医の招聘が必須．3 施術例までは日本頭頸部外科学会の本治療運営委員会から施術内容に関する検討が行われている．2023 年 5 月時点で，頭頸部アルミノックス® 治療を行える治療医は約 250 人，全国 100 以上の医療施設で治療が受けられる体制となっている．保険診療が開始されてまだ 3 年余りのためエビデンスは乏しく，「頭頸部癌診療ガイドライン 2022 年版」では取り扱われていない．

アキャルックス® 適正使用ガイド

1. 効能または効果

切除不能な局所進行または局所再発の頭頸部がん．化学放射線療法等の標準的治療が可能な場合にはこれらの治療を優先すること．

2. 用法および用量

通常，成人にはセツキシマブ サロタロカンナトリウム（遺伝子組換え）として，1 日 1 回 640 mg/m² （体表面積）を 2 時間以上かけて点滴静注する．点滴静注終了 20～28 時間後にレーザ光を病巣部位に照射する[3]．奏功が得られない場合には，4 週間以上間隔をあけて 4 回まで照射できる．

3. 次の患者には投与しないこと

本剤の成分に対して過敏症の既往がある．
頸動脈への浸潤が認められる．

4. 施設要件および医師要件

重大な副作用として，頸動脈出血，腫瘍出血，舌腫脹，喉頭浮腫，infusion reaction，瘻孔，皮膚・粘膜の潰瘍または壊死が現れることが報告されており[4]，本治療の実施にあたっては使用条件（施設要件，医師要件および講習会受講）が設定されている[5]．本剤は，緊急時に十分対応できる医療施設において，がん化学療法および光線力学的療法に十分な知識・経験をもつ医師のもとで，本剤の投与が適切と判断される症例についてのみ投与すること．また，治療開始に先立ち，患者またはその家族に有効性および危険性を十分説明し，同意を得てから投与することが求められる．

a. 頭頸部アルミノックス® 治療にかかわる医師の要件

1. 頭頸部がん専門医であること

2. 本治療に関する講習会を受講・修了していること

3. 抗体薬を含むがん化学療法の使用経験を有すること

4. 企業担当者と定期的にコミュニケーションがとれること

5. 本治療の安全対策に協力できること

b. 頭頸部アルミノックス®治療にかかわる指導医の資格基準

1. 本治療の医師要件をすべて満たすこと

2. 複数例の本治療の実施経験があり，本治療の施術者に対して適切な指示を出せること

3. 術中に起こりうる合併症およびトラブルに対する十分な知識と判断能力を有すること

c. 頭頸部アルミノックス®治療にかかわる施設要件

1. 日本頭頸部外科学会に認定された指定研修施設であること

2. 常勤の頭頸部がん指導医がいること

3. 本治療の医師要件を満たす常勤医師がいること

4. 「頭頸部がん診療連携プログラム（日本臨床腫瘍学会）」における連携協力医師との連携が組めること

5. 常勤麻酔医が1人以上在籍すること

6. 緊急手術の実施体制を有すること

7. 医療機器の保守管理体制を有すること

8. 医療安全管理委員会を有すること

症例提示

症例1　中咽頭がん（軟口蓋）（50歳，女性）

既往歴：中咽頭がん

治療歴：手術，放射線治療

治療経過（**図1**）：アキャルックス® 640 mg/m²を投与し，翌日にレーザ光照射．1週間後，照射部位は白苔で覆われ，3週間後には腫瘍は消失．5週間後には完全に上皮化した．

臨床のポイント1

軟口蓋はレーザ光照射が容易で背部に重要臓器

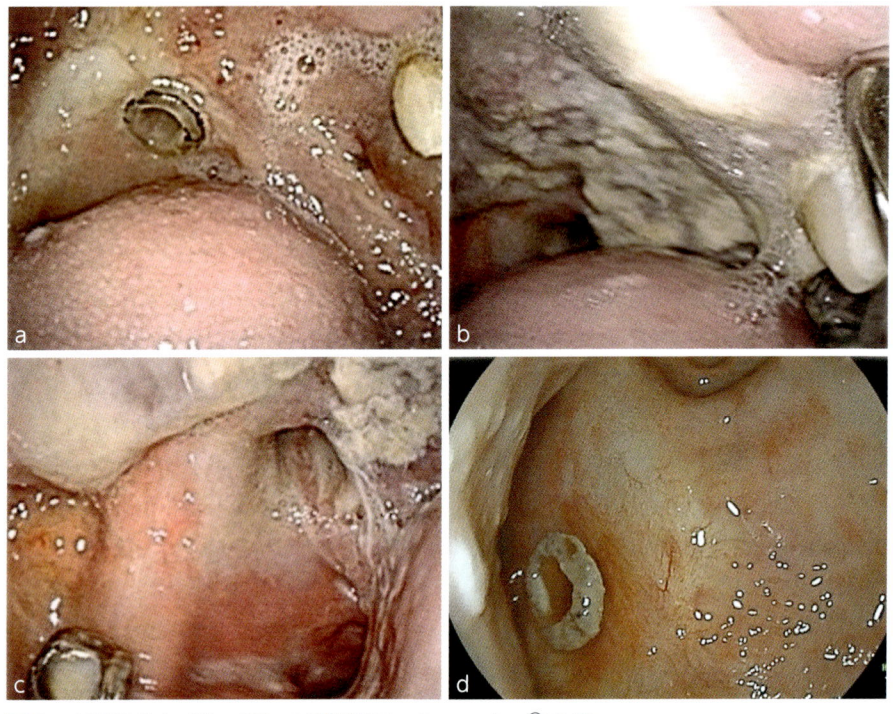

図1　中咽頭がん（軟口蓋）の頭頸部アルミノックス®治療
a：治療前．b：治療1週間後．c：治療3週間後．d：治療5週間後．

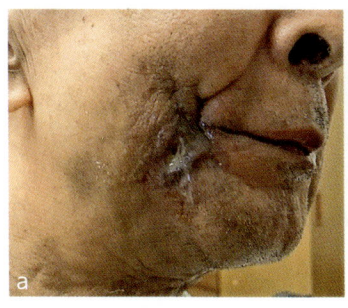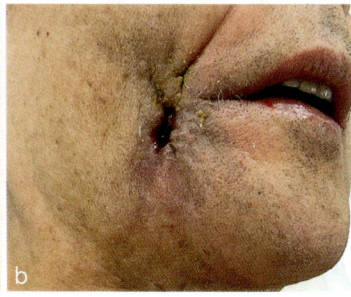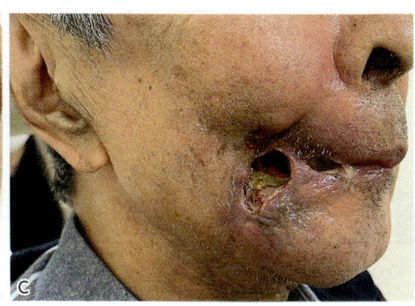

図2　右頬粘膜がんの頭頸部アルミノックス® 治療
a：Cycle 1 治療 4 週間後．b：Cycle 2 治療直後．c：Cycle 3 治療 4 週間後．

が存在しない．同部に発生した表在がんは本治療のよい適応である．

症例2　右頬粘膜がん（70 歳，男性）

既往歴：下咽頭がん，右上顎歯肉がん

治療歴：ホウ素中性子捕捉療法（BNCT）

治療経過（図2）：治療に先立ち，頬部皮膚に瘻孔が形成される可能性を説明し同意取得．アキャルックス® 640 mg/m² を投与し，翌日にレーザ光照射．重度の疼痛（1 日目）と浮腫（3 日間）が出現．4 週後に同剤 640 mg/m² を投与し，翌日に照射実施．右頬部に瘻孔が出現．さらに 5 週後に同剤 640 mg/m² を投与し，翌日に照射実施．右瘻孔が拡大した．

臨床のポイント2

　口腔はアクセスが容易で，効果的にレーザ光を照射することができる．しかし，頬部や頸部の皮膚直下まで腫瘍が進展している場合は，瘻孔を形成し著しく生活の質を低下させる可能性があるため，慎重に適応を検討する必要がある．

今後の課題

　切除不能な局所再発頭頸部がんでは，しばしば，頸動脈などの大血管，頭蓋底への浸潤がみられ，本治療の適応とならないことが多い．未治療新鮮例に対する適応が得られることが待ち望まれる．

（四宮弘隆，丹生健一）

引用文献

1) Tahara M, et al. A phase I, single‑center, open‑label study of RM‑1929 photoimmunotherapy in Japanese patients with recurrent head and neck squamous cell carcinoma. Int J Clin Oncol 2021；26：1812-21.

2) Cognetti DM, et al. Phase 1/2a, open-label, multicenter study of RM-1929 photoimmunotherapy in patients with locoregional, recurrent head and neck squamous cell carcinoma. Head Neck 2021；43：3875-87.

3) アキャルックス® 点滴静注 250 mg．2022 年 6 月改訂（第 7 版）．https：//www.info.pmda.go.jp/go/pack/4299406A1020_1_06/

4) 楽天メディカル株式会社．アキャルックス® とレーザ光照射による治療講習会テキストブック．2023 年 5 月作成 第 5 版．https://hcp.rakuten-med.jp

5) 日本頭頸部外科学会．頭頸部アルミノックス治療．https：//www.jshns.org/modules/about/index.php? content_id=20

リハビリテーション

治療の概要

　頭頸部領域は味覚，嗅覚，聴覚，呼吸，発声，嚥下など多くの日常生活に密接した感覚・機能を有している．頭頸部がんの治療においては手術，放射線，化学療法が中心として用いられており，特に進行がんではこれらを組み合わせた集学的治療が行われている．歴史的に徐々に治療強度が増すとともに，長期生存例が増えつつあることは望ましい進歩である．しかし，その結果として多くの症例で生活の質（quality of life：QOL）を低下させるような障害が避けられず，できる限りそれらを軽減するためのリハビリテーション（以下リハビリと表記する）が重視されるようになってきた．

　頭頸部がん患者でよく用いられるリハビリとしては，手術後または化学放射線療法後の嚥下障害に対する嚥下リハビリ，頸部郭清術後の shoulder syndrome に対する肩のリハビリ，喉頭全摘出術後の音声喪失・永久気管孔呼吸に関する代用音声や嗅覚リハビリ，などがあげられる．もちろん治療に伴う廃用症候群は珍しくなく，筋力維持・増強や日常生活活動度（activities of daily living：ADL）改善のための理学療法も広く実施されていることはいうまでもない．

　当院では早くから耳鼻咽喉科病棟への専任言語聴覚士の配置[1]や作業療法士による頸部・肩リハビリの介入などを重視して取り組んできた．「がんのリハビリテーション診療ガイドライン 第2版」[2]のCQを概説するとともに，当科の自験例を提示する．なお，本項の内容は扁平上皮がんに限らず頭頸部がん患者で広く利用可能である．

「がんのリハビリテーション診療ガイドライン 第2版」

　診療ガイドラインとしては全身のがんまたはその治療に対するリハビリを取り扱っているが，第5章に頭頸部がんについて記載されており，下記CQが取り上げられている．

1. 本ガイドラインでの CQ 一覧

CQ 01：頭頸部がんに対する治療（手術，化学放射線療法）が行われた患者に対して，リハビリテーション治療を行った場合にその治療効果を確認する評価の方法は？

CQ 02：舌がん・口腔がんに対する手術が行われる患者に対して，術後のリハビリテーション治療（摂食嚥下療法）を行うことは，行わない場合に比べて推奨されるか？

CQ 03：咽頭がん・喉頭がんに対する手術が行われる患者に対して，術前後にリハビリテーション治療（摂食嚥下療法）を行うことは，行わない場合に比べて推奨されるか？

CQ 04：頭頸部がんに対する放射線療法中・後の患者に対して，リハビリテーション治療（摂食嚥下療法）を行うことは，行わない場合に比べて推奨されるか？

CQ 05：舌がん・口腔がんに対する手術が行われる患者に対して，術後のリハビリテーション治療（音声言語訓練）を行うことは，行わない場合に比べて推奨されるか？

CQ 06：咽頭がん・喉頭がんに対する手術が行われる患者に対して，術後のリハビリテーション治療（音声言語訓練）を行うことは，行わない場合に比べて推奨される

か？

CQ 07：頭頸部がんに対する放射線療法中・後の患者に対して，リハビリテーション治療（音声言語訓練）を行うことは，行わない場合に比べて推奨されるか？

CQ 08：頭頸部がんに対する頸部リンパ節郭清術が行われる患者に対して，術後のリハビリテーション治療（上肢機能訓練）を行うことは，行わない場合に比べて推奨されるか？

CQ 09：頭頸部がんに対する放射線療法中・後の患者に対して，リハビリテーション治療（運動療法）を行うことは，行わない場合に比べて推奨されるか？

2. 各CQの概要

CQ01は代表的なリハビリに関して，その治療効果を評価するための尺度を列挙している．これは非常に重要なことで，リハビリを漫然と処方・実施すべきではなく，事前に適切な評価をして，リハビリ中も随時効果を確認していく必要がある．評価項目としては，①音声障害および構音障害の評価，②上肢機能障害の評価，③摂食嚥下障害の評価，④QOLの評価，⑤精神状態の評価の5つがあげられている．頭頸部領域の機能障害の多様性や評価項目の幅広さからエビデンスレベルの評価や，個々の評価法の推奨などはされていない．あげられている評価法・検査法は頭頸部領域，頭頸部がんに限ったものはむしろ少なく，嚥下内視鏡検査や聴覚的印象評価のように頭頸部がん以外の耳鼻咽喉科診療でよく用いられているものが多いので，各施設で慣れたものや実施可能なものを積極的に取り組んでいけば頭頸部がん患者の評価に役立てることができる．

CQ 02では舌がん，口腔がんの術後の摂食嚥下療法を行うことを弱く推奨している．これは主に大規模な研究データがないことに起因しており，決して嚥下リハビリの効果が弱いということを意味するわけではない．当科では進行口腔がんの術後は，原則全例に嚥下リハビリを行っているが，基礎疾患や合併症のためやむを得ず十分なリハビリ介入ができなかった症例が少数存在する．もちろん患者背景が異なるので嚥下リハビリの効果を証明するものではないが，リハビリを実施できなかった患者では明らかに嚥下機能が回復していないという経験をしてきた．解説文でも「益と害のバランスは確実」と記載されているように頭頸部がんのハイボリュームセンターでは術後の嚥下リハビリは確立していることが多い．頭頸部がんの経験の少ない施設でリハビリを引き継がれた場合には，本項目の付記にリハビリ手法の選択や注意点について記載があるので参考にできる．CQ 03では咽頭がん・喉頭がんを扱っているが，CQ 02と同様の傾向といえるだろう．

一方でCQ 04では放射線療法中・後の患者に対しての摂食嚥下療法について強い推奨をしている．これは術後と異なり，化学放射線療法の患者において，臨床研究が計画しやすいという特徴から，摂食嚥下に関するいくつかの項目についてそれぞれランダム化比較試験のデータが得られているからである．化学放射線療法の実施前からの予防的な摂食嚥下療法が，治療3か月後，6か月後の摂食嚥下機能を改善しているとのKotzらの報告[3]や“Paryngocise”と呼ばれる標準化された高強度の摂食嚥下療法についての有効性を報告されたMannらの報告[4]が採用されている．これらの結果からは化学放射線療法の後半に摂食嚥下障害が顕在化してから介入するより，早期に，特に筋力強化訓練を含んだ介入を開始することが望ましいと示唆している．しかし必ずしも各試験の規模，訓練手法やアウトカムの設定などが一定せず，今後さらに大規模なエビデンスの構築が望まれている．

CQ 05から07は音声言語訓練についての記載であり，主にCQ 05が舌がんの手術後の構音障害，CQ 06が喉頭摘出術後の代用音声，CQ 07が放射線療法の音声治療について取り上げられている．CQ 05と06についてはランダム化比較試験が存在せず，非ランダム化比較試験と観察研究で構成されている．しかし繰り返しになるがエビデ

ンスレベルが低いからといってそのリハビリの効果が低い，あるいは不要であるわけではまったくない．たとえば舌がんの手術では切除範囲によって術後の構音訓練の必要性や効果が大きく異なるため均一な研究が実施しにくい．必ずしも切除範囲が広いほど構音訓練が必要とは限らず，早期舌がんに対しての舌部分切除術でもラ行などの構音で不自由を感じる患者は珍しくないため，当科では言語聴覚士による構音機能評価や開口訓練，舌運動訓練を実施している．逆に舌を全摘してしまうと，いくら音声治療を行っても明瞭な音声を再獲得するのは困難なことも多い．また喉頭摘出後の代用音声では比較試験がなくても，食道発声や電気式人工喉頭は訓練・指導なしに獲得することはほとんどないといってよいので効果は確実と考えている．特にこの分野では病院において提供するリハビリ以上に患者団体での相互指導や練習会といったものが重要である．当院で手術を受けられた人には，入院中にも代用音声の練習をしてもらっているが[5]，退院後に喉頭摘出者団体に紹介することが多く，熱心に通われて明瞭な会話を習得されていることを多く拝見してきた．

　一方，新たにエビデンスが集積されつつあるのがCQ 07である．これまでの（化学）放射線療法においては，まず治療中の皮膚炎・粘膜炎の処置や栄養管理を重視して，高強度の治療を完遂することが第一目標とされ，治療後のQOLについても在宅生活に復帰するための嚥下リハビリが重視されてきた．CQ 07では複数のランダム化比較試験が報告され，放射線治療を受けた喉頭がん患者において音声言語訓練の有効性が示されたが，「わが国では十分に普及していない」現状が述べられている．当院でも実施した経験は少なく，今後の課題と考えている．

　CQ 08は頸部リンパ節の郭清後に術後の上肢機能訓練を行うことは強い推奨とされている．頸部郭清術を行うと，頸部の瘢痕拘縮や副神経麻痺による僧帽筋機能不全や肩関節障害などが一定の割合で発生する．これは上肢の可動域制限や疼痛の原因となり，日常生活の阻害因子となりうる．当

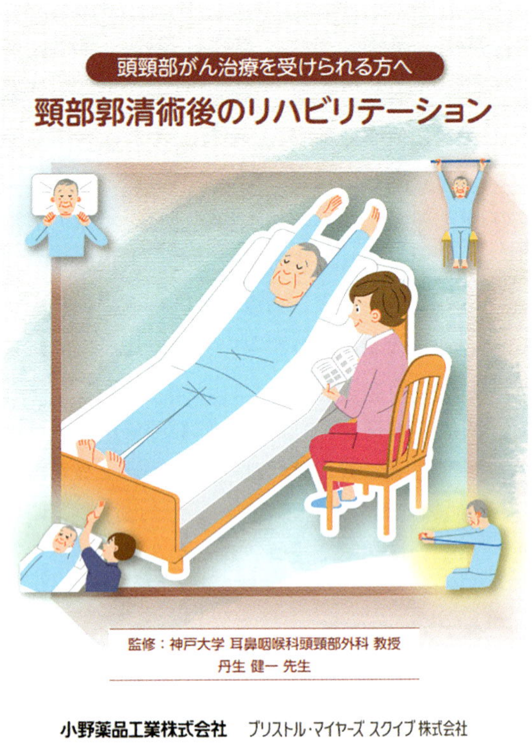

図1　頸部リハビリテーション指導用冊子
全27ページの小冊子で，自宅で本人のみまたは家族と実施できるリハビリメニューが多数イラストで紹介されている．実施記録をつける欄もあり，受診時に持参してもらえば主治医も実施状況が把握しやすくなっている．
（小野薬品工業株式会社より提供）

科では長年，頸部郭清術後のリハビリテーションに取り組み，多施設共同研究も含めて評価法や成果について報告[6]してきた．現在も全例で頸部郭清術後はリハビリテーション科の診察と作業療法士による上肢機能訓練を実施している．多くの症例で上肢機能訓練は実施・継続すべきではあるが，頸部郭清術単独であれば入院期間が短いため，外来でのリハビリがコスト算定できないことが問題となる．その対策として当院では自主訓練用の冊子（**図1**）を渡して，自宅で継続してもらう訓練を指導してから退院としている．簡便な評価法として上肢挙上テスト（**図2**）が有用であるため，ぜひ参考にしていただきたい．

　CQ 09は頭頸部がんの放射線療法中または治療後の患者に対して運動療法を実施することを弱い

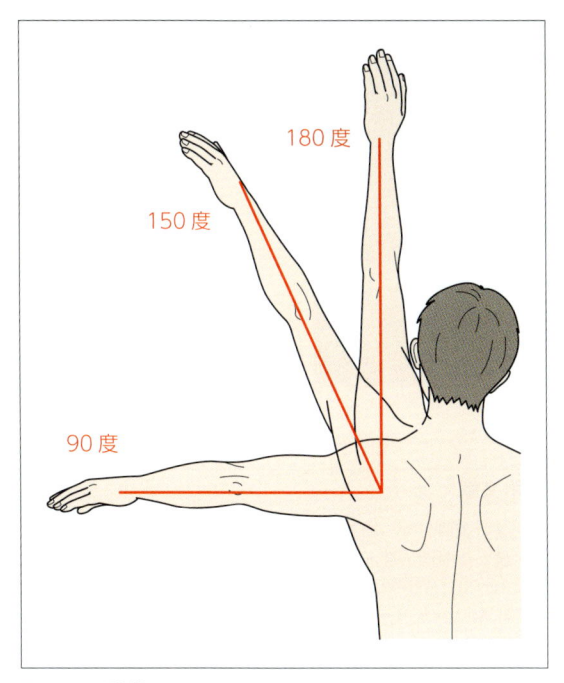

図2　上肢挙上テスト
手の甲を上にして，上肢を側方に挙上していく．以下の段階で評価を記録して比較する．
0. まったく，あるいは，ほとんど挙げられない．
1. 水平，あるいは，その前後までしか挙げられない．
2. 水平以上挙げられるが，150度以上は挙げられない．
3. 150度以上挙げられるが，真上までは挙げられない．
4. 真上まで挙げられるが，努力が必要，または痛みを伴う．
5. 無理なく真上まで挙げられ，痛みも伴わない．

推奨としている．運動療法については複数のランダム化比較試験やシステマティックレビューが報告されており，除脂肪体重減少の抑制，運動能力の向上，QOLの向上，筋力の向上についてエビデンスの強さはBとして評価されている．益と害のバランスは確実性が高いとされているが弱い推奨に留まったのは，現時点で外来治療中のコスト算定ができないことや療法士が少ないことなどの点でまだ十分に浸透していないことが理由となっている．裏を返せば入院中でコスト算定が可能で，所属施設の療法士が受け入れ可能であれば，積極的に実施すべきとも考えられる．当院では主治医・病棟看護師などで評価をして，介入すべき患者はリハビリテーション科の診察を経て，理学療法士の介入を依頼している．

3. その他のCQについて

　本項では第5章の頭頸部がんのCQについて解説したが，本ガイドラインにはそれ以外にもさまざまながん種，治療などに関する項目が存在する．たとえば骨軟部腫瘍の章には骨転移に関するCQがあり，そのほかにも化学療法，放射線療法，末期がんなどの項目も頭頸部がんのマネージメントの参考にできる．

▍症例提示

症例　中咽頭がん cT4aN1M0（舌根原発，腺様嚢胞がん）（70歳代，女性）

治療経過：初診時に舌根ほぼ全体が腫瘍化しており，術前から誤嚥を起こしていた（**図3**）．切除マージン確保および術後の誤嚥性肺炎予防の観点で舌喉頭全摘出術を提示したものの，音声喪失を希望されず，舌全摘出術および患側の頸部郭清術を実施して，遊離腹直筋皮弁で再建した．同時に気管切開術と喉頭挙上術も行っている．

　術後3日間をICUで管理した後に一般病棟へ移動した．創部痛のため離床が遅れて，術後4日にリハビリテーション科に紹介し，理学療法を処方された．

　術後5日に頸部のドレーンが抜去され，術後6日より頸部郭清後の作業療法も追加処方された．唾液の気管内への誤嚥が続いていたために術後7日ではカフ付きカニューレを継続して言語聴覚士の間接嚥下訓練を開始して，術後14日まで待ってスピーチカニューレに変更した．嚥下内視鏡検査および嚥下造影検査でトロミ水および訓練用ゼリーの誤嚥を認め，当面の経口摂取再獲得は困難と判断した．術後15日より言語聴覚士により少量の直接嚥下訓練と発声訓練を開始した．術後26日に胃瘻造設を実施して，術後33日に自宅退院とした．この時点で栄養摂取は胃瘻からの半固形栄養剤を1日1,200 kcal投与し，ゼリー・中間のトロミレベルのスープなどを約400 kcal程度経口摂取していた．切除断端近接のため術後放射線治療を術後38日から通院で実施して66 Gy/

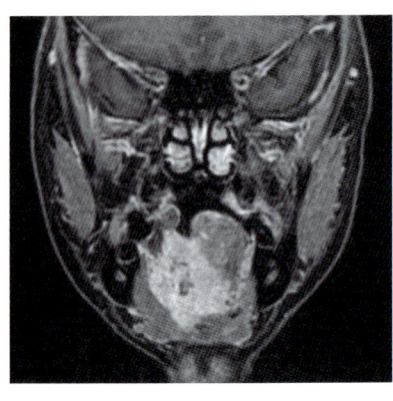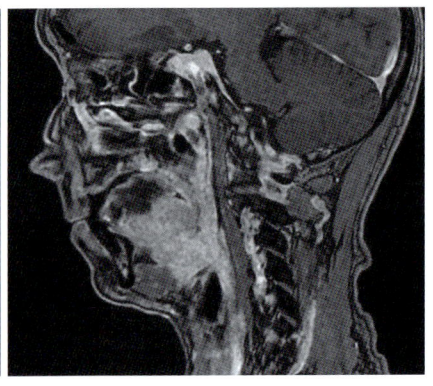

図 3　頸部造影 MRI 検査

33 Fr 完遂した．治療終盤は粘膜炎のため一時的に全量経管栄養となったが，約 3 週間後から経口摂取を再開して，以降は経管と経口が 2：1 程度になっている．

今後の課題

前述したように頭頸部がんに関するリハビリはエビデンスレベルの高い研究が乏しいことが第一にあげられる．今後の研究が待たれるところではあるが，すでに実臨床として嚥下リハビリの重要性などは確立しているため，リハビリの有無で無作為割り付けするような臨床研究は倫理的に難しいとも考えられる．

（古川竜也）

引用文献

1) 常行美貴ほか．口腔・中咽頭癌術後における言語聴覚士が関わる咀嚼・嚥下のリハビリテーション．頭頸部癌 2008；34（3）：388-92.
2) 日本リハビリテーション医学会編．がんのリハビリテーション診療ガイドライン 第 2 版．金原出版；2019.
3) Kotz T, et al. Prophylactic swallowing exercises in patients with head and neck cancer undergoing chemoradiation：a randomized trial. Arch Otolaryngol Head Neck Surg 2012；138：376-82.
4) Carnaby-Mann G, et al. "Pharyngocise"：randomized controlled trial of preventative exercises to maintain muscle structure and swallowing function during head-and-neck chemoradiotherapy. Int J Radiat Oncol Biol Phys 2012；83：210-9.
5) 大月直樹，丹生健一．頭頸部癌治療後のリハビリテーション．MB ENT 2016；192：155-60.
6) Nibu K, et al. Quality of life after neck dissection：a multicenter longitudinal study by the Japanese Clinical Study Group on Standardization of Treatment for Lymph Node Metastasis of Head and Neck Cancer. Int J Clin Oncol 2010；15（1）：33-8.

悪性リンパ腫

■ 概要[1]

わが国における悪性リンパ腫の新規罹患患者数は，2018 年で 35,782 人とされ，罹患率は，1985年，1995 年，2005 年，2018 年で人口あたりそれぞれ 5.5 人，8.9 人，13.3 人，28.3 人と年々増加傾向にある．男女比は約 3：2 と男性に多く，70〜80 歳がピークである[2]．

1. 診断・治療方針決定に必要な事項

a. 病歴

問診により，既往症，治療中の疾患，合併症，初発症状，症状の出現時期，全身症状（発熱，体重減少，盗汗など）の有無，造血器腫瘍に関する家族歴，出生地を記録する．

b. 身体所見

診察により以下の所見を記録する．

- 身長，体重，体温，血圧，脈拍
- パフォーマンスステータス
- 貧血，黄疸の有無，皮疹の有無，胸郭・腹部の聴診・打診，腫大リンパ節の有無（ありの場合，部位〈リンパ節領域名，左右〉，個数，サイズ，性状〈硬さ，可動性の有無〉），触知可能な肝腫大・脾腫大の有無，浮腫の有無
- 運動神経麻痺・異常知覚・髄膜刺激症状の有無

c. 一般検査

- 末梢血（血球算定，血液像）
- 赤血球沈降速度（ホジキンリンパ腫で使用）
- 生化学（TP, Alb, ALT, AST, LDH, ALP, γ-GTP, Na, K, Cl, Ca, P, BUN, Cr, FBS, UA）
- 血清学的検査（CRP, IgG, IgA, IgM, タンパク分画，可溶性 IL-2R, β_2 ミクログロブリン〈濾胞性リンパ腫では必須，その他，マントル細胞リンパ腫，びまん性大細胞型 B 細胞リンパ腫の一部の例で有用な場合あり〉）

- ウイルス検査（HBs 抗原，HBs 抗体，HBc 抗体，HCV 抗体，HIV 抗体，HTLV-1 抗体）
- 尿検査（糖，タンパク，潜血，沈査）
- 画像・その他検査（胸部 X 線検査，心電図，頸部・胸部・腹部・骨盤の造影〈可能な場合〉CT，FDG-PET，〈必要に応じ〉上部・下部消化管内視鏡，骨髄穿刺・生検，心エコー，必要時には頭部 CT・MRI，髄液検査，動脈血ガス分析）

d. 病理組織診断

悪性リンパ腫の診断のためには，原則として生検による病理組織検査は必須であり，治療前に適切な病変より生検を行う．鼠径リンパ節は反応性腫大をきたすことがあるため，全身にリンパ節腫脹が認められる場合には頸部リンパ節の生検を行うことが望ましい．針生検のみの病理組織検査は診断に不十分であることが多いため，開放生検が困難な場合を除いてできる限り開放生検を実施する．

生検により得られた検体はホルマリン固定パラフィンブロックから薄切標本を作製し，ヘマトキシリン・エオジン染色を行う．そのほかにも免疫組織化学検査（CD5, CD10, CD15, CD20, CD30, CD45, CD56, BCL2, BCL6, MYC, ALK, cyclin D1 など）および EBER *in situ* hybridaization を行う．

e. その他の検査

可能な限り検体から細胞を分離し，以下の検査を行う．

- フローサイトメトリー
- 染色体分析（G バンド）
  （染色体検査は採取した細胞を分裂させ，そこで出てくる染色体を固定して染色体の異常を検査する）
- fluorescent *in situ* hybridaization（*BCL2, BCL6, MYC, CCND1, MALT1* など）

- 遺伝子解析（免疫グロブリン再構成，T 細胞受容体再構成，EZH2 など）

2. 病型分類

悪性リンパ腫の分類としては，WHO 分類（2017）が広く用いられている．悪性リンパ腫が含まれるリンパ系腫瘍は，成熟 B 細胞腫瘍，成熟 T 細胞および NK 細胞腫瘍，ホジキンリンパ腫に大きく分けられる．詳細は WHO 分類を参照[3]．

3. 臨床分類

1982 年に提唱された Working Formulation 分類では，病型分類のほかに非ホジキンリンパ腫の自然史に基づき，無治療での予後が年単位で進行する低悪性度，月単位で進行する中悪性度，週単位で進行する高悪性度というように悪性度による分類がなされた．1989 年には米国の National Cancer Institute より，悪性度による分類に加えて疾患の悪性度，活動性や浸攻性といった aggresiveness の程度を考慮し，低悪性度をインドレントリンパ腫（indolent lymphoma），中悪性度をアグレッシブリンパ腫（aggressive lymphoma），高悪性度を高度アグレッシブリンパ腫（highly aggressive lymphoma）に分類した臨床分類が提唱され，この分類が臨床試験で広く用いられてきた．

4. 病期分類

悪性リンパ腫の病変の広がりは治療選択，予後予測に大きく影響するため，病期を正確に把握することはきわめて重要である．悪性リンパ腫の基本的な病期決定には，病歴と理学所見，血液算定・血液像，生化学検査，胸部 X 線検査，頸部・胸部・腹部・骨盤 CT，（必要に応じ）上部・下部消化管内視鏡，骨髄穿刺または生検を行う．

近年，悪性リンパ腫の病期診断に FDG-PET/CT が用いられるようになった．FDG uptake の程度は悪性リンパ腫の組織型により異なるため，FDG-PET/CT を治療の効果判定に用いる場合には，より正確な判定のために治療前の病期診断時にも FDG-PET/CT を行い，病変の意義をより正確に評価しておくことが望ましい．

5. 予後因子と予後予測モデル

悪性リンパ腫は，その組織型により低悪性度，中〜高悪性度と大きく 2 つの予後グループに分けられる．アグレッシブリンパ腫における予後予測モデルとしては国際予後指標（International Prognostic Index：IPI）が用いられている．リツキシマブ導入後はびまん性大細胞型 B 細胞リンパ腫や濾胞性リンパ腫ではそれぞれの予後予測モデルが提唱されている．進行期のホジキンリンパ腫には国際予後スコア（International Prognostic Score：IPS）が用いられている．

6. 効果判定基準

悪性リンパ腫に対する治療の効果判定には通常は CT が用いられるが，近年の FDG-PET/CT の普及度と有用性を示唆する検討結果を受けて，Lugano 分類（2014）が 2014 年に公表された．FDG-PET/CT を用いた効果判定は CT のみ行う効果判定よりも予後との相関が良いため，日常診療における治療の効果判定にも有用である．

7. 治療後のフォローアップ

フォローアップの頻度，期間に関する明確な指標を示すエビデンスは存在しないが，ホジキンリンパ腫や治癒の可能性があるアグレッシブリンパ腫では，完全奏効（CR）が得られた場合は治療後の 2 年間は 2〜3 か月ごと，その後は最低でも 3〜6 か月ごとの追跡を 3 年間は行うことが推奨される．治癒が困難と考えられるインドレントリンパ腫では，治療後の 1 年間は 2〜3 か月，その後は 3〜6 か月ごとの追跡が推奨される．

悪性リンパ腫の再発は，8 割以上が臨床症状の出現により発見されるとされている．定期的に CT を行うことで臨床症状が出現する前に再発が発見される場合もあるが，早期発見が予後改善につながるかについては明確な根拠はない．悪性リンパ腫診療では，病期診断や治療の効果判定，再

発の診断等に CT はきわめて有用な検査である. しかし, 不要な検査は患者に不要な放射線を被曝させ, 発がんのリスクを高めることにつながる. 定期的な FDG-PET/CT によるフォローアップは有用性を示す根拠はなく, 推奨されない. またルーチンで行う血液検査も, 無症状のインドレントリンパ腫, 第一寛解のアグレッシブリンパ腫, 第一寛解のホジキンリンパ腫では, 早期に増悪, 再発を検出するための検査としての有用性は限定的であることが報告されている.

リンパ節生検のポイント (図1)

悪性リンパ腫の診断にリンパ節生検は必須の検査であり, 適切な生検を行う必要がある. 口蓋扁桃など Waldeyer 輪に病変があった場合でも, 確実な診断には頸部リンパ節の生検が有用である.

1. リンパ節生検のタイミング

リンパ節炎で大きさが 3 cm を超えることはまれであることから, リンパ節の大きさが 3 cm 以上であれば悪性疾患を疑い早急に生検を検討する. 炎症の可能性を考え経過観察している場合は 4 週経過し明らかに増大傾向があれば生検を行う. 痛みや発熱があれば消炎鎮痛薬を処方するが, ステロイド投与は診断や治療に影響を及ぼす

ことから控える.

2. どのリンパ節を生検するのか

リンパ節が多発している場合にはできるだけ大きなリンパ節を 1 個まるごと摘出するのがよいが, 同質のリンパ節であれば危険が少なく取りやすいリンパ節を選択する. リンパ節が大き過ぎて 1 個まるごと摘出できない場合には, 被膜と共にできるだけ大きくメスで楔状に切除する.

3. 局所麻酔か全身麻酔か

表在性で可動良好であれば局所麻酔での摘出は可能である. しかし, 胸鎖乳突筋の裏面など深部に存在する場合は全身麻酔が安全で確実である.

4. 生検の注意点

出血や神経麻痺に注意し, 特に胸鎖乳突筋裏面の生検では副神経の損傷に注意が必要である.

5. 摘出標本の取り扱い

摘出したリンパ節は, 乾燥させないように生理食塩水に浸したガーゼに包んで保存する. リンパ節は, 病理検査, フローサイトメトリー, 染色体検査, 凍結保存用に最低 4 分割する. フローサイトメトリー, 染色体検査は 3〜5 mm 角程度に細切してできるだけ早く (できれば 20 分以内) 培

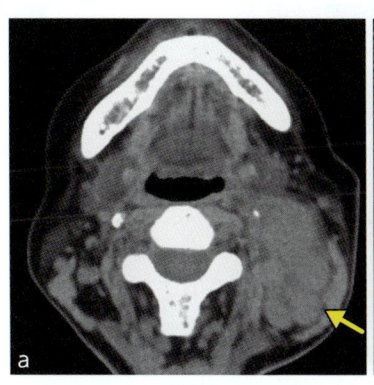 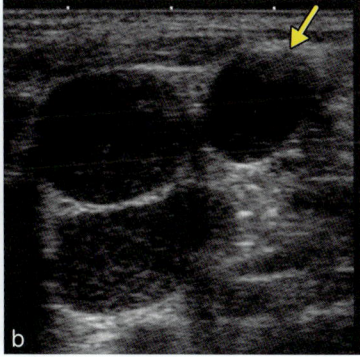 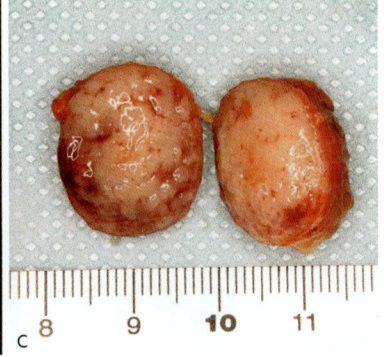

図1 悪性リンパ腫の CT 画像, 超音波画像, 切除標本
70 歳代, 女性. 左頸部リンパ節腫脹, ホジキンリンパ腫.
a：単純 CT 像で左頸部に複数のリンパ節を認める (矢印).
b：類円形で低エコーのリンパ節を認める (矢印).
c：摘出したリンパ節 (割面).

養液の入った専用容器に入れる.

悪性リンパ腫診断の注意点

悪性リンパ腫のリンパ節は通常痛みはないが，高悪性度で急速増大する場合は痛みや内部の壊死を伴う場合がある．濾胞性リンパ腫などの低悪性度のリンパ腫ではまれに自然に縮小することもある.

20 歳前後での悪性リンパ腫の発症は少なく，多くが伝染性単核球症など炎症によるものである．したがって 20 歳前後のリンパ節生検は慎重を要し，伝染性単核球症が疑われる症例の生検は避けなければならない.

症例提示

節外性 NK/T 細胞リンパ腫，鼻型と多発血管炎性肉芽腫症（Wegener 肉芽腫症）の鑑別（表1）

節外性 NK/T 細胞リンパ腫，鼻型と多発血管炎性肉芽腫症は同じような進行性の壊死性肉芽腫様病変であるが，病態はまったく異なる（図2）.

節外性 NK/T 細胞リンパ腫，鼻型は進行性鼻壊疽とも呼ばれ，主に鼻腔または咽頭に初発し，顔面正中部に沿って破壊的に進行する[4]．40℃近い高熱や口蓋潰瘍が特徴で，EB ウイルスが発症に大きく関与している[5].

表1　節外性 NK/T 細胞リンパ腫，鼻型と多発血管炎性肉芽腫症の鑑別

		節外性 NK/T 細胞リンパ腫，鼻型	多発血管炎性肉芽腫症（Wegener 肉芽腫症）
疾患概念		悪性リンパ腫	自己免疫疾患（血管炎症候群）
好発部位		片側鼻腔，顔面正中部	両側鼻腔
臨床症状	口蓋穿孔	あり	なし
	発熱	多い（高熱）	少ない
	鞍鼻	少ない	多い
	痂疲形成	多い	きわめて多い
EB ウイルス抗体価		**陽性**	陰性
PR3-ANCA MPO-ANCA		陰性	**陽性**

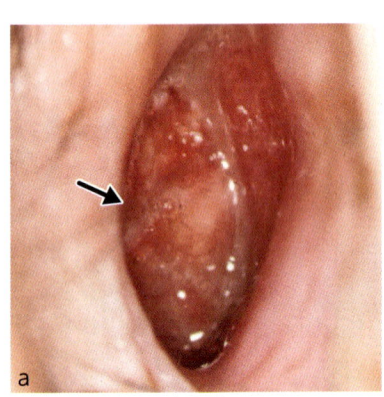
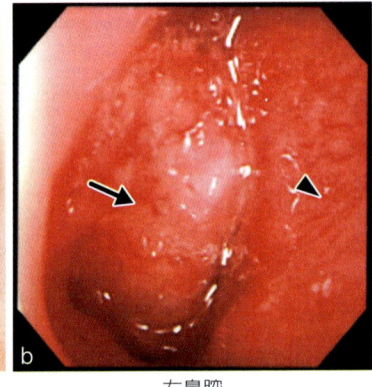
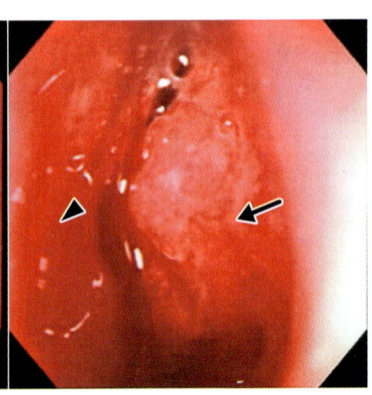

右鼻腔　　　　　　　右鼻腔　　　　　　　左鼻腔

図2　節外性 NK/T 細胞リンパ腫，鼻型と多発血管炎性肉芽腫症の鼻腔所見
a：節外性 NK/T 細胞リンパ腫，鼻型．20 歳代，男性．右鼻腔内に肉芽腫様病変を認める（矢印）.
b：多発血管炎性肉芽腫症．10 歳代，女性．両側の下鼻甲介に肉芽腫様病変を認める（矢印）．鼻中隔粘膜も肥厚し肉芽腫様の変化を認める（矢頭）.

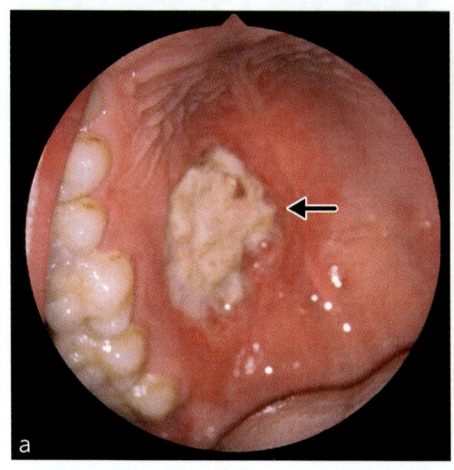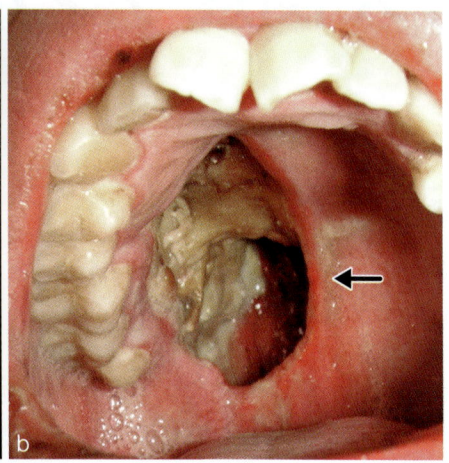

図3　節外性 NK/T 細胞リンパ腫、鼻型の口蓋病変
a：初診時，右口蓋に白苔を伴う潰瘍を認めた（矢印）.
b：治療中，潰瘍が口蓋穿孔に変化（矢印）.

症例　節外性 NK/T 細胞リンパ腫，鼻型（20 歳代，男性）

主訴：右鼻閉，右鼻出血，口蓋潰瘍，発熱（40℃台）

臨床経過：約 5 か月前から右鼻閉，右鼻出血が出現し，発熱が続いたので 2 か月前に総合病院を受診した．右鼻腔の生検を施行したが確定診断が得られず，当科に紹介された．初診時には右鼻腔腫瘍と右口蓋に潰瘍を認め，40℃台の発熱を繰り返していた．外来で局所麻酔にて口蓋の生検を行った（図3）.

検査結果：病理診断の結果，EBER（＋），CD56（＋），CD3（＋）にて節外性 NK/T 細胞リンパ腫，鼻型と診断された.

臨床のポイント

　節外性 NK/T 細胞リンパ腫，鼻型と多発血管炎性肉芽腫症を鼻腔の肉眼所見だけで診断することは困難であり生検が必要となる．補助的な診断として節外性 NK/T 細胞リンパ腫，鼻型の診断には EB ウイルス抗体価，多発血管炎性肉芽腫症の診断には PR3-ANCA または MPO-ANCA が用いられる．臨床的に片側鼻腔内に腫瘍を認め 40℃近い高熱や口蓋潰瘍があれば鼻性 NK/T 細胞リンパ腫を疑い，確定診断のためには病変を大きく切除して病理検査に提出することが必要である.

▌今後の課題

　近年の造血器腫瘍に対する治療薬・治療法の進歩は目覚ましい．定期的な冊子での刊行では進歩に追いつくことが困難であることから，診療ガイドラインは日本血液学会ホームページにおいて Web 版として適宜改訂が加えられている[6]．ガイドラインを利用する側も，常に新しい情報を得るように学会ホームページをチェックしておく必要がある.

（家根旦有）

引用文献

1) 悪性リンパ腫　総論. 日本血液学会編. 造血器腫瘍診療ガイドライン 2023 年版. 第 3 版. 金原出版；2023. p.208-23.
2) 国立がん研究センター がん情報サービス. がん統計. http://ganjoho.jp/reg_stat/index.html
3) 日本リンパ網内系学会. WHO 分類改訂第 4 版（2017）日本リンパ網内系学会推奨訳. https://www.jsltr.org/who.html
4) 節外性 NK/T 細胞リンパ腫，鼻型. 日本血液学会編. 造血器腫瘍診療ガイドライン 2023 年版. 金原出版；2023. p.325-32.
5) Harabuchi Y, et al. Epstein-Barr virus in nasal T-cell lymphoma in patients with lethal midline granuloma. Lancet 1990；335：128-30.
6) 日本血液学会. 造血器腫瘍診療ガイドライン 2023 年版. http://www.jshem.or.jp/gui-hemali/table.html

MTX 関連リンパ増殖性疾患

疾患概念

MTX 関連リンパ増殖性疾患（methotrexate-associated lymphoproloferative disorders：MTX-LPD）はメトトレキサート（methotrexate：MTX）投与中の患者に発生するリンパ増殖性疾患である．MTX は 1940 年代に開発された葉酸代謝拮抗剤に分類される抗悪性腫瘍薬であるが，近年は関節リウマチ（rheumatoid arthritis：RA）に対する治療のアンカードラッグとして予後不良因子をもつ患者に使用されている．LPD は生理的なリンパ節腫脹やリンパ球増多症を除いたリンパ球増殖症の総称であり，良性かつ自己限定的なリンパ球の増殖から悪性リンパ腫まで幅広い病態を含んでいる．1991 年に MTX で加療中の RA 患者にリンパ腫を合併したことが報告されると，その後，世界中からリンパ腫およびリンパ増殖性疾患の報告が相次いだ．2001 年の造血器・リンパ組織腫瘍の WHO 分類（第 3 版）において MTX-LPD として独立した疾患概念が提唱され，2008 年の造血器・リンパ組織腫瘍の WHO 分類（第 4 版）では，RA をはじめ自己免疫疾患に対して免疫抑制薬治療中に発症するリンパ増殖性疾患は「他の医原性免疫不全症関連リンパ増殖性疾患」として分類され，MTX-LPD はその一つとして取り扱われることになった[1]．一方，RA 治療におけるガイドラインにおいては MTX-LPD は MTX の重篤な副作用の一つとしてあげられ，LPD が発症した場合には直ちに MTX を中止し，原則として再投与しないことが明記されている[2]．

臨床的特徴

MTX-LPD の好発年齢は 60～70 歳であり，RA の好発年齢よりも 10 歳ほど年齢が高く，男女比は 1：2 で RA の 1：4 に比べて男性に多い．RA の発症から LPD の発症までの期間は平均 13 年程度，MTX の服用期間は約 5 年とされている[3]．

臨床症状は発熱，体重減少，全身倦怠感など通常の悪性リンパ腫と同様のものに加えて，頸部リンパ節腫脹，咽頭痛など局所の症状を示す．

発生部位は 40～70％がリンパ節外に認められ，肺，皮膚，筋，歯肉，消化管，脾臓など多岐にわたる．頭頸部領域では口蓋扁桃など Waldeyer 輪が最も多く，口腔，鼻腔，甲状腺，唾液腺などが報告されている[4]．

病理組織学的特徴

MTX-LPD の病理組織像は多彩であるが，約半数がびまん性大細胞性 B 細胞性リンパ腫（DLBCL）と最も多く，次いでホジキンリンパ腫が 20～40％である．また，Epstein-Barr ウイルス（EBV）の感染を示す EBV-encoded small RNA（EBER）が 40％に認められることから，成因の一つと考えられている．他に自己免疫疾患である RA に伴う免疫不全状態，加齢，MTX による免疫低下などが成因として指摘されているが，発症のメカニズムは明らかになっていない．

診断と治療

本症では MTX を中止することで半数以上が寛解に至ることから，既往歴および内服歴から本症を疑った場合には MTX を中止する前に生検を行うことが望ましい．生検組織では EBER の *in situ* hybridization，血液検査では EB ウイルス抗体価，CRP，LDH，sIL-2R，リンパ球数などを行っておくとよい．高齢（70 歳以上），sIL-2R 高値，CRP 高値，LDH 高値，末梢血リンパ球数低値などが予後不良因子として報告されている．

日本人 232 例を対象とした LPD-WG study[5] では，MTX 中止 2 週間後で 73.9%，4 週間後には 83.5%の症例で消退傾向がみられた．明らかな臓器障害がない場合には，すぐに MTX 中止後，2 週間ほどの経過観察で発熱などの B 症状の改善を認めない，または 4 週間後までに皮膚や肺症状などの改善がなければ，生検および血液内科医にコンサルテーションを考慮する必要があるとしている．

治療はまず RA など原疾患の治療を行っている膠原病内科医もしくは整形外科医と相談し，MTX 内服を中止する．中止後は 2〜4 週間程度経過をみて，腫瘤もしくはリンパ節が退縮傾向であればそのまま経過をみる．不変もしくは増大してくる場合には血液内科医と連携して化学療法や放射線治療を検討する．一方，MTX の中止により RA の再燃，悪化をきたす可能性があり，原疾患の治療を行なっている医師に治療を依頼する．LPD 再発にかかわるリスクファクターとして LPD 発症時の sIL-2 受容体抗体値 2,000 IU/L 以上，組織型が古典的ホジキンリンパ腫（classical Hodgkin lymphoma：CHL）であることが示唆されている．また，自然消退して 5 年後以降では再発は認められなかったため，5 年間が LPD に対する経過観察期間の一つの目安となる．

日本リウマチ学会から発表されている「関節リウマチ診療におけるメトトレキサート（MTX）診療ガイドライン 2016 年改訂版」では，LPD 寛解後の RA 治療は免疫抑制薬を極力避け，MTX の再開や TNT 阻害薬の投与は再発のリスクを考慮し原則行わないとしている[2]．

耳鼻咽喉科医は口蓋扁桃など Waldeyer 輪や頸部リンパ節に発生する MTX-LPD の診断にかかわることも少なくない．MTX-LPD が判明した際，患者は MTX が原因であることを他の医師より伝えられ，患者との信頼関係が損なわれる可能性がある．RA やその他の膠原病そのものがリンパ腫の発症リスクであること，すべてのリンパ腫が MTX によるものではないことを患者に認識してもらうことも重要である．

症例提示

症例　57 歳，女性

4 年前から RA に対して MTX を内服していた．2 か月前から左耳下腺腫脹が認められ近医耳鼻咽喉科医院を受診し，耳下腺腫瘍の疑いで当科を紹介された．右耳下腺部に約 3 cm 大の弾性硬

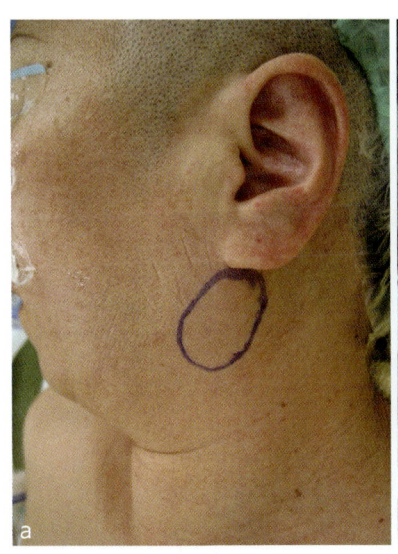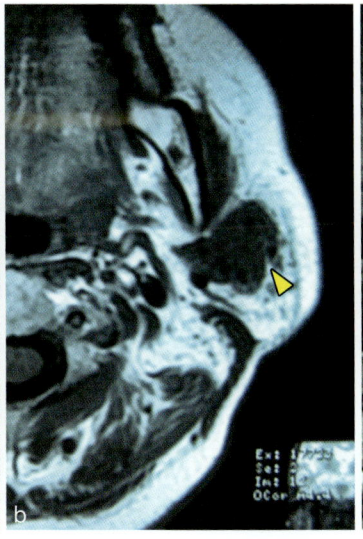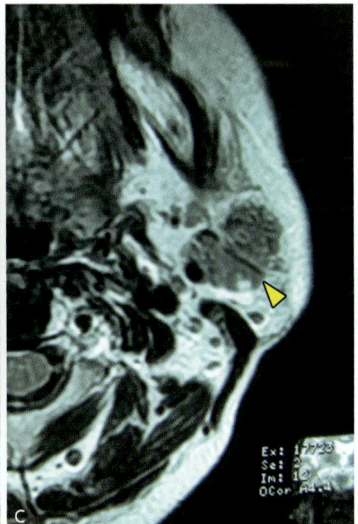

図 1　頸部所見および画像所見
a：頸部所見．b：MRI T1 強調画像．c：MRI T2 強調画像．

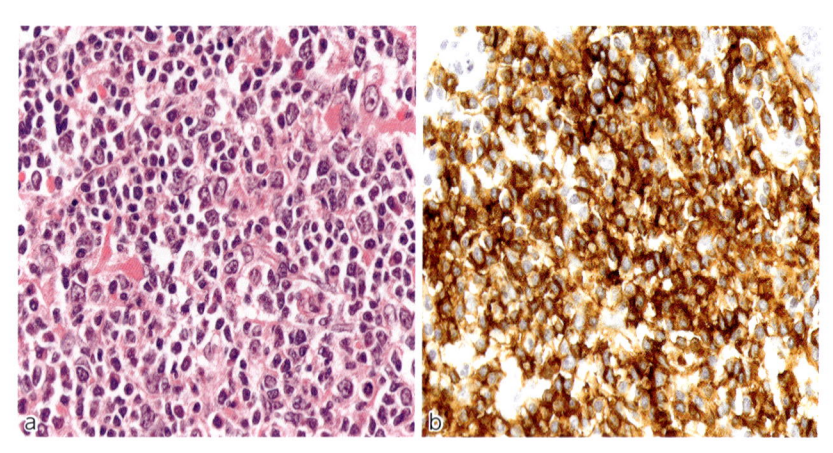

図2　病理組織所見
a：HE 染色．導管上皮への異型リンパ球浸潤を認め，非腫瘍性リンパ濾胞がリンパ腫細胞で置換されている．
b：CD20 免疫染色．異型リンパ球は CD20 陽性を示す．

な腫瘤を触知した（**図1a**）．可動性は良好で，顔面神経麻痺は認められなかった．血液検査では LDH 232，AMY 163，IL-2R 894（124〜466），SS-A 抗体および SS-B 抗体は陰性であった．穿刺吸引細胞診ではリンパ球が多数みられるとの結果で悪性所見は得られなかった．頸部 MRI 検査では左耳下腺に T1 強調画像で低信号，T2 強調画像でやや低信号で形状が不整，境界やや不明瞭な腫瘤を認めた（**図1b，c**）．組織診断のために浅葉部分切除術を施行し，病理組織検査で MALT リンパ腫と判明した（**図2a，b**）．

今後の課題

　RA を含めた自己免疫疾患患者では悪性リンパ腫の発生リスクが高いことを念頭におき，特に MTX 投与中の場合には MTX-LPD の可能性を考慮する必要がある．診断にあたっては原疾患の治療を行っている医師と相談し，MTX 内服を中止して経過観察を行うなど連携して診療を進めることが重要である．

　しかし，どのような患者が発症するかが明らかでないこと，診断後に経過観察とするか化学療法を行うかをどの時点で何を指標に判断するか，MTX 中止後の RA 治療薬の選択については今後の課題である．

（大月直樹）

引用文献

1) Swerdlow SH, et al, eds. WHO Classification of Tumours of Haematopoietic and Lymphoid Tissues. 4th ed. IARC：2008.
2) 日本リウマチ学会 MTX 診療ガイドライン策定小委員会編．関節リウマチ治療におけるメトトレキサート（MTX）診療ガイドライン 2016 年改訂版．羊土社；2016.
3) 平田真哉．メトトレキサート関連リンパ増殖性疾患．診断と治療 2021；109：1703-7.
4) Hoshida Y, et al. Lymphoproliferative Disorders in Rheumatoid Arthritis：Clinicopathological Analysis of 76 Cases in Relation to Methotrexate Medication. J Rheumatol 2007；34：322-31.
5) Takada H, et al. Clinicopathological characteristics of lymphoproliferative disorders in 232 patients with rheumatoid arthritis in Japan：A retrospective, multicenter, descriptive study. Mod Rheumatol 2022；32：32-40.

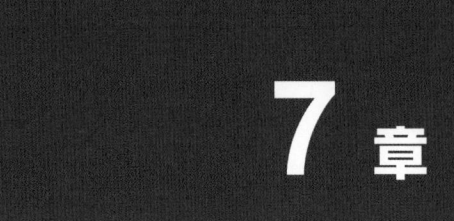

7章

関連領域

抗菌薬

この項では，耳鼻咽喉科領域に関連する日本における抗菌薬ガイドラインについて概説する．

耳鼻咽喉科領域において抗菌薬を使用する場面としては，①現在起こっている感染症の治療，②手術前の予防抗菌薬，③感染症治療以外を目的とする免疫調整薬としてのマクロライド系薬の3型に分けられる．ここでは抗菌薬の病原微生物への本来の目的としての①と②について概説していく．

感染症診療の基本は3要素からなる．すなわち，感染している臓器，そこに感染している病原微生物とそれに対応する抗菌薬である．病原微生物に対して有効な抗菌薬を治療の際に選択するのは当然であるが，同時に標的臓器にその抗菌薬が有効に到達することが必要とされる．

その一方，広域抗菌薬の使用と抗菌薬の長期使用はその抗菌薬に耐性の細菌や真菌を患者体内に残存させることにより耐性菌感染症のリスクを上げることにつながる．抗菌薬関連のガイドラインで最も耳鼻咽喉科領域に言及しているのは「抗微生物薬適正使用の手引き 第二版」[1]である．そして，MRSAのガイドラインと嫌気性菌のガイドラインは微生物自体について言及している．急性中耳炎など別項となるべくかぶらないように手引きやガイドラインで触れられている部分を中心に述べる．

「抗微生物薬適正使用の手引き 第二版」はガイドラインではなく手引きとして作成されているが，適切な抗菌薬を適切な期間使用することを臓器感染症ごとに概説している[1]．この手引きではいわゆる "風邪" として認識されることが多い疾患への抗菌薬適正使用について述べられている．したがって "風邪" と考えて受診のきっかけとなる症状を鼻症状（鼻汁，鼻閉），咽頭症状（咽頭痛），下気道症状（咳，痰）の3系統の症状に分けている．そして感冒（非特異的上気道炎，普通感冒），急性鼻副鼻腔炎，急性咽頭炎，急性気管支炎の4つの病型に分類している．頭頸部診療科である耳鼻咽喉科としては急性鼻副鼻腔炎，急性咽頭炎がこのなかでは入ってくる．この手引きを軸に他ガイドラインも合わせて概説する．

急性鼻副鼻腔炎

1. 急性鼻副鼻腔炎にいつ抗菌薬を使うか

急性鼻副鼻腔炎を「抗菌薬適正使用の手引き第二版」では発熱の有無を問わず，くしゃみ，鼻汁・鼻閉を主症状とする病態を有する急性気道感染症と定義づけている．この手引きにおける要点としては抗菌薬投与のメリットのうえから2%未満が細菌性鼻副鼻腔炎であると参考文献[2,3]からしており，その観点から抗菌薬投与のメリットが少ないことがあげられている．その一方，抗菌薬投与のメリットがありうる細菌性鼻副鼻腔炎を疑う徴候としては症状の二峰性をあげている[4]．

細菌性鼻副鼻腔炎の場合であっても抗菌薬投与の有無にかかわらず，2週間後には約70%の患者が治癒するとされている[5]．その一方，抗菌薬投与群では嘔吐，下痢などの発生割合が高く，デメリットがメリットを上回る可能性が高い．したがって，本手引きでは成人の軽症急性鼻副鼻腔炎（**表1**）においては抗菌薬投与を行わないことを推奨している．

また，本手引きでは小児急性鼻副鼻腔炎については米国小児科学会の推奨を引用している．米国小児科学会は小児急性鼻副鼻腔炎に対する抗菌薬の適応を重症例（**表2**）に限って推奨している[6]．これを受けて「抗微生物薬適正使用の手引き 第二版」では原則小児急性鼻副鼻腔炎に対して抗菌薬投与を行わずに経過観察することが推奨されている．

表1　急性鼻副鼻腔炎の重症度分類

		なし	軽度/少量	中等以上
臨床症状	鼻漏	0	1	2
	顔面痛・前頭部痛	0	1	2
鼻腔所見	鼻汁・後鼻漏	0 (漿液性)	2 (粘膿性少量)	4 (粘液性中等量以上)

軽症：1〜3点，中等症：4〜6点，重症：7〜8点

(Bhutta Z. Acute Gastroenteritis in Children. Nelson Textbook of Pediatrics. Elsevier；2016. p.1870／National Institute for Health and Care Excellence（NICE）. Diarrhoea and vomiting diagnosis, assessment and management in children younger than 5 years caused by gastroenteritis. 2009. https://www.nice.org.uk/guidance/cg84 より作成)

表2　小児の急性鼻副鼻腔炎にかかわる判定基準

以下のいずれかに当てはまる場合，遷延性または重症と判定する
1. 10日間以上続く鼻汁・後鼻漏や日中の咳を認めるもの
2. 39℃以上の発熱と膿性鼻汁が少なくとも3日以上続き重症感のあるもの
3. 感冒に引き続き，1週間後に再度の発熱や日中の鼻汁・咳の増悪がみられるもの

(日本小児救急医学会. 小児急性胃腸炎診療ガイドライン 2017年版. 2017 より)

2. 急性鼻副鼻腔炎に使用する抗菌薬

　本手引きでは米国耳鼻咽喉科・頭頸部外科学会，米国内科学会に従い，抗菌薬適応があると考えた場合は，アモキシシリン水和物を500 mg 1日3回投与5〜7日間投与としている[7]．また投与期間の根拠は5日間治療と10日間治療の比較で有効性は同等であることを根拠としている[8]．小児の用法・用量については，同様の添付文書の用量に従っての推奨を行っている．すなわち「アモキシシリン水和物として，通常1日20〜40 mg（力価）/kgを3〜4回に分割経口投与する．なお，年齢，症状により適宜増減するが，1日量として最大90 mg（力価）/kgを超えないこと.」としている．

　また，アモキシシリンには，鼻副鼻腔炎に対する適応は薬事承認されていないという問題がある．その一方，社会保険診療報酬支払基金の診療情報提供事例では「原則として，アモキシシリン水和物【内服】を急性副鼻腔炎に対して処方した場合，当該使用事例を審査上認める」とされており，保険でカバーされうるとは考えられると本手

引きではしている．

急性咽頭炎

1. どのような急性咽頭炎を抗菌薬投与の対象とするか

　急性咽頭炎の多くは，米国内科学会，米国CDCおよび米国感染症学会（IDSA）の指診ではウイルス性咽頭炎とされており，本手引きでは臨床症状に加え，迅速抗原検査または培養検査でA群β溶血性連鎖球菌（Group A *Streptococcus*：GAS）が検出された症例のみとしている．しかし，咽頭炎の原因となるGAS以外の細菌としてはGroup G *Streptococcus*（GGS），*Fusobacterium* 属があげられるが，これらに対しての抗菌薬投与のメリットが不明であることから推奨しないとしている．なお，これら以外にも淋菌，梅毒などが原因微生物となるがこれらは病歴等から鑑別にあげ，淋菌の場合は淋菌核酸増幅検査，梅毒の場合は血液検体のTP抗体とRPRの組み合わせで診断する必要がある．これらは咽頭炎であると同時に全身疾患でもあるため，適切な抗菌薬投与が必要となる．またウイルス性咽頭炎としてはヘルペスウイルス属の単純ヘルペスウイルス（HSV1, HSV2），サイトメガロウイルス（CMV），Epstein Barr ウイルス（EBV）などの初感染が代表的である．また2020年からはCOVID-19も咽頭炎をきたす代表的なウイルス性疾患となった．HIVの初感染でも咽頭炎として発症する．これらのウイルス性咽頭炎，特にHIVは早期に診断しておくメ

表3　McIsaac の基準

症状		点数
発熱 38℃以上		1
咳嗽の欠如		1
圧痛を伴う前頸部リンパ節腫脹		1
白苔を伴う扁桃腺炎		1
年齢	3〜14 歳	1
	15〜44 歳	0
	45 歳〜	−1

0〜1点：検査および抗菌薬不要.
2〜3点：GAS 迅速検査を施行し，陽性なら治療.
4点以上：GAS 検査なしで抗菌薬治療考慮.
(McIsaac WJ, et al. JAMA 2004；291〈13〉：1587-95[9] より)

リットが大きいため，可能なら血液検体で診断しておきたい．また，COVID-19 は免疫抑制剤使用，mRNA ワクチンの未接種または追加接種なし，慢性呼吸器疾患，担がん患者などの重症化リスクの患者ではニルマトレルビルやレムデシビルなど抗ウイルス薬の早期投与で重症肺炎への進展を防げるため，抗原検査や核酸増幅検査を可能なら考慮したほうがよいだろう．

　小児科・内科領域では GAS 咽頭炎を病歴と身体所見で診断するツールとして，Centor 基準とMcIsaac の基準が使用される（**表3**）[9]．

2. GAS 咽頭炎に対する抗菌薬治療

　上記のように GAS 咽頭炎と診断した場合の抗菌薬は，本手引きおよび IDSA 等のガイドラインでもアモキシシリン 1,000 mg 1 日 1 回，500 mg 1 日 2 回などとしている[7,10]．また投与期間は 10 日間程度としている．また β ラクタムアレルギーの場合にはクリンダマイシン 300 mg 1 日 3 回を使用する．

■ 頭頸部の膿瘍性疾患

　本手引きでは，咽頭痛を訴える患者における緊急疾患として，急性喉頭蓋炎，深頸部膿瘍，Lemierre 症候群等をあげている．これらの red flag sign としては人生最悪の喉の痛み，開口障害，唾を飲み込めない（流涎），tripod position（3 脚のような姿勢で前かがみになること），吸気性喘鳴（stridor）をあげている．これらの自覚症状がある場合は耳鼻咽喉科緊急事態であるため，気道確保ができる状態での診療継続が望ましい．

　これらの場合の抗菌薬治療については，「嫌気性菌感染症診断・治療ガイドライン 2007」[11] で扁桃周囲膿瘍および深頸部膿瘍についてふれられている．同ガイドラインによると 2004 年時点での日本の扁桃周囲膿瘍の培養菌種として好気性菌で GAS を含む連鎖球菌が 30.4% 程度，*Haemophilus* 属（*Haemophilus influenzae* を含む）が 6.6%，偏性嫌気性菌 *Prevotella* 属が 20.4%，*Fusobacterium* 属 が 14.2%，*Peptostreptococcus* 属が 21.2% 程度となっている．2012 年以降の扁桃周囲膿瘍検出菌サーベイランスは主要菌および偏性嫌気性菌の割合のみ集計されているが，2017 年時点では GAS 7%，偏性嫌気性菌 68.6% となっており，やはり 2023 年現在でも似通った疫学であると考えられる[12]．ガイドラインでは特に第一選択の抗菌薬をあげておらず，さまざまな抗菌薬が並列で記載されているものの，これらの疫学からはアンピシリン/スルバクタムでカバーできると考えられる．その一方，アンピシリン/アモキシシリンでは *Fusobacterium* 属のカバーが不十分になることを考えると，これら頭頸部膿瘍のアンピシリン/スルバクタムの十分量の使用をドレナージと並行して投与することが望ましい．

　また同ガイドラインでもふれられているが，医療関連のこれら頭頸部膿瘍（頭頸部がんに関連した感染や術後感染などで医療曝露を経たもの）については MRSA および緑膿菌属の関与も考慮する必要がある．市中発症の膿瘍と異なり医療関連の頸部膿瘍でも必ず培養採取（膿瘍培養および血液培養 2 セット）のうえ，患者の状態が悪ければMRSA カバー抗菌薬（バンコマイシン，ダプトマイシンなど）とその医療機関のアンチバイオグラムおよび過去の検出菌に沿ってグラム陰性桿菌カバー（ピペラシリン・タゾバクタムなど）を使

用する必要がある.

術後感染予防抗菌についてのガイドライン

術後感染予防抗菌薬の原則は,「手術操作により組織内部に押し込んでしまう病原微生物」を標的に,「手術操作の事前に抗菌薬を投与することでその部位の内部に十分な微生物を殺す濃度を保っておく」ことである.「術後感染予防抗菌薬適正使用のための実践ガイドライン 追補版」[13]は日本外科感染症学会および日本化学療法学会によって 2021 年時点の英語および日本語の論文をレビューしたガイドラインである.

1. 術後感染症予防の原則

術後感染症予防の目的は,①手術部位感染（surgical site infection：SSI）の減少が第一である.その一方,1950 年代の乱用によりペニシリン耐性黄色ブドウ球菌が出現したことにより,抗菌薬使用により耐性菌の増加を防ぐべきである.「術後感染予防抗菌薬適正使用のための実践ガイドライン 追補版」は,②耐性菌の増加を防ぐことも目的としている. そのためにも清潔手術であれば,皮膚切開を行う前に当該組織内に十分な抗菌薬濃度を保つために術前の適切なタイミングで投与することが原則である. これは術後抗菌薬投与が腹部手術において SSI 予防を果たせなかったという臨床研究結果からの教訓である[14]. ま

表4 創クラス分類

創クラス	定義	コメント
I. 清潔創 clean wound	1. 炎症のない非汚染手術創	甲状腺手術など
	2. 呼吸器,消化器,生殖器,尿路系手術以外であること	
	3. 1 期的に縫合できる創であること	
	4. 閉鎖式ドレーン挿入症例	
	5. 非穿通性の鈍的外傷	一部交通事故での頭部打撲
II. 準清潔創 clean-contaminated wound	1. 呼吸器,消化器,生殖器,尿路系に対する手術	
	2. 著しい術中汚染を認めない症例	
	3. 感染がなく,清潔操作がほぼ守られている胆道系,虫垂,腔,口腔・咽頭手術	口腔内手術は最低限ここに含まれる
	4. 開放式ドレーン挿入例	
	5. 虫垂炎,胆囊炎,絞扼性イレウス（小範囲）で,周囲組織・臓器を汚染することなく病巣を完全に摘出・切除した症例	
III. 不潔創 contaminated wound	1. 早期の穿通性外傷（事故による新鮮な開放創）	
	2. 早期の開放骨折	
	3. 清潔操作が著しく守られていない場合（開胸心マッサージなど）	
	4. 術中に消化器系から大量の内容物の漏れが生じた場合	
	5. 胃十二指腸穿孔後 24 時間以内	
	6. 適切に機械的腸管処置が行われた大腸内視鏡検査での穿孔（12 時間以内）	
	7. 急性非化膿性炎症を伴う創	
IV. 汚染・感染創 dirty-infected wound	1. 壊死組織の残存する外傷	進行喉頭がん,舌がんなど
	2. 陳旧性外傷	
	3. 臨床的に感染を伴う創	扁桃周囲膿瘍など
	4. 消化管穿孔例（クラス III の 5,6 以外）	

（術後感染予防抗菌薬適正使用に関するガイドライン作成委員会編. 術後感染予防抗菌薬適正使用のための実践ガイドライン 追補版. 日本化学療法学会,日本外科感染症学会；2021[13] をもとに作成）

表5　SSI 高リスク因子の定義

リスクの種類	コメント
①米国麻酔学会術前状態分類 ≧3	
②創クラス III（IV は予防抗菌薬適応外）	
③長時間手術（各術式における手術時間＞75 percentile）	
④ body mass index≧25	
⑤術後血糖コントロール不良（＞200 mg/dL）	
⑥術中低体温（＜36℃）	
⑦緊急手術	
⑧ステロイド・免疫抑制剤の使用	免疫抑制剤の種類は多くのガイドラインで言及はされていない
⑨術野に対する術前放射線照射	
⑩高齢者	何歳以上が高リスクか？と切りにくいので難しい

（術後感染予防抗菌薬適正使用に関するガイドライン作成委員会編. 術後感染予防抗菌薬適正使用のための実践ガイドライン 追補版. 日本化学療法学会，日本外科感染症学会；2021[13) をもとに作成）

表6　頭頸部領域の術中汚染菌と予防抗菌薬の選択

領域		標的微生物	抗菌薬	コメント
耳鼻咽喉科（口腔を開放）	口腔	黄色ブドウ球菌，連鎖球菌属，口腔内偏性嫌気性菌	SBT/ABPC	MRSA を口腔内に保菌している患者では VCM を SBT/ABPC に追加する
	咽頭		CMZ	
	喉頭		CLDM または VCM＋フルオロキノロンまたはアミノグリコシドなど	β ラクタム系抗菌薬アレルギーの際. ガイドラインではグラム陰性桿菌カバーのためにアミノグリコシドも推奨
耳鼻咽喉科（口腔を開放しない）	耳（耳介，外耳領域，中耳，内耳）	黄色ブドウ球菌，連鎖球菌属	CEZ	MRSA が常在している患者では VCM なども考慮
	鼻		CLDM/VCM	β ラクタム系抗菌薬アレルギーの際
	甲状腺			

SBT/ABPC：スルバクタム/アンピシリン，CMZ：セフメタゾール，CLDM：クリンダマイシン，VCM：バンコマイシン，CEZ：セファゾリン.
（術後感染予防抗菌薬適正使用に関するガイドライン作成委員会編. 術後感染予防抗菌薬適正使用のための実践ガイドライン 追補版. 日本化学療法学会，日本外科感染症学会；2021[13) をもとに作成）

た本ガイドラインで最初に言及されているように組織の無菌化を図ることを目標にすることは不可能であるので，宿主防御機構でコントロールできるレベルにまで微生物量を下げるために使用するとしている.

2. あらゆる手術操作における術後感染予防に対する抗菌薬の適応について

予防抗菌薬は，ランダム化比較試験（randomized controlled trial：RCT）により有意に SSI が低率となる手術において適応となることが原則である（本ガイドライン推奨 A-I）. その一方，多くのクラス I（清潔創手術）では，SSI 発症率が非常に低く，検出力の問題から抗菌薬の有用性の証明は非常に困難である. そのため，クラス I の手術の一部では抗菌薬の使用は不要であると本ガイドラインでは推奨している. その一方，有意な結果が得られた RCT が存在しない場合でも，感染が成立すると重篤な結果を招く手術や SSI リスク因子を有する症例では抗菌薬の適応としている（C1-III）. また**表4** の手術創分類のクラス III では SSI リスク因子がないなら予防的抗菌

表7　頭頸部手術で頻用される術前抗菌薬の再投与のタイミング

抗菌薬	半減期（時間）	再投与の間隔（時間）		
		eGFR$_{IND}$（mL/分）		
		≧50	20〜50	<20
CEZ	1.2〜2.2	3〜4	8	16
SBT/ABPC	0.8〜1.3	2〜3	6	12
CMZ	1〜1.3	2〜3	6	12
VCM	4〜8	8	16	TDMを行う
CLDM	2〜4	6		
LVFX	6〜8	情報なし（治療では1日1回でもよいとされるが不明）		
MNZ	6〜8	8		

CEZ：セファゾリン，SBT/ABPC：スルバクタム/アンピシリン，CMZ：セフメタゾール，VCM：バンコマイシン，CLDM：クリンダマイシン，LVFX：レボフロキサシン，MNZ：メトロニダゾール．
（術後感染予防抗菌薬適正使用に関するガイドライン作成委員会編．術後感染予防抗菌薬適正使用のための実践ガイドライン　追補版．日本化学療法学会，日本外科感染症学会；2021[13] をもとに作成）

表8　頭頸部手術で頻用される術前抗菌薬の1回投与量

抗菌薬	1回投与量 通常成人	≧80 kg
CEZ	1 g	2 g（≧120 kgでは3 g）
SBT/ABPC	1.5〜3.0 g	3 g
CMZ	1 g	2 g
VCM	15 mg/kg（実測体重，最大2 gまで）	
GM	5 mg/kg（肥満における体重の調整：理想体重＋超過体重×0.4）	

CEZ：セファゾリン，SBT/ABPC：スルバクタム/アンピシリン，CMZ：セフメタゾール，VCM：バンコマイシン，GM：ゲンタマイシン．
（術後感染予防抗菌薬適正使用に関するガイドライン作成委員会編．術後感染予防抗菌薬適正使用のための実践ガイドライン　追補版．日本化学療法学会，日本外科感染症学会；2021[13] をもとに作成）

薬，SSI高リスク因子（**表5**）があり，高リスクと考えるなら治療として抗菌薬を投与する（**表6**）．

3. 術前投与のタイミング

前述のとおり，予防投与の場合には切開前に十分量の組織内抗菌薬濃度を達成することが望ましい．そのために薬物動態に基づく投与タイミングは抗菌薬によって異なる．また代謝によって濃度が低下することが考えられる長時間の手術では抗菌薬追加を考慮すべきである．

本ガイドラインで頭頸部領域に関係する部分を抜粋して解説する．

a. 投与のタイミング

「手術が始まる時点で，十分な殺菌作用を示す血中濃度，組織中濃度が必要であり，切開の1時間前以内に投与を開始する（A-II）」．「バンコマイシン（VCM）とフルオロキノロン系薬は2時間前以内に投与を開始する（C1-III）」．タイミング的には手術室で投与するか出棟前に病室で投与するかなどは，これらのタイミングに合わせて麻酔科，手術室とも合わせて手順を決めておくことが望ましい．

b. 術中再投与

「長時間手術の場合には術中の追加再投与が必要である（C1-III）」とされている．同ガイドラインの指摘どおり一般に半減期の2倍の間隔での再投与を行うことが理論上は望ましい（**表7**）．「初回再投与までの間隔は，手術開始時からでなく，術前抗菌薬投与終了時からの時間とする」としている点も重要である．頭頸部手術では他領域

表9　耳鼻咽喉科頭頸部外科領域の標準術式に対する術後感染予防抗菌薬の適応，推奨抗菌薬，投与期間

創分類	手術の種類	予防投与の推奨	推奨抗菌薬	βラクタムアレルギーの際にガイドラインより推奨	投与回数の推奨および術後何時間まで投与するか	ガイドラインからの投与期間の推奨	ガイドラインからのコメント	筆者のコメント
クラスI	アブミ骨手術，顔面神経減荷術	A-I	CEZ	CLDM	原則単回，長時間なら追加	B-II		
	人工内耳埋め込み術	A-I	CEZ	CLDM	24時間以内	C1-III		
	頸部良性腫瘍摘出術，甲状腺手術，唾液腺手術	C1-III	CEZ	CLDM	単回で長時間手術で追加投与	C1-III	頸部良性腫瘍で短時間手術かつSSIリスク因子なしの場合は注射用予防抗菌薬の使用は推奨しない（C2-III）	腫瘍の大きさおよび予想される摘出難度にもよると考える
	頸部郭清術	B-II	CEZ	CLDM	24時間まで	B-II	根治的または両側の頸部郭清術では24～48時間	
クラスII	鼓膜形成術・鼓室形成術（耳漏なし）	C1-III	CEZ	CLDM	24時間以内	C1-III	耳漏があれば耳漏自体の治療となる	慢性経過をたどる場合は治療の場合も細菌真菌培養の採取が必須と考える
	鼻中隔矯正術，内視鏡下鼻副鼻腔手術	C1-III	CEZ	CLDM	24時間以内	C1-III		
	アデノイド切除術，口蓋扁桃摘出術，咽頭形成術	C1-III	CEZ, SBT/ABPC	CLDM	24時間以内	C1-III	SSIの検討はなく，予防抗菌薬は術後の疼痛緩和目的	
	喉頭微細手術（laryngo-microsurgery）	C1-III	予防抗菌薬推奨せず	N/A	——			
	気管切開術，輪状甲状軟骨切開術	A-II	CEZ	CLDM	24時間以内	A-II		
	口腔咽頭悪性腫瘍手術（筋皮弁再建なし，短時間手術，SSIリスク因子なし）	A-I	SBT/ABPC, CEZ＋CLDM, CEZ＋MNZ, CMZ	CLDM	24時間以内	C1-III		
	口腔咽頭悪性腫瘍手術（含む筋皮弁再建）・喉頭全摘	A-I	SBT/ABPC, CEZ＋CLDM, CEZ＋MNZ, CMZ	[キノロン系薬 or アミノグリコシド系薬 or VCM]＋[CLDM or MNZ]	48時間まで	C1-III		口腔内部等へMRSA保菌が判明している患者ではVCM等にSBT/ABPCを追加する
	口腔咽頭悪性腫瘍手術（消化管再建あり）	A-I	SBT/ABPC, CEZ＋MNZ, CMZ, FMOX	[キノロン系薬 or アミノグリコシド系薬]＋MNZ	48時間まで	C1-III		

CEZ：セファゾリン，CLDM：クリンダマイシン，SBT/ABPC：スルバクタム/アンピシリン，N/A：該当なし，MNZ：メトロニダゾール，CMZ：セフメタゾール，VCM：バンコマイシン，FMOX：フロモキセフ.

（術後感染予防抗菌薬適正使用に関するガイドライン作成委員会編．術後感染予防抗菌薬適正使用のための実践ガイドライン　追補版．日本化学療法学会，日本外科感染症学会；2021[13] をもとに作成）

の手術以上に非常に長時間になることもある．また耳鼻科以外の診療科が再建を行う場合などもあり，追加投与のタイミングが図りにくい．この点については麻酔科，手術室スタッフとの調整が必要となってくる．また治療目的と異なり腎代謝の抗菌薬であっても初回投与は減量してはならない．また体重に合わせて投与量も増加させなくてはならない（C1-III）（**表8**）．また腎代謝の抗菌薬では腎機能低下症例では，再投与の間隔を調整する必要がある（C1-III）．さらに短時間に 1,500 mL 以上の大量出血が認められた場合，抗菌薬が組織中に十分量分布しないことが予想されるため，決められた再投与間隔を待たずに追加投与を考慮するべきである（C1-III）．

4.「術後感染予防抗菌薬適正使用のための実践ガイドライン 追補版」であげられている頭頸部手術の例と抗菌薬

　同ガイドラインでは投与のメリットが検討されている頭頸部手術と投与間隔の例がまとめられている．ガイドラインでの推奨を含めまとめて**表9**に示す．これらはあくまで原則である．一方，扁桃周囲膿瘍などは前述したように膿瘍切開排膿を行う際にもすでに治療としての抗菌薬投与がなされる Class IV にあたる．この場合は術前投与で想定する原因微生物と同様黄色ブドウ球菌と連鎖球菌属および口腔内の偏性嫌気性菌を標的にアンピシリン/スルバクタムなどを使用する．この場合の投与期間は排膿が完全に行えた場合などは2週間程度で終了可能であるが，排膿しきれない場合，膿瘍残存が疑われる場合などは静脈投与に引き続き経口投与を含め4週間程度の投与期間もよい．

（大路　剛）

引用文献

1) 厚生労働省健康局結核感染症課．抗微生物薬適正使用の手引き 第二版．2019. https://www.mhlw.go.jp/content/10900000/000573655.pdf
2) Berg O, et al. Occurrence of asymptomatic sinusitis in common cold and other acute ENT-infections. Rhinology 1986；24（3）：223-5.
3) Miller I. A Study of Illness in a Group of Cleveland Families. XXI. The Tendency of Members of a Given Family to Have a Similar Number of Common Respiratory Diseases. Am J Hyg 1964；79：207-17.
4) Chow AW, et al. IDSA clinical practice guideline for acute bacterial rhinosinusitis in children and adults. Clin Infect Dis 2012；54（8）：e72-e112.
5) Lemiengre MB, et al. Antibiotics for clinically diagnosed acute rhinosinusitis in adults. Cochrane Database Syst Rev 2012；10：CD006089.
6) Wald ER, et al. Clinical practice guideline for the diagnosis and management of acute bacterial sinusitis in children aged 1 to 18 years. Pediatrics 2013；132（1）：e262-80.
7) Harris AM, et al；High Value Care Task Force of the American College of Physicians and for the Centers for Disease Control and Prevention. Appropriate Antibiotic Use for Acute Respiratory Tract Infection in Adults：Advice for High-Value Care From the American College of Physicians and the Centers for Disease Control and Prevention. Ann Intern Med 2016；164（6）：425-34.
8) Falagas ME, et al. Effectiveness and safety of short vs. long duration of antibiotic therapy for acute bacterial sinusitis：a meta-analysis of randomized trials. Br J Clin Pharmacol 2009；67（2）：161-71.
9) McIsaac WJ, e al. Empirical validation of guidelines for the management of pharyngitis in children and adults. JAMA 2004；291（13）：1587-95.
10) Shulman ST, et al. Clinical practice guideline for the diagnosis and management of group A streptococcal pharyngitis：2012 update by the Infectious Diseases Society of America. Clin Infect Dis 2012；55（10）：1279-82.
11) 日本化学療法学会，日本嫌気性菌感染症研究会編．嫌気性菌感染症診断・治療ガイドライン 2007．協和企画；2007.
12) Suzuki K, et al. The seventh nationwide surveillance of six otorhinolaryngological infectious diseases and the antimicrobial susceptibility patterns of the isolated pathogens in Japan. J Infect Chemother 2020；26（9）：890-9.
13) 術後感染予防抗菌薬適正使用に関するガイドライン作成委員会編．術後感染予防抗菌薬適正使用のための実践ガイドライン 追補版．日本化学療法学会，日本外科感染症学会；2021.
14) Pulaski EJ. Antibiotics in surgical cases. Arch Surg 1961；82：545-55.

インフルエンザ

概要

日本感染症学会から，2009 年のインフルエンザウイルス A（H1N1）pdm09 のパンデミックに際して新型インフルエンザ診療の対応に関する提言，次いで 2010 年に抗インフルエンザ薬の使い分けについての提言[1] が示された．改訂版や新たな薬剤に対する見解を重ね，2019 年に季節性インフルエンザについての提言「抗インフルエンザ薬の使用について」[2] が出され，その後，キャップ依存性エンドヌクレオシダーゼ阻害薬に対する見解を見直す「キャップ依存性エンドヌクレアーゼ阻害薬 バロキサビル マルボキシル（ゾフルーザ®）の使用についての新たな提言」[3] が 2023 年に公開された．

感染対策としては 2012 年の「インフルエンザ病院内感染対策の考え方について（高齢者施設を含めて）」[4] がある．COVID-19 流行後は 2020 年から毎年，ワクチン接種を含めた基本的な考え方が示されており，最新は 2023 年 9 月に出された提言「2023/24 シーズンにおけるインフルエンザワクチン等の接種に関する考え方」[5] である．

提言のポイント

1. 抗インフルエンザ薬の使用について

A（H1N1）pdm09 のパンデミックの際に，日本感染症学会は新型インフルエンザ対策として発病早期からノイラミニダーゼ阻害薬による治療を行うことが重要であるとの見解[1] を示した．2018 年にはキャップ依存性エンドヌクレオシダーゼ阻害薬であるバロキサビル マルボキシルが発売され，現在は**表 1** に示すような薬剤が一般に使用できる．

2019 年の「抗インフルエンザ薬の使用について」[2] ではインフルエンザが確定あるいは疑われる患者に対して発症 48 時間以内に抗ウイルス薬の投与を開始して症状の緩和を試みることは，ノイラミニダーゼ阻害薬の適応に沿った治療である[2] として，それぞれの薬剤の特徴が述べられている．ザナミビルは最初に発売された薬剤で，耐性の報告はほとんどないが，重症例や肺炎，気管支炎の合併例では吸入の効果が限定的であり気管支攣縮を引き起こす可能性がある．オセルタミビルは全世界で使用され，最もエビデンスがある．ペラミビルは他の薬剤の適応を十分考慮したうえで，医師が静注治療の適用と判断した場合に用いる．ラニナミビルは確実に吸入できれば 1 回で終了するが，重症例や肺炎，気管支炎の合併例では使用すべきではない．またノイラミニダーゼ阻害薬同士の併用は，効果を減弱させる可能性があり行うべきではない．

バロキサビル マルボキシルについては推奨/非推奨は決められない[2] との見解であったが，その後 2023 年に 12〜19 歳および成人の外来患者の治療において，「オセルタミビルと同等の推奨度で活用することが可能」と見直された[3]．重症患者および免疫不全患者においては，選択することは可能であるが推奨/非推奨を論じることはできず，薬剤の種類にかかわらず重度の免疫抑制状態ではウイルス排出期間が遷延するため，留意すべきである[3] としている．12 歳未満の小児については，「今後も慎重な投与適応判断が必要」[3] としている．

2. 病院内感染対策について

2012 年の「インフルエンザ病院内感染対策の考え方について」[4] は，病院や高齢者施設における対策として，感染対策やワクチン接種とともに抗インフルエンザ薬による曝露後予防投与を推奨している．院内感染対策は手指衛生の励行，咳エチケット，流行期における不要不急の面会や外出の制限，患者・家族への適切な説明，職員の健康

表1 一般に使用できる抗インフルエンザウイルス薬

分類	ノイラミニダーゼ阻害薬				キャップ依存性エンドヌクレアーゼ阻害薬
薬剤一般名	オセルタミビル	ザナミビル	ラニナミビル	ペラミビル	バロキサビル マルボキシル
商品名	タミフル®	リレンザ®	イナビル®	ラピアクタ®	ゾフルーザ®
投与経路	経口	吸入	吸入	点滴静注	経口
剤形	カプセル ドライシロップ	粉末 （ブリスター）	吸入粉末剤 吸入懸濁用セット	点滴静注液	錠剤 顆粒
投与回数・期間	1日2回・5日間	1日2回・5日間	1回	1回（症状に応じて連日反復投与）	1回
曝露後予防投与	可	可	可	——	可

状態の把握と早期対応である．職員に対するワクチン接種も推奨され，高齢者施設の場合は入所者や介護職員に対しても推奨される．

院内，施設内での流行対策として，ワクチン接種の有無にかかわらず抗インフルエンザ薬予防投与の徹底が重要とされる[4]．入院患者がインフルエンザを発症した場合，当該患者に抗インフルエンザ薬による積極的な治療を行うとともに，院内感染対策チームによりリスクアセスメントを行って予防投与の対象範囲を決定する．高齢者施設では接触者の特定がより困難であるため，フロア全体または施設全体での予防投与を積極的に考える．

3. COVID-19流行下での対策

最も新しい2023/24シーズンの提言[5]では，「インフルエンザが流行しやすい時期に限らずインフルエンザが流行する可能性があること，流行の規模が大きくなる可能性があること，SARS-CoV-2との重複感染やCOVID-19との同時流行がこれまで以上に懸念されること」から，ワクチン接種を推奨している．インフルエンザワクチンには，COVID-19流行下でも一定の効果があることが確認されている．インフルエンザワクチンと新型コロナワクチンとの同時接種も可能である[5]．

今後の課題

わが国ではインフルエンザの早期診断，早期治

療体制が確立し，新たな薬剤についてもエビデンスが集積されつつある．サーベイランスも継続されているが，COVID-19のパンデミックでインフルエンザの流行は大きな影響を受けた．これに対応して，学会から次々に新しい情報や提言が出されている．今後も新型インフルエンザを含む新たな感染症の登場やそれに対する医療の進歩によって，遅滞なく対策が見直され，広く情報が発信されることを期待したい．

（増田佐和子）

引用文献

1) 日本感染症学会．社団法人日本感染症学会提言 2010-01-25 〜新規薬剤を含めた抗インフルエンザ薬の使用適応について〜．https://www.kansensho.or.jp/uploads/files/guidelines/100122soiv_teigen.pdf

2) 日本感染症学会．一般社団法人日本感染症学会提言〜抗インフルエンザ薬の使用について〜．https://www.kansensho.or.jp/uploads/files/guidelines/191024_teigen.pdf

3) 日本感染症学会．キャップ依存性エンドヌクレアーゼ阻害薬 バロキサビル マルボキシル（ゾフルーザ®）の使用についての新たな提言．https://www.kansensho.or.jp/uploads/files/guidelines/teigen_230323.pdf

4) 日本感染症学会．社団法人日本感染症学会提言 2012〜インフルエンザ病院内感染対策の考え方について〜（高齢者施設を含めて）．https://www.kansensho.or.jp/uploads/files/guidelines/1208_teigen.pdf

5) 日本感染症学会．2023/24シーズンにおけるインフルエンザワクチン等の接種に関する考え方．https://www.kansensho.or.jp/uploads/files/guidelines/influenza_vaccine_230925.pdf

（すべて2024年4月2日閲覧）

新型コロナウイルス感染症

新型コロナウイルス感染症（COVID-19）にかかわる診療ガイドラインの概要

COVID-19 にかかわる診療ガイドラインは，米国国立衛生研究所（NIH）より "Final Coronavirus Disease（COVID-19）Treatment Guidelines"[1] が公開されていた．わが国には，診療ガイドラインは現時点（2023 年 12 月）ではまだ存在しないが，厚生労働省が作成した「新型コロナウイルス感染症（COVID-19）診療の手引き」（以下「診療の手引き」と略す）が 2020 年 3 月 17 日に初版が公開され，2023 年 8 月に第 10 版[2]まで更新されている．当初は，職業感染を防止しながら，患者に最善の医療を提供することを目的に，諸外国からのデータをまとめて情報を提供するものであったが，版を重ねるごとに治療や感染対策への知見を更新している．最新版では，5 類感染症への移行に伴い，オミクロン変異株に置き換わって以降の国内外の知見を中心に前版よりコンパクトな内容に改訂されている．また，検査の詳細については，国立感染症研究所を中心としてまとめられた「新型コロナウイルス感染症（COVID-19）病原体検査の指針」の初版が 2020 年 10 月に公開された[3]．その後，核酸検査の分類や施設等で無症状者に対して広く検査を行う場合など，感染対策として行う検査の活用について追加が加えられ，2022 年 12 月に第 6 版まで改訂されている．

COVID-19の診断と治療のポイント

1. 感染症法上の取り扱いについて

わが国では，2020 年 2 月から感染症法上，2 類相当の指定感染症として対応にあたってきたが，ワクチンの普及や変異に伴う病原性の低下により，2023 年 5 月 8 日より，5 類感染症へと指定変更となった（**表 1**）．

2. COVID-19 の症状と診断

SARS-CoV-2 は変異を頻回に繰り返すのが特徴である．デルタ変異株までは，嗅覚・味覚障害が多くみられ，下気道の炎症が強いことから 60 歳以上では 5% が重症化していたが，2022 年初頭から流行しているオミクロン変異株では 60 歳以上の重症化率は 2.5% まで減少し，鼻汁や咽頭痛といった上気道炎症状が主である．オミクロン変異株では，重症の喉頭炎（声門下喉頭炎，喉頭前庭の偽膜形成が特徴的）に留意を要する．

現在，わが国での重症度は，酸素飽和度により分類される（**表 2**）．重症化リスクには，65 歳以上の高齢者，高血圧，慢性閉塞性肺疾患（COPD），慢性腎臓病，糖尿病，高血圧，脂質異常症，心血管疾患，脳血管疾患，肥満（BMI30 以上），喫煙，固形臓器移植後の免疫不全，妊娠後半期，免疫抑制・調節薬の使用，HIV 感染症などが報告されている[2]．

表 1 新型コロナウイルス感染症の感染症法上の位置づけ

	新型インフルエンザ等感染症（2 類相当）	5 類感染症
発生動向	法律に基づく届出等から患者数や死亡数の全数把握	定点医療機関からの報告に基づく患者数の公表
医療体制	指定された医療機関による特別な対応 入院措置等強い行政の関与が可能	幅広い医療機関による自律的な通常の対応
患者対応	法律に基づく行政による入院措置・勧告や外出自粛要請 医療費の自己負担分を公費負担	政府としては一律な外出自粛要請は行わない 医療費は自己負担

表2　わが国における COVID-19 の重症度分類

重症度	酸素飽和度	臨床状態
軽症	$SpO_2 \geqq 96$	呼吸器症状なし or 咳のみで呼吸困難なし いずれの場合であっても肺炎所見を認めない
中等症 I 呼吸不全なし	$93\% < SpO_2 < 96\%$	呼吸困難，肺炎所見
中等症 II 呼吸不全あり	$SpO_2 \leqq 93\%$	酸素投与が必要
重症		ICU に入室 or 人工呼吸器が必要

3.　検査と診断

COVID-19 の症状は 2021 年 5 月までのわが国のデータでは，発熱（52%），呼吸器症状（29%），倦怠感（14%），頭痛（8%），消化器症状（6%），鼻汁（4%），味覚異常（3%），嗅覚異常（3%），関節痛（3%），筋肉痛（1%）の順に多くみられた．しかし，オミクロン変異株の流行以降，ウイルスが上気道で増殖しやすい特性に変化し，鼻汁・鼻閉，咽頭痛などの感冒様症状の頻度が増加した．さらに急性喉頭炎から喉頭蓋炎，小児ではクループ症候群を呈した患者の報告も増加している一方で，嗅覚・味覚障害の頻度は減少している[2]．これらの症状があり，COVID-19 を疑う場合には，以下の病原体診断を用いる[3]．

a.　核酸検出検査：リアルタイム PCR，等温核酸増幅法（LAMP 法，TMA 法等）

おおむね感度 90% 以上，特異度はほぼ 100% と考えてよいが，検査に時間を要する（1〜5 時間），専用の機器および検査技術が必要，高コスト，感染から時間が経過しすでに感染性をもたない場合も陽性となりうるといったデメリットがある．

b.　抗原定性検査

イムノクロマトグラフィー法を用いてウイルスの抗原を検知する方法であり，有症状者においては，発症から 9 日目以内の症例では確定診断として用いることができる．抗原定性検査は簡便・迅速なポイント・オブ・ケア・デバイスとして使用可能であることから，外来やベッドサイドにおける有症状者のスクリーニング等に有用である．また，早期の抗ウイルス薬投与が予後を改善することが判明していることから，重症化リスク因子をもつ患者等での早期診断の重要性が増しており，抗原定性検査の積極的な活用を考慮する．抗原定性検査は核酸検出検査より感度が低いことを考慮し，検査結果が陰性の場合も感染予防策を継続する必要があることなどに留意する．

4.　治療の実際

COVID-19 では，発症後数日はウイルス増殖による病態がみられる一方で，発症後 7 日前後からは宿主免疫による炎症反応が主病態となる．したがって，原因に対する治療としては，発症早期の抗ウイルス薬の投与が基本となる．

軽症の場合，重症化リスクがない場合は一般に自然経過で治癒が期待できることから，症状に応じて鎮咳薬や消炎鎮痛薬を投与する．発症早期かつ重症化リスクのある患者では，抗ウイルス薬の適応がある．抗ウイルス薬は，現時点でわが国ではレムデシビル，モルヌピラビル，ニルマトレルビル/リトナビル，エンシトレルビルフマル酸が使用可能である．成人の外来診療における抗ウイルス薬の選択を**図1**に示す[2]．

中等症以上の治療は肺炎の治療が主となるため，呼吸器内科や感染症内科などの診療科が担当することから，その治療に関しては成書を参考としていただきたい．NIH のガイドライン[1]と「診療の手引き」[2]の両者において，副腎皮質ステロイドの投与は酸素投与を要しなかった集団では予後改善効果はみられなかったという報告[4]をもとに，酸素投与を要さない症例においてはステロイドの投与は推奨されていないことに留意が必要である．

なお，オミクロン変異株の流行以降，急性喉頭炎，声門下喉頭炎，喉頭蓋炎により気道狭窄や嚥下困難を呈する症例が急増している．これらの症例に対しては，対症療法としての副腎皮質ステロイドの短期投与が経験的に用いられている．

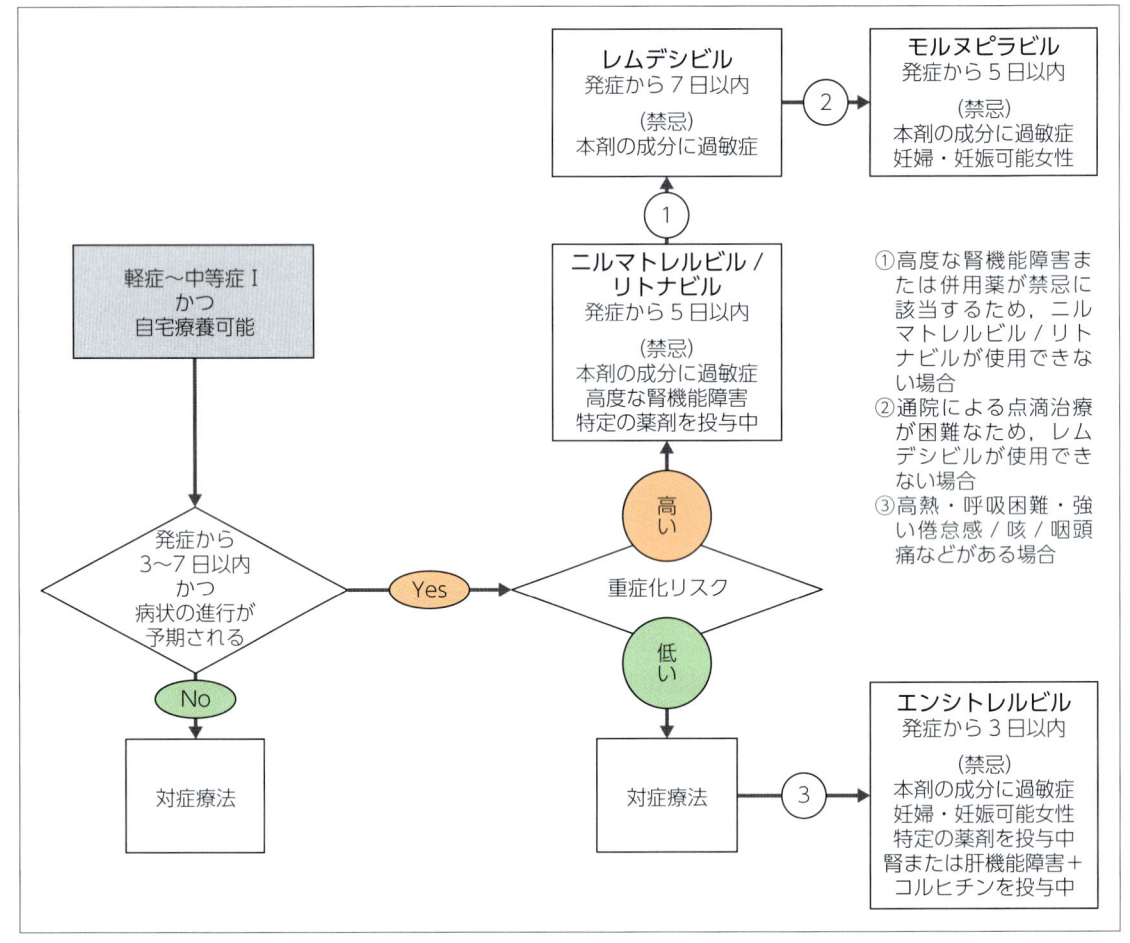

図1　成人の外来診療における抗ウイルス薬の選択

（厚生労働省・診療の手引き委員会. 新型コロナウイルス感染症（COVID-19）診療の手引き 第10.0版. https://www.mhlw.go.jp/content/001136687.pdf[2] より）

a. レムデシビル（ベクルリー® 点滴静注用 100 mg）

レムデシビルはRNAウイルスに対し広く活性を示すRNA依存性RNAポリメラーゼ阻害薬である. 発症から7日以内の重症化リスクのある酸素投与を要しない非入院COVID-19患者において, プラセボ群と比較し入院または死亡を87%有意に減少する[5]. また, 酸素投与を要する肺炎症例に対しても適応がある唯一の抗ウイルス薬である.

適応：重症化リスクのある発症から7日以内の軽症例, あるいは中等症以上の患者

成人および体重40 kg以上の小児：投与初日に 200 mgを, 投与2日目以降は100 mgを1日1回点滴静注.

体重3.5 kg以上40 kg未満の小児：投与初日に 5 mg/kgを, 投与2日目以降は2.5 mg/kgを1日1回点滴静注.

軽症の場合は3日投与, 肺炎がある場合は5日まで投与し, 改善が認められない場合は10日目まで継続する. 妊婦・授乳婦へも投与可能な薬剤である.

b. モルヌピラビル（ラゲブリオ® カプセル 200 mg）

リボヌクレオシドアナログであり, SARS-CoV-2におけるRNA依存性RNAポリメラーゼ

に作用することにより，ウイルス RNA の配列に変異を導入し，ウイルスの増殖を阻害する薬剤である．重症化リスクのある軽症者に対し，発症5日以内の治療開始で，プラセボ群に比し重症化が30%減少する[6]．

適応：18歳以上，発症から5日以内で重症化因子を有する軽症～中等症I症例

用法・用量：1回4カプセル（800 mg）・1日2回・内服・5日間

妊婦/授乳婦への投与は禁忌であり，服用中と服用後4日間の避妊が推奨されている．

c．ニルマトレルビル/リトナビル（パキロビッド® パック）

ニルマトレルビルは，SARS-CoV-2 のメインプロテアーゼを阻害することによりウイルスの増殖を阻害する．リトナビルは，ニルマトレルビルの代謝を遅らせ，体内濃度をウイルスに作用する濃度に維持する目的で併用される．

重症化リスクのある軽症者に対し，発症5日以内の治療開始で，プラセボ群に比し重症化・死亡のリスクが89%減少する[7]．

適応：12歳以上，体重40 kg 以上，発症から5日以内で重症化因子を有する軽症例

用法・用量：1回ニルマトレルビル 300 mg およびリトナビル 100 mg・1日2回・内服・5日間

リトナビルは CYP3A の強い阻害作用，CYP1A2 の中等度誘導作用，P-gp および BCRP の阻害作用などを有するため，薬物間相互作用に注意する．また，腎障害時には用量調整が必要で，中等度の腎機能障害患者（eGFR 30 mL/分以上 60 mL/分未満）には，ニルマトレルビルとして1回 150 mg，リトナビルとして1回 100 mg を同時に1日2回，5日間経口投与へ減量し，重度の腎機能障害患者（eGFR 30 mL/分未満）への投与は推奨されない．妊婦/授乳婦への投与は可能な薬剤である．

d．エンシトレルビル フマル酸（ゾコーバ®）

SARS-CoV-2 のメインプロテアーゼに作用し，その働きを阻害することによりウイルスの増殖を阻害する薬剤である．

現時点ではまだ査読を経た報告はないが，企業からのプレスリリースによれば，オミクロン株に特徴的な鼻水または鼻づまり，喉の痛み，咳の呼吸器症状，発熱，倦怠感（疲労感）の5症状の消失時間がプラセボ群と比し約24時間短縮される[2]．

適応：12歳以上，高熱または咳嗽・咽頭痛等の症状が強いもの

用法・用量：初回3錠（375 mg），以後1錠（125 mg）・1日1回・内服・5日間

重症化リスク因子のある軽症例に対して，重症化抑制効果を裏付けるデータは得られておらず，投与に際しては慎重に判断すべきである．妊婦/授乳婦への投与は禁忌であり，服用中と服用後14日間の避妊が推奨される．

症例提示

オミクロン株感染による急性喉頭炎の典型的経過・所見を示した症例

症例：50歳代，男性．BMI 22.5．

既往歴：糖尿病等，特記すべき事項なし．

生活歴：医療従事者，機会飲酒，喫煙歴なし．

現病歴：2日前より咽頭痛を自覚し，38℃台の発熱があった．咽頭痛と嗄声の悪化を主訴に発熱外来を受診した．SARS-CoV-2 抗原定性検査にて陽性であったが，高度な咽頭発赤を認めたことから当科へ紹介受診となった．初診時，喉頭内視鏡検査上，喉頭前庭全体に薄い白苔と咽喉頭全体の発赤・腫脹を認め，高度な咽頭痛により飲水不能であったことから緊急入院となった．入院後，ヒドロコルチゾン 300 mg からの3日間漸減投与と補液を行い，入院3日目より五分粥の経口摂取が可能となり，入院5日目に退院した．**図2** に喉頭内視鏡所見を示す．

臨床のポイント

高度な咽喉頭炎症状により，嚥下困難となっていた症例である．重症化因子がないことから，抗ウイルス薬の適応とはならないが，対症療法としての補液・ステロイド点滴が有効であった．

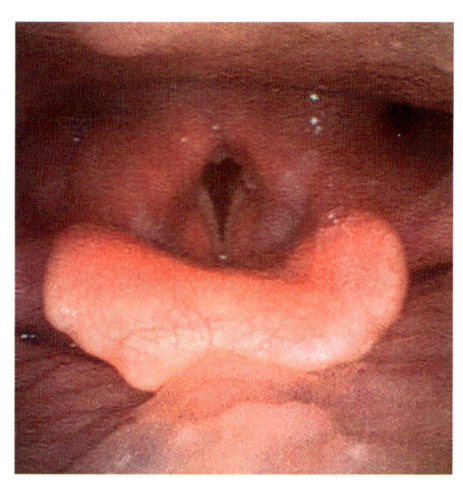

図2　COVID-19 による急性咽喉頭炎
喉頭前庭に白苔付着を伴い声門上から声門下の
高度な発赤と披裂の浮腫を認める.

今後の課題

　NIH のガイドラインおよび「診療の手引き」
ともに，ステロイドの使用に関しては，副腎皮質
ステロイドの投与は，オミクロン変異以前の酸素
投与を要しなかった集団では予後改善効果はみら
れなかったという報告[4] をもとに，酸素投与を要
さない症例においてはステロイドの投与は推奨さ
れていない．しかしながら，オミクロン変異株の
流行以降，免疫応答による重症化は大幅に減少
し，高度な咽頭炎・喉頭炎症状を呈する症例が急
増しており，気道狭窄・嚥下困難に対する対症療
法としての副腎皮質ステロイド投与の是非につい
てのエビデンスの構築が急務である.

（木村百合香）

引用文献

1) National Institutes of Health. Final Coronavirus Disease（COVID-19）Treatment Guidelines（February 29, 2024）.（2024.4.14 閲覧）https://www.covid19treatmentguidelines.nih.gov

2) 厚生労働省・診療の手引き委員会. 新型コロナウイルス感染症（COVID-19）診療の手引き 第 10.0 版. https://www.mhlw.go.jp/content/001136687.pdf（2023.11.30 閲覧）

3) 国立感染症研究所ほか. 新型コロナウイルス感染症（COVID-19）病原体検査の指針 第 6 版. https://www.mhlw.go.jp/content/000843685.pdf（2023.11.30 閲覧）

4) RECOVERY Collaborative Group; Horby P, et al. Dexamethasone in Hospitalized Patients with Covid-19. N Engl J Med 2021；384（8）：693-704.

5) Gottlieb RL, et al. Early Remdesivir to Prevent Progression to Severe Covid-19 in Outpatients. N Engl J Med 2022；386：305-15.

6) Bernal AJ, et al. Molnupiravir for Oral Treatment of Covid-19 in Nonhospitalized Patients. N Engl J Med 2022；386（6）：509-20.

7) Hammond J, et al. Oral Nirmatrelvir for High-Risk, Nonhospitalized Adults with Covid-19. N Engl J Med 2022；386（15）：1397-408.

内視鏡感染防御

本邦における耳鼻咽喉科ならびにその他の領域の内視鏡感染制御に関する指針の動向

消化器内視鏡領域に代表される他領域を追随し，2016年に日本耳鼻咽喉科学会公認の手引きとして，「耳鼻咽喉科内視鏡の感染制御に関する手引き」[1]（以下，耳鼻咽喉科手引き）が策定されて7年が経過した．この間に，2017年には呼吸器内視鏡領域で，「手引き書―呼吸器内視鏡診療を安全に行うために（第4版）」（以下，呼吸器手引き）[2]，2018年には消化器内視鏡領域で，「消化器内視鏡の洗浄・消毒標準化にむけたガイドライン」（以下，消化器ガイドライン）[3]，そして2021年には泌尿器科領域で，「尿路管理を含む泌尿器科領域における感染制御ガイドライン（改訂第2版）」（以下，泌尿器ガイドライン）[4]がそれぞれ公開され，各領域における内視鏡の感染制御に関する指針のアップデートが行われた．改訂された各指針の冒頭を読むと，呼吸器手引きでは，「新しい検査・治療手技に対応すること」，さらに「本邦の気管支鏡診察の現状に即したものとすること」を，消化器ガイドラインでは，「本邦の現状を踏まえつつ，専門医療施設だけでなく，その他多くを占める一般のクリニックでも最低限遵守すべき消化器内視鏡の洗浄・消毒について記載すること」を，そして泌尿器ガイドラインでは，「一般開業医にとってもバイブルとなる」ような，「医師のみならず尿路管理に携わる医療従事者を対象とした内容とすること」を目的に掲げている．いずれも，理論の詳述というよりは，本邦の臨床現場に現実的な実用書とすべく，旧版よりも簡潔な記述とする，あるいは読みやすいQ&A形式とするなどの工夫が凝らされている印象である．本項の主題である，内視鏡の再生処理については，いずれの指針でも本質的に変わった記述は見受けられず，注意点を強調して読みやすい記載となっている．

以下，耳鼻咽喉科領域における内視鏡の感染防御の観点から，その再生処理を中心に，軟性内視鏡の取り扱いについて，キーワード，キーフレーズをピックアップして述べる．

感染防御の観点から内視鏡を取り扱う際のポイント[5-7]

1. 器具に関連する用語を理解する

軟性内視鏡はSpauldingの医療機器分類でsemi-critical器具に分類され，高水準消毒が必要とされる．一方，内視鏡下の処置具はcritical器具に分類され，ディスポーザブル製品や滅菌を要する器具がある．関連する処置や内視鏡の処理に際しては，標準予防策（スタンダードプリコーション）の概念が基本である．

以上のフレーズには，複数のキーワードがあるが，いずれも内視鏡を取り扱う医療従事者としては常識であるべき用語である．不明な用語があれば，当該領域の文献で確認しておく必要がある．

2. 検査・処置・再生処理に際しては換気に配慮

コロナ禍を経て，医療従事者は，感染症を媒介しうるエアロゾルという言葉に敏感となった．耳鼻咽喉科診療で行う気道の内視鏡検査は，このエアロゾルを発生する処置（aerosol-generating procedures：AGPs）に相当する．しかも，SARS-CoV-2の場合，鼻腔内はウイルス量が多く，処置で発生したエアロゾル内のウイルスは1メートル以上飛散し，3時間程度空気中に漂うと報告された．したがって，一つの基準として，呼吸器手引きに，感染症を含む患者の診療をする部屋は1時間の換気回数が12回以上（12ACH〈air change per hour〉）を目安とする，とあるのを参考に，換気に留意し，必要に応じて N95 マスクを装着する．病院の場合，窓が開かなくとも中央配管でしっかりと換気されていることが期待されるが，設備について一度確認しておくとよい．加えて，感染症が疑われる患者の検査は順番を最後にするなどの配慮も適切とされる．さらに，内視鏡の再生処理に際しても，高水準消毒薬による熱傷，粘膜炎，発がんといったリスクを回避すべく，適切な環境と手袋，ガウン，マスク，保護メガネを用いる．全浸漬タイプの内視鏡自動洗浄・消毒装置であっても，消毒薬の蒸気曝露を完全に避けることはできない．

3. 内視鏡使用後は「洗浄→すすぎ→消毒→すすぎ→乾燥」というステップを踏む

酵素洗浄剤で洗浄し，たっぷりの温水または水で洗い流し，続けて行う消毒後にも十分な流水でのすすぎを行う必要がある．泌尿器ガイドラインにある，膀胱鏡の場合，消毒後のすすぎには，「2分間の流水（15 L 程度の水が必要）による全体の洗浄と 50 mL の注射筒による 5 回の管内洗浄を要する」という記述が，すすぎ量の参考になる．加えて処置用の内視鏡であれば，最終的な乾燥のためにアルコールフラッシュが必須である．

4. 適切な消毒薬を選択し，自動洗浄・消毒装置との組み合わせや薬液の濃度に注意

軟性内視鏡の再生処理に際しては，高水準消毒薬である過酢酸，フタラール，グルタラールの使用が基本となる．いずれも前述したように毒性があることもあり，規定濃度に希釈し，規定の温度・時間を遵守して統一された消毒工程を安全に行うことが求められる．漏水テストも都度行い，処置用の内視鏡の場合にはチャンネル内も必要十分な洗浄，消毒，すすぎを行い，アルコールフラッシュを欠かさぬステップが求められること，そして挿入部だけでなく，操作部やユニバーサルコード部，そしてコネクタ部も均一に処理するた

めには，内視鏡自動洗浄・消毒装置の使用が望ましい．なお，これまでに本邦では実際に，洗浄液と消毒液の取り違え，消毒液の濃度不良，そして洗浄機と洗浄部の接続不良といった事故の報告があることを肝に銘じ，機器メーカーの担当者とも協力し，適切な薬液，機器の運用が必要であることを念頭におく．

また，本邦では前述した高水準消毒液のほかに，二酸化塩素水溶液を用いる内視鏡洗浄消毒器や，機能水の一つである強酸性電解水（強酸性次亜塩素酸水）を用いる軟性内視鏡用洗浄消毒器が薬事承認を取得し認められている．十分な消毒効果を得られるよう，薬液と装置との組み合わせ，そして薬液の濃度や消毒時間に注意して用いれば，安全でコストを抑えた内視鏡の再生処理が可能となる．なお，消化器内視鏡領域では消毒に用いられている機能水の一つであるオゾン水は，耳鼻咽喉科領域の軟性内視鏡の場合，機種によっては使用禁止であるため，確認を要する．

われわれの施設における工夫と今後の展望や課題

1. 外来での現実的な運用体制[5,7]

現在当院では，日常診療を行う外来スペースに，ユニットが 7 つあり，ビデオスコープのシステムは 6 つのユニットは A 社に統一して処置用内視鏡 2 本，細径と汎用サイズの内視鏡計 11 本を用い，残る 1 つのユニットでは，B 社のユニットで処置用下咽頭内視鏡 1 本と観察用の汎用内視鏡 1 本を用いている．この本数の内視鏡を備えたうえで，恒常的に連日午前中の診療では 50 件以上の内視鏡検査・処置を行い，さらに音声専門外来のある曜日には，午前中に複数名に内視鏡下の喉頭手術を行い，午後の専門外来では 30 人程度の患者に対して硬性鏡（ストロボ光）と軟性鏡（白色光）の両者を用いた検査を行う状況で，内視鏡の使用頻度が高い．また，外来スペースは限られていることから内視鏡自動洗浄・消毒装置は 1 台しか備えていない．したがって，再生処理に

要する時間的な観点から，すべての内視鏡の洗浄・消毒を，1回の洗浄・消毒に20分程度を要する全浸漬タイプの内視鏡自動洗浄・消毒装置で賄うことは不可能な現状にある．このような状況は，本邦における現実的な耳鼻咽喉科診療では想定内であり，耳鼻咽喉科手引きでも，各施設で実情に合ったマニュアルを作成しこれを遵守すること，とした．われわれは，処置用の内視鏡に関しては，確実な洗浄・消毒を目的として必ず自動洗浄・消毒装置を用いている．一方で，観察用の内視鏡に関しては，マニュアルでの洗浄と，挿入部を高水準消毒薬に浸漬する消毒で対応している．そのうえで少なくとも週に1回は，すべての軟性内視鏡に対して内視鏡自動洗浄・消毒装置を用いた再生処理を行うことで，安全性の担保を行うよ

う心がけている（**図1**）．

2. 病棟での洗浄・消毒の履歴管理の試み

　消化器ガイドラインでは，強く推奨する（推奨度1）として，感染事故などが起きた際に対応できるよう，洗浄・消毒の履歴管理を行うことが望ましいと記述されている．前述したような，混雑している外来での履歴管理の遂行は非現実的であると考え，われわれはまず病棟から，内視鏡の洗浄・消毒の履歴管理を試みている．現場では，メディカルスタッフが，患者氏名を記入できるようなビニールテープを用意して各内視鏡のグリップ部分に貼り付け（**図2**），内視鏡を使用した医師はそこに名前を記入し，洗浄時に再度メディカルスタッフが内容をチェックして用紙に記入して洗

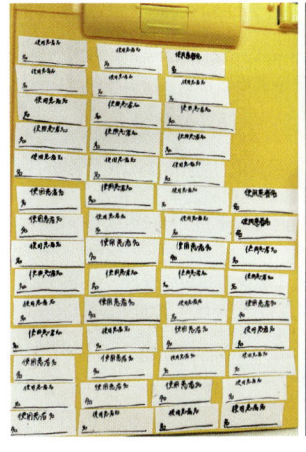

図1 当院耳鼻咽喉科外来における内視鏡洗浄・漏水チェック確認表
当院では，すべての内視鏡に対して，少なくとも週に1回は全浸漬の内視鏡自動洗浄・消毒装置を用いた再生処理を行い，同時に行う漏水チェックの結果とともに確認表に記入している．

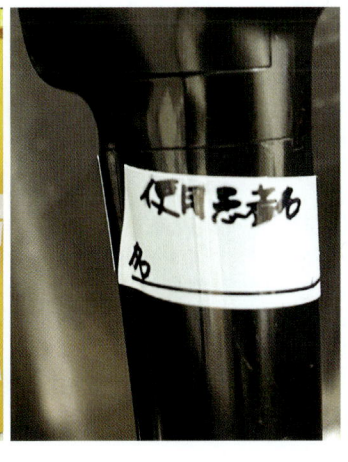

図2 当院耳鼻咽喉科病棟における内視鏡洗浄・消毒履歴チェック体制①
当院の耳鼻咽喉科病棟では，患者の氏名を記入するビニールテープをメディカルスタッフが準備し（左），内視鏡のグリップに貼り付け（右），使用した医師がそこに名前を記入している．

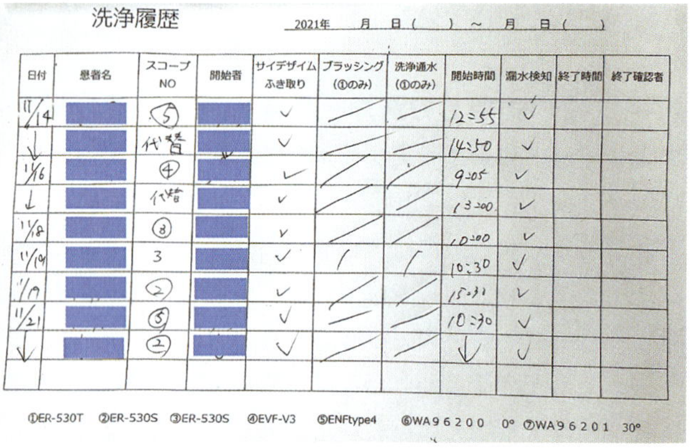

図3　当院耳鼻咽喉科病棟における内視鏡洗浄・消毒履歴チェック体制②
メディカルスタッフは，自動洗浄・消毒装置に内視鏡をセットする際に，情報をチェックして洗浄履歴をシートに記入している.

浄後にテープを貼り替える，という運用としている（**図3**）.

3. 救急外来でのディスポーザブル内視鏡の使用

近年，いわば究極の感染対策として，医療機器を単回使用，ディスポーザブルとする，という考え方がある．実際本邦でも，Ambu 社から販売されている，観察用（Ambu® aScope™ 4 ライノラリンゴ スリム）あるいは処置用（Ambu® aScope™ 4 ライノラリンゴ インターベンション）の，いずれも単回使用の鼻咽喉内視鏡が実用化されている．このシステムは，感染制御の観点からは，他の追随を許さない確実性を有している一方で，コスト面が現在の本邦の診療報酬では障害となる．そこでわれわれの施設では，救急外来の耳鼻咽喉科ユニットに併設する内視鏡システムをこの単回使用の内視鏡とし，運用する方向で現在検討を進めている.

▌今後の課題

以上，再生処理を中心に，耳鼻咽喉科診療における内視鏡の感染制御について述べた．2016 年に策定・公開された耳鼻咽喉科手引き以来，他の診療科における感染管理の指針はアップデートされているが，内容の本質は変わっておらず，かみ砕いた記載とすることで，実地で現実的に遵守できるものを目指している傾向にある．他領域を追随する耳鼻咽喉科としても，やはり同様に，わかりやすく，かつ現実的な方向に調整すべく，耳鼻咽喉科頭頸部外科学会のなかのワーキンググループとして，改訂を進めている．引き続き，事故を未然に防ぐ防御策として，患者・医療従事者の両者を守るため，自診療科のみならず，各領域の内視鏡感染管理の指針を視野に，安全な内視鏡の感染管理体制の下で耳鼻咽喉科診療が行われることを祈念している.

（齋藤康一郎）

引用文献

1) 鈴木賢二ほか. 耳鼻咽喉科内視鏡の感染制御に関する手引き. 日耳鼻 2016；119：916-25.
2) 日本呼吸器内視鏡学会安全対策委員会. 手引き書―呼吸器内視鏡診療を安全に行うために（第4版）. 気管支学 2017；39：1-59.
3) 岩切龍一ほか. 消化器内視鏡の洗浄・消毒標準化にむけたガイドライン. Gastroenterol Endosc 2018；60：1372-96.
4) 日本泌尿器科学会編. 尿路管理を含む泌尿器科領域における感染制御ガイドライン（改訂第2版）. メディカルレビュー社；2021.
5) 齋藤康一郎. 〈耳鼻咽喉科内視鏡の感染制御に関する手引き 2016〉私の活用法. MB ENT 2019；236：156-60.
6) 齋藤康一郎. 耳鼻咽喉科内視鏡検査における感染予防. 日耳鼻 2020；123：1264-8.
7) 齋藤康一郎. 科別で捉える軟性内視鏡の管理・運用の実際 耳鼻咽喉科. 感染対策 ICT ジャーナル 2020；15：146-51.

肺血栓塞栓症

概要

肺血栓塞栓症（pulmonary thromboembolism：PTE）は，急性肺血栓塞栓症と慢性肺血栓塞栓症に分けられる．後者は，器質化血栓により肺動脈が狭窄，閉塞することにより発症し，肺高血圧症を合併し，労作時の息切れなどの臨床症状が認められる症例を慢性血栓塞栓性肺高血圧症（chronic thromboembolic pulmonary hypertension：CTEPH）といい，急性 PTE とは異なる病態の部分も多い．本項では，急性 PTE を中心に解説する．

PTE は静脈血栓症（venous thromboembolism：VTE）であり，深部静脈血栓症（deep vein thrombosis：DVT）と一連の症候である．治療の主流は抗凝固療法であり，血栓症の再発や，血栓症関連死の予防が必要である．2017 年に日本循環器学会の VTE についてのガイドライン[1] が改訂され，以下が大きな改定点となった．

1. 抗凝固療法の中心的薬剤に経口 Xa 阻害薬（direct oral anticoagulant：DOAC）を推奨
2. 血栓溶解療法の適応を血行動態が不安定な PTE に限定
3. 下大静脈フィルターの適応限定，早期抜去

これら改定点を中心に，また PTE を含めた VTE という病態に対して，実臨床に役立つ内容を中心に解説する．

病態

通常は DVT により形成された血栓が遊離して肺動脈に塞栓化し起こる．肺血管床の閉塞具合によりショック状態や突然死に至る可能性があるが，小さな血栓塞栓子の場合は症状が乏しいこともある．下肢に血栓が残存している場合，引き続いての血栓遊離によりさらなる PTE が生じ重症

表1 PTE 重症度スコア：簡易版 PESI

項目	点数
年齢＞80 歳	1
悪性腫瘍	1
慢性心・肺疾患の既往	1
心拍数≧110 bpm	1
収縮期血圧＜100 mmHg	1
SpO$_2$＜90%	1

分類	30 日死亡率 (95%CI)	スコア
低リスク	1.0% (0.0%〜2.1%)	0 点
高リスク	10.9% (8.5%〜13.2%)	≧1 点

PESI：pulmonary embolism severity index
(Jiménez D, et al. Arch Intern Med 2010；170(15)：1383–9[2])
をもとに作成)

化の可能性があるため，診療では注意が必要である．DVT は通常，下肢の深部静脈で発生しやすいが，耳鼻科領域では頸部・上肢部位の静脈にも起こりうることを周知する必要がある．予後に関してはその重症度と相関し，PESI スコアが用いられ，ポイントが高いほど死亡リスクが上昇する（表1[2]：ここでは簡易 PESI スコアを用いる）．

リスク因子

血栓形成の 3 大要因としては，1856 年に Rudolf C. Virchow が提唱した (1) 血流の停滞，(2) 血管内皮障害，(3) 血液凝固能亢進が Virchow の 3 徴として周知されている．日本人における重要な危険因子は，図1[3,4] に示すように，がん，長期間の寝たきり，3 か月以内の手術，が重要である．耳鼻咽喉科領域にて遭遇する割合は多いと考えられる．特にがん疾患における VTE 治療は，治療期間や再発予防において，他のリスクとは異なるので留意が必要である．また，わが国では地震災害における関連が多いと報告（車内泊などの影響）され，予防が重要であることも付け加えておく．

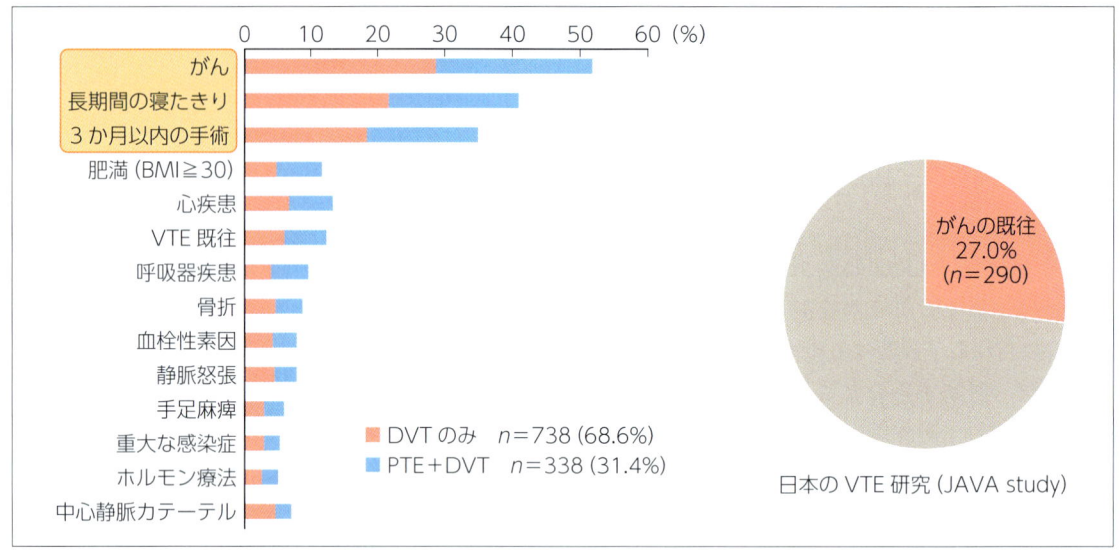

図1 日本における VTE 患者の危険因子
(Nakamura M, et al. Circ J 2014；78：708-17[3]／Nakamura M, et al. J Cardiol 2015；66：451-9[4]) をもとに作成)

症状

　PTE の症状は，呼吸困難，胸痛，発熱，湿疹，咳嗽の順に多いとされ，喀血，頻呼吸，頻脈，めまいなども重要な所見である．DVT から発症するため，下肢症状（片側の浮腫・疼痛，把握痛など）も留意すべき症状である．これらの症状は非特異的であるため症候単独では診断に結びつけることは困難であるが，危険因子や，血液マーカー（D ダイマーなど）による複合的因子を判断材料に用いれば診断精度は向上する．

診断・診断戦略

　病歴や危険因子，診察所見から検査前にその疾患が存在するかどうかの可能性を推定する評価法としてスコアリング法があり，診断に迷う症例では利用される．Wells スコア，改訂ジュネーブ・スコアが有名である（**表2**）[5,6]．スコアリングを活用しつつ各種検査などを用いて総合的に判断することが肝要である．

　急性 PTE の治療の中心は薬物的抗血栓療法である．重症度により抗凝固療法と血栓溶解療法と

を使い分ける．出血リスクが高く，循環虚脱に近い，より重篤な症例では，カテーテル治療や外科的血栓摘除術を選択し，より積極的に肺動脈血流の再開を図る．また，経皮的心肺補助装置（percutaneous cardiopulmonary support：PCPS）を準備しておき，循環動態が保てない場合には躊躇せずに使用を開始し，心肺停止に陥るのを防ぐ．内科的治療に固執せず，外科的治療も積極的に視野に入れて治療を進める．早期から適切な抗凝固療法が行われないと再発率が高くなるため，迅速に適切な抗凝固療法を開始することが重要である．抗凝固療法が実施できない場合には，下大静脈フィルターの適応を判断する．**図2**に治療アプローチを示す[7]．これはあくまでも基本的な考え方であり，個々の症例の病態や施設の状況に合わせて，柔軟に治療法を選択する．

検査

1. 胸部 X 線写真，心電図検査

　特異的な所見はないといわれるが，胸部 X 線線写真では 7 割に心拡大や肺野中枢部の拡大，3割程度に肺野の透過性亢進を認める．心電図検査

表 2　PTE 臨床予測ツール

PTE-Wells スコア		改訂ジュネーブ・スコア	
臨床的に DVT 症状あり	+3	≧66 歳	+1
診断が PTE らしい	+3	PE あるいは DVT の既往	+3
PTE か DVT の既往あり	+1.5	≦1 か月以内の手術，骨折	+2
心拍＞100 回/分	+1.5	活動性がん	+2
4 週間以内の手術，3 日間以上の固定	+1.5	一側下肢痛	+3
喀血	+1	血痰	+2
がん（6 か月以内の治療，緩和）	+1	心拍数（75〜94 bpm）	+3
		心拍数（≧95 bpm）	+5
		拍動伴う痛みと浮腫	+4

臨床的確率
低リスク：＜2 点
中リスク：2〜6 点
高リスク：＞6 点
(Wells PS, et al. Thromb Haemost 2000；83：416–20[5]) をもとに作成)

臨床的確率
低い 0〜3，中等度 4〜10，高い≧11
(Gal GL, et al. Ann Intern Med 2006；144：165–71[6]) をもとに作成)

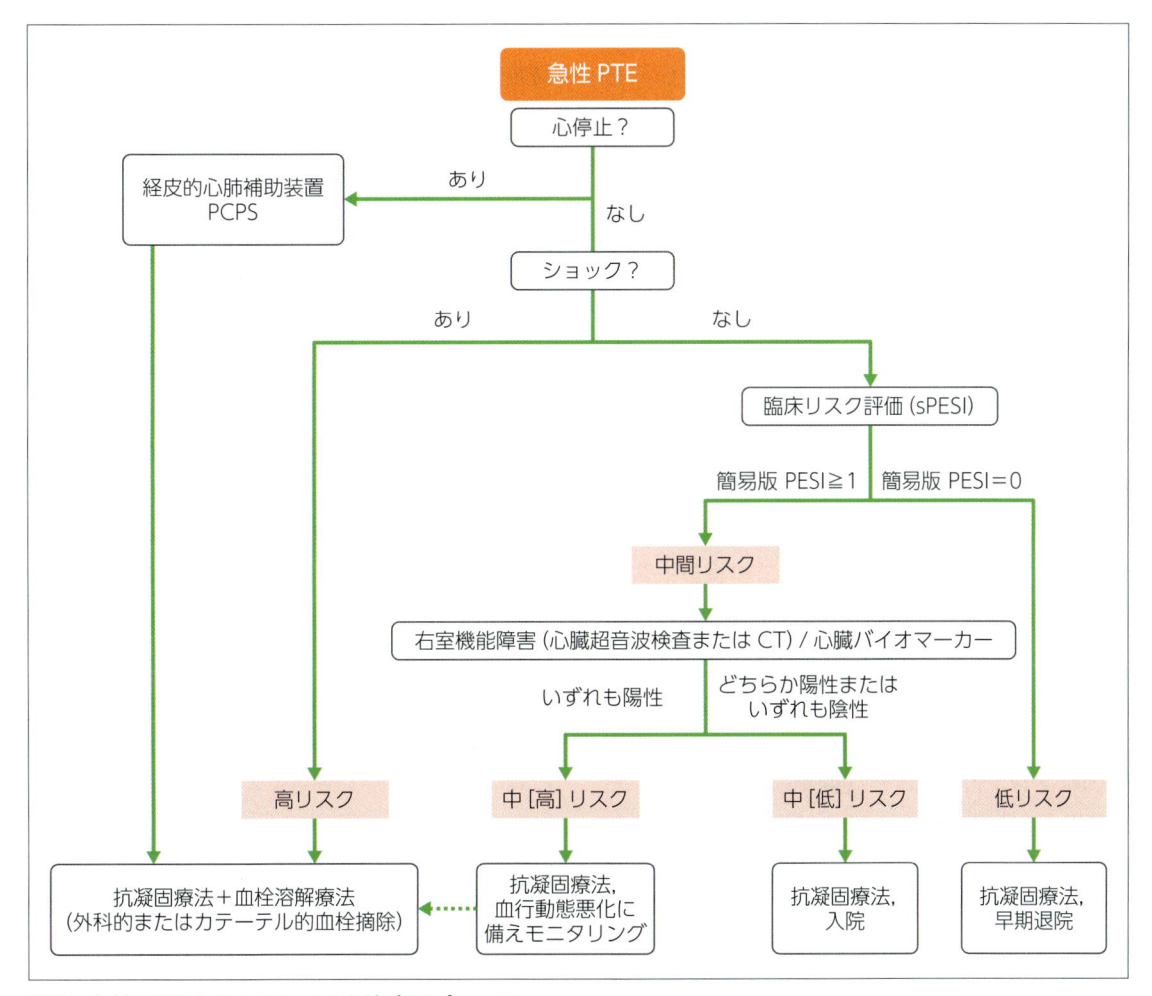

図 2　急性 PTE のリスクレベルと治療アプローチ
(Konstantinides SV, et al. Eur Heart J 2014；35：3033–69[7]) をもとに作成)

では，洞性頻脈と右側誘導の陰性 T 波が高頻度にみられる．有名な S1Q3T3，右脚ブロック，肺性 P 波は中等症で右心負荷があるときに認める．

2. 動脈血液ガス検査

低酸素血症，低二酸化炭素血症，呼吸性アルカローシスが特徴的所見である．動脈血酸素分圧（PaO_2）が 80 Torr（mmHg）未満となり，肺胞気-動脈血酸素分圧較差（$A-aDO_2$）も開大することが多い．

3. D ダイマー

感度は高いが特異度が低いため，診断の除外に利用され，検査前臨床的確率が低い．すなわち，D ダイマーが陰性であれば，臨床的には急性 PTE である可能性は低い．

4. 経胸壁心臓超音波検査

急性 PTE 診断における感度，特異度とも高くないが，血行動態不良例においては感度，特異度とも高く，特にショックの鑑別診断には有用性が高い．心臓超音波検査はスクリーニング法としてのみならず，右室負荷判定により重症度判定や，その後の治療方針決定に使われる．

5. 造影 CT

急性 PTE を診断する際の感度 83%，特異度 96% とともに高い．ただ下肢 DVT の検出においては，下肢静脈超音波検査のほうが優位な検出度を示し，下肢 DVT 評価は超音波検査をすることが必要である．

6. 肺シンチグラフィ（換気，血流）

CT の診断能の改善に伴い，肺シンチグラフィの使用頻度は減少しているが，造影剤アレルギー例，心機能低下例，腎機能低下例，骨髄腫などの症例に用いられ，若年者，妊婦などに対する有用性があるとされる．感度は 77.4%，特異度は 97.7% と報告されている．

7. 肺動脈造影，心臓カテーテル検査

急性 PTE 確定診断のゴールドスタンダードであるが，CT の診断能の向上に伴い使用頻度は激減している．カテーテル治療が必要とされるような症例で施行される．

8. MRI

他の診断手段と比較して感度は劣り，限定的に使用される．

治療

急性 PTE は急性呼吸循環不全が基本病態であり，広範型 PTE において発症 1 時間以内の死亡率がきわめて高く，呼吸循環管理・診断・治療を同時進行で進めていく治療戦略を取る必要がある．診断戦略の項目で記載した内容（**図2**）を踏まえてて治療戦略を立てる．本項では詳細は割愛するが，呼吸循環管理，カテーテル治療，外科的肺血栓摘除術は，各種ガイドラインを参照いただきたい．

薬物療法・抗血栓症薬

急性 PTE の治療の中核は抗凝固・血栓溶解療法である．急性 PTE とその塞栓源となる DVT は，一つの疾患が異なる形で現れたものであり，両疾患の治療法は基本的には同じである．しかし急性 PTE は死亡率か高く（VTE の 2.4 倍），急性 PTE では DVT に比して重症度に応じた適切な初期治療を行う必要があり，適切な治療では死亡率や再発などを含めた予後が良い．薬剤の使用における推奨はガイドライン[1] を参照されたい．

1. 抗凝固療法

急性 PTE の死亡率および再発率を減少させることが明らかにされ，治療の第一選択である．わが国では，未分画ヘパリンとワルファリンが長く使用され，諸外国では低分子ヘパリンが標準治療として古くより選択できた（わが国では現在でも

表 3　VTE 治療における各 DOAC の特徴

	リバーロキサバン	アピキサバン	エドキサバン
初期量	15 mg×2 回	10 mg×2 回	60 or 30 mg×1 回
投与期間	3 週間	1 週間	
維持量	15 mg×1 回	5 mg×2 回	60 or 30 mg×1 回
減量基準	なし	なし	腎機能/体重/併用薬
ヘパリン前投与	不要	不要	要
適応疾患	VTE 治療および再発抑制		整形手術での VTE 発症抑制（15 mg のみ）
投与禁忌	<Ccr 30		<Ccr15

（各薬剤添付文書をもとに作成）

保険適用はない）．2011 年から用量調節が容易な間接的合成 Xa 阻害薬の皮下注製剤であるフォンダパリヌクスが承認され，2014 年には経口直接作用型 Xa 阻害薬（DOAC）であるエドキサバン，リバーロキサバン，アピキサバンが相次いで承認された．そして，DOAC の大規模臨床試験ではヘパリン・ワルファリンの標準治療との比較で，VTE 再発に関してはがん患者を含め非劣性であり，頭蓋内出血など出血性合併症が有意に少ないことが示された．そしてここ数年の大規模試験で，がん症例においては，ワルファリンより出血リスクが低く，再発イベントも抑制されるというデータも蓄積されている．現在わが国で使用できる 3 種類の DOAC における直接比較したデータはなく，使い分けの指針は明らかではない．ただ，それぞれの使用方法には特徴（初期導入方法や容量，減量基準，内服回数など）があり（**表 3**），それらを踏まえて使用する．2023 年現在は DOAC すべてに中和剤を用いることが可能となり，ワルファリンの優位性がなくなり，初期治療から経口抗凝固薬にて治療すること（シングルドラックアプローチ）がスタンダードになっている．

2.　血栓溶解療法

血栓塞栓子の溶解による早期肺循環の改善を目的とし，血行動態的に不安定な急性 PTE に対して行われる．わが国で適用がある遺伝子組換え組織プラスミノーゲンアクチベータ（tissue plasmi-nogen activator：t-PA）は，未分画ヘパリン単独投与との大規模試験では，予後に関する有意差は得られず，死亡率改善の優位性は高くなく，出血という重大な合併症があることが指摘される．このことから血栓溶解法はルーチンに行わず，出血リスクが低い若年者や，抗凝固療法を開始するも循環動態が悪化する兆候がみられる場合に考慮するのが妥当である．

3.　カテーテル治療

カテーテルを用いた血栓溶解療法と血栓除去術に分類され，適応は急性広範型 PTE のうち，内科的治療を行ったにもかかわらず，血行動態の不安定さが持続する患者に限定される．

4.　外科的治療

抗凝固療法における内科的治療効果が得られないと想定される広範型 PTE では血栓を縮小あるいは摘除し，右室負荷を軽減させる治療が必要となり，外科的血栓摘除術は血行動態が不安定な例では劇的な効果が得られる．適応の検討と術後合併症管理を行うことが肝要ではあるが，良好な成績が得られると判断される．

5.　下大静脈フィルター

肺動脈内の血栓そのものに対する治療ではなく，DVT の進展や予防にも関与しないが，急性 PTE の一次ないし二次予防を目的とする．臨床

上必要な医療器具として位置づけられている．適応や有効性については，十分には検討されていないのが現状であり，使用はガイドライン[1]にも記されているように，非常に限定的である[1]．慎重にフィルター適応の有無を検討するとともに，不要となった段階で抜去回収を心がけることが重要である．

本人のデータも蓄積されている．この状況を踏まえ，がん症例のみならずVTE発症予防に対するファクターの重要性を認知することが必要である．さらに，VTEリスクの層別化と，一次予防のためのリスク評価，スコアリングシステム，早期介入の指針を示すことが喫緊の課題であると考えられる．

（森　健太）

今後の課題

DOAC時代におけるがん関連静脈血栓症（CA-VTE）の重要性について

2017年に日本循環器学会のVTEについてのガイドラインが改訂されたが，VTEを取り巻く環境はすでに大きく変化している．VTE治療における抗凝固療法においては経口治療薬であるDOACが標準治療となり，入院適応などの治療方針にも大きなパラダイムシフトが生じた．さらに，CA-VTE（cancer-associated VTE）に対する健康被害が日に日に重要になってきており，これらの変化に対応するためには早期にガイドラインのアップデートが必要である．2023年に日本臨床腫瘍学会・日本腫瘍循環器学会から共同で「Onco-cardiology ガイドライン」が発表されたが，CA-VTEに関するステートメントは限定的なものにとどまっている．しかし，本項執筆の2024年時では，DOAC時代のがん症例における大規模観察試験の結果が複数報告されており，日

引用文献

1) 日本循環器学会ほか編．肺血栓塞栓症および深部静脈血栓症の診断，治療，予防に関するガイドライン（2017年改訂版）．https://www.j-circ.or.jp/cms/wp-content/uploads/2017/09/JCS2017_ito_h.pdf

2) Jiménez D, et al. Simplification of the pulmonary embolism severity index for prognostication in patients with acute symptomatic pulmonary embolism. Arch Intern Med 2010；170（15）：1383-9.

3) Nakamura M, et al. Current venous thromboembolism management and outcomes in Japan. Circ J 2014；78：708-17.

4) Nakamura M, et al. Current management of venous thromboembolism in Japan:Current epidemiology and advances in anticoagulant therapy. J Cardiol 2015；66：451-9.

5) Wells PS, et al. Derivation of a simple clinical model to categorize patients probability of pulmonary embolism：increasing the models utility with the SimpliRED D-dimer. Thromb Haemost 2000；83：416-20.

6) Gal GL, et al. Prediction of pulmonary embolism in the emergency department：the revised Geneva score. Ann Intern Med 2006；144：165-71.

7) Konstantinides SV, et al. Task Force for the Diagnosis and Management of Acute Pulmonary Embolism of the European Society of Cardiology（ESC）. 2014 ESC guidelines on the diagnosis and management of acute pulmonary embolism. Eur Heart J 2014；35：3033-69.

周術期の抗凝固療法

周術期の抗凝固療法の継続/中止を検討する場合，出血および血栓リスクを個々の患者ごとに評価する必要がある．抗凝固薬の内服目的や休薬した場合の血栓リスクと，手術の緊急度や部位，侵襲度といった手術や処置自体の出血リスクを把握し，リスクとベネフィットを考慮したうえで判断する．

表1　CHADS₂ スコア

C	Congestive heart failure（心不全）	1点
H	Hypertension（高血圧，治療中を含む）	1点
A	Age（≧75歳）	1点
D	Diabetes Mellitus（糖尿病）	1点
S₂	Stroke/TIA（脳梗塞/一過性脳虚血発作の既往）	2点

(Gage BF, et al. JAMA 2001；285：2864-70[1]) より)

出血リスクと血栓リスクの評価

1. 出血リスクの評価

a. 患者因子

抗凝固療法を受けている心房細動患者の出血リスクの評価基準として，HAS-BLED スコアが広く指標とされている．HAS-BLED スコアは，高血圧（H）1点，腎機能障害・肝機能障害（A）1 or 2点，脳卒中（S）1点，出血（B）1点，不安定な国際標準比（Labiale INRs：L）1点，65歳以上の高齢（E）1点，薬剤・アルコール（D）1 or 2点として，3点以上を高リスクとして評価する．危険因子のうち，高血圧，脳卒中，高齢者は，心房細動患者の塞栓症リスクの評価に用いられる CHADS₂ スコア（**表1**）[1] とも共通する因子であり，血栓塞栓症のリスクも高めることに注意が必要である．そのほか，日本循環器学会のガイドラインにおいて抗凝固療法中の重大な出血関連因子にあげられているものとしては，50 kg 以下の低体重，腎機能障害（クレアチニンクリアランス〈CCr〉50 mL/分以下），抗血小板薬の併用がある[2]．出血リスクの軽減のために，改善できる危険因子については可能な限り術前に対処することが重要である．

b. 手術や処置自体の因子

出血リスクは，①出血のしやすさ，②出血による臓器障害，③出血したときの止血のしやすさで評価する．「不整脈薬物治療ガイドライン 2020 年改訂版」では，耳鼻咽喉科領域の観血的手技における抗凝固療法の出血リスクの目安を以下のように示している[2]．

①**出血低リスク手技**

• 体表面手術

• 膿瘍切開，皮膚科手術など

②**出血中リスク手技**

• 内視鏡的粘膜生検

• 耳科手術・鼻科手術・咽頭喉頭手術・頭頸部手術

③**出血高リスク手技**

• 経皮的ラジオ波焼灼術（経皮的アルコール注入術・マイクロ波凝固術）

• 超音波内視鏡下穿刺吸引法（EUS-FNA）

• 頭頸部がん再建手術

出血リスクは術式や出血による臓器障害，そして患者因子をふまえて外科医を含めた集学的チームで検討することが重要である．

2. 血栓リスクの評価

抗凝固薬については，内服目的別に血栓リスクを評価する．抗凝固療法の適応疾患としては，a. 心房細動，b. 静脈血栓塞栓症（venous thromboembolism：VTE），c. 人工弁があり，リスクに応じて血栓塞栓症リスク（年間発症率）を高（>10%），中（5〜10%），低（<5%）とする[2]．

a. 心房細動の血栓リスク

弁膜症性心房細動はリウマチ性僧帽弁疾患や機

械弁置換術後に併存する心房細動であり，血栓リスクが高い[3]．一方，非弁膜症性心房細動における血栓リスクの評価は$CHADS_2$スコアで分類でき，4～6点は中等度，0～3点および脳梗塞・TIAの既往なしでは低リスクである[3]．

b. 静脈血栓塞栓症の血栓リスク

VTEの再発リスク[4]は，VTE発症後3～6か月以内や高度の血栓素因を有する患者では高く，VTE発症後6～12か月や活動性のあるがん，高度でない血栓素因を有する患者，誘発因子を有さない患者では中等度である[3]．

c. 人工弁の血栓リスク

機械弁置換術後は，生涯にわたるワルファリン内服が必要になる．特に，僧帽弁置換や左室駆出率低下，心房細動合併，血栓塞栓症の既往がある場合，血栓リスクが高い[3]．一方で，生体弁置換術3か月以降は，他に抗凝固療法の適応となる疾患を有していなければ，抗凝固療法の中止が検討可能である[3]．

抗凝固療法の継続あるいは休薬の判断

抗凝固療法の継続/休薬の判断に伴うリスク/ベネフィットについて，患者に説明することが重要である．

1. 抗凝固療法の休薬方法

ワルファリンは手術5日前からの休薬が推奨されているが，手術や出血リスクに応じて3日前からの休薬も許容されている[5]．直接経口抗凝固薬（direct oral anticoagulant：DOAC）については，術式や出血リスクに加えて，患者の腎機能に応じた休薬期間の調整が必要である（**表2**）．術後の再開タイミングは外科医と麻酔科医のコンセンサスが重要である．

2. 抗凝固療法を中止する際のヘパリン置換の必要性

a. ワルファリン

心房細動の患者が手術を受ける場合や，血栓リスクが高くない場合（$CHADS_2$スコア4点以下）には，術前にヘパリン置換を行わないことが提案されている[3]．一方，以下に該当する塞栓リスクが高い患者で，出血リスクが低い場合に，ヘパリン置換が考慮される[3]．

①**心房細動**：$CHADS_2$スコア5，6点の非弁膜症性心房細動，中等度以上の僧帽弁狭窄症の心房細動

②**肺血栓塞栓症**：発症後3～6か月以内

③**脳梗塞**：塞栓性脳梗塞3か月以内

④**人工弁**：生体弁置換術後3か月以内

また，機械弁に関しては，ヘパリン置換を考慮する[6]．

b. DOAC

DOACについては，薬剤の半減期が短く，短期間の休薬で管理が可能である．また，術前休薬に伴うヘパリン置換は推奨されない[3]．

症例提示

症例 咽頭がん（80歳代，男性）

既往歴：心房細動，心原性脳梗塞

手術：咽頭全摘＋両頸部郭清＋大胸筋皮弁＋永久気管孔作成術

治療経過：心房細動に対してアピキサバン（5 mg/日）を内服中．術前日からアピキサバンは休薬し，Day 0に手術施行．Day 4にドレーンを抜去し，アピキサバン再開となった．

a. 出血リスクの評価

- HAS-BLEDスコア：脳卒中と高齢に該当し2点
- 観血的手技ごとのリスク：中リスク

b. 血栓リスクの評価

- 抗凝固薬の内服目的：心房細動
- $CHADS_2$スコア：年齢，脳卒中が該当し3点であることから，低リスクに分類
- その他の因子：腎機能障害（CCr 50 mL/分以下）

表2　待機的手術における抗凝固薬の術前の休薬時期と術後の再開時期

○：服用　△：手術の施行時間や患者の病状等もふまえ内服の可否を決定．術前のカッコ内は推奨される最終服薬のタイミングを表す．　×：休薬

A. 出血低リスク手技

	5日前	4日前	3日前	2日前	1日前	手術日（術後）	1日後	2日後	3日後
DOAC	○	○	○	○	△（≧12時間）	△ 術後6〜8時間以降	○	○	○

B. 出血中リスク手技

		5日前	4日前	3日前	2日前	1日前	手術日（術後）	1日後	2日後	3日後
ダビガトラン	CCr≧80mL/分	○	○	○	○	△（≧24時間）		○	○	○
	CCr50〜79mL/分	○	○	○	△（≧36時間）	×	△ 術後6〜8時間以降	○	○	○
	CCr30〜49mL/分	○	○	○	△（≧48時間）	×		○	○	○
リバーロキサバン アピキサバン エドキサバン	CCr≧30mL/分	○	○	○	○	△（≧24時間）		○	○	○
	CCr15〜29mL/分	○	○	○	△（≧36時間）	×		○	○	○

C. 出血高リスク手技

		5日前	4日前	3日前	2日前	1日前	手術日（術後）	1日後	2日後	3日後
ダビガトラン	CCr≧80mL/分				△（≧48時間）	×	△ 術後の出血の状況に応じて，可能な限り早期（術後6〜8時間以降）		△ 術後出血が問題となる場合は48〜72時間以降を考慮	
	CCr50〜79mL/分			△（≧72時間）	×	×				
	CCr30〜49mL/分		△（≧96時間）	×	×	×				
リバーロキサバン，アピキサバン エドキサバン					△（≧48時間）	×				

術後，抗凝固薬の再開の目安を記載したが，実際の再開タイミングは外科医，麻酔科医（区域麻酔時）とのコンセンサスが重要．

術後の出血が問題となる場合には，術後の血栓塞栓症予防と容易な出血の管理を目的としてヘパリン投与が考慮される可能性はある．

（日本循環器学会．非心臓手術における合併心疾患の評価と管理に関するガイドライン 2022 年改訂版[3] より）

c.　臨床のポイント

　CHADS$_2$ スコアでは低リスクに分類されるが，脳卒中の既往があり，高齢でもあるため，アピキサバンの術後早期再開を目指していた．しかし，術後頸創部の出血が遷延していたため，術翌日の内服再開は見送り，ドレーン排液の血性を確認しながら，ドレーン抜去後に再開となった．

（髙木妙子，木村丈司，矢野育子）

引用文献

1) Gage BF, et al. Validation of clinical classification schemes for predicting stroke：results from the National Registry of Atrial Fibrillation. JAMA 2001；285：2864 70.

2) 日本循環器学会/日本不整脈心電学会合同ガイドライン．不整脈薬物治療ガイドライン 2020 年改訂版．http://www.j-circ.or.jp/cms/wp-content/uploads/2020/01/JCS2020_Ono.pdf

3) 日本循環器学会．非心臓手術における合併心疾患の評価と管理に関するガイドライン 2022 年改訂版．https://www.j-circ.or.jp/cms/wp-content/uploads/2022/03/JCS2022_hiraoka.pdf

4) 日本循環器学会ほか．肺血栓塞栓症および深部静脈血栓症の診断，治療，予防に関するガイドライン（2017 年改訂版）．https://www.j-circ.or.jp/cms/wp-content/uploads/2017/09/JCS2017_ito_h.pdf

5) Douketis JD, et al. Perioperative management of antithrombotic therapy：Antithrombotic Therapy and Prevention of Thrombosis, 9 th ed：American College of Chest Physicians Evidence-Based Clinical Practice Guidelines. Chest 2012；141（2 Suppl）：e326S-e350S.

6) 日本循環器学会/日本胸部外科学会/日本血管外科学会/日本心臓血管外科学会合同ガイドライン．弁膜症治療のガイドライン 2020 年改訂版．https://www.j-circ.or.jp/cms/wp-content/uploads/2020/04/JCS2020_Izumi_Eishi.pdf

造影剤の使い方

造影剤とガイドライン

　CT にはヨード造影剤，MRI にはガドリニウム造影剤，透視検査にはバリウム造影剤と，画像検査の精度を上げるためさまざまな造影剤が用いられている．造影剤は比較的安全な薬剤であるが，時にアナフィラキシーショックなど致死的な副作用を生じる．特にヨード造影剤はアナフィラキシーショックの死亡原因として抗生物質と並ぶ危険な薬剤であり，日本でもヨード造影剤による死亡例が15年間に120例近く報告されている[1]．造影剤は時に危険な薬剤となりうるため，造影剤を検査の薬剤と侮らず慎重に投与する必要がある．造影剤投与時に問診票・同意書を患者から取得するのは，訴訟対策のほか，副作用の危険を知り，より安全に使用するためである．

　造影剤の安全性に関しては日本独自のガイドラインはなく，ESUR（欧州泌尿生殖器放射線学会）のガイドライン[2]に沿って診療が行われていることが多い．ESUR ガイドラインは日本語訳されて無料配布されており，ブラッコ・ジャパン株式会社に連絡すると無料でもらうことが可能である．

ヨード造影剤の禁忌・慎重投与

　ヨード造影剤の禁忌および投与に注意すべき患者はさまざまであるが（**表1**），問題となるのは，①ヨード造影剤に対する副作用歴，②腎機能低下，③気管支喘息，④メトホルミンの服用が主となる．ヨード造影剤は30年以上前に用いられていたイオン性ヨード造影剤と，最近使われている非イオン性ヨード造影剤に分かれるが，イオン性ヨード造影剤は副作用が多かったため，現在血管内に投与されるのは非イオン性ヨード造影剤のみとなっている．添付文書で慎重投与になっている

表1　ヨード造影剤の禁忌・慎重投与

禁忌
- ヨード造影剤の副作用歴
- 重篤な甲状腺機能異常（甲状腺機能亢進状態）

注意すべき患者
- 一般状態の極度に悪い患者
- 気管支喘息の患者
- 腎機能低下（eGFR＜30 mL/分/1.73 m^2），透析患者は含まない
- 重篤な心障害，肝障害およびマクログロブリン血症，多発性骨髄腫，テタニーのある患者
- 褐色細胞腫の患者
- ビグアナイド類糖尿病治療薬の服薬
- 妊婦・授乳婦

表2　造影剤の急性副作用

	過敏性/アレルギー	化学毒性
軽症	蕁麻疹 瘙痒 紅斑	悪心・嘔吐 悪寒 不安 自然軽快する血管迷走神経反射
中等症	著明な蕁麻疹 気管支痙攣 顔面・喉頭浮腫	血管迷走神経発作
重症	低血圧性ショック 呼吸停止 心停止	不整脈 痙攣

(ESUR Guidelines on Contrast Agents version 10.0. http://www.esur.org/esur-guidelines/[2] より)

項目のほとんどは以前のイオン性ヨード造影剤で問題となった項目であり，現在の非イオン性造影剤ではほとんど考慮する必要がない．

　造影剤の急性副作用は重症度により軽症・中等症・重症に分けられる（**表2**）．蕁麻疹や悪心・嘔吐は軽症に分類され，ショックや呼吸停止は重症に分類される．一般的な食物や薬剤はアレルギー反応が出た時点で再投与は難しいが，造影剤による副作用は初回より増悪することは少ないた

め，軽症であれば十分な説明のうえで再投与可能である．ヨード造影剤の副作用歴のある患者では，異なる種類のヨード造影剤を投与することで，副作用を減少させることができる．副作用歴のある患者にステロイドの前投与を行っていた時代もあったが，近年はエビデンスに乏しいため行わないことが多い．中等症・重症の副作用歴のある患者ではリスクが高いため，MRI など他の検査で代用することを考慮する．

腎機能低下患者ではヨード造影剤を投与することで腎機能が低下する危険があり，ヨード造影剤は慎重投与となっている．eGFR≧30 mL/分/1.73 m^2 までは通常どおり投与可能だが，eGFR<30 mL/分/1.73 m^2 の腎機能低下患者では，ヨード造影剤を投与時に，0.9%生理食塩水を 1 mL/kg/時間で造影剤投与前 3～4 時間，投与後 4～6 時間投与するか重炭酸ナトリウム 1.4%を造影剤投与前に 3 mL/kg/時間で 1 時間投与することが推薦されている．ただし近年はヨード造影剤が腎機能を悪化させることに関しては懐疑的になっており，今後はエビデンスの集積とともに方針が変更される可能性がある．透析患者に関してはヨード造影剤投与で腎機能の増悪を心配する必要はないため，ヨード造影剤投与に制限はなく，透析の時期と合わせる必要もない[3]．

気管支喘息に関しては喘息発作を惹起する危険性があり，副作用も起こりやすいということでヨード造影剤投与には慎重になる必要がある．数年喘息発作が出ていなければ比較的安全に投与できるが，薬剤治療中の喘息患者に関しては喘息発作を惹起する危険が高く，喘息発作の対応の準備を行ったうえで投与を行うべきである．

甲状腺機能亢進や褐色細胞腫ではクリーゼを引き起こす危険があり，慎重に投与すべきといわれている．ただしヨード造影剤で甲状腺中毒や褐色細胞腫クリーゼを生じることはごくまれであり，クリーゼの対応の準備が望ましいが，それほど過敏になる必要はない．

メトホルミン服用中の患者では乳酸アシドーシスを生じる危険があり，注意が必要である．メトホルミン投与患者へのヨード造影剤投与はガイドラインにより対応が異なるが，投与前後 48 時間メトホルミン服用を中止するよう推薦するものから，eGFR<30 mL/分/1.73 m^2 の患者でのみ投与後 48 時間でのメトホルミンの服用を中止することを推薦するものに分かれる．基本的に施設ごとの基準に従えばよいが，緊急検査ではヨード造影剤投与後に 48 時間メトホルミンの服薬を中止するだけで安全に検査できると知っておいたほうがよい．

ガドリニウム造影剤の禁忌・慎重投与

ガドリニウム造影剤の禁忌および投与に注意すべき患者はさまざまであるが（**表3**），主に問題となるのは，①腎機能低下患者，②ガドリニウム造影剤の副作用歴，③気管支喘息である．腎機能低下患者ではガドリニウム造影剤投与により腎性全身性線維症（nephrogenic systemic fibrosis：NSF）を発症し，死亡する危険があり，ガドリニウム造影剤の投与は慎むべきである．日本のガイドラインでは eGFR<30 mL/分/1.73 m^2 あるいは透析患者でガドリニウム造影剤の投与が禁忌となっているが，ESUR ガイドラインでは eGFR<15 mL/分/1.73 m^2 または透析患者で禁忌となっており，eGFR≧15 mL/分/1.73 m^2 であれば投与可能と知っておけばよい．透析患者ではガドリニウム造影剤を排泄できないため NSF を発症するリスクが高く，ガドリニウム造影剤は

表3　ガドリニウム造影剤の禁忌・慎重投与

禁忌
- ガドリニウム造影剤の副作用歴
- 腎機能低下患者（透析患者含む）

注意すべき患者
- 一般状態の悪い患者
- アレルギー体質
- 気管支喘息
- 重篤な肝障害
- 妊婦・授乳婦

原則禁忌となる.

ガドリニウム造影剤に対する副作用歴のある患者に関してはヨード造影剤同様，軽症の副作用歴では再投与可能，中等症以上の副作用歴では投与しないという方針となる．ヨード造影剤と異なり，薬剤の変更での副作用減少効果ははっきりとしないため，薬剤の変更にあまりこだわる必要はない．

気管支喘息に関してもヨード造影剤同様に喘息発作を惹起する危険性がある点と，副作用が起こりやすい点から慎重投与となっている．数年喘息発作が出ていなければ比較的安全に投与できるが，薬剤治療中の喘息患者に関しては喘息発作の対応の準備を行ったうえで投与を行うべきである．

バリウム造影剤の禁忌・慎重投与

バリウム造影剤の禁忌として，①消化管穿孔が疑われる場合，②消化管の狭窄，③バリウムへのアレルギー反応があがる．これらの患者ではバリウムの代わりに消化管用のヨード造影剤（ガストログラフィン）を用いることで検査可能であるが，画質の低下および味が悪く患者に不評となる．ガストログラフィンの誤嚥により肺水腫を生じる可能性があり，誤嚥のリスクがある患者では使用は控えるべきである．バリウム造影剤禁忌かつ誤嚥傾向のある患者では浸透圧の低い CT 用ヨード造影剤で代用可能であるが，CT 用のヨード造影剤は保険適応外のため，適応外使用であることは留意する必要がある．

副作用への対処

造影剤を投与する検査室には救急で用いるアドレナリン・アトロピンといった薬剤，輸液，血圧計，挿管といった蘇生用カートは常備すべきである．造影剤の急性反応は一般的にくしゃみ・かゆみ・吐き気・気分不良・のどの違和感などで発症するが，疑われた場合は，①皮膚の紅斑，②蕁麻疹，③悪心・嘔吐，④血圧低下・心拍数の異常，⑤呼吸困難，気道狭窄の有無を評価し，重症度を判定する（表2）．蕁麻疹・かゆみ・吐き気など軽症の急性反応は 30 分以内に改善することが多いため，薬剤投与なしでの経過観察を考慮する．軽症から重症化することもあり，投与から 30 分は慎重に経過観察を行う．

呼吸困難・血圧低下など中等症以上の急性反応では，人を集めて対処する．治療としては大腿にアドレナリン 0.3〜0.5 mg を筋注し，その後は症状に応じて輸液・酸素投与・呼吸管理などを行う．急性期のステロイド投与は無効であるため，考慮する必要はない．

1 時間から 1 週間の間に発症する副作用は遅発性副作用と呼ばれるが，基本的に皮疹で発症し，重篤な副作用を生じることはない．遅発性副作用は抗ヒスタミン薬などの対処療法で十分対処可能であり，過剰な対応は慎むべきである．

副作用の対処を行った後は，必ずカルテに記載，薬剤副作用歴にも登録し，次回以降の検査に備えるべきである．

（神田知紀）

引用文献

1) 杉崎千鶴子ほか，医薬品　副作用データベース（Japanese Adverse Drug Event Report database：JADER）を利用した医薬品によるアナフィラキシー症例の解析．アレルギー 2022；71（3）：231-41.

2) ESUR Guidelines on Contrast Agents version 10.0. http://www.esur.org/esur-guidelines/

3) 日本腎臓学会ほか編．腎障害患者におけるヨード造影剤使用に関するガイドライン 2018. 東京医学社；2018. p.77-112.

輸血

輸血に関する診療ガイドラインの概要

1. 赤血球製剤の使用ガイドライン

組織への酸素供給量は動脈血酸素含有量 × 心拍出量で規定される．動脈血酸素含有量は一般的にヘモグロビン（hemoglobin：Hb），動脈血酸素飽和度（saturation of arterial oxygen：SaO₂），動脈血酸素分圧（partial pressure of arterial oxygen：PaO₂）を含む以下の式で計算される．

動脈血酸素含有量（mL/dL）
$$=1.34 \times Hb(g/dL) \times SaO_2(\%)$$
$$+0.003 \times PaO_2(mmHg)$$

本式の前半部分は Hb に結合している酸素量，後半部分は血漿に溶解している酸素量を示しており，Hb 値は SaO₂ とともに酸素供給の重要な決定因子の一つである．すなわち，全身への酸素供給の主たる規定因子は，Hb 値，SaO₂，心拍出量である．

赤血球製剤投与の目的は，出血などで Hb 値が低下した患者に赤血球を補充し，全身へ十分な酸素を供給することである．赤血球製剤は 400 mL 全血由来の約 280 mL の製剤があり，ヘマトクリット（hematocrit：Ht）値は 50～55％程度で，Hb 含有量は 20 g/dL 程度である[1]．周術期の赤血球輸血の閾値としては，血行動態の安定している成人患者では Hb 値 7～8 g/dL が推奨されているが，個々の患者に対する輸血の閾値は，酸素需給バランスに応じて行う必要がある．たとえば，慢性呼吸不全による低酸素血症が存在する患者では，より高い輸血閾値が必要であることが多い．また，心疾患，特に虚血性心疾患を伴う非心臓手術における貧血に対する赤血球輸血の閾値としては，8～10 g/dL が推奨されている[1]．

2. 新鮮凍結血漿の使用ガイドライン

新鮮凍結血漿（fresh frozen plasma：FFP）投与の目的は凝固因子を補充し，出血の予防や止血を得ることである．生理的な止血効果を期待するための凝固因子の最少血中活性値は，正常値の 20～30％程度であるとされる．凝固因子の血中レベルを約 20～30％上昇させるのに必要な FFP 量は，理論的には 8～12 mL/kg である．大量輸血時には希釈性凝固障害による止血困難が起こることがあり，早期に FFP：赤血球製剤投与比が 1：1 となることを目標とし，少なくとも 1：2 以上の FFP 量を維持できるように投与することが推奨されている[2]．

3. 血小板製剤の使用ガイドライン

血小板製剤投与の目的は血小板成分を補充し，止血を図り，または出血を防止することである．濃厚血小板製剤 1 単位は全血 200 mL に含まれる血小板数（10～20 万/μL）に相当する．周術期の血小板輸血については，待機的外科手術前の閾値を 5 万/μL とし，止血が確認されるまで血小板数 5 万/μL を維持することが推奨されている．また，活動性出血を認める場合は血小板数 5 万/μL 以上の維持を目標に血小板輸血を行うことが推奨されている[3]・

抗血小板薬の中和には血小板輸血がしばしば推奨される．それは抗血小板薬に曝露されていない血小板を投与することで止血効果を高めることを目的とする．抗血小板薬を内服している患者の出血に対しては，出血の種類，抗血小板薬の種類，最終内服の時間，患者の血栓リスクなどを考慮し，血小板輸血での中和を検討する[4]．

4. 輸血製剤の副作用に関する概要

すべての副反応に対する一般的な対応は，まず輸血を中止，輸液を開始し，必要であれば患者の

心臓，呼吸器，腎臓への補助を行うことである．

a. アレルギー反応・アナフィラキシー

アレルギー反応の症状は肥満細胞や好塩基球の活性化により放出されるヒスタミンなどのメディエーターにより引き起こされる．ほとんどのアレルギー性反応は軽症で，症状としては皮疹，瘙痒感，蕁麻疹や局所の血管浮腫がみられる．

軽症のアレルギー反応では症状改善のために H_1 受容体拮抗薬投与を行う．症状が再燃する場合や増悪する場合は，輸血を中止しなければならない．最も重症な全身性反応がアナフィラキシーで，一般的には気管支攣縮，呼吸苦や低血圧を伴う．輸血中にアナフィラキシーを発症した場合，成人ではアドレナリン 0.3 mg の筋注（小児の場合は 0.01 mg/kg）が推奨されている．そのほか，H_1 受容体拮抗薬，H_2 受容体拮抗薬，気管支拡張薬，ステロイドなどの投与が考慮される[5]．

b. 輸血関連肺障害（transfusion-related acute lung injury：TRALI）

TRALI は輸血投与開始から 6 時間以内に発症する非心原性肺水腫と定義されている．

発症機序として抗 HLA 抗体や抗 HNA 抗体の関与が考えられているが詳細ははっきりしていない．治療としては酸素投与や必要であれば人工呼吸器管理を行い，低用量ステロイド（1〜2 mg/kg/日）投与が推奨されている[5]．

c. 輸血後関連循環過負荷（transfusion-associated circulatory overload：TACO）

TACO は輸液製剤の過負荷による心原性肺水腫と位置づけられている．治療としては酸素投与や，診断的治療目的に利尿薬の投与が推奨されている．

d. 溶血反応

急性期の溶血反応は免疫性と非免疫性がある．免疫性溶血反応は患者の抗 A 抗体，抗 B 抗体や他の赤血球抗体と一致しない赤血球製剤の投与で引き起こされる．治療は対症療法で，出血を伴う播種性血管内凝固の治療が必要になることがある．非免疫性溶血反応は抗体以外の要因による溶血で，晶質液との投与，不適切な保存などによって引き起こされる．予防には適切な輸血製剤の取り扱いが必要となる．

「宗教的輸血拒否に関する診療ガイドライン」[6] のポイント

1. 宗教的輸血拒否とは

宗教的輸血拒否とは宗教上の理由から輸血を拒否することであり，代表的にはエホバの証人の信者による教義上の理由によるものが多い．キリスト教の一派であるエホバの証人は聖書に基づいた血液に関する考えがあり，血液は魂を不可逆的に損ねる可能性があるもので，いかなる理由があっても摂取してはならないとしている．信者はこの信仰に基づき輸血を拒否する．この輸血拒否に関しては患者の医療に対する自己決定権として認められる．

2. 宗教的輸血拒否に対する対応

宗教的輸血拒否の患者に対する対応として輸血医療の目的と意義ならびに副作用，輸血治療を拒否した場合に起こりうるリスク，代替療法について十分な説明を術前に行う必要がある．できる限り輸血を行わないですむような診療を行うことは，宗教的輸血拒否を行っていない他の患者でも同様であるが，以下のような対応が考えられる．

術前には凝固障害や貧血の有無を含む患者の評価を行い，エリスロポエチンや鉄剤の使用を検討する．予想出血量を含む周術期の計画を術者だけではなく，麻酔科など他の医療者も含めて検討する．術中には出血の少ない術式を選択し，正常体温を維持し，低血圧麻酔や希釈式自己血，トラネキサム酸などの使用を検討する．術後は出血の早期発見のため患者を厳重にモニタリングし，止血剤の適切な使用を行う[7]．

宗教的輸血拒否とその対応は，患者の年齢と医療に関する判断能力の有無によって変わる．

a. 18歳以上で，かつ医療に関する判断能力がある患者

①極度の貧血や凝固障害による死亡や重篤な合併症の発生が生じても無輸血治療を最後まで行うのであれば，「宗教的輸血拒否に関するガイドライン」[6]に例として記載されている免責保証書の記載を患者に求め，その旨をカルテに記録する．また，使用可能な輸血製剤と，使用不可能な輸血製剤について事前に患者に確認を行う．

②医療側が無輸血治療を不可能とする場合，医療側は当事者に早めに転院を勧告する．

b. 患者が15〜17歳で，かつ医療に関する判断能力がある場合

①親権者；輸血を拒否，患者；輸血を希望
患者が輸血同意書を提出する．

②親権者；輸血を希望，患者；輸血を拒否
親権者から輸血同意書を提出してもらう．

③親権者；輸血を拒否，患者；輸血を拒否
18歳以上で，かつ医療に関する判断能力がある患者と同様に対応する．

c. 患者が15歳未満，あるいは医療に関する判断能力がない場合で，親権者が輸血を拒否している場合

①親権者；双方が輸血を拒否
親権者の理解を得られるように努力する．それでも親権者の双方が輸血を拒否する場合，なるべく無輸血治療を行ったうえで，最終的に輸血が必要になれば，輸血を行う．

※親権者双方の同意がまったく得られず，むしろ治療行為が阻害される場合には以下のような手順が提案されている．児童相談所に虐待通告→児童相談所で一時保護→児童相談所から親権喪失を申し立て→親権者の職務停止の処分→親権代行者の同意により輸血を行う．

②親権者；一方が輸血を拒否，他方が輸血を同意
親権者の双方の理解を得られるように努力する．それでも親権者の一方が輸血を拒否する場合，なるべく無輸血治療を行ったうえで，最終的に輸血が必要になれば，輸血を希望する親権者の同意に基づいて輸血を行う．

宗教的輸血拒否患者の対応における基本的症例と応用例

症例1 40歳，男性

予定手術で鼓室形成術を施行予定．周術期の出血リスクとなる既往歴や内服歴なし．宗教上の理由から輸血を拒否している．

臨床のポイント1

本ケースは，患者が18歳以上で医療に関する判断能力がある場合である．また，予定術式が鼓室形成術であり周術期の出血リスクの低い術式であり，医療者側は無輸血での治療を可能であると判断する．

必要に応じて，術前に免責証明書の提出を患者に求める．これは医療者側が患者に対し輸血治療の必要性，リスクについて十分に説明したうえで患者が信仰上の理由で輸血治療を拒否することを証明するもので，「宗教的輸血拒否に関するガイドライン」[6]に様式が記載されているので参考にする．

周術期には上述のできる限り輸血を行わないですむような管理を行う．

症例2 4歳，女児

転落による顔面外傷で緊急搬送された．口腔，鼻腔からの出血が続いており外来処置では止血できず，緊急での止血術が必要である．直近のHb値は6.5 g/dLである．両親がエホバの証人の信者であり，手術を含めた診療を望んでいるが，患児に対する輸血治療を強く拒否している．現在の患児の状況と輸血の必要性を両親に伝え，父親は救命目的の輸血に同意をしたが，母親は拒否したままであり，知り合いの信者に連絡を入れた．

臨床のポイント2

本ケースは，患者が15歳未満で，当初は親権者双方が輸血治療を拒否したが，一方の親権者が説明後に同意をした場合である．緊急での止血術であり，すでに貧血が進行しており，輸血治療なしで救命できる可能性はきわめて低い．

医療者側は母親への十分な説明を継続し，無輸

血での治療を継続する．しかし，生命維持に輸血の必要性があり，父親の同意に基づいて輸血を行う．医療行為が阻害される可能性もあり，事前に児童相談所に連絡し相談しておく．

■「宗教的輸血拒否に関する ガイドライン」の今後の課題

「宗教的輸血拒否に関するガイドライン」では，患者が成人で医療に関して判断能力がある場合は輸血拒否権を患者の人格権としてとらえており，未成年者の場合は患者の自己決定権を尊重しつつも，輸血療法を含む最善の医療を提供できるようにすることを提唱している[6]．今後，宗教観の変化，自己判断が可能な年齢基準の社会的変化などにより，その内容や基準が変化していく可能性がある．

（島田覚生，江木盛時）

引用文献

1) 米村雄士ほか．科学的根拠に基づいた赤血球製剤の使用ガイドライン（改訂第2版）．日本輸血細胞治療学会誌 2018；64（6）：688-99．
2) 松下　正ほか．科学的根拠に基づいた新鮮凍結血漿（FFP）の使用ガイドライン（改訂第2版）．日本輸血細胞治療学会誌 2019；65（3）：525-37．
3) 高良昭良ほか．科学的根拠に基づいた血小板製剤の使用ガイドライン：2019年改訂版．日本輸血細胞治療学会誌 2019；65（3）：544-61．
4) Godier A, et al. Management of antiplatelet therapy for non elective invasive procedures of bleeding complications：proposals from the French working group on perioperative haemostasis（GIHP），in collaboration with the French Society of Anaesthesia and Intensive Care Medicine（SFAR）. Anaesth Crit Care Pain Med 2019；38：289-302．
5) 岡崎　仁ほか．科学的根拠に基づいた輸血有害事象対応ガイドライン．日本輸血細胞治療学会誌 2019；65（1）：1-9．
6) 宗教的輸血拒否に関する合同委員会，宗教的輸血拒否に関するガイドライン．2008．https://anesth.or.jp/files/pdf/guideline.pdf
7) Klein AA, et al. Association of Anaesthetists：anaesthesia and peri-operative care for Jehovah's Witnesses and patients who refuse blood. Anaesthesia 2019；74：74-82．

高齢者の薬物療法

概要

高齢者の薬物療法が困難な原因として，有効性のエビデンスが乏しい一方で薬物有害事象のリスクが高いことがあげられる．有害事象の二大要因は薬物動態の加齢変化とポリファーマシーであり，対応するための指針が医療現場から求められてきた．それに応じて安全性を主眼とした高齢者薬物療法のガイドラインとして日本老年医学会から「高齢者の安全な薬物療法ガイドライン2015」[1]が発表されている．また現場抜けガイダンスとして厚生労働省から「高齢者の医薬品適正使用の指針 総論編」[2]と「高齢者の医薬品適正使用の指針 各論編（療養環境別）」[3]が策定されている．

ガイドラインのポイント

これらの指針の最大の狙いはポリファーマシー対策であり，薬物有害事象のリスクが高い6種類以上を多剤併用の目安として推奨し，一般的な注意点も述べられている（**表1**）．

ポリファーマシーはもともと多剤服用と同義だったが，最近では多剤服用に潜在的なものを含めた害（有害事象，アドヒアランス不良，重複処方など）を伴う状態を呼ぶ．ポリファーマシーの回避には，疾患単位ではない包括的な対処が求められ，病態に加えて日常生活機能，生活環境，患者の意思・嗜好に基づいて優先順位を決めることが重要である．

「高齢者の処方適正化スクリーニングツール」として「特に慎重な投与を要する薬物のリスト」と「開始を考慮するべき薬物のリスト」が作成されている[1]．前者は，海外でPotentially Inappropriate Medications（PIMs）と呼ばれるが，本ガイドラインでの対象は75歳以上の高齢者および

表1 高齢者の薬物療法のポイント

- 用量の調整：少量で開始し，適宜減量を検討
- ポリファーマシーの回避：優先順位，慎重投与薬の検討
- 服用方法の簡便化：回数，一包化など
- アドヒアランスと薬物有害事象のモニタリング

75歳未満でもフレイルあるいは要介護状態の高齢者で，慢性期，特に1か月以上の長期投与が基本的な適用対象である．主たる利用対象は実地医家で，特に非専門領域の薬物療法に利用することを対象とする．また，薬剤師，服薬管理の点で看護師も利用対象となる．

症例提示

処方カスケードの症例（81歳，男性）

現病歴：（本人と家族からの問診）

- 2年前に転倒して，鎖骨を骨折．
- このころから活動性の低下と物忘れを認めるようになった．
- 半年前から物忘れがひどくなり，近所の内科で相談したところ，認知症と言われドネペジルを処方された．
- ドネペジルを開始してから食欲が落ち，体重は2か月間に55 kgから51 kgへ減少．
- 胃粘膜保護薬レバミピドを併用するようになったが，体重は増えず，体力と記憶力が低下したことを家族が心配して受診．

経過：受診時，改訂長谷川式簡易知能評価スケール（HDS-R）20点．体重51 kg（BMI 17.9）．よく話を聞くと，睡眠薬として半減期85時間のベンゾジアゼピン系抗不安薬ハロキサゾラム5 mgを服用していることがわかった．会社勤めのころに抗不安薬として服用し始め，現在までその会社傍のクリニックで処方を受けてきたとのこと．認知機能障害，さらには転倒・活動性低下の原因と

なっていることも考えて，服用を中止とした．また，食欲低下はドネペジルの副作用と考えて，ドネペジルもいったん中止することにした．2週間後には食欲が増加し始め，2か月後には体重54kgまで回復，HDS-Rは29点と正常化した．

解説

高齢者に対するベンゾジアゼピン系睡眠薬・抗不安薬で問題となる有害事象は，過鎮静，認知機能低下，せん妄と転倒・骨折，運動機能低下である．ベンゾジアゼピン系睡眠薬・抗不安薬は「特に慎重な投与を要する薬物のリスト」に含まれており，「可能な限り使用を控える」とされ，特に長時間作用型は「使用するべきでない」と記載されている．

ハロキサゾラム中止により認知機能が正常化したことから，認知機能障害は骨折後の廃用ではなく本薬剤に起因したと考えられる．同様に，転倒・骨折と活動性低下も薬剤性の可能性が高い．本症例は20年以上もハロキサゾラムを服用していたと思われるが，高齢者では加齢に伴って薬物の代謝・排泄能が低下してくるので，それまで何の問題がなくても，薬物有害事象が出現する可能性に注意するべきである．

処方カスケードは，薬物有害事象に薬剤で対処し続ける連鎖を指し，何よりも避けたい．本症例では認知障害に対してドネペジルが投与され，それが消化器症状を惹起し，さらに消化器薬の処方へとつながった．高齢者の薬物有害事象は老年症候群として表現されることが多いので，発見しにくいという特徴がある．したがって，新たな症状が出現した場合は，まず薬物有害事象を疑うことが何より重要である．この段階で見逃すと，新たな処方，つまり処方カスケードにつながってしまう．

軽度認知障害による服薬不良の症例（79歳，男性）

現病歴：起立時，歩行時のふらつきを主訴に来院．病歴では，約20年来の高血圧治療歴があり，降圧薬3種類（アテノロール50mg，エナラプリ

ル5mg，ニフェジピン徐放剤20mg）のほか，ニコランジル10mg，クロナゼパム3mg，クアゼパム15mgと計7種類の薬を処方されていた．地方で独居していたが，生活上の問題を心配した長男に説得され，2週間前に上京して長男家族と同居するようになった．数日したころから起立時や歩行時にふらつきを自覚するようになったのを心配して受診．

経過：診察すると，血圧102/54mmHgと低く，脈拍36/分整の徐脈．心電図では洞性徐脈．改めて服薬状況を確認したところ，現在は長男の嫁が処方どおりに管理しているが，独居のころはどの薬剤も半分程度しか服用していなかったらしい．経過から考えて，降圧薬，特に徐脈をきたしていることからβ遮断薬アテノロールの薬効過多が強く疑われた．そこで，アテノロールを中止し，同時に2種類のベンゾジアゼピン（クロナゼパム，クアゼパム）もふらつきに悪影響を及ぼしている可能性が十分あると考え，中止して経過観察することとした．翌週再診時には血圧134/70mmHg，脈拍64/分まで戻り，症状も軽快した．前医に病歴を問い合わせたところ，狭心症も確定診断ではなかったため，不要と考えたニコランジルを中止した．また，ニフェジピン徐放剤も長時間作用型のアムロジピンに変更し，エナラプリル5mg，アスピリン100mg，アムロジピン5mgの3種類朝1回の服薬とした．家族の服薬管理も簡便になり，その後症状も安定して血圧も良好にコントロールされた．

解説

本症例では軽度認知障害レベルの認知機能低下を認め，ポリファーマシーと相まってアドヒアランス低下につながったと考えられる．このような例は，服薬状況の把握しにくい独居高齢者，しかも認知症という診断のついていない認知機能低下を有する高齢者に多くみられる．入院や介護施設入居，訪問薬剤師の導入などによりアドヒアランスが改善すると急に薬効が強く出る可能性にくれぐれも注意しなければならない．

課題と展望

ガイドラインの導入により，特定の薬物の有害事象リスクを減らすだけでなく，ポリファーマシーの改善を介してアドヒアランスの改善，相互作用とそれにかかわる全般的な有害事象の減少といった効果をもたらすことが期待される．一方，使い方によっては過少医療につながる危険もはらむ．また，薬物の選定に信頼性の高いエビデンスがない場合もあり，リストの適用範囲と薬物の種類は定期的にアップデートする必要がある．同時にエビデンス構築のための研究が必要である．

（秋下雅弘）

引用文献

1) 日本老年医学会　日本医療研究開発機構研究費「高齢者の薬物治療の安全性に関する研究」研究班編. 高齢者の安全な薬物療法ガイドライン 2015. 日本老年医学会；2015.
2) 厚生労働省. 高齢者の医薬品適正使用の指針　総論編. 2018. https://www.mhlw.go.jp/content/11121000/kourei-tekisei_web.pdf
3) 厚生労働省. 高齢者の医薬品適正使用の指針　各論編（療養環境別）. 2019. https://www.mhlw.go.jp/content/11120000/000568037.pdf

妊産婦・授乳婦への投薬

■ 診療ガイドラインの概要とポイント

1. 妊娠中の投薬

妊産婦への投薬に関しては，妊娠時期により胎児への影響が異なる．そのため，妊娠時期を認識して投薬することが重要である．『産婦人科診療ガイドライン産科編 2023』（以下『産科 GL』）の「CQ104-1：医薬品使用による胎児への影響について尋ねられたら?」では，以下の 4 期に投与時期を大別し，胎児への影響を述べている[1]．

i）妊娠 3 週 6 日まで：体内に長期間蓄積されるごく一部の医薬品を除き基本的に先天異常を引き起こさない．

ii）妊娠 4 週 0 日から 7 週 6 日まで：主要器官の形成期であり医薬品に対する感受性が高い．

iii）妊娠 8 週 0 日から 12 週 6 日まで：主要器官の形成期は終わるがその他の器官の形成は続いており，小奇形を引き起こしうる．

iv）妊娠 13 週 0 日から出生まで：形態異常ではなく胎児毒性（医薬品が胎児に移行して生じる胎児機能障害）が問題となる．

一方で，自己判断による妊娠中の服薬中断は病状の悪化を引き起こし，かえって母児への悪影響を及ぼす可能性があると妊婦自身へよく説明すること，催奇形性が問題になりうる時期であっても服薬の継続が必要であると理解を得ておくことも大切である．

医療者側が個々の医薬品の投薬の可否を検討する際や，妊婦への情報提供の際に用いる代表的な書籍として，『薬物治療コンサルテーション 妊娠と授乳』（以下『妊娠と授乳』）[2] や約 1,400 の薬剤情報が収載されている『Drugs in Pregnancy and Lactation』があり，日常診療に非常に有用である．また，日本病院薬剤医師会のホームページ（https://www.jshp.or.jp/certified/nimpu.html）に掲載されている妊婦・授乳婦薬物療法

認定薬剤師，妊婦・授乳婦専門薬剤師や，国立成育医療研究センターの妊娠と薬センターの活用を検討してもよいだろう．妊娠と薬センターには，妊娠と医薬品に関するデータが集約されており，患者自身により同センターの相談予約が可能である．ほかにも拠点病院が 47 都道府県に設置されており，同センターのホームページ（https://www.ncchd.go.jp/kusuri/index.html）に一覧があげられている．必要に応じてこのような相談窓口の存在を妊婦に情報提供する．

2. 授乳中の投薬

母乳栄養により得られる母体への短期的なメリットとして，子宮復古の促進，体重減少や肥満予防，産後うつの軽減，ストレスや不安の軽減などがあげられる．長期的なメリットには，乳がん・卵巣がん・子宮体がんの罹患リスク低下，糖尿病・高血圧などのメタボリックシンドローム，関節リウマチ，アルツハイマー型認知症罹患の減少などがあげられる．児への短期的なメリットには，呼吸器や消化管の感染症予防，乳幼児突然死症候群の罹患リスク低下，長期的なメリットには認知能力向上，社会的行動の改善，2 型糖尿病や自閉症スペクトラムの罹患リスク低下があげられている[3]．

『産科 GL』の「CQ104-5：医薬品の授乳中使用による児への影響について尋ねられたら?」では，授乳中止を検討する医薬品として抗悪性腫瘍薬，治療目的の放射性物質，アミオダロン，授乳中の使用を慎重に検討する医薬品として抗てんかん薬，抗うつ薬，炭酸リチウム，抗不安薬と鎮静薬，鎮痛薬，抗甲状腺薬，無機ヨードが記載されている．CQ に対する Answer として「これら以外の医薬品の授乳中の使用は児へ大きな影響は無いと説明する」と記載されている．『妊娠と授乳』『Drugs in Pregnancy and Lactation』や，国立成

育医療研究センターの妊娠と薬情報センターホームページの「授乳中に安全に使用できると考えられる薬」「授乳中の使用には適さないと考えられる薬」の一覧も活用されたい．また，米国国立衛生研究所の運営する無料データベース LactMed（https://www.ncbi.nlm.nih.gov/books/NBK 501922/）も有用である．

症例提示

症例1　中等症の急性鼻副鼻腔炎の妊娠10週の妊婦

「急性鼻副鼻腔炎診療ガイドライン 2010 年版（追補版）」[4] の治療アルゴリズムにのっとり高用量アモキシシリンを5日間投与するも改善がなく，レボフロキサシンを5日間投与し改善した．顔面痛に対しカロナールを処方した．

臨床のポイント1

ペニシリン系，セフェム系（第1～第4世代）抗菌薬の各薬剤についての研究報告はないものの，ペニシリン系，セフェム系全体としての研究において先天奇形の発生率は増加させず，安全に使用できると考えられている．『妊娠と授乳』においても「安全」のカテゴリーである．

医薬品医療機器情報提供ホームページでは，レボフロキサシンは「妊婦又は妊娠している可能性のある女性には投与しないこと．（妊娠中の投与に関する安全性は確立していない．動物実験（ラット）で胎児器官形成期の投与において，胚・胎児死亡率の増加，化骨遅延等の発育抑制作用及び骨格変異出現率の増加が認められている．）」と記載されている（https://www.pmda.go.jp/PmdaSearch/iyakuDetail/GeneralList/6241013）．『妊娠と授乳』では，キノロン系抗菌薬を使用した妊婦（133/200 人が妊娠第1三半期）において胎児奇形の発生リスクを上昇させなかったという報告をもとに，妊娠に気づかずキノロン系抗菌薬を使用しても大きな問題はないと結論づけている．『産科 GL』の「CQ104-3：添付文書上いわゆる禁忌の医薬品のうち，妊娠初期のみに使用された場合，臨床的に有意な胎児への影響はないと判断してよい医薬品は？」の一覧にもニューキノロン系抗菌薬があげられ，「妊娠第1三半期（妊娠 13 週6日まで）のみに使用された場合，胎児への有意な影響はないと判断する」と記載されている．しかし同時に，「使用中止可能であれば中止するか，使用の継続が不可欠な場合はより胎児に安全で治療効果が同等の代替薬があればその医薬品に変更する」とも記載されている．

以上より，本症例における2回目の抗菌薬投与は，レボフロキサシンよりもセフェム系抗菌薬高用量またはアジスロマイシンの選択が望ましい．なお，妊娠中のアジスロマイシン投与は胎児奇形の有意な上昇を認めないことが疫学研究により示されており，妊娠中も安全に使用できる．また，同じマクロライド系のエリスロマイシンは，妊娠 37 週未満の早産期の前期破水症例に対し，アンピシリンとの併用投与により有意に絨毛膜羊膜炎を低下させ妊娠期間を延長させるため『産科 GL』でも推奨投与とされている．

妊婦または妊娠の可能性がある患者の解熱鎮痛薬はアセトアミノフェンを使用する．妊娠 20 週以降の妊婦の非ステロイド性抗炎症薬（NSAIDs）使用は，胎児の腎機能障害による尿量減少とそれに伴う羊水過少，胎児動脈管早期閉鎖の原因となる．NSAIDs はテープ，パップ，ゲル，軟膏等の局所投与も回避する．妊娠中のアセトアミノフェン投与は，用量依存性に児の注意欠陥多動性障害や自閉症スペクトラムが増加すると報告されており，高用量や漫然と長期投与することは避けるべきである．

症例2　突然の片側の耳閉感を主訴に受診した妊娠30週の妊婦

突発性難聴の診断となり，患者とその家族と産婦人科との相談の結果，入院しプレドニゾロンの全身投与と鼓室内投与の併用治療を施行した．

臨床のポイント2

耳閉感や耳鳴は妊娠中によくみられる訴えであるが，まれに耳鼻科領域の疾患が隠れていること

表1　主なステロイドの力価ならびに胎児への移行性

一般名	ステロイド作用の力価	胎児への移行性
ヒドロコルチゾン	1	わずか
プレドニゾロン	4	10%
メチルプレドニゾロン	5	30〜70%
デキサメタゾン	25	100%
ベタメタゾン	25	30〜50%

(伊藤真也, 村島温子編. 薬物治療コンサルテーション 妊娠と授乳 改訂第2版. 南山堂；2014[2]. p.214より)

があるため，産婦人科医としては耳鼻科受診を勧めることが多い．妊婦は突発性難聴の発症好発年齢のピークから外れるものの，妊婦の突発性難聴発症の報告は散見される．

突発性難聴のステロイド治療は，一般的に，全身投与，鼓室内投与，両者同時投与，全身投与後にサルベージ治療として鼓室内投与，の4通りに大別されるであろう．確立されたエビデンスはないが鼓室内投与は全身投与と同等かそれ以上の聴力改善効果を示す可能性が報告されていること，『急性感音難聴診療の手引き 2018年版』[5]の記載に，妊婦はステロイド全身投与による副作用が懸念される症例であるとして，「初期治療からステロイド全身投与を行わずステロイド鼓室内投与を行うことが推奨される」と言及されていることから，妊娠症例では鼓室内投与が第一選択となりやすいであろう．

一方で，ステロイド全身投与後の鼓室内投与（サルベージ治療）は有意に聴力を改善し，American Academy of Otolaryngology-Head and Neck Surgery のガイドラインで 'Recommendation' に位置付けられていることをふまえると，妊娠中でもまず全身投与を選択するケースも想定される．全身・鼓室内同時投与も最近のメタアナリシスで鼓室内投与の上乗せ効果が示唆されており，同時投与を希望するケースもあるかもしれない．

妊娠初期の母体へのステロイド全身投与では児の口唇口蓋裂のリスクが3.4倍に増加するとメタアナリシスで報告されている．関連がないとする報告も複数あるが，口唇口蓋裂のリスクが増加す

る可能性があるとして対応するのがよい．ただし情報の伝え方は非常に重要であり，一般集団における口唇口蓋裂の発生（約 1/700〜1/500）が妊娠初期の母体ステロイド投与により 3.4/700〜3.4/500（0.5〜0.7%）に上昇したとしても，先天異常全体の自然発生率（2〜3%）は大きく変わらないことを説明する．

妊娠中期の母体ステロイド全身投与は胎児発育不全と関連があり，妊娠後期のステロイド継続使用では，出生後の児の副腎機能に注意が必要である．表1に示す一般的なステロイドのうち，プレドニゾロンは胎児への移行性が少なく選択しやすい．母体疾患の治療目的で投与されたステロイドの胎児への影響については，プレドニゾロンで 30 mg/日以下であれば胎児形態異常，子宮内胎児発育不全（fetal growth restriction：FGR），副腎機能障害は認められず安全性は比較的高いとする報告が多い[6]．

本症例は妊娠30週で 30 mg/日以上のステロイド全身投与を行うため，FGR の出現に留意し産婦人科と連携した管理が望ましい．明確な管理基準は存在しないが，当院では妊娠中にステロイド全身投与を要する場合，毎週の経腹超音波検査による胎児発育の評価に加え，妊娠週数によっては胎児心拍数陣痛図検査を連日施行し胎児機能不全の兆候がないか確認している．

ガイドラインの今後の課題

患者紹介の適切なタイミング，治療方針の共有，治療後の両診療科での患者フォロー，患者転

帰の情報共有などの，診療科横断的管理がスムーズに行われるような提案や体制強化が望まれる．

（神田昌子，熊澤惠一，大須賀穣）

引用文献

1) 日本産科婦人科学会，日本産婦人科医会編．産婦人科診療ガイドライン産科編 2023．日本産科婦人科学会；2023．
2) 伊藤真也，村島温子編．薬物治療コンサルテーション 妊娠と授乳 改訂第 2 版．南山堂；2014．
3) 水野克己．母乳の長所と限界．日本周産期・新生児医学会雑誌 2022；58：672-5．
4) 日本鼻科学会編．急性鼻副鼻腔炎診療ガイドライン 2010 年版（追補版）．日鼻誌 2014；53：103-60．
5) 日本聴覚医学会編．急性感音難聴診療の手引き 2018 年版．金原出版；2018．
6) 厚生労働科学研究費補助金 成育疾患克服等次世代育成基盤研究事業「自己抗体陽性女性の妊娠管理指針の作成及び新生児ループスの発症リスクの軽減に関する研究」研究班．抗 SS-A 抗体陽性女性の妊娠に関する診療の手引き．https://www.ncchd.go.jp/hospital/about/section/perinatal/bosei/699ba3ce063e73aa36e1461f8196a7bada02fca6.pdf

診療ガイドライン等の入手先一覧

診療ガイドライン等の入手先一覧 (2024年7月現在)

診療ガイドライン等は随時アップデートされますので，最新の情報にご注意ください．また，リンク先の URL は変更されることがあります．

章	タイトル	頁	関連するガイドライン等	入手先・連絡先
1章 ガイドラインと倫理指針	診療ガイドラインの作成方法	2	公益財団法人日本医療機能評価機構．Minds 診療ガイドライン作成マニュアル 2020 ver.3.0	https://minds.jcqhc.or.jp/docs/methods/cpg-development/minds-manual/pdf/all_manual_.pdf
	臨床研究に関する倫理指針	6	文部科学省，厚生労働省，経済産業省．人を対象とする生命科学・医学系研究に関する倫理指針	https://www.mext.go.jp/lifescience/bioethics/files/pdf/n2373_01.pdf
			個人情報保護委員会．個人情報の保護に関する法律についてのガイドライン（通則編）	https://www.ppc.go.jp/personalinfo/legal/guidelines_tsusoku/
2章 聴覚・平衡機能障害	急性中耳炎	14	日本耳科学会ほか．小児急性中耳炎診療ガイドライン 2018 年版	https://otology.gr.jp/common/pdf/guideline_otitis2018.pdf，金原出版
			日本耳科学会ほか．小児急性中耳炎診療ガイドライン 2024 年版　第5版	金原出版
	滲出性中耳炎	17	日本耳科学会．小児滲出性中耳炎診療ガイドライン 2022	https://www.otology.gr.jp/common/pdf/guideline_otitis2022.pdf，金原出版
	中耳真珠腫	21	日本耳科学会用語委員会．中耳真珠腫進展度分類 2015 改定案	Otol Jpn2015;25:845-50.　https://otology.gr.jp/common/pdf/chole2015.pdf
			日本耳科学会用語委員会．中耳真珠腫進展度分類の小改訂について (2023)	Otol Jpn 2023;33(1):51.　https://www.jstage.jst.go.jp/article/otoljpn/33/1/33_51/_pdf/-char/ja
	鼓室形成術	26	日本耳科学会用語委員会，耳科用語国際研究ワーキンググループ．上鼓室・乳突腔病巣処理を伴う鼓室形成術の術式名称について (2020)	Otol Jpn2020;30:347-8.　https://otology.gr.jp/common/pdf/guideline_30_4_347.pdf
			日本耳科学会用語委員会．伝音再建法の分類と名称について (2010)	https://www.otology.gr.jp/common/pdf/ossicular_chain2010.pdf
	好酸球性中耳炎	31	EOM Study group. 好酸球性中耳炎の診断基準	Iino Y, et al. Diagnostic criteria of eosinophilic otitis media, a newly recognized middle ear disease. Auris Nasus Larynx 2011;38:456-61.
	ANCA 関連血管炎性中耳炎	35	日本耳科学会．ANCA 関連血管炎性中耳炎 (OMAAV) 診療の手引き 2016 年版	金原出版
			日本耳科学会．ANCA 関連血管炎診療ガイドライン 2023	診断と治療社
	耳管開放症	38	日本耳科学会．耳管開放症診断基準案 2016	https://www.otology.gr.jp/common/pdf/guideline_jikan2016.pdf
			日本耳科学会．耳管ピン使用指針 2021	https://www.otology.gr.jp/common/pdf/jikanpin.pdf
	耳鳴	41	日本聴覚医学会．耳鳴診療ガイドライン 2019 年版	https://audiology-japan.jp/guideline/，金原出版
	突発性難聴・急性低音障害型感音難聴	44	日本聴覚医学会．急性感音難聴診療の手引き 2018 年版	https://audiology-japan.jp/guideline/，金原出版
	外リンパ瘻	48	日本耳科学会．外リンパ瘻の診断における Cochlin-tomoprotein (CTP) 検査の運用指針	https://www.otology.gr.jp/common/pdf/CTP20220701.pdf
	若年発症型両側性感音難聴	53	難病情報センター．若年発症型両側性感音難聴の診断基準	https://www.nanbyou.or.jp/entry/4628
	新生児聴覚スクリーニング	56	日本耳鼻咽喉科学会．新生児聴覚スクリーニングマニュアルー産科・小児科・耳鼻咽喉科医師，助産師・看護師の皆様へ	https://www.jibika.or.jp/uploads/files/publish/hearing_screening.pdf
			厚生労働科学研究子ども家庭総合研究事業「新生児聴覚スクリーニングの効率的実施および早期支援とその評価に関する研究」班.新生児聴	https://www.jaog.or.jp/sep2012/JAPANESE/jigyo/JYOSEI/shinseiji_html/shi-contents.html

			覚スクリーニングマニュアル	
			こども家庭庁. 新生児聴覚検査の実施について（改正後全文）（令和 5 年 10 日 3 日）	https://www.cfa.go.jp/assets/contents/node/basic_page/field_ref_resources/4dfcd1bb-0eda-4838-9ea6-778ba380f04c/2e3ab0eb/20230401_policies_boshihoken_tsuuchi_2023_62.pdf
	遺伝性難聴	62	日本聴覚医学会. 遺伝性難聴の診療の手引き 2016 年版	金原出版
			日本医学会. 医療における遺伝学的検査・診断に関するガイドライン	https://jams.med.or.jp/guideline/genetics-diagnosis_2022.pdf
	補聴器	67	日本聴覚医学会. 補聴器適合検査の指針（2010）	Audiology Japan2010;53:708-26. https://audiology-japan.jp/wp-content/uploads/2017/05/shishin2010.pdf
	骨導インプラント（Baha®, BONEBRIDGE®）	72	日本耳科学会. 骨固定型補聴器（Baha®システム）の適応基準（2023）	https://www.otology.gr.jp/common/pdf/baha2023.pdf
			日本耳科学会. 骨導インプラント BONEBRIDGE®の適応基準（2020）	https://www.otology.gr.jp/common/pdf/bonebridge2020.pdf
	人工中耳	76	日本耳科学会. 人工中耳 VSB（Vibrant Soundbridge®）の適応基準	https://www.otology.gr.jp/common/pdf/vsb2019.pdf
	人工内耳（成人）	79	日本耳科学会・日本耳鼻咽喉科学会. 成人人工内耳適応基準	https://www.otology.gr.jp/common/pdf/seijinjinkounaiji.pdf
			日本耳科学会. 残存聴力活用型人工内耳 EAS（electric acoustic stimulation）適応基準（2023）	https://www.otology.gr.jp/common/pdf/eas2023.pdf
	人工内耳（小児）	83	日本耳科学会・日本耳鼻咽喉科頭頸部外科学会. 小児人工内耳適応基準（2022）	https://www.otology.gr.jp/common/pdf/pcic2022.pdf
	良性発作性頭位めまい症	89	日本めまい平衡医学会. 良性発作性頭位めまい症（BPPV）診療ガイドライン 2023 年版	金原出版
			日本めまい平衡医学会. めまいの診断基準化のための資料診断基準 2017 年改定	Equilibrium Res2017; 76: 233-41. https://www.memai.jp/wp-content/uploads/2020/07/standard2017.pdf
	メニエール病	94	日本めまい平衡医学会. メニエール病・遅発性内リンパ水腫診療ガイドライン 2020 年版　第 2 版	金原出版
	前庭神経炎	99	日本めまい平衡医学会. 前庭神経炎診療ガイドライン 2021 年版	金原出版
	聴神経腫瘍	103	Olson JJ, SN, et al. Congress of Neurological Surgeons Systematic Review and Evidence-Based Guidelines on the Treatment of Adults With Vestibular Schwannomas: Executive Summary	Neurosurgery 2018; 82: 129-34. https://journals.lww.com/neurosurgery/fulltext/2018/02000/congress_of_neurological_surgeons_systematic.1.aspx
			Goldbrunner R, et al. EANO guideline on the diagnosis and treatment of vestibular schwannoma	Neuro Oncol 2020; 22: 31-45. https://www.ncbi.nlm.nih.gov/pmc/articles/PMC6954440/pdf/noz153.pdf
	Bell 麻痺/HUNT 症候群	107	日本顔面神経学会. 顔面神経麻痺診療ガイドライン 2023 年版	金原出版
3章 鼻副鼻腔疾患	嗅覚障害	114	日本鼻科学会. 嗅覚障害診療ガイドライン	日鼻誌 2017;56:487-556. https://www.jstage.jst.go.jp/article/jjrhi/56/4/56_487/_pdf/-char/ja
	アレルギー性鼻炎	118	日本耳鼻咽喉科免疫アレルギー感染症学会. 鼻アレルギー診療ガイドライン 2024 年版　第 10 版―通年性鼻炎と花粉症	金原出版
	舌下免疫療法	124	日本鼻科学会. アレルギー性鼻炎に対する舌下免疫療法の指針	日鼻誌 2014;53:579-600. https://www.jstage.jst.go.jp/article/jjrhi/53/4/53_579/_pdf/-char/ja
	鼻副鼻腔真菌症・アレル	128	深在性真菌症のガイドライン作成委員会. 深在	協和企画

ギー性真菌性鼻副鼻腔炎			性真菌症の診断・治療ガイドライン 2014	
	急性鼻副鼻腔炎	133	日本鼻科学会. 急性鼻副鼻腔炎診療ガイドライン 2010 年版 (追補版)	日鼻誌 2014; 53: 103-60. https://www.jstage.jst.go.jp/article/jjrhi/53/2/53_103/_pdf/-char/ja
			日本耳鼻咽喉科感染症・エアロゾル学会編. 急性鼻副鼻腔炎に対するネブライザー療法の手引き	金原出版
	慢性鼻副鼻腔炎	138	日本鼻科学会. 鼻副鼻腔炎診療の手引き	日鼻誌 2024; 63: 1-85. https://www.jstage.jst.go.jp/article/jjrhi/63/1/63_1/_pdf/-char/ja
	好酸球性鼻副鼻腔炎	142	藤枝重治ほか. 好酸球性副鼻腔炎：診断ガイドライン (JESREC Study)	日耳鼻 2015;118:728—35. https://www.jstage.jst.go.jp/article/jibiinkoka/118/6/118_728/_pdf/-char/ja
	内視鏡下鼻副鼻腔手術	147	日本鼻科学会. 慢性副鼻腔炎に対する内視鏡下副鼻腔手術ー新たな手術分類とその評価	日鼻誌 2013; 52: 143-57. https://www.jstage.jst.go.jp/article/jjrhi/52/2/52_143/_pdf/-char/ja
4章 口腔・咽頭疾患	味覚障害	154	池田 稔. 味覚障害診療の手引き	金原出版
	急性咽頭炎・扁桃炎	158	厚生労働省健康局結核感染症課. 抗微生物薬適正使用の手引き第三版	https://www.mhlw.go.jp/content/10900000/001168459.pdf
			日本感染症学会. 気道感染症の抗菌薬適正使用に関する提言 (改訂版)	https://www.kansensho.or.jp/uploads/files/guidelines/2211_teigen.pdf
	扁桃病巣疾患	164	日本口腔・咽頭科学会. 扁桃病巣疾患診療の手引き 2023	協和企画
	Behçet 病	168	日本ベーチェット病学会. ベーチェット病診療ガイドライン 2020	診断と治療社
			難病情報センター. ベーチェット病	https://www.nanbyou.or.jp/entry/330
	口腔アレルギー症候群	173	日本小児アレルギー学会. 食物アレルギー診療ガイドライン 2021	https://minds.jcqhc.or.jp/common/wp-content/plugins/pdfjs-viewer-shortcode/pdfjs/web/viewer.php?file=https://minds.jcqhc.or.jp/common/summary/pdf/c00691.pdf&dButton=false&pButton=false&oButton=false&sButton=true#zoom=auto&pagemode=none&_wpnonce=3b871a512b, 協和企画
			日本小児アレルギー学会. 食物アレルギー診療ガイドライン 2021. ダイジェスト版	https://www.jspaci.jp/guide2021/
			日本アレルギー学会. アナフィラキシーガイドライン 2022	https://www.jsaweb.jp/uploads/files/Web_AnaGL_2023_0301.pdf
	顎関節症	177	日本顎関節学会. 顎関節症治療の指針 2020	https://kokuhoken.net/jstmj/publication/file/guideline/guideline_treatment_tmj_2020.pdf
			日本顎関節学会. 顎関節症初期治療診療ガイドライン 2023 年改訂版	https://www.kokuhoken.or.jp/exterior/jstmj/file/guideline_TMJ_2023.pdf
	睡眠時無呼吸	181	日本呼吸器学会. 厚生労働省. 睡眠時無呼吸症候群 (SAS) の診療ガイドライン 2020	https://www.jrs.or.jp/publication/file/guidelines_sas2020.pdf, 南江堂
	睡眠時無呼吸の治療	185	日本循環器学会ほか. 2023 年改訂版循環器領域における睡眠呼吸障害の診断・治療に関するガイドライン (2021-2022 年度合同研究班報告)	https://www.j-circ.or.jp/cms/wp-content/uploads/2023/03/JCS2023_kasai.pdf
			日本睡眠歯科学会. 閉塞性睡眠時無呼吸症に対する口腔内装置に関する診療ガイドライン (2017 年改訂版)	https://jadsm.jp/iryo/guideline_pdf/guideline_2017.pdf

章	疾患	頁	ガイドライン等	入手先
5章 喉頭疾患	音声障害	190	日本音声言語医学会，日本喉頭科学会．音声障害診療ガイドライン 2018 年版	https://www.jslp.org/gl/clin.pdf，金原出版
	痙攣性発声障害	197	厚生労働省科学研究費「痙攣性発声障害の診断基準および重症度分類策定に関する研究」班．痙攣性発声障害 診断基準および重症度分類	https://www.jslp.org/pdf/SD_20180105.pdf
			GSK．ボトックス® 痙攣性発声障害投与方法	https://gskpro.com/ja-jp/products-info/botox/sd/dosage/
			日本喉頭科学会．甲状軟骨形成術 2 型におけるチタンブリッジの使用マニュアル	http://www.larynx.jp/pdf/manual01.pdf
	吃音	201	発達性吃音（どもり）の研究プロジェクト．幼児吃音臨床ガイドライン（第 1 版）	http://kitsuon-kenkyu.umin.jp/guideline/v1/YoujiKitsuonCGL2021.pdf
	咽喉頭酸逆流症	205	日本消化器病学会．胃食道逆流症（GERD）診療ガイドライン 2021 改訂第 3 版	南江堂
	サルコイドーシス	210	日本サルコイドーシス/肉芽腫性疾患学会．サルコイドーシス診療の手引き 2023	克誠堂出版
	遺伝性血管性浮腫	214	日本補体学会．遺伝性血管性浮腫（Hereditary angioedema:HAE）診療ガイドライン改訂 2023 年版	http://square.umin.ac.jp/compl/common/images/disease-information/hae/HAEGuideline2023.pdf
			Maurer M, et al. The international WAO/EAACI guideline for the management of hereditary angioedema—The 2021 revision and update.	Allergy2022;77:1961-90. https://onlinelibrary.wiley.com/doi/full/10.1111/all.15214
	嚥下障害	219	日本耳鼻咽喉科学会．嚥下障害診療ガイドライン 2018 年版　第 3 版	https://www.jibika.or.jp/uploads/files/guidelines/enge_shougai_2018.pdf，金原出版
6章 頭頸部疾患	Sjögren 症候群	226	厚生労働科学研究費補助金難治性疾患等政策研究事業自己免疫疾患に関する調査研究班．シェーグレン症候群診療ガイドライン 2017 年版	https://mhlw-grants.niph.go.jp/system/files/2016/162051/201610040A_upload/201610040A0007.pdf，診断と治療社
	IgG4 関連疾患	231	厚生労働科省難治性疾患等政策研究事業 IgG4 関連疾患の診断基準並びに診療指針の確立を目指す研究班．IgG4 関連涙腺・唾液腺炎診断基準．2020	https://www.nanbyou.or.jp/entry/4505
	耳下腺がん	235	日本頭頸部癌学会．頭頸部癌診療ガイドライン 2022 年版第 4 版	金原出版
	慢性・亜急性甲状腺炎	239	日本甲状腺学会．甲状腺疾患診断ガイドライン 2021	https://www.japanthyroid.jp/doctor/guideline/japanese.html
	バセドウ病	243	日本甲状腺学会．バセドウ病治療ガイドライン 2019	南江堂
	甲状腺乳頭がん・濾胞がん・未分化がん	248	日本内分泌外科学会．甲状腺腫瘍診療ガイドライン 2024	日本内分泌外科学会雑誌 2024;41（Suppl 2）．http://jaes.umin.jp/pdf/guideline2024.pdf
			日本内分泌外科学会甲状腺微小癌取扱い委員会．成人の甲状腺低リスク微小乳頭癌 T1aN0M0 に対する積極的経過観察の適応と方法	https://www.jstage.jst.go.jp/article/jaesjsts/37/4/37_289/_pdf/-char/ja
	甲状腺髄様がん・MEN	253	The American Thyroid Association. Revised American Thyroid Association Guidelines for the Management of Medullary Thyroid Carcinoma	Thyroid2015; 25: 567-610. https://www.ncbi.nlm.nih.gov/pmc/articles/PMC4490627/
	口腔がん	256	日本頭頸部癌学会．頭頸部癌取扱い規約第 6 版補訂版	金原出版
			日本頭頸部癌学会．頭頸部癌診療ガイドライン 2022 年版第 4 版	金原出版
			NCCN Clinical Practice Guidelines In Oncology Head and Neck Cancers	https://www.nccn.org/professionals/physician_gls/pdf/head-and-neck.pdf
	上・中咽頭がん／喉頭・	259	日本頭頸部癌学会．頭頸部癌取扱い規約第 6 版	金原出版

下咽頭がん／上顎洞がん／がん薬物療法		補訂版		
		日本頭頸部癌学会. 頭頸部癌診療ガイドライン 2022 年版第 4 版		金原出版
頭頸部癌に対するがん光免疫療法（頭頸部アルミノックス® 治療）	285	楽天メディカル株式会社. 適正使用ガイド（切除不能な局所進行または局所再発の頭頸部癌）		https://hcp. rakuten-med. jp/? enter=true
リハビリテーション	288	日本リハビリテーション医学会. がんのリハビリテーション診療ガイドライン第 2 版		https://www. jarm. or. jp/document/cancer_guideline.pdf, 金原出版
悪性リンパ腫	293	日本血液学会. 造血器腫瘍診療ガイドライン 2023 年版第 3 版		http://www. jshem. or. jp/gui-hemali/table.html, 金原出版
MTX 関連リンパ増殖性疾患	298	日本リウマチ学会. 関節リウマチ治療におけるメトトレキサート（MTX）診療ガイドライン 2016 年改訂版		https://www. ryumachi-jp. com/publication/pdf/MTX2016kanni.pdf, 羊土社
7 章 関連領域	抗菌薬	302	厚生労働省健康局結核感染症課. 抗微生物薬適正使用の手引き第三版	https://www. mhlw. go. jp/content/10900000/001168459.pdf
			日本化学療法学会/日本嫌気性菌感染症研究会. 嫌気性菌感染症診断・治療ガイドライン 2007	協和企画
			日本化学療法学会/日本外科感染症学会. 術後感染予防抗菌薬適正使用のための実践ガイドライン	https://www. chemotherapy. or. jp/uploads/files/guideline/jyutsugo_shiyou_jissen.pdf, 日本化学療法学会
	インフルエンザ	310	日本感染症学会提言. 抗インフルエンザ薬の使用について	https://www. kansensho. or. jp/uploads/files/guidelines/191024_teigen.pdf
			日本感染症学会. キャップ依存性エンドヌクレアーゼ阻害薬　バロキサビルマルボキシル（ゾフルーザ R）の使用についての新たな提言	https://www. kansensho. or. jp/uploads/files/guidelines/teigen_230323.pdf
			社団法人日本感染症学会提言 2012〜インフルエンザ病院内感染対策の考え方について〜（高齢者施設も含めて）	https://www. kansensho. or. jp/uploads/files/guidelines/1208_teigen.pdf
			日本感染症学会. 2023/24 におけるインフルエンザワクチン等の接種に関する考え方	https://www. kansensho. or. jp/uploads/files/guidelines/influenza_vaccine_230925.pdf
	新型コロナウイルス感染症	312	厚生労働省. 新型コロナウイルス感染症（COVID-19）診療の手引き第 10.1 版	https://www. mhlw. go. jp/content/001248424.pdf
			国立感染症研究所ほか. 新型コロナウイルス感染症（COVID-19）病原体検査の指針第 6 版	https://www. mhlw. go. jp/content/000843685.pdf
	内視鏡感染防御	317	日本耳鼻咽喉科学会安全対策委員会. 耳鼻咽喉科内視鏡の感染制御に関する手引き.	日耳鼻 2016;119;916-25. https://www. jibika. or. jp/uploads-files/guidelines/kansen_seigyo.pdf
			日本呼吸器内視鏡学会. 手引書―呼吸器内視鏡診療を安全に行うために―第 4 版	https://www. jsre. org/uploads/files/medical/anzen_tebiki_4.pdf
			日本消化器内視鏡学会. 消化器内視鏡の洗浄・消毒標準化にむけたガイドライン	Gastroenterol Endosc 2018; 60: 1372-96. https://www. jstage. jst. go. jp/article/gee/60/7/60_1370/_pdf/-char/ja
			日本泌尿器科学会. 尿路管理を含む泌尿器科領域における感染制御ガイドライン（改訂第 2 版）	https://www. urol. or. jp/lib/files/other/guideline/42_infection_control_guidelines.pdf, メジカルレビュー社
	肺血栓塞栓症	321	日本循環器学会ほか. 肺血栓塞栓症および深部静脈血栓症の診断，治療，予防に関するガイドライン（2017 年改訂版）	https://www. j-circ. or. jp/cms/wp-content/uploads/2017/09/JCS2017_ito_h.pdf
	周術期の抗凝固療法	327	日本循環器学会，日本不整脈心電学会. 不整脈薬物治療ガイドライン 2020 年改訂版	https://www. j-circ. or. jp/cms/wp-content/uploads/2020/01/JCS2020_Ono.pdf
			日本循環器学会，日本心臓病学会. 非心臓手術における合併心疾患の評価と管理に関するガイドライン 2022 年改訂版	https://www. j-circ. or. jp/cms/wp-content/uploads/2022/03/JCS2022_hiraoka.pdf
			日本循環器学会ほか. 弁膜症治療のガイドライ	https://www. j-circ. or. jp/cms/wp-con

		ン 2020 年改訂版	tent/uploads/2020/04/JCS2020_Izumi_Ei shi.pdf
造影剤の使い方	331	European Society of Urogenital Radiology. ESUR Guidelines on Contrast Agents	https://www.esur.org/esur-guidelines -on-contrast-agents/
		日本腎臓病学会ほか. 腎障害患者におけるヨード造影剤使用に関するガイドライン 2018	日腎会誌 2019;61(7):933-1081. https://cdn. jsn.or.jp/data/guideline-201911.pdf, 東京医学社
輸血	334	日本輸血・細胞治療学会. 科学的根拠に基づいた赤血球製剤の使用ガイドライン(改訂第 2 版)	日本輸血細胞治療学会誌 2018;64(6):688-99. http://yuketsu.jstmct.or.jp/wp-cont ent/uploads/2019/11/82fd8a5cbb6d3f160 7fe8776472846b7.pdf
		日本輸血・細胞治療学会, 厚生労働省. 科学的根拠に基づいた新鮮凍結血漿(FFP)の使用ガイドライン(改訂第 2 版)	日本輸血細胞治療学会誌 2019;65(3):525-37. http://yuketsu.jstmct.or.jp/wp-cont ent/uploads/2019/07/065030525.pdf
		日本輸血・細胞治療学会. 科学的根拠に基づいた血小板製剤の使用ガイドライン 2019 年改訂版	日本輸血細胞治療学会誌 2019;65(3):544-61. http://yuketsu.jstmct.or.jp/wp-cont ent/uploads/2019/07/065030544.pdf
		日本輸血・細胞治療学会. 科学的根拠に基づいた輸血有害事象対応ガイドライン	日本輸血細胞治療学会誌 2019;65(1):1-9. http://yuketsu.jstmct.or.jp/wp-cont ent/uploads/2019/02/065010001.pdf
		宗教的輸血拒否に関する合同委員会. 宗教的輸血拒否に関するガイドライン	http://yuketsu.jstmct.or.jp/wp-cont ent/themes/jstmct/images/medical/file /guidelines/Ref13-1.pdf
高齢者の薬物療法	338	日本老年医学会. 高齢者の安全な薬物療法ガイドライン 2015	https://www.jpn-geriat-soc.or.jp/info /topics/pdf/20170808_01.pdf
		厚生労働省. 高齢者の医薬品適正使用の指針総論編 2018 年 5 月	https://www.mhlw.go.jp/content/11 121000/kourei-tekisei_web.pdf
		厚生労働省. 高齢者の医薬品適正使用の指針各論編(療養環境別) 2019 年 6 月	https://www.mhlw.go.jp/content/11 120000/000568037.pdf
妊産婦・授乳婦への投薬	341	日本産科婦人科学会. 産婦人科診療ガイドライン産科編 2023	https://www.jsog.or.jp/medical/448/

索引

中山書店の出版物に関する情報は，小社サポートページを御覧ください.
https://www.nakayamashoten.jp/support.html

本書へのご意見をお聞かせください
https://www.nakayamashoten.jp/questionnaire.html

プラクティス耳鼻咽喉科の臨床 6

耳鼻咽喉科医のための
診療ガイドライン活用マニュアル

2024 年 9 月 10 日　初版第 1 刷発行

総編集 …………………… 大森孝一

専門編集 ………………… 丹生健一，柿木章伸

発行者 …………………… 平田　直

発行所 …………………… 株式会社 中山書店
　　　　　　　　　　　　〒 112-0006 東京都文京区小日向 4-2-6
　　　　　　　　　　　　TEL 03-3813-1100 （代表）
　　　　　　　　　　　　https://www.nakayamashoten.jp/

装丁 ……………………… 花本浩一（麒麟三隻館）

印刷・製本 ……………… 株式会社 真興社

ISBN978-4-521-74958-7
Published by Nakayama Shoten Co.,Ltd.　　　　　　　　　　Printed in Japan
落丁・乱丁の場合はお取り替え致します.

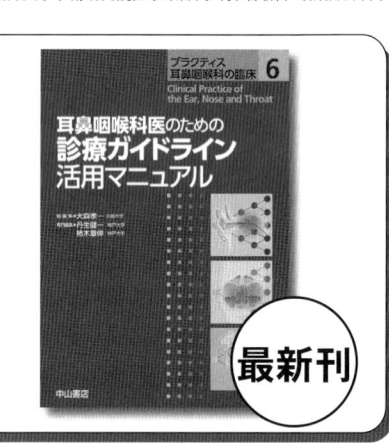